U0346952

实用危重症医学

主编

熊旭东　封启明

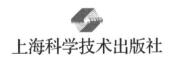

上海科学技术出版社

图书在版编目（CIP）数据

实用危重症医学 / 熊旭东，封启明主编. -- 上海：
上海科学技术出版社，2023.1
ISBN 978-7-5478-6033-5

Ⅰ. ①实… Ⅱ. ①熊… ②封… Ⅲ. ①险症-诊疗
Ⅳ. ①R459.7

中国版本图书馆CIP数据核字(2022)第233399号

内容提要

本书在简要介绍危重症监测与治疗技术、抗菌药物合理应用及危重症患者营养支持治疗的基础上，着重针对30余种常见危重症、危重症疾病及急性中毒和物理因素导致的疾病进行介绍，侧重各种危重症及危重症疾病的病因、发病机制、诊断思路、病情评估、治疗措施和最新进展（结合国内外最新指南和专家共识）。

本书从临床实际需求出发，突出"急、危、重"，注重实用性，适合急诊和危重病医学领域的医务人员、研究生等学习、参考。

实用危重症医学

主编 熊旭东 封启明

上海世纪出版（集团）有限公司
上海科学技术出版社 出版、发行
（上海市闵行区号景路 159 弄 A 座 9F-10F）
邮政编码 201101 www.sstp.cn
上海光扬印务有限公司印刷
开本 787×1092 1/16 印张 21.25
字数：500 千字
2023 年 1 月第 1 版 2023 年 1 月第 1 次印刷
ISBN 978-7-5478-6033-5/R·2681
定价：158.00 元

编委名单

主编

熊旭东　封启明

副主编

施　荣　钱义明　吴先正　胡祖鹏　闫国良　姜洪斌

编委会

（按姓氏笔划排序）

王春雪　同济大学附属东方医院

王珊梅　同济大学附属上海市肺科医院

尹成伟　上海中医药大学附属曙光医院

包晓玮　同济大学附属东方医院

冯　磊　复旦大学附属华东医院

孙跃喜　同济大学附属同济医院

李　剑　上海中医药大学附属第七人民医院

李淑芳　上海中医药大学附属曙光医院

吴先正　同济大学附属同济医院

何　淼　上海中医药大学附属曙光医院

宋艳丽　同济大学附属同济医院

张　涛　上海中医药大学附属曙光医院

张怡洁　上海中医药大学附属曙光医院

陈　怡　上海交通大学医学院附属仁济医院

陈莉云　上海中医药大学附属曙光医院

林之枫　上海交通大学医学院附属第一人民医院

庞辉群　上海中医药大学附属曙光医院
封启明　上海交通大学医学院附属第六人民医院
赵　澐　复旦大学附属华东医院
赵　雷　上海中医药大学附属岳阳中西医结合医院
胡佳文　同济大学附属同济医院
胡祖鹏　复旦大学附属华山医院
段光臣　上海交通大学医学院附属第六人民医院
施　荣　上海中医药大学附属曙光医院
姜洪斌　同济大学附属上海市肺科医院
费爱华　上海交通大学医学院附属新华医院
耿佩华　上海中医药大学附属曙光医院
夏志洁　复旦大学附属华山医院
钱义明　上海中医药大学附属岳阳中西医结合医院
徐　兵　上海交通大学医学院附属第九人民医院
徐敏丹　同济大学附属同济医院
唐伦先　同济大学附属东方医院
梅佳玮　上海交通大学医学院附属新华医院
曹　隽　复旦大学附属华山医院
章玺臣　同济大学附属同济医院
闫国良　上海中医药大学附属市中医医院
谢　芳　上海中医药大学附属曙光医院
熊旭东　上海中医药大学附属曙光医院
戴国兴　同济大学附属同济医院

前 言

近年来，危重症医学的发展已经进入一个新的阶段，该学科的新知识、新理念、新技术层出不穷。随着国内外各种医疗仪器和设备的发展，专业人员需要不断地提高专业素质和技术水平，以适应危重症医学的学科发展。

危重症医学的特点是把握患者救治的整体性、时效性和预期性。本书注重危重症患者的早期诊断、早期干预、并发症早期防治和生命器官支持治疗。全书分四章，着重针对危重症监测与治疗技术、常见危重症、常见危重症疾病及急性中毒和物理因素导致的疾病等进行介绍，侧重各种危重症及危重症疾病的诊断思路、病情评估、治疗措施和最新进展（包括国内外最新指南和专家共识）。大部分章节均附有5年之内的参考文献，便于读者查阅原始资料。

本书邀请了39位临床经验丰富的专家、教授参与编写，他们分别来自上海交通大学医学院附属医院、复旦大学附属医院、同济大学附属医院和上海中医药大学附属医院等。本书的编写从临床实际需求出发，突出"急、危、重"，侧重临床实践，适合于急诊和危重症医学领域的医务人员、研究生等学习和参考。

本书在编写过程中难免存在错误、疏漏和不妥之处，敬请读者批评指正，便于今后修订和完善。

熊旭东

2022年9月

前 言

目 录

第一章
危重症监测与治疗技术
001

第一节·危重症监测 002

第二节·危重症抗菌药物合理应用 010

第三节·危重症患者营养支持治疗 023

第二章
常见危重症
031

第一节·猝死 032

第二节·脓毒症 039

第三节·血流感染 047

第四节·休克 052

　　脓毒性休克 059

　　过敏性休克 061

　　低血容量性休克 064

第五节·弥散性血管内凝血 068

第六节·急性肺水肿 076

第七节·急性肺损伤和急性呼吸窘迫综合征 084

第八节·急性肾损伤 093

第九节·多器官功能障碍综合征 104

第三章
常见危重症疾病
—— 111 ——

第一节·重症肺炎 112

第二节·重症哮喘 122

第三节·肺血栓栓塞症 133

第四节·高血压急症 143

第五节·急性冠脉综合征 149

第六节·主动脉夹层 164

第七节·糖尿病酮症酸中毒 173

第八节·高血糖高渗状态 177

第九节·低血糖昏迷 181

第十节·重症急性脑血管疾病 185

急性脑梗死 195

脑出血 206

蛛网膜下腔出血 216

第十一节·急性中枢神经系统感染 226

第十二节·癫痫持续状态 236

第十三节·上消化道出血 249

第十四节·肠梗阻 260

第十五节·胃、十二指肠溃疡急性穿孔 266

第十六节·重症急性胰腺炎 270

第十七节·急性重症胆管炎 278

第十八节·气胸与血胸 283

第十九节·挤压综合征 290

第四章
急性中毒及物理因素疾病
—— 297 ——

第一节・急性中毒　298

第二节・苯二氮䓬类药物中毒　308

第三节・急性有机磷农药中毒　313

第四节・中暑　322

第一章

危重症监测与治疗技术

第一节·危重症监测

危重症监测是重症监护室(intensive care unit，ICU)最重要的功能之一，直接关系到危重症患者的诊断与治疗。监测包括：生命体征监测和其他脏器功能监测；无创监测和有创监测；物理监测和实验室监测；瞬间监测和持续动态监测等。以下着重讨论 ICU 的相关监测。

一、血流动力学监测

(一)脉搏指示剂连续心排血量监测(pulse indicator continuous cardiac output，PiCCO)

PiCCO 是近年来临床应用于监测血流动力学的方法。具有微创、简便、精确、连续监测心排血量(cardiac output，CO)的优点，使危重症患者血流动力学监测的准确性得到进一步提高。PiCCO 采用热稀释方法测量单次的心排血量，并通过分析动脉压力波型曲线下面积来获得连续的心排血量(PCCO)。同时可计算胸内血容量(ITBV)和血管外肺水指数(EVLW)。PiCCO 测量参数包括 ITBV、EVLW、肺血管通透性指数(PVPI)、全心舒张期末容积(GEDV)、每搏输出量变异(SVV)、脉压变异(PPV)、全心射血分数(GEF)、心脏功能指数(CFI)、体循环血管阻力(SVR)等。

PiCCO 适应证：①任何原因引起的血流动力学不稳定或存在可能引起这些改变的危险因素，以及任何原因引起的血管外肺水增加，或存在可能引起血管外肺水增加的危险因素，均为 PiCCO 检查的适应证；②PiCCO 导管不经过心脏，尤其适用于肺动脉漂浮导管部分禁忌患者，如完全左束支传导阻滞、心脏附壁血栓、严重心律失常和血管外肺水增加的患者，如急性呼吸窘迫综合征(ARDS)、心力衰竭、水中毒、严重感染、重症胰腺炎、严重烧伤及围手术期大手术患者等。

相对禁忌证：PiCCO 血流动力学监测无绝对禁忌证，对于下列情况应谨慎使用。①肝素过敏；②穿刺局部疑有感染或已有感染；③严重出血性疾病，或溶栓和应用大剂量肝素抗凝；④接受主动脉内球囊反搏治疗(IABP)的患者。

PiCCO 参数正常值见表 1-1-1。

表 1-1-1　PiCCO 参数正常值

参数	正常值	单位
CI(心指数)	3.0～5.0	$L/(min \cdot m^2)$
ITBV(胸内血容量)	850～1000	mL/m^2
EVLWI(血管外肺水指数)	3.0～7.0	mL/kg
CFI(心脏功能指数)	4.5～6.5	L/min

（续表）

参数	正常值	单位
HR（心率）	60～90	b/min
CVP（中心静脉压）	2～10	mmHg
MAP（有创平均动脉压）	70～90	mmHg
SVRI（体循环血管阻力指数）	1 700～2 400	$dyn \cdot s \cdot cm^{-5} \cdot m^2$
SVI（每搏输出量指数）	40～60	mL/m^2
SVV（每搏输出量变异）	≤10	%

1. **心脏前负荷相关指标**·临床多以测定中心静脉压力（CVP）、肺动脉楔压（PAWP）、左心室舒张末压（LVEDP）来间接反映心脏前负荷状态。研究证明，以压力指标来反映容量状态，无论是 CVP 还是 PAWP，均不能正确反映 LVEDP。而 GEDV、ITBV 以容量参数反映心脏容量状态，消除了胸腔内压力及心肌顺应性等因素对压力参数的干扰，能更准确反映心脏容量负荷真实情况。ITBV 和 GEDV 在反映心脏前负荷的敏感性和特异性方面，远比 CVP、PAWP 等更强。同时 SVV 和 PPV 是监测心脏前负荷另一项指标，多用于有机械通气的患者。

2. **心脏后负荷相关指标**·根据公式，可以在每次心脏搏动时计算出每搏输出量（SV），并得到动态持续的 CO 和 SVR，与肺动脉漂浮导管的热稀释法比较相关性很好。

3. **心肌收缩力指标**·GEF 和 CFI 主要依赖于左心室和右心室的收缩力，可以用来检测左心室和右心室的功能障碍，是由 SV、心脏指数（CI）与 GEDV 通过公式计算衍生出来的。GEF 和 CFI 不但依赖于心肌收缩力，还受左心室和右心室后负荷的影响。

4. **肺水肿监测指标**·EVLW 和 PVPI 是 PiCCO 的特有参数，是对肺水肿监测的重要指标。EVLW 指分布于肺血管外的液体，该液体由血管滤出进入组织间隙的量，由肺毛细血管内静水压、肺间质静水压、肺毛细血管内胶体渗透压和肺间质胶体渗透压所决定。任何原因引起的肺毛细血管滤出过多或排出受阻都会使 EVLW 增加，导致肺水肿。超过正常 2 倍的 EVLW 就会影响气体弥散和肺功能，出现肺水肿的症状与体征。

（二）中心静脉压（CVP）监测　　CVP 是指腔静脉与右心房交界处的压力，是反映右心前负荷的指标。CVP 由 4 种成分组成：①右心室充盈压；②静脉内壁压，即静脉血容量；③静脉外壁压，即静脉收缩压和张力；④静脉毛细血管压。CVP 主要反映右心室前负荷和血容量，不能反映左心功能。CVP 的正常值为 5～12 cmH₂O。如果 CVP<2～5 cmH₂O，提示右心房充盈欠佳或血容量不足；CVP>15～20 cmH₂O，提示右心功能不良或血容量超负荷。当患者出现左心功能不全时，不能只单纯监测 CVP。CVP 适用于：①各种大、中型手术，尤其是心血管、颅脑和胸腹部大手术的患者；②严重创伤、各类休克及急性循环功能衰竭等危重症患者；③脱水、失血和血容量不足的患者；④需接受大量、快速输血补液的患者。

（三）动脉血乳酸监测　　动脉血乳酸值能反映全身的灌流状态。在机体缺氧时，组织细胞以增强糖酵解获取能量，导致乳酸浓度增加。组织缺氧、乳酸产量增加或肝脏对乳酸的氧化功能降低都可以产生高乳酸血症。动脉血乳酸与动脉血氧运输量（DaO₂）和氧消耗量（VO₂）在判断缺氧方面具有一致性。比较肯定的结果是，高乳酸血症患者存在病理性氧供依赖。研究也发现,高乳酸血症的 SIRS 患者,VO₂ 随 DaO₂ 的显著升高而升高。因此,早期测定动脉血乳酸对危重症患者是一个判断组织缺氧的良好指标。乳酸≥4 mmol/L 多提示预后不良,而乳酸持续增高比单次测定值更能反映预后,建议连续监测。

二、呼吸功能监测

呼吸功能主要包括通气功能和换气功能两大类。

(一) 通气功能监测

1. 肺容量 · 肺容量监测主要是潮气量和肺活量,是临床应用机械通气时常调整的参数。功能残气量可根据需要进行监测。

(1) 潮气量(Vt):指在平静呼吸时,一次吸入或呼出的气量。Vt 约 25% 来自胸式呼吸,75% 来自腹式呼吸。可用肺功能监测仪或肺量计直接测定。正常值为 8～12 mL/kg,平均约为 500 mL。它反映人体静息状态下的通气功能。Vt 监测必须做动态观察,然后参考血气分析结果确定 Vt 是否适宜。尤其是应用机械通气时,测定 Vt 和呼吸频率更具实际指导意义。临床上,Vt 增大多见于中枢神经疾病或代谢性酸中毒所致的过度通气;Vt 减少多见于间质性肺炎、肺纤维化、肺梗死、肺淤血等。

(2) 肺活量(VC):是尽力吸气后缓慢而完全呼出的最大气量,等于潮气量 + 补吸气量 + 补呼气量。正常成年男性 VC 为 3.5 L,女性 VC 为 2.4 L。VC 是反映肺一次通气的最大能力,即反映肺、胸廓最大扩张和收缩的呼吸幅度。它受呼吸肌强弱、肺组织和胸廓弹性及气道是否通畅的影响。VC 降低提示胸廓畸形、广泛胸膜增厚、大量胸腔积液、气胸等限制性通气障碍,亦提示有严重的阻塞性通气障碍,如哮喘、肺气肿等。

(3) 功能残气量(FRC):指平静呼气后肺内所残留的气量。应用氦稀释法或氮稀释法测定。正常成年男性 FRC 为 2 300 mL,女性 FRC 为 1 600 mL。FRC 在呼吸气体交换过程中,能缓冲肺泡气体分压的变化,减少通气间歇对肺泡内气体交换的影响,FRC 减少说明肺泡缩小和塌陷。

(4) 分钟通气量(VE):在单位时间内进出肺的气体量能反映肺通气功能的动态变化,主要反映气道的状态,比肺容量监测更有意义。VE 是在静息状态下每分钟呼出或吸入的气体量。它是 Vt 与每分钟呼吸频率(RR)的乘积。VE 的正常值为 6～8 L/min,成人 VE 大于 10～12 L/min 常提示通气过度;VE 小于 3～4 L/min 则通气不足。

2. 动脉血二氧化碳分压(PaCO₂) · 指血液中物理溶解的二氧化碳分子产生的压力,是判断肺泡通气情况及有无呼吸性酸碱失衡的主要指标。正常范围为 35～45 mmHg。PaCO₂ 随通气量增加而下降,当<35 mmHg 提示通气过度,二氧化碳排出增加,有呼吸性碱中毒可能;>45 mmHg 提示通气不足,体内二氧化碳潴留,有呼吸性酸中毒可能。

3. 呼气末二氧化碳分压(P$_{ET}$CO₂) · 指患者呼气末部分气体中的二氧化碳分压。P$_{ET}$CO₂ 监测主要根据红外线原理、质谱原理、拉曼散射原理和图-声分光原理而设计,属无创监测方法,现已成为临床常用的监测方法。对于无明显心肺疾病的患者,P$_{ET}$CO₂ 的高低常与 PaCO₂ 数值相近,可反映肺通气功能,以及计算二氧化碳的产生量。另外,也可反映循环功能、肺血流情况、气管导管的位置、人工气道的状态,并能及时发现呼吸机故障、指导呼吸机参数的调节和撤机等。但由于影响因素很多,如果术中呼吸道管理不当或发生明显呼吸循环障碍和意外并发症时,此时监测的 $P_{ET}CO_2$ 不能真正代表 $PaCO_2$ 水平,如果按 $P_{ET}CO_2$ 调节通气量,则可能导致判断失误,甚至引起意外。而应立即进行动脉血气分析,以寻找原因并做相应处理。

(二) 换气功能监测　肺换气功能受通气/血流值(V_A/Q_C 值)、肺内分流、生理无效腔(生理死腔)、弥散功能等影响,因此其功能监测包括诸多方面。

1. 动脉氧分压(PaO_2)与氧合指数(PaO_2/FiO_2)·这是常用的评价肺氧合和换气功能的指标, PaO_2 是指动脉血液中物理溶解的氧分子所产生的压力。正常人 PaO_2 为 95～100 mmHg,可反映人体呼吸功能及缺氧程度。 $PaO_2 < 80$ mmHg,则提示有低氧血症,其中 PaO_2 60～80 mmHg 为轻度低氧血症; PaO_2 40～60 mmHg 为中度低氧血症; $PaO_2 < 40$ mmHg 则为重度低氧血症。因 PaO_2/FiO_2 在吸入气氧浓度(FiO_2)变化时能反映肺内氧气的交换状况,故其意义更大。如 $PaO_2/FiO_2 \leqslant 300$ mmHg 或 $\leqslant 200$ mmHg 分别是急性肺损伤(ALI)和急性呼吸窘迫综合征(ARDS)的诊断标准之一。

2. 脉搏血氧饱和度(SpO_2)· SpO_2 是用脉搏血氧饱和度仪经皮测得的动脉血氧饱和度值,它是临床常用的评价氧合功能的指标。临床上 SpO_2 与动脉血氧饱和度(SaO_2)有显著相关性,相关系数为 0.90～0.98,故被广泛用于多种复合伤及麻醉过程中的监测。 SpO_2 监测能及时发现低氧血症,以指导机械通气模式和 FiO_2 的调整。通过 SpO_2 的监测,可以间接了解患者 PaO_2 高低。这是通过已知的氧饱和度与氧离曲线对应关系,求算出患者的 PaO_2 。 SpO_2 与 PaO_2 关系对照见表 1-1-2。

表 1-1-2　SpO_2 与 PaO_2 关系对照

项目							数	值						
SpO_2 (%)	50	60	70	80	90	91	92	93	94	95	96	97	98	99
PaO_2 (mmHg)	27	31	37	44	57	61	63	66	69	74	81	92	110	159

3. 通气/血流值(V_A/Q_C)·有效的气体交换不仅取决于足够的肺泡通气及吸入气体在肺内的均匀分布,更重要的是要求各个肺泡的通气量与流经肺泡周围毛细血管内的血流量相匹配。正常时每个肺泡的 V_A/Q_C 为 0.8,提示换气效能最佳。如果病变引起通气不足或血流减少,均可导致 V_A/Q_C 失调。 V_A/Q_C 值 > 0.8 时,表示肺泡通气正常,而没有足够的血流与正常肺泡通气的气体交换而成为无效通气(即血流灌注不足);反之, V_A/Q_C 值 < 0.8 时,则表示肺泡周围毛细血管内血流正常,部分血液因无足够的通气进行气体交换而成为无效灌注(即通气不足)。 V_A/Q_C 失调可引起换气功能障碍,导致缺氧发生,是肺部疾病产生缺氧最常见的原因。

4. 肺泡-动脉血氧分压差($P_{A-a}O_2$)·指肺泡气氧分压(P_AO_2)与动脉血氧分压(PaO_2)之差,它是反映肺内气体交换效率的指标,其差值受 V_A/Q_C 值、肺弥散功能和动静脉分流的影响。成人 $P_{A-a}O_2$ 正常值在吸空气时为 5～15 mmHg,吸纯氧时为 40～100 mmHg。肺泡换气功能障碍时, $P_{A-a}O_2$ 增大。

三、肝功能监测

(一) 胆红素代谢的监测　胆红素代谢的监测包括血清总胆红素、结合胆红素和非结合胆红素的监测。正常血清总胆红素为 3.4~17.1 μmol/L,其中结合胆红素 0~6.8 μmol/L,非结合胆红素 1.7~10.2 μmol/L。若血清总胆红素 34.2~170 μmol/L 为轻度黄疸,171~342 μmol/L 为中度黄疸,>342 μmol/L 为重度黄疸。若总胆红素显著增高伴结合胆红素明显增高,且结合胆红素/总胆红素值>0.5,提示为梗阻性黄疸;总胆红素增高伴非结合胆红素明显增高,且结合胆红素/总胆红素值<0.2,提示为溶血性黄疸;三者均增高,结合胆红素/总胆红素值 0.2~0.5,则为肝细胞性黄疸。

(二) 反映肝细胞损害的血清酶学监测　肝脏是人体酶含量最丰富的器官,当肝细胞损伤时,细胞内的酶释放入血,使血清中相应酶的活性或含量升高。反映肝细胞损害的血清酶学监测指标主要是血清氨基转移酶,它包含两个酶,即谷丙转氨酶(GPT 或 ALT),主要分布在肝细胞非线粒体中;谷草转氨酶(GOT 或 AST),主要分布在心肌,其次分布在肝细胞线粒体内。正常血清 ALT 为 10~40 U/L,AST 为 10~40 U/L。测定肝细胞损伤的灵敏度 ALT>AST,但在严重肝细胞损伤时,因线粒体膜损伤导致大量 AST 释放,此时 AST>ALT。血清氨基转移酶升高的幅度在一定程度上反映肝细胞坏死的范围,有助于病情的动态观察。

(三) 蛋白质代谢的监测

1. **血清总蛋白和白蛋白**·正常成人血清总蛋白为 60~80 g/L,其中白蛋白 40~55 g/L。因肝具有很强的代偿能力,加之白蛋白的半衰期较长,急性肝病时,白蛋白多在正常范围,故人血白蛋白测定不是急性肝病良好的监测指标。虽然急性肝衰竭早期已有肝细胞受损,白蛋白减少,但肝内免疫系统受到刺激致球蛋白增多,此时总蛋白并不降低。若白蛋白持续下降,则提示肝细胞坏死进行性加重。

2. **血氨**·氨对中枢神经系统有高度毒性,氨主要通过肝鸟氨酸循环形成无毒的尿素,再经肾排出体外,所以肝脏是解除氨毒性的重要器官。血氨正常值为 11~35 μmol/L。急性严重肝损害时可致血氨升高,出现不同程度的意识障碍甚至昏迷。

四、肾功能监测

肾功能监测主要包括肾小球功能和肾小管功能监测。本文重点介绍肾小球功能监测。

(一) 内生肌酐清除率(Ccr)　内生肌酐为肌酸代谢产物,其浓度相当稳定。肾脏在单位时间内能把若干容积血浆中的内生肌酐全部清除出去,称为 Ccr。由于肌酐仅由肾小球滤过,不被肾小管重吸收,排泌量很少,因此测定 Ccr 可较早反映肾小球损害的敏感指标。成人正常值为 80~120 mL/min。Ccr 降到正常值的 80% 以下,则提示肾小球滤过功能已有减退;降至 51~70 mL/min 为轻度损伤;降至 31~50 mL/min 为中度损伤;降至 30 mL/min 以下为重度损伤。

(二) 血肌酐(Scr)　肌酐是肌肉代谢产物,通过肾小球滤过而排出体外,故 Scr 浓度升高反映肾小球滤过功能减退,敏感性较血尿素氮(BUN)好,但并非早期诊断指标。正常值为 83~177 μmol/L。

(三) 血尿素氮(BUN)　尿素氮是体内蛋白质分解代谢产物,主要经肾小球滤过随尿排出。其数值易受肾外因素影响。正常值为 2.9~6.4 mmol/L。肾功能轻度受损时,BUN 可无变化,因此,BUN 不是一项敏感指标。但是,BUN 对尿毒症诊断有特殊价值,其增高程度与病情严重程度成正比。临床上动态监测 BUN 极为重要，BUN 进行性升高是肾功能恶化的重要指标之一。

五、凝血功能监测

凝血功能监测一般分为临床监测（显性出血）和实验室监测（非显性出血）两大类，常将两者相互结合以综合判断凝血功能。临床监测应动态观察和分析患者的皮肤、黏膜、伤口部位的出血，以及消化道、泌尿道、鼻咽部等部位有无出血情况。实验室监测能够为凝血功能障碍的患者提供可靠的诊断依据，并可定量动态地监测病情的变化。

(一) 检查血液凝固机制的检验

1. 活化的部分凝血活酶时间（APTT）· 正常参考值为 31.5～53.5 秒，反映内源性凝血途径的试验。凝血因子减少或抗凝物质增多均可导致 APTT 延长，缩短见于高凝状态早期。

2. 凝血酶原时间（PT）和国际标准化比值（INR）· 这是反映外源性凝血途径的试验。PT 正常值为 11～14 秒。为进一步达到国际统一，引入国际敏感度指数（international sensitivity index，ISI）对凝血酶原时间比值进行修正，即 INR，正常参考值为 0.82～1.15。如果 PT 和（或）APTT 延长至正常值的 1.5 倍，即应考虑凝血功能障碍；缩短可见于高凝状态。

3. 出血时间（BT）· BT 主要取决于血小板计数，也与血管收缩功能有关。正常对照值为 1～3 分钟（Duke 法）或 1～6 分钟（Ivy 法）。血小板计数为 $100 \times 10^9/L$ 时，BT 可延长；BT 缩短可见于高凝状态早期。由于 BT 受干扰因素较多，敏感性和特异性均差，故临床价值有限。

(二) 纤维蛋白溶解的检验

1. 凝血酶时间（TT）· 在血浆中加入标准化的凝血酶后血浆凝固所需的时间。正常值为 16～18 秒，比正常对照延长 3 秒以上有诊断意义。TT 延长见于血浆中肝素或肝素物质含量增高、弥散性血管内凝血（DIC）等。

2. 血浆鱼精蛋白副凝固试验（3P）· 正常人 3P 试验为阴性。3P 试验阳性常见于 DIC 早期，但 3P 试验的假阳性率较高，必须结合临床分析。

3. 血清纤维蛋白降解产物（FDP）· FDP 正常值为 1～6 mg/L。当 FDP≥20 mg/L 有诊断意义。FDP 增高见于原发性和继发性纤溶、溶栓治疗、血栓栓塞性疾病。

4. D-二聚体（D-dimmer，D-D）· D-二聚体是纤维蛋白单体与活化因子 XⅢ 交联后，再经纤溶酶水解所产生的一种降解产物，是特异性的纤溶过程标志物，故对诊断血栓性疾病和消耗性凝血病等继发纤溶疾病有较高的特异性。原发性纤溶 D-二聚体不升高，故对于鉴别继发性与原发性纤溶十分重要。正常参考值<40 μg/L（ELISA 法），胶乳凝集法阴性。

国际血栓与止血协会（International Society on Thrombosis and Haemostasis，ISTH）DIC 积分具有较高的敏感性和特异性，被广泛应用，分为显性和非显性 DIC 积分（表 1-1-3）。DIC 又分为显性和非显性 DIC 期，前者指患者已处于失代偿期，即临床典型 DIC；后者指出现某些 DIC 的临床表现及实验室检查异常，但未达到诊断标准的代偿状态的 DIC，即 DIC 前期。脓毒症时（既往血小板及凝血功能疾病除外），若积分≥5 分为显性 DIC，积分<5 分为非显性 DIC。

表 1-1-3 ISTH DIC 积分系统

指标	0分	1分	2分	3分
血小板计数($\times 10^9$/L)	≥100	<100, ≥50	<50	
PT 延长时间(s)	≤3	>3, ≤6	>6	
纤维蛋白原(g/L)	≥1.0	<1.0		
D-二聚体(mg/L)	≤0.4		>0.4, ≤4.0	>4.0

六、最 新 进 展

重症超声是在重症医学理论指导下,运用超声技术针对危重症患者,问题导向的多目标整合的动态评估过程,是确定重症治疗,尤其是血流动力学治疗方向及指导精细调整的重要手段。超声作为危重症患者监测评估的一部分,可以更加方便、直观和准确。重症医学的发展赋予了超声技术新的内涵和功能,称为重症超声。重症超声应用已经广泛深入感染性休克的评估、急性呼吸窘迫综合征的诊断、休克的窄化诊断、呼吸困难的病因诊断、中心静脉的穿刺等重症医学的各个领域中。

1. **重症超声与传统超声的不同**·重症超声并不简单地等同于重症加超声,而是重症与超声的紧密结合,其实施者和图像解读者均为重症医学专业医师,从而能够带着问题去实施重症超声,将重症的诊疗思路融于超声图像的获得、评估及解读中,最终解决问题。因此,重症超声内涵的核心在于重症,重症医师只有在对重症医学理念深刻理解的基础上掌握超声技术,才能真正发挥出重症超声的巨大能量。在重症超声中,超声技术始终是为重症理念服务的,是将重症的临床评估目标化、规范化的重要工具,已经融入了重症疾病的方方面面。

2. **重症超声与循环管理**·对重症患者进行连续与动态的评估一直是血流动力学治疗的精髓之一,也是重症超声有别于传统超声的一个突出特点。虽然重症超声在重症血流动力学治疗中有其重要地位,但临床共识也明确"重症超声不能完全替代其他血流动力学评估手段",强调了重症超声与其他血流动力学评估手段结合的重要性。

(1)重症超声进行血流动力学评估时,优先评估下腔静脉。下腔静脉的内径及其随吸气相和呼气相的变化,可用于危重症患者容量状态和容量反应性的评估。

(2)右心是回流的终点,所有的血液都需经过右心克服肺动脉阻力后才能递呈给左心,而由于右心与左心共用一个室间隔,右心容积增大或压力升高均可通过室间隔传递给左心,从而影响左心射血;而右心室独特的解剖结构使其在前负荷和后负荷增加时均会出现体积的增加,甚至压迫左心,而重症超声可以通过评估右心室相对于左心室的大小及室间隔的矛盾运动来早期发现右心功能不全,从而进行干预。因此,首先评估右心功能,明确右心对左心乃至对整个循环系统的影响尤为重要。

(3)危重症患者的收缩功能抑制也有其特殊性,左心室收缩功能障碍分为节段性与弥漫性收缩功能障碍两种类型。节段性收缩功能障碍常见于急性冠脉综合征和应激性心肌病,通常情况下可以通过开通犯罪血管或去除应激因素等方式改善心脏功能;而严重感染、酸中毒、心搏骤停、负性肌力药物等全身因素常常导致弥漫性室壁运动障碍,其心脏功能的恢复常常依赖于全身因素的改善。通过其典型超声表现的不同,可以迅速地区别收缩功能障碍的病因,使患者得到及时、迅速、准确的救治。

(4)心-肺-血管的联合评估使得肺栓塞的超声诊断率得到显著的提高,心肺联合检查可快速地鉴别静水压增高性肺水肿和渗透性肺水肿。由于肺动脉阻塞程度不同,右心后负荷压力升高的程度也不同,当压力升高不明显时,即使存在肺栓塞,心脏超声切面也可能不会显示为"D"字征。重症超声在急性肺栓塞诊断中最主要的价值是排除诊断,当超声未发现明显的"D"字征时,表明患者无大面积能影响循环的肺栓塞,可除外由肺栓塞导致的梗阻性休克。

3. 重症超声与呼吸治疗

(1)重症超声有助于快速判断呼吸困难或低氧血症的病因。急性呼吸衰竭 BLUE 流程在3分钟内通过对肺和深静脉血栓的快速筛查,可对 90.5% 的急性呼吸衰竭或低氧血症的病因做出快速、准确的诊断,包括静水压增高性肺水肿、慢性阻塞性肺疾病急性加重或重症支气管哮喘、肺栓塞、气胸和肺炎。

(2)ARDS 肺部病变具有非匀质的特点,肺部超声对肺不同程度的渗出性病变、实变等进行定性的影像学评估可辅助 ARDS 的诊断。国际肺部超声共识提出,若存在下述征象提示 ARDS 的存在:①非匀齐的 B 线分布;②胸膜线异常征象;③前壁的胸膜下实变;④存在正常的肺实质;⑤肺滑动征减弱或消失。ARDS 诊断的柏林标准要求,对无危险因素的可疑 ARDS 患者需行心脏超声以对肺水肿的原因进行快速鉴别诊断。因此,心肺联合超声有助于床旁实时诊断 ARDS,并能鉴别静水压增高性肺水肿、肺不张、胸腔积液、慢性心力衰竭和肺间质纤维化及其他导致氧合改变的肺部情况。

(3)ARDS 患者俯卧位时,重症超声可对肺的局灶或均一性病变进行评估,并有针对性地评估重力依赖区肺复张情况,通过半定量评分的方式来预测患者俯卧位的有效性,指导俯卧位的时间及频率。同时,根据俯卧位前后右心室的大小、左右心室的比例、是否存在 D 字征及根据三尖瓣反流情况估测肺动脉等来评价右心室负荷的变化情况,有助于指导如何进行循环管理。

4. 重症超声是可视化武器。重症超声是"全身超声",不局限于某一特定器官。超声已成为危重症患者相关操作的实时、可视化武器,全方位有机整合各项超声流程,使临床评估更目标化与规范化,超声已无处不在地融合于重症疾病的方方面面。

总之,重症超声已从一个新的角度展现了重症医学的基本内涵,并以超声技术自身的特点融入了对重症的诊断、监测与治疗。

熊旭东　张怡洁　上海中医药大学附属曙光医院

参考文献

[1] 李娟,徐磊.脉波指示连续心排量监测技术在多发伤者液体复苏中的应用[J].山东医药,2014,54(8):54-56.
[2] Force A D T, Ranieri V M, Rubenfeld G D, et al. Acute respiratory distress syndrome: the Berlin Definition [J]. JAMA, 2012,307(23):2526-2533.
[3] Burgdorff A M, Bucher M, Schumann J. Vasoplegia inpatients with sepsis and septic shock: pathway sand mechanisms [J]. J Int Med Res, 2018,46(4):1303-1310.
[4] Garg M, Sen J, Goyal S, et al. Comparative evaluation of central venous pressure and sonographic inferior vena cava variability in assessing fluid responsiveness in septic shock [J]. Indian J Crit Care Med, 2016,20(12):708-713.
[5] 王小亭,刘大为,于凯江,等.中国重症超声专家共识[J].中华内科杂志,2016,55(11):900-912.
[6] 吕立文,唐宇涛,罗丽,等.感染性休克患者应用重症超声与连续心排血量监测(PiCCO)对比监测指导液体复苏的应用[J].中国医药导刊,2017,19(4):325-326,328.
[7] Prescott H C, Calfee C S, Thompson B T, et al. Towards smarter lumping and smarter splitting: rethinking strategies for sepsis and ARDS clinical trial design [J]. American Journal of Respiratory & Critical Care Medicine, 2016,194(2):147.

第二节 · 危重症抗菌药物合理应用

感染在重症患者中发病率较高,是死亡的主要原因之一,并发感染性休克患者病死率可高达 80%。对于重症患者而言,无论感染本身的严重程度如何,只要存在远隔脏器功能损害,就认为是重症感染。耐药菌增多为临床治疗重症感染带来了严峻挑战。

一、常见重症感染

(一)革兰阳性菌感染 革兰阳性菌细胞壁较厚,为 $20\sim80$ mm。有 $15\sim50$ 层肽聚糖片层,含 $20\%\sim40\%$ 的磷壁酸。大多数化脓性球菌都属于革兰阳性菌,它们能产生外毒素使人发病。常见的革兰阳性菌有葡萄球菌、链球菌、肺炎双球菌、炭疽杆菌、白喉杆菌、破伤风杆菌等。

临床上,引起重症感染的革兰阳性菌主要有金黄色葡萄球菌、肺炎链球菌、表皮葡萄球菌、溶血葡萄球菌、肠球菌等。主要引起血流感染、中枢感染、皮肤软组织感染、肺部感染及感染性心内膜炎等。

重症感染中以葡萄球菌为主,其次为肺炎链球菌和肠球菌。葡萄球菌中凝固酶阴性的葡萄球菌毒力虽然较金黄色葡萄球菌小得多,却是造成假体植入物感染的最常见原因之一,其中表皮葡萄球菌是人类最常见的致病菌。大多数革兰阳性菌都对青霉素敏感(结核杆菌对青霉素不敏感)。但由于含青霉素酶的耐药质粒广泛传播,很少有葡萄球菌对青霉素敏感($\leqslant5\%$)。耐药仍然是当前治疗的难点,对 2019 年 7 月至 2020 年 6 月来自全国 19 座城市 19 家医院的 2 377 株临床分离致病菌进行了 MIC 测定。结果显示,甲氧西林耐药金黄色葡萄球菌(MRSA)和甲氧西林耐药表皮葡萄球菌(MRSE)检出率分别为 34.8% 和 82.1%。未发现万古霉素不敏感葡萄球菌,金黄色葡萄球菌对利奈唑胺、替考拉宁 100% 敏感。粪肠球菌、屎肠球菌对氨苄西林的耐药率分别为 4.5% 和 91.4%。万古霉素耐药肠球菌(VRE)检出率为 1.76%,利奈唑胺不敏感粪肠球菌比例为 19.8%。肺炎链球菌对青霉素不敏感性在不断增加。

(二)革兰阴性菌感染 革兰阴性菌细胞壁厚约 10 nm,仅 $2\sim3$ 层肽聚糖,另外还有脂多糖、细菌外膜和脂蛋白。革兰阴性菌致病力通常与其细胞壁组成脂多糖(LPS)有关,也称内毒素。常见的革兰阴性菌有痢疾杆菌、伤寒杆菌、大肠埃希菌、变形杆菌、肺炎克雷伯菌、铜绿假单胞菌、百日咳杆菌、霍乱弧菌及脑膜炎双球菌等。

临床上,引起重症感染的革兰阴性菌主要为大肠埃希菌、肺炎克雷伯菌、铜绿假单胞菌、鲍曼不动杆菌等。主要引起肺部感染、腹腔感染、泌尿系统感染、血流感染、皮肤软组织感染及感染性心内膜炎等。重症感染患者病原菌以革兰阴性菌为主,占比为 51.9%。近年来,由于抗生素的使用、人口老龄化等,革兰阴性菌耐药日益突出,给临床治疗带来很大的挑战。

对来自全国 19 座城市 19 家三级甲等医院的 4 602 株临床分离革兰阴性致病菌进行了 MIC 测定,结果显示,大肠埃希菌和肺炎克雷伯菌中超广谱 β-内酰胺酶(ESBLs)表型检出率分别为 54.6% 和 28.1%。对肠杆菌科细菌抗菌作用较好的药物包括碳青霉烯类、阿米卡星、拉氧头孢、β-内酰胺类合剂、替加环素、磷霉素氨丁三醇等,但碳青霉烯类耐药肺炎克雷伯菌比例仍持续增加。非发酵革兰阴性菌中铜绿假单胞菌和鲍曼不动杆菌对亚胺培南的耐药率分别为 29.7% 和 71.4%,多重耐药菌(MDR)检出率分别为 31.8% 和 75.1%,泛耐药菌(XDR)检出率分别为 9.1% 和 69.9%。

(三)**病毒感染** 病毒是一类寄生在细胞内的微生物。病毒以核酸为核心,包以蛋白质衣壳,共同构成核壳体。仅有裸露的核壳体的病毒,称为无囊膜病毒;在核壳体外,还有脂蛋白性囊膜包裹的病毒,称为囊膜病毒。含病毒的基因组是病毒复制、致病、变异的基础物质。病毒对特定的细胞有一定的亲嗜性,入侵宿主细胞后,在细胞内合成病毒核酸与蛋白质外壳,组装成完整病毒,并释出到细胞外。1971 年,国际病毒命名委员会发表了《病毒的分类与命名》,将病毒分为 RNA 和 DNA 病毒两类。临床常见的病毒有腺病毒科腺病毒、疱疹病毒科巨细胞病毒(CMV)、水痘-带状疱疹(VZ)病毒、G 黏液病毒科流感(甲、乙型)病毒、腮腺炎病毒、呼吸道合胞病毒、Coxsakie B 肠道病毒、成人腹泻轮状病毒(ADRV)和肝炎(甲型、乙型、戊型)病毒等。

临床上,引起重症感染的病毒有呼吸道合胞病毒、腺病毒、流感病毒、疱疹病毒、乙型脑炎病毒等,主要引起肺部感染、中枢感染等。

病毒感染常具有传染性,其最重要的传播途径是通过飞沫或气溶胶的呼吸道传播,其次是通过"粪-口"途径的消化道传播,昆虫叮咬、动物媒介也可发生传播。2002 年及 2019 年分别暴发的严重急性呼吸综合征(severe acute respiratory syndrome,SARS)和新型冠状病毒肺炎(corona virus disease 2019,COVID-19),其主要传播途径便是通过呼吸道产生的飞沫或气溶胶。

(四)**真菌感染** 真菌分为单细胞和多细胞两种,其中单细胞真菌的细胞呈圆形或椭圆形,称为酵母菌;多细胞真菌能够生成菌丝与孢子,交织成团,称为丝状菌或霉菌。结构上和细菌相比缺乏细菌细胞壁的肽聚糖,真菌的细胞壁拥有壳多糖和 β 葡聚糖;真菌的细胞结构和高等植物细胞结构基本相同,有典型的核结构和较多的细胞器。比细菌要大几倍甚至几十倍。

常见的真菌有白念珠菌、热带念珠菌、近平滑念珠菌、光滑念珠菌、克柔念珠菌、新型隐球菌、烟曲霉、黄曲霉、土曲霉等。危重症患者深部真菌感染呈逐年上升趋势,主要危险因素是人口老龄化,广谱强效抗生素的大量应用,恶性肿瘤的放、化疗,介入性操作,器官移植,皮质类固醇激素和免疫抑制剂的广泛使用等,与获得性免疫缺陷综合征(acquired immunodeficiency syndrome,AIDS)在全球的流行等也密切相关。

临床上,侵袭性真菌感染(invasive fungal infection,IFI)引起重症感染。IFI 是指真菌侵入人体组织、血液,并在其中生长繁殖,引起组织损坏、器官功能障碍、炎症反应的病理改变及病理生理过程。目前 IFI 比例不断提高,占院内感染的 8%～15%,以念珠菌为主的酵母样真菌和以曲霉为主的丝状真菌是 IFI 的常见病原菌。白念珠菌是最常见的病原菌,可占 40%～60%,曲霉性真菌感染最常见的是烟曲霉、黄曲霉、黑曲霉。IFI 发病率在不断增加,病死率可高达 30%～60%,其中光滑念珠菌、热带念珠菌的死亡率明显高于白念珠菌。主要引起血流感染、中枢感染、肺部感染等。

二、抗菌药物耐药

合理应用抗菌药物可有效减少细菌耐药。临床上,当确诊存在感染时,应尽早使用针对病原的经验性抗感染治疗,用药前尽可能留取细菌培养。经验性治疗要求临床医师熟悉抗菌药物代谢特点、抗菌活性、基于循证医学基础了解本地流行病资料等。初始经验性治疗后,一旦病原菌获得阳性结果,尽快综合分析以进行合理抗感染治疗。如果经验治疗有效,即使细菌培养病原菌耐药,也应当继续目前经验治疗;如果经验治疗无效,应该根据患者病情、临床诊断及药敏试验结果调整抗感染药物治疗方案。

不同患者不同原发病的治疗至关重要。对于老年患者,应结合老年人自身生理及脏器功能特点进行抗菌药物调整。选用抗菌药物应该根据感染程度、药物不良反应进行综合判断。如脑膜炎患者注意药物能否透过血脑屏障;胆系感染患者选药应注意药物能否作用到胆道系统等。对于重症患者,应进行综合评估,包括血流动力学因素、患者免疫力、各脏器功能等,如肾功能不全患者需要结合肌酐清除率、药物肾毒性、血液净化对药物的影响综合考虑;肝功能不全患者应避免使用肝毒性大的药物;合并 DIC、粒细胞减少症的患者注意选用对血液系统不良反应小的抗感染药物等。合理地使用抗菌药物可减少耐药的发生。

(一) 耐药的定义 2012 年,由欧洲与美国疾病控制与预防中心(Centers for Disease Control and Prevention,CDC)共同发起,欧美多国专家参与针对不同细菌耐药程度进行了定义。

1. MDR·对在抗菌谱范围内的 3 类或 3 类以上抗菌药物不敏感(包括耐药和中介)。在推荐进行药敏测定的每类抗菌药物中,至少 1 个品种不敏感,即认为此类抗菌药物耐药。

2. XDR·除 1~2 类抗菌药物(主要指多黏菌素类和替加环素)外,几乎对所有类别抗菌药物不敏感。XDR 细菌感染多发生于有严重基础疾病、免疫缺陷和(或)长期反复使用广谱抗菌药物的患者,预后差。XDR-GNB 指的是广泛耐药革兰阴性杆菌,是除 1~2 类抗菌药物(主要指多黏菌素和替加环素)外,几乎对所有类别抗菌药物均不敏感的革兰阴性杆菌。XDR-GNB 常见于肠杆菌科细菌、鲍曼不动杆菌、铜绿假单胞菌和嗜麦芽窄食单胞菌等。

3. PDR·对目前临床应用的所有类别抗菌药物中的所有品种均不敏感。

(二) 耐药检测方法 耐药表型检测技术主要为传统的抗微生物药物敏感性试验(drug susceptibility testing,DST)。包括纸片扩散法、琼脂稀释法、微量肉汤稀释法或各种商品化检测系统,对临床分离菌进行药物敏感性检测。DST 是临床检测病原体是否存在耐药的主要手段,是确诊耐药病原体感染的"金标准",但 DST 在细菌耐药检测方面存在耗时长、药物选择上存在偏倚性及滞后性、无法辨别耐药机制等不足。

近年来,分子检测技术可以在一定程度上弥补 DST 的不足。细菌耐药基因分子检测技术是通过检测存在的耐药基因来推断耐药表型的方法,包括多重 PCR 检测及高通量测序检测。高通量测序(NGS)是一种可以同时对数十万到数百万条 DNA 分子序列进行读取的测序技术。NGS 在临床中的应用越来越广泛,其中全基因组测序(WGS)和宏基因组高通量测序技术(mNGS)是较为常用的测序技术。WGS 是对标本培养分离后的纯菌落进行基因组检测,获取全部基因信息;而 mNGS 则是对送检标本直接测序,获得所需要的基因信息。

mNGS 目前研究报道主要集中于致病微生物的诊断识别,对于耐药基因检测的研究尚不多见。对于 mNGS 用于细菌耐药检测,2021 年发表的《宏基因组高通量测序技术应用于感染性疾病原检测中国专家共识》提出意见总结:mNGS 检测耐药基因建议用于无背景菌存在且采集过程未受污染的标本。同时建议检测存在菌种特异性的耐药性基因并将耐药基因准确定位到具体的病原体上以明确其临床价值。

三、常见重症感染治疗

(一) 金黄色葡萄球菌 (*Staphylococcus aureus*) 金黄色葡萄球菌是人类重要的致病菌,隶属于葡萄球菌属,有"嗜肉菌"的别称,是革兰阳性菌的代表,可引起许多严重感染。

1. 病原学·典型的金黄色葡萄球菌为球形,直径约 $0.8\,\mu m$,显微镜下排列成葡萄串状。为革兰阳性菌,无芽孢、无鞭毛,体外培养时一般不形成荚膜。

金黄色葡萄球菌是人类化脓性感染最常见的病原菌,可引起局部化脓性感染,也可引起肺炎、心包炎等,甚至败血症、脓毒症等全身感染。其致病力强弱主要取决于其产生的毒素和侵袭性酶等。

2. 分类·金黄色葡萄球菌可分为对甲氧西林敏感的金黄色葡萄球菌(MSSA)、耐甲氧西林的金黄色葡萄球菌(MRSA)及耐万古霉素的金黄色葡萄球菌(VRSA)。

(1) MRSA:含有 *mecA* 基因或苯唑西林 MIC$\geqslant$2 $\mu g/mL$ 的金黄色葡萄球菌菌株,称为 MRSA。MRSA 对目前已经上市的所有 β-内酰胺类抗生素耐药。

(2) VRSA:金黄色葡萄球菌对万古霉素的 MIC$<$4 mg/L 为敏感(VSSA),MIC 8$\sim$16 mg/L 为万古霉素中介(VISA),MIC$>$32 mg/L 为耐药(VRSA)。

依据感染场所,MRSA 又可分为医疗机构相关性耐甲氧西林金黄色葡萄球菌(healthcare-associated MRSA,HA - MRSA)和社区相关性耐甲氧西林金黄色葡萄球菌(community-associated MRSA,CA - MRSA)。

3. 耐药机制·β-内酰胺酶的产生,使金黄色葡萄球菌对青霉素敏感性不到 5%。MRSA 耐药机制复杂,包括由染色体介导的固有耐药、通过质粒转移的获得性耐药、基因表达调控有关的耐药和主动外排系统等。

4. 治疗·1942 年有报道出现对青霉素耐药的金黄色葡萄球菌,现今仅有不到 5% 的金黄色葡萄球菌对青霉素敏感(表 1 - 2 - 1)。

表 1 - 2 - 1 耐药金黄色葡萄球菌用药选择

致病菌株	感染部位	首选	替代药物
甲氧西林敏感	感染性心内膜炎、血流感染	萘夫西林或苯唑西林 头孢唑林 万古霉素	—
	脑膜炎	萘夫西林或苯唑西林	万古霉素
甲氧西林耐药	感染性心内膜炎、血流感染	万古霉素 达托霉素	利奈唑胺
	脑膜炎	万古霉素	达托霉素

（续表）

致病菌株	感染部位	首选	替代药物
万古霉素中介或耐药	感染性心内膜炎、血流感染	达托霉素	—
	脑膜炎	达托霉素	—
未知(经验性用药)	感染性心内膜炎、血流感染	万古霉素	—
	脑膜炎	万古霉素	—

（二）肠球菌 肠球菌属细菌是革兰阳性球菌，一般无芽孢，无荚膜，少数菌种有鞭毛。1930 年随 Lancefield 血清分型系统建立，肠球菌被进一步分类为 D 群链球菌。1984 年，Schlefer 和 Kilpper-Balz 根据 DNA 杂交资料，将肠球菌从原链球菌属中分离出来，建立了肠球菌属，即粪肠球菌(*E. faecalis*)、屎肠球菌(*E. faecium*)。

1. 病原学·肠球菌兼性厌氧，能在苛刻环境中生长，多数能耐受 60 ℃ 30 分钟，因此肠球菌培养营养要求不高，较容易生长，最适生长温度 37 ℃，最适 pH 为 4.7～7.6。目前临床分离出的肠球菌中以粪肠球菌为主，占 80%～90%，屎肠球菌为 5%～10%。

2. 分类·尽管目前已从人类感染中分离出至少 18 种肠球菌，但临床上主要致病菌是由粪肠球菌和屎肠球菌引起的。

3. 耐药机制·粪肠球菌和屎肠球菌有着复杂的耐药特征，临床上两者也是造成重症感染的常见病原体。

（1）固有耐药：肠球菌对许多抗生素表现为固有耐药。肠球菌对 β-内酰胺类具有固有的低水平耐药性；对氨基糖苷类抗生素中度耐药；且对头孢菌素和克林霉素具有高度耐药性。

（2）获得性耐药：①对万古霉素耐药：VanA 操纵子是常见的 VRE 机制。②对达托霉素耐药：肠球菌通过不同机制对达托霉素产生耐药，如通过改变粪肠球菌中达托霉素作用靶点和屎肠球菌膜静电排斥作用。目前认为，达托霉素低治疗剂量(6 mg/kg)可能会导致菌株耐药突变。使用高剂量的达托霉素(10～12 mg/kg)可以防止出现耐药性。③对利奈唑胺耐药：目前耐利奈唑胺肠球菌的流行率低(<1%)。④对替加环素耐药：目前报道对替加环素耐药的肠球菌总体流行率低于 0.5%。

4. 治疗

（1）腹腔感染：氨苄西林敏感的肠球菌感染选用青霉素进行治疗；氨苄西林耐药的肠球菌感染，选用万古霉素和替考拉宁。VRE 感染选择达托霉素和利奈唑胺。当其他药物临床无法使用的时候，可以选择使用替加环素。

（2）心内膜炎：一线治疗方案是氨苄西林联合庆大霉素或万古霉素联合庆大霉素。高剂量达托霉素(10～12 mg/kg)是感染性心内膜炎治疗的一种选择方案，需要联合 β-内酰胺类药物一起使用。

（3）泌尿道感染：万古霉素敏感的肠球菌引起的非复杂性泌尿道感染可以选用磷霉素；万古霉素和氨苄西林耐药的泌尿道感染可选用呋喃妥因，或者选用高剂量的氨苄西林(12 g/d)，因其尿中浓度远高于血药浓度。

（4）血流感染：万古霉素敏感的肠球菌引起的血流感染，推荐氨苄西林联合庆大霉素或头孢曲松治疗，或选择万古霉素治疗。VRE 血流感染治疗首选是利奈唑胺和达托霉素加另一种有活性的抗生素治疗。

（三）肺炎链球菌（*Streptococcus pneumonia*）　　1881年,肺炎链球菌首次由巴斯德（Louis Pasteur）及 G. M. Sternberg 分别在法国及美国从患者痰液中分离出。5%～10%正常人上呼吸道中携带此菌。有毒株是引起人类疾病的重要病原菌。引起重症感染的主要疾病为肺部感染及脑膜炎。

1. **病原学**·肺炎链球菌菌体似矛头状,成双或成短链状排列的双球菌,有毒株菌体外有化学成分为多糖的荚膜。肺炎链球菌不产生毒素,不引起原发性组织坏死或形成空洞。肺炎链球菌病不产生蛋白酶,引起肺部感染时不会转到其他的肺叶,因而称为大叶性肺炎。

2. **分类**·按荚膜多糖抗原不同分为84个血清型,个别型还可分成不同的亚型。其中有20多个型可引起疾病。成人为1、3、4、7、8、12型,儿童为3、6、14、18、19、23型,3型具有最厚的多糖荚膜,是毒力最强的菌株并可导致最差预后。

3. **耐药机制**·肺炎链球菌主要对青霉素耐药,其耐药机制与部分血清型有关。肺炎链球菌不产 β-内酰胺酶,该菌对 β-内酰胺类抗生素耐药主要是青霉素结合蛋白（PBPs）突变。对大环内酯类抗生素的耐药机制主要是 ErmB 甲基化酶对药物作用的核糖体靶点甲基化修饰和 MefA/E 药物外排泵功能增强。肺炎链球菌对喹诺酮类抗生素的耐药机制是 DNA 回旋酶和（或）拓扑异构酶Ⅳ中喹诺酮类耐药决定区域（QRDR）变异和药物外排作用增强。目前尚未发现对万古霉素耐药菌株。

4. **治疗**

（1）肺部感染:肺炎链球菌引起的重症肺炎,首选方案推荐使用三代头孢菌素类或呼吸喹诺酮类,次选头孢洛林、万古霉素、去甲万古霉素、利奈唑胺。

（2）脑膜炎:致病株对青霉素敏感者,应停止使用万古霉素,可使用青霉素替代头孢菌素,也可继续使用头孢曲松或头孢噻肟单药治疗。

致病株对青霉素耐药,对头孢曲松或头孢噻肟敏感,应停止使用万古霉素,使用头孢曲松或头孢噻肟单药治疗。

致病株对青霉素耐药,对头孢典松或头孢噻肟不敏感,应继续使用万古霉素联合高剂量头孢曲松或头孢噻肟。存在以下情况时,还应加上利福平治疗:①致病株对利福平敏感,患者症状加重;②脑脊液细菌涂片/培养持续阳性;③致病株对头孢菌素药敏 MIC 值高。

（四）肠杆菌科细菌（肺炎克雷伯菌、大肠埃希菌）　　肠杆菌科（Enterobacteriaceae）是常栖居在人和动物体内,亦存在于水、土壤和腐败的物质中。近年迅速增加的碳青霉烯耐药肠杆菌科细菌（carbapenem resistant Enterobacteriaceae, CRE）给人类健康带来了巨大威胁。临床常见的引起重症感染的主要肠杆菌科细菌为肺炎克雷伯菌和大肠埃希菌,本节主要介绍此两种细菌。

肺炎克雷伯菌（*Klebsiella pneumoniae*）由 Carl Friedlander 在 1882 年首次报道,属于革兰阴性杆菌中的肠杆菌科,是克雷伯菌属的重要成员。常引起肺部、泌尿道、肝、血流等严重感染。1885 年,Escheich 从粪便中分离出大肠埃希菌（*Escherichia coli*）,为埃希菌属的代表菌。常引起胆道、腹腔、泌尿道、血流等严重感染。

1. **病原学**·肺炎克雷伯菌在植物、镜下呈现粗短状杆菌,存在荚膜,同时具有菌体抗原（O 抗原）和荚膜抗原（K 抗原）。大小为 $(0.5～0.8)\mu m \times (1～2)\mu m$,单独、成双或短链状排列。

无芽孢,无鞭毛,有较厚的荚膜,多数有菌毛。对外界抵抗力强,对多数抗生素易产生耐药性。大肠埃希菌为革兰阴性短杆菌,$(0.4\sim0.7)\mu m\times(1\sim3)\mu m$,无芽孢,大多有鞭毛,运动活跃。血清分型方式以 O：K：H 为序,O 抗原为 LPS,H 抗原有鞭毛组成,K 抗原为荚膜的酸性多糖。

2. 分类·根据毒力特点可将肺炎克雷伯菌分为普通型肺炎克雷伯菌(cKp)和高毒力肺炎克雷伯菌(hvKp)。hvKp 以社区获得为主,主要见于健康人群,毒力高,易引起严重感染,但 hvKp 耐药率低。hvKp 菌株较 cKp 对中性粒细胞和补体介导的吞噬作用及中性粒细胞胞外杀菌作用具有更强的抵抗力。在 hvKp 菌株中,存在多种与其高毒力相关的因子,主要包括荚膜多糖、序列类型、毒力质粒、整合性接合元件、铁载体等。

3. 耐药机制·肠杆菌科主要机制为：①β-内酰胺酶；②超广谱 β-内酰胺酶；③质粒介导的 Amp C 酶；④碳青霉烯类药物耐药的主要机制是产生碳青霉烯酶(KPC 酶)；⑤多黏菌素耐药机制主要与 LPS 上类脂 A 的修饰有关；⑥对氨基糖苷类耐药的主要机制是产生氨基糖苷类钝化酶(AME)；⑦对喹诺酮类抗生素的耐药机制是 DNA 促旋酶 A 亚单位变异,孔蛋白的缺失和突变引起细胞膜通透性改变,主动外排增强等；⑧对替加环素耐药机制与 RamA 的过度表达相关。

4. 治疗·非耐药的肠杆菌科对临床常用的抗生素均敏感,本节重点关注耐药肺炎克雷伯菌感染后抗生素选择。

(1) CRE 的治疗：CRE 通常只对替加环素、多黏菌素和新型 β-内酰胺酶抑制剂复方制剂如头孢他啶/阿维巴坦等敏感性高,对绝大部分 β-内酰胺类抗生素包括碳青霉烯类均高度耐药,对喹诺酮类也高度耐药,对氨基糖苷类耐药性不一。

CRE 的治疗是当前重症感染的难点,2021 年,我国发布了 CRE 诊治与防控专家共识,共识指出,CRE 治疗应尽可能根据药敏试验结果结合感染部位选择抗感染治疗方案。单药治疗可根据感染部位抗菌药物浓度、抗菌药物特点及 MIC 值选择敏感抗菌药物。血流感染(目前除头孢他啶/阿维巴坦敏感的可以单药治疗)、中枢神经系统感染和同时存在多部位感染的患者常需联合使用抗菌药物。同时应根据 PK/PD 原理设定给药方案,治疗中应对特殊人群进行个体化治疗。

1) CRE 感染主要治疗药物有：①替加环素：建议各地根据药敏结果合理制订治疗方案。主要用于 CRE 引起的 HAP(包括 VAP),皮肤软组织感染和腹腔感染。不常规推荐用于 CRE 血流感染和中枢神经系统感染。一般推荐两药或三药联合,常与多黏菌素、碳青霉烯类、氨基糖苷类等联合。②多黏菌素：本类药物不推荐单独应用。多黏菌素用于 CRE 不同部位感染的治疗,如血流感染、呼吸机相关性肺炎、腹腔感染、中枢神经系统感染等。③磷霉素：国内报道对 CRE 敏感率大约为 45%。联合其他抗菌药物如多黏菌素、替加环素、氨基糖苷类和碳青霉烯类抗生素等可用于 CRE 所致的肺部感染、腹腔感染、血流感染等治疗。④半合成四环素类：主要有米诺环素和多西环素,米诺环素易透过血脑屏障,多西环素不易透过血脑屏障,但尿液浓度高,可用于泌尿道感染。⑤氨基糖苷类：氨基糖苷类治疗 CRE 引起的重症感染主要是联合其他抗菌药物应用,如联合碳青霉烯类、β-内酰胺酶抑制剂复方制剂或替加环素。⑥碳青霉烯类：药敏试验结果提示碳青霉烯类抗生素 MIC≤8 mg/L 的 CRE 感染可通过加大剂量(如美罗培南 2g 每 8 小时 1 次)并延长静脉滴注时间至 4 小时,取得一定的临床疗效。但我国目前现有的流行病学数据表明,CRE菌株对碳青霉烯类抗生素的MIC>8 mg/L的超过80%,因此不作为CRE经验性治疗药物。⑦新型β-内酰胺类抗生素/β-内酰胺酶抑制剂复方制剂:主要有头孢他啶/阿维巴坦、氨曲南/阿维巴坦、美罗培南/法硼巴坦、亚胺培南-西司他丁/雷利巴坦等,目前国内上市品种有限,临床数据不足,用药方案暂不予推荐。

2) CRE治疗方案:①肺部感染:多黏菌素和替加环素不建议单独用于CRE肺炎的治疗,需要联合治疗或加大给药剂量。可选用多黏菌素与碳青霉烯类、替加环素、磷霉素、利福平、氨基糖苷类联合应用,或替加环素与多黏菌素、碳青霉烯类、磷霉素或氨基糖苷类联合治疗。多黏菌素与氨基糖苷类联合会增加肾毒性和神经系统毒性。但当菌株对碳青霉烯类的MIC>8 mg/L时,不再建议选用含碳青霉烯类的联合用药方案。CRE所致的VAP,在全身抗菌药物治疗效果欠佳的情况下,可以尝试抗菌药物的雾化治疗。氨基糖苷类、多黏菌素雾化吸入存在气道刺激反应,同时目前尚缺乏高质量的临床研究,临床选用需注意个体化。②腹腔感染:推荐以替加环素或多黏菌素为基础的联合治疗方案,联合的药物可根据药敏选择磷霉素、氨基糖苷类、复方磺胺甲噁唑(SMZ)、四环素类。头孢他啶/阿维巴坦也可用于治疗CRE引起的腹腔感染。③血流感染:CRE引起血流感染常为重症感染,主要是医院获得,多与导管相关,应尽早拔除导管。药物选择除头孢他啶/阿维巴坦外应联合应用。推荐方案有:以多黏菌素为基础的联合应用、以头孢他啶/阿维巴坦为基础的联合应用(针对产金属酶CRE联合氨曲南)和以替加环素为基础的联合应用。必要时,可予重症患者三药联合治疗。替加环素仅用于治疗方案有限时,应加大剂量。④泌尿道感染:急性单纯性尿路感染的治疗宜选用口服抗菌药物治疗,根据药敏试验结果选用磷霉素氨丁三醇,米诺环素/多西环素或SMZ。急性肾盂肾炎可选择头孢他啶/阿维巴坦。大肠埃希菌感染患者(考虑产金属酶),可选用多黏菌素E甲磺酸盐、磷霉素钠、阿米卡星等。反复发作者,应尽可能去除复杂因素。

(2)产ESBLs菌株:推荐选用头霉素类(头孢西丁)、头孢菌素类(头孢他啶/阿维巴坦)及碳青霉烯类(首选亚胺培南和美罗培南)。

(3)产AmpC菌株:推荐头孢他啶/阿维巴坦及碳青霉烯类。

(五)鲍曼不动杆菌(*Acinetobacter baumannii*) 鲍曼不动杆菌为非发酵革兰阴性杆菌,广泛存在于自然界,为条件致病菌。鲍曼不动杆菌是医院感染的重要病原菌,主要引起呼吸道感染,也可引发菌血症、泌尿系统感染、继发性脑膜炎、手术部位感染、呼吸机相关性肺炎等。鲍曼不动杆菌具有强大的获得耐药性和克隆传播的能力,已成为我国院内感染最重要的病原菌之一。

1. 病原学・大小为$(0.6\sim1.0)\mu m\times(1.0\sim1.6)\mu m$,多为球杆状,两端钝圆,散在或成对排列,无芽孢,无鞭毛。

2. 分类・可分为多重耐药不动杆菌(MDR-AB)、广泛耐药不动杆菌(XDR-AB)、全耐药不动杆菌(PDR-AB)。

3. 耐药机制・鲍曼不动杆菌对抗菌药物的耐药机制主要有产β-内酰胺酶、氨基糖苷类修饰酶、药物作用靶位改变、外膜孔蛋白通透性的下降及外排泵的过度表达等。

4. 治疗・MDR-AB感染应根据药敏结果选用舒巴坦和β-内酰胺酶抑制剂的复合制剂或碳青霉烯类抗生素,可联合应用氨基糖苷类抗生素或氟喹诺酮类抗菌药物等。

XDR-AB感染常用的联合治疗方案:①舒巴坦或含舒巴坦的复合剂为基础分别联合多

西环素、碳青霉烯类、多黏菌素 E、氨基糖苷类、替加环素。②以替加环素为基础分别联合碳青霉烯类、多黏菌素 E、喹诺酮类/氨基糖苷类。③以多黏菌素 E 为基础联合碳青霉烯类。④三药联合方案:头孢哌酮/舒巴坦 + 多西环素 + 碳青霉烯类,头孢哌酮/舒巴坦 + 碳青霉烯类 + 替加环素,碳青霉烯类 + 利福平 + 多黏菌素 E 或妥布霉素。

PDR - AB 感染多黏菌素联合 β-内酰胺类抗生素或替加环素是可供选择的方案。

不同感染部位的诊治总体原则为区分是定植菌还是致病菌,与导管相关的应尽早拔除导管。

(1)肺部感染:呼吸道标本分离出鲍曼不动杆菌需要临床医师判断是定植菌还是感染菌。呼吸道分泌物中培养到鲍曼不动杆菌,如病情允许,应该尽早拔除气管插管,必要时可以用无创呼吸机辅助呼吸。

(2)血流感染:所有鲍曼不动杆菌引起的血流感染患者,均应排查可能的来源。导管相关性感染,应尽可能拔除导管。感染性心内膜炎、感染性血栓性静脉炎,必要时应考虑外科手术治疗。

(3)腹腔感染:绝大多数腹腔感染是通过侵入性操作由皮肤或肠道直接引起,尤其是在腹腔置管、器官移植、腹膜透析等患者更易出现鲍曼不动杆菌腹腔感染。有腹腔置管也需尽早拔除,若无临床及实验室感染依据一般不推荐抗菌药物治疗。腹膜透析患者需用透析液清洗腹腔。

(4)泌尿道感染:首先需明确是无症状菌尿还是导尿管相关泌尿道感染。前者一般不推荐抗菌药物治疗。如考虑留置管相关泌尿道感染,在使用抗菌药物之前应先更换或去除留置管,留取尿培养及药敏,保持引流通畅。

(六)铜绿假单胞菌(*P. aeruginosa*,PA) 铜绿假单胞菌是非发酵革兰阴性杆菌。广泛分布在环境中,生活污水是其主要来源。肺部感染、血流感染、有结构性肺病、长期住院且有广谱抗菌药物使用的患者,其感染 PA 的风险较高。

1. 病原学·铜绿假单胞菌含有 O 抗原(菌体抗原)及 H 抗原(鞭毛抗原)。O 抗原包含两种成分:一种是其外膜蛋白,为保护性抗原;另一种是脂多糖,有特异性。O 抗原可用以分型。

2. 分类·按耐药程度可分为多重耐药(MDR - PA)、泛耐药(XDR - PA)、全耐药(PDR - PA)。

3. 耐药机制·铜绿假单胞菌产生耐药的机制主要为通过产生 β-内酰胺酶(如碳青霉烯酶)、表达外排泵、改变靶位及外膜蛋白、形成生物膜等。

4. 治疗·非 MDR - PA 感染较轻症下呼吸道感染患者,没有明显基础疾病,采用具有抗假单胞菌活性的抗菌药物单药治疗,如酶抑制剂复合制剂、头孢菌素类和碳青霉烯类,经静脉给药,并给予充分的剂量。β-内酰胺类过敏者可选用氟喹诺酮类和氨基糖苷类。

MDR - PA 引起的肺部感染需联合用药:推荐 β-内酰胺类 + 氨基糖苷类,或抗铜绿假单胞菌的 β-内酰胺类 + 抗抗铜绿假单胞菌的喹诺酮类,或抗抗铜绿假单胞菌的喹诺酮类 + 氨基糖苷类;也可采用双 β-内酰胺类药物治疗,如哌拉西林/他唑巴坦 + 氨曲南。

XDR - PA 需联合使用抗菌药物,主要方案有:多黏菌素 + β-内酰胺类 + 环丙沙星;多黏菌素 + β-内酰胺类 + 磷霉素;多黏菌素(静脉滴注) + 多黏菌素(雾化吸入) + 碳青霉烯类药物;氨曲南 + 头孢他啶 + 阿米卡星。氨基糖苷类和多黏菌素均有肾毒性,应监测患者肾功能。

14 元环与 15 元环大环内酯类药物与抗铜绿假单胞菌有效药物联合应用对铜绿假单胞菌

生物被膜相关感染具有协同作用。磷霉素与抗铜绿假单胞菌有效药物联合应用对铜绿假单胞菌感染具有协同或相加作用。

（七）DNA 病毒　临床引起成人重症感染的 DNA 病毒主要有单纯疱疹病毒、水痘-带状疱疹病毒等。主要引起肺部感染、中枢感染等。

1. 病原学·DNA 病毒即病毒核酸是 DNA，又名脱氧核苷酸病毒。DNA 病毒广泛存在于人、脊椎动物、昆虫体内及多种传代细胞系中。

2. 分类·根据病毒核酸的类型和如何转录 mRNA，可以分为 2 种类型：双链 DNA 病毒、单链 DNA 病毒。腺病毒和单纯疱疹病毒为双链 DNA 病毒。

3. 耐药机制·病毒基因组可以通过突变，与耐药病毒重组，或者通过重配来完成进化，引起对药物的耐药。

4. 实验室检查·血清学和组织培养中的病毒分离仍是重要标准。血清中特异性抗原的抗体滴度升高，并从 IgM 转变为 IgG 抗体通常可以作为急性病毒感染的标准。组织培养中分离病毒依赖于易感细胞中的感染和复制，但病毒分离不一定是疾病的因果关系，因为部分病毒可持续或间断定植于正常的人类黏膜表面。从血液、脑脊液或组织中分离到的病毒对严重病毒感染更具有诊断价值。基因扩增技术为诊断病毒具有快速、高效、特异性高等特点，但因存在亚临床感染、污染等因素，检测到的病毒也并不一定代表致病病毒。

5. 治疗

（1）肺部感染：水痘-带状疱疹病毒引起的肺炎多为危重症，常常需要呼吸支持，抗病毒药物可以选择伐昔洛韦、泛昔洛韦和阿昔洛韦。

（2）中枢感染：单纯疱疹病毒性脑炎及脑膜炎推荐静脉注射阿昔洛韦。

（八）RNA 病毒　临床引起成人重症感染的 RNA 病毒主要有流感病毒、呼吸道合胞病毒、冠状病毒、登革病毒、乙型脑炎病毒等。主要引起肺部感染、中枢感染等。

1. 病原学·RNA 病毒遗传物质是核糖核酸。

2. 分类·RNA 病毒分为双链 RNA 病毒、正单链 RNA 病毒、负单链 RNA 病毒。

3. 耐药机制·RNA 病毒在自我复制和逆转录过程中错误修复机制的酶的活性很低，几乎是没有的，所以其变异很快，容易突变。

4. 实验室检查·同 DNA 病毒。

5. 治疗

（1）肺部感染：①甲型和乙型流感病毒引起的肺部感染推荐使用奥司他韦和扎那米韦。金刚烷胺和金刚乙胺仅对甲型流感有效，但临床耐药广泛，不予常规推荐；②呼吸道合胞病毒引起成人重症肺炎较少见，以老年人多见，利巴韦林疗效不确定；③冠状病毒引起的肺部感染（包括 SARS 和 COVID－19）无确切有效的治疗方法，以对症支持为主。

（2）中枢感染：目前流行性乙型脑炎尚无特效的抗病毒治疗药物，早期可试用利巴韦林、干扰素等。

（九）念珠菌

1. 病原学·念珠菌属于隐球酵母科念珠菌属，除光滑念珠菌外，大多可以形成假菌丝，故又称假丝酵母菌。显微镜下，除光滑念珠菌外，大部分念珠菌可产生假菌丝及芽孢，白念珠菌还可产生厚膜孢子。在 37℃血清中培养 2～3 小时，可长出芽管。

2. 分类·念珠菌广泛存在于自然界，为条件致病真菌。临床上以白念珠菌最为常见，而非白念珠菌致病菌种多达 16 种以上，其中以热带念珠菌、光滑念珠菌、近平滑念珠菌和克柔念珠菌较为常见。

3. 耐药机制·念珠菌耐药机制是天然耐药，也可能是菌株接触抗真菌药物后出现的获得性耐药。不恰当地应用唑类药物也是产生耐药的一个因素。其中天然耐药性最常见，如光滑念珠菌耐氟康唑，近平滑念珠菌耐棘白菌素类，耳念珠菌呈多重耐药。

4. 治疗

(1) 原则及策略：主要包括明确感染部位，预防治疗、经验性治疗、诊断驱动治疗和目标治疗。

(2) 血流感染：如果积极抗真菌治疗中出现 2 次或 2 次以上血培养阳性，且为同一种菌株，即可明确为持续血流感染。

经验性治疗首选棘白菌素类抗真菌药物。耐药可能性小、病情较轻者可选氟康唑。有唑类或棘白菌素类耐药风险者可选用两性霉素 B。

目标治疗中，敏感菌株推荐首选棘白菌素，尤其是光滑念珠菌感染，次选氟康唑或伏立康唑。唑类或棘白菌素类耐药者选用两性霉素 B，并须监测其不良反应。

在初始治疗（10 天以上）病情稳定、血培养转阴 5～7 天后，可采用降阶梯治疗策略根据念珠菌药敏试验结果，改用静脉滴注或口服唑类药物治疗，危重症等免疫力极度低下患者的初始治疗时间应相应延长。降阶梯治疗方案中，非克柔念珠菌或耳念珠菌感染首选氟康唑，克柔念珠菌感染选择伏立康唑，耳念珠菌可选棘白菌素类药物。常规于血培养转阴性 2 周后停药。但也要根据基础疾病、免疫情况等进行个体化评估。

导管相关的应及时无菌操作拔除导管，并剪下 5 cm 近心端导管进行培养。因病情等原因，当导管不能拔除或置换时，建议首选棘白菌素类药物或两性霉素 B 脂质体进行治疗。导管为中心静脉导管或静脉留置管，可从导管和外周静脉处同时采血做培养，导管血样培养阳性时间一般比外周血快 2 小时左右，如果相差 30 小时以上导管相关可能性小，光滑念珠菌因生长缓慢，判断时间点为 48 小时。

(3) 播散性念珠菌感染：播散性念珠菌感染是指念珠菌侵入血循环，并在血液中生长繁殖后，进一步播散至 2 个或 2 个以上不相邻器官，引起相应器官感染。根据临床表现不同而分为急性和慢性播散性念珠菌病。治疗上分为初始治疗和维持治疗。

急性播散性念珠菌感染初始治疗首选棘白菌素类单用或联合氟胞嘧啶，亦可选择两性霉素 B 或其脂质体。维持治疗多选用氟康唑或伏立康唑治疗，具体治疗方案与疗程可参照所累及器官感染的推荐。

慢性播散性念珠菌病初始治疗首选棘白菌素类药物或两性霉素 B 脂质体；两性霉素 B 治疗；对于病情较轻且为氟康唑敏感菌株，采用氟康唑。维持治疗推荐口服氟康唑，疗程提倡个体化，通常 6 个月以上。对氟康唑天然耐药的克柔念珠菌病选用伏立康唑。

(4) 中枢感染：念珠菌引起的中枢感染，首选两性霉素 B 或两性霉素 B 脂质体单用或联合氟胞嘧啶治疗。两性霉素 B 不能耐受，或病情相对较轻的患者，氟康唑单用或联合氟胞嘧啶作为次选方案。两性霉素 B 与氟康唑联合可用于补救治疗，氟康唑治疗失败者可加用两性霉素 B 治疗；或两性霉素 B 治疗过程中出现显著不良反应时，可减少两性霉素 B 的剂量或停用，同时加用氟康唑治疗。

初始单用两性霉素 B 或联合氟胞嘧啶治疗后病情得到改善后,也可单用氟康唑每日或氟康唑联合氟胞嘧啶维持治疗。

由于伏立康唑在脑脊液中有较高浓度,对于光滑念珠菌或克柔念珠菌所致中枢神经系统感染患者,可考虑初始治疗应用两性霉素 B 联合氟胞嘧啶,病情稳定后改用伏立康唑维持治疗。建议治疗数周后待患者症状、体征消失,脑脊液常规、生化恢复,以及颅脑炎性病灶均消失后停药。

除积极抗真菌治疗外,有以下指征者需外科手术治疗,包括:①诊断不明,需做脑实质或脑膜活检以明确者;②急性或慢性颅内压增高者,需行脑室引流(或分流)术;③脑脓肿或肉芽肿者也可考虑手术切除。

如果念珠菌脑膜炎系脑脊液置管引流术所致者,建议应拔除或置换引流管。

(5)肺部感染:念珠菌感染的高危患者,原发肺部感染经抗菌药物治疗无效,下呼吸道合格标本多次念珠菌培养或直接镜检阳性,应考虑念珠菌气管-支气管炎或肺炎可能,可酌情考虑经验性抗念珠菌治疗。

念珠菌引起的重症肺部感染推荐棘白菌素类药物治疗,轻症者根据药敏试验结果也可选用氟康唑、伊曲康唑或伏立康唑治疗。血行播散引起的念珠菌肺炎治疗参照急性播散性念珠菌病治疗方案。对于肺脓肿或胸腔积液培养出念珠菌等特殊临床类型念珠菌病,参照念珠菌血症治疗方案。

(6)腹腔感染:念珠菌引起的腹腔感染主要包括腹膜炎和腹腔脓肿。腹腔念珠菌病治疗原则为尽早应用抗真菌药物和紧急处理局部感染灶。抗真菌药物治疗策略同念珠菌血症,药物选择根据菌种及当地念珠菌耐药情况确定。疗程通常为至少 10~14 天,也取决于临床疗效和感染源控制状况,经验性治疗的疗效判定需在用药后至少 3~5 天进行。

(十)隐球菌

1. 病原学·隐球菌是一种腐物寄生性酵母菌,存在于人的皮肤、土壤、灰尘、鸽粪中。媒介一般为干的鸽子粪。对人致病的主要是新型隐球菌,几乎全部经肺入侵而感染人体。隐球菌主要引起肺炎和脑膜炎。

2. 分类·隐球菌属至少有 38 种,对人致病的主要是新型隐球菌。

3. 耐药机制·隐球菌耐药机制主要包括生物膜形成、耐药基因表达、多倍体形成和异质耐药性等。

4. 治疗

(1)脑膜炎:首选两性霉素 B 联合氟胞嘧啶治疗。当诱导期治疗 4 周以上,病情稳定后进入巩固期治疗。巩固期治疗选用氟康唑,也可以联合氟胞嘧啶治疗。隐球菌性脑膜炎疗程较长,具体疗程判定宜个体化,疗程通常 10 周以上,长者可达 1~2 年甚至更长,后期可口服氟康唑治疗。

(2)肺部感染:轻-中度隐球菌肺病,推荐氟康唑,疗程 6~12 个月。病情重者首先进行诱导治疗:两性霉素联合氟胞嘧啶治疗 4 周;巩固期治疗选氟康唑治疗 8 周,最后以氟康唑维持治疗 6~12 个月。

(十一)曲霉

1. 病原学·曲霉主要以枯死的植物、动物的排泄物及动物尸体为营养源,为寄生于土壤中的腐生菌。曲霉至少有 170 种以上。曲霉菌感染可累及肺、皮肤、黏膜、眼、鼻、支气管、神经系统等，主要引起肺曲霉病。

2. 分类·侵入性感染最常由烟曲霉复合体的成员引起，其次是黄曲霉、黑曲霉和土曲霉。

3. 耐药机制·临床和农业不恰当地应用唑类药物是曲霉耐药的主要原因。

4. 治疗·急性侵袭性肺曲霉病：病情较轻者，推荐伏立康唑单药口服治疗。病情较重，但血流动力学稳定者，伏立康唑静脉滴注或口服；伴有血流动力学不稳定者，选伏立康唑联合卡泊芬净静脉滴注。不能耐受唑类，可用两性霉素 B，同时也可考虑联合治疗。不推荐棘白菌素作为首选治疗方案。疗程至少持续 6～12 周。

施荣　上海中医药大学附属曙光医院

参考文献

［1］重症基层协作组,翟茜,胡波,等.重症感染诊疗流程[J].中华重症医学电子杂志(网络版),2017,3(2):127-132.

［2］中华医学会检验医学分会临床微生物学组,中华医学会微生物学与免疫学分会临床微生物学组,中国医疗保健国际交流促进会临床微生物与感染分会.宏基因组高通量测序技术应用于感染性疾病病原检测中国专家共识[J].中华检验医学杂志,2021,44(02):107-120.

［3］中国碳青霉烯耐药肠杆菌科细菌感染诊治与防控专家共识编写组,中国医药教育协会感染疾病专业委员会,中华医学会细菌感染与耐药防控专业委员会.中国碳青霉烯耐药肠杆菌科细菌感染诊治与防控专家共识[J].中华医学杂志,2021,101(36):2850-2860.

［4］李耘,郑波,吕媛,等.中国细菌耐药监测(CARST)研究 2019—2020 革兰氏阴性菌监测报告[J].中国临床药理学杂志,2022,38(04):369-384.

［5］胡付品,郭燕,朱德妹,等.2020 年 CHINET 中国细菌耐药监测[J].中国感染与化疗杂志,2021,21(04):377-387.

第三节·危重症患者营养支持治疗

危重症患者或有腹部、腹部外器官的疾病及创伤患者易出现胃肠道功能障碍。急性胃肠道功能障碍是危重症患者多器官功能障碍综合征的一部分,甚至是中心环节,严重者将影响危重症患者的转归。

一、危重症应激状态下代谢特点

危重症应激是机体受到内外因素如创伤、感染、休克及强烈刺激时出现的一系列反应,机体在应激状态下代谢紊乱越明显,营养支持也就越困难。

1. 神经-内分泌激素水平增加·应激时,体内儿茶酚胺、糖皮质激素、胰高血糖素及甲状腺素水平明显增加,使血糖浓度增加,但糖氧化直接供能减少,糖无效循环增加,组织对糖的利用也发生障碍。

2. 细胞因子生成增加·与代谢改变有关的细胞因子如肿瘤坏死因子(TNF)、白细胞介素(IL)、前列腺素 E_2(PGE$_2$)、一氧化氮(NO)等在应激时明显增加,其中最重要的是 TNF、IL-1、IL-6,这些均能增加急性时相蛋白的合成,致氨基酸从骨骼肌中丢失增多,肌蛋白降解增加,其中 IL-1 还能引起谷氨酰胺活性下降,使肠道对谷氨酰胺的摄取减少,IL-1、TNF 还能减少白蛋白 mRNA 转录,促进白蛋白自血管内向血管外间隙转移,加重低蛋白血症。

3. 蛋白质代谢改变·应激时,蛋白质分解代谢较正常机体增加 40%~50%,尤其是骨骼肌的分解明显增加,瘦组织群明显减少,分解的氨基酸部分经糖异生作用后生成能量,部分供肝脏合成急性时相蛋白(如 C 反应蛋白、α 胰蛋白酶等),每日约需 70 g 蛋白质。由于蛋白质分解增加,机体内的肌酐、尿素生成量增加,呈明显负氮平衡,机体每日尿氮排出 20~30 g。

4. 糖代谢改变·危重症患者糖代谢为糖异生,血糖浓度升高,但糖的氧化直接供能却减少,组织对糖的利用也发生障碍。研究发现,应激时血糖的生成速度为 2 mg/(kg·min),较正常血糖量增加 150%~200%。糖的利用障碍是应激状态下糖代谢的另一个特点。虽然胰岛素的分泌量正常甚至增高,但因胰岛素受体的作用抑制,糖的氧化代谢发生障碍,糖的利用受限。

5. 脂代谢改变·应激状态下脂肪动员增加,氧化加速,其脂肪氧化速度是正常时的 2 倍,血液中极低密度脂蛋白、三酰甘油及游离脂肪酸浓度增加。游离脂肪酸浓度增加又可在肝内重新转变成三酰甘油,如果三酰甘油转运障碍,则在肝内堆积形成脂肪肝导致脂肪分解加速,形成酮酸血症;并因糖无氧酵解增加,出现乳酸血症,两者均可引起代谢性酸中毒。

6. 电解质及微量元素改变·严重的创伤、多器官功能障碍综合征患者极易出现低血钾、低血镁、低血磷及电解质紊乱,这可能与高糖血症及高胰岛素血症密切相关。胰岛素促进钾离子由细胞外向细胞内转移,故引起低血钾;同时胰岛素能够促进 ATP 合成,使磷消耗增加,血磷下降;胰岛素还能够增加肌肉对镁的摄取而导致低镁血症。

二、危重症早期营养支持治疗

1. 早期营养支持的目的 · 以往对营养支持的目的被简单地认为是供给能量、营养底物以保持氮平衡,保存机体的瘦肉群。但仅注意这些是不够的,细胞是机体最基础的功能单位,器官功能的维护与组织的修复均有赖于细胞得到适当的营养底物。当营养底物不足时,细胞产生的 ATP 量下降,细胞凋亡加速,它将与组织灌注不良、氧供不足、细胞毒素、细胞因子、炎症介质等共同导致器官功能障碍。因此,应激的早期营养支持目的是减轻营养底物不足,支持器官、组织的结构与功能,调节免疫和生理功能,阻止器官功能障碍的发生。

危重症患者通常起病急且发展复杂多变,机体免疫力下降,细胞、组织器官等受到严重损害。早期营养支持能够维持各器官的功能、改善代谢、调控免疫状态,也是减少感染的重要前提。危重症早期营养不是提供足量营养素,因为危重状况下不可能用能量的补充量来抵消能量的消耗量。早期过度热卡供应可能反而有害,导致高糖血症、脂肪浸润和 CO_2 产量增加、免疫抑制、液体量过多,以及电解质紊乱。需要指出的是,营养过量和营养供应不足同样有害。

在神经-内分泌激素、细胞因子的共同作用下,机体对糖的利用出现障碍,糖异生增加,蛋白质和脂肪的利用速度加快,机体对于蛋白质和热量的需求明显增加。个体化的营养治疗有助于蛋白质和能量的合理供应。对危重症患者来说,营养供给时应考虑机体的器官功能、代谢状态及其对补充营养底物的代谢、利用能力。供给量超过机体代谢负荷,将加重代谢紊乱与脏器功能损害。对于危重症患者营养供给,应增加氮量、减少热量、降低热氮比,即给予代谢支持。

2. 代谢支持原则

(1) 支持的底物由糖类、脂肪和氨基酸混合组成。能量应该以非蛋白质供能为主,由糖类和脂肪同时供能。

(2) 减少葡萄糖供能,联合强化胰岛素治疗以控制血糖水平。脂肪补充量可达 $1\sim1.5\,g/(kg \cdot d)$,应根据血脂廓清能力进行调整,脂肪乳剂应匀速缓慢输注。

(3) 根据氮平衡计算的蛋白质需要量为 $1.5\sim2\,g/(kg \cdot d)$。一般以氨基酸作为肠外营养蛋白质补充的来源,静脉输注的氨基酸液含有各种必需氨基酸及非必需氨基酸。

(4) 应激早期合并全身炎症反应的危重症患者,能量供给在 $20\sim25\,kcal/(kg \cdot d)$,是大多数危重症患者能够接受并可实现的能量供给目标,即所谓"允许性"低热量喂养。

早期营养支持的血糖水平应当控制在 $5.6\sim11.1\,mmol/L$。应激和感染的代谢反应可导致应激性激素分泌增加,产生胰岛素抵抗、糖异生。高分解代谢时,即便非糖尿病患者输注葡萄糖也常常出现高糖血症。过多热量与葡萄糖的补充可增加 CO_2 的产生,增加呼吸肌做功、肝脏代谢负担加重和淤胆发生等,特别是对合并有呼吸系统损害的重症患者。随着对严重应激后体内代谢状态的认识,降低非蛋白质热量中的葡萄糖补充量,葡萄糖与脂肪比保持在 $(60:40)\sim(50:50)$,并联合强化胰岛素治疗来控制血糖水平,已成为危重症患者营养支持的重要策略之一。

3. 营养支持时机 · 危重症应激后机体代谢率明显增高,出现一系列代谢紊乱、机体营养状况迅速下降,发生营养不良,这些是危重症普遍存在的现象,并成为影响患者预后的独立因素。应激后,分解代谢远远大于合成代谢,过早地增加营养不但不能利用,反而还会增加代谢负担,甚至产生不利的影响,应激后48小时内静脉滴注葡萄糖即可达到显著的节氮目的,营养支持适当时机应在应激后48小时。危重症由于在病情相对稳定之前多不能由膳食提供足够的营养,加上原发病和应激所致的呼吸、循环及内环境紊乱又会影响营养支持的实施,因此营养支持应在呼吸、循环相对稳定和内环境紊乱基本纠正后才能进行。

4. 肠内营养与肠外营养的优缺点·肠内营养的优缺点见表1-3-1,肠外营养的优缺点见表1-3-2。

表1-3-1　肠内营养的优缺点

优　　点	缺　　点
符合生理	需要更多时间达到全量
维护免疫功能	与消化道功能状况有关
维护肠道功能	肠道梗阻是其反指征
费用低	血流动力学不稳定,肠瘘,重度腹泻
增加肠道血流量,减少缺血再灌注损伤	

表1-3-2　肠外营养的优缺点

优　　点	缺　　点
有肠内营养反指征	消化道系统淋巴组织萎缩
补充肠内营养不足	脓毒症发病率增高
24小时内可达到全量	菌群过度生长
反指征少	细菌移位

三、危重症早期肠外营养

1. 肠外营养适应证·任何原因导致胃肠道不能使用或应用不足,应考虑肠外营养,或联合应用肠内营养。对于合并肠功能障碍的危重症患者,肠外营养支持是其综合治疗的重要组成部分。合并营养不良而又不能通过胃肠道途径提供营养的危重症患者,如不给予有效的肠外营养治疗,患者的死亡危险将增加3倍。肠外营养在下述情况下也可能是必需的,如完全性肠梗阻、腹膜炎、无法控制的呕吐、小肠源性的严重腹泻(>1 500 mL/d)、重度小肠麻痹、高流量(>500 mL/d)肠瘘、重度营养不良等。

2. 肠外营养不适宜或禁忌证·肠外营养不应用于能经口或管饲摄入足够营养素的患者;预计需要肠外营养支持少于5天的;心血管功能紊乱或严重代谢紊乱尚未控制;预计发生肠外营养并发症的风险大于其可能带来的益处的;急诊手术前不宜强求肠外营养支持;也不应用于没有明确肠外营养目标者;亦不应用于延长终末期患者的生命。

3. 全合一系统(三合一)·全合一系统是指将所有肠外营养成分混合于同一个容器中。使用该系统的益处在于能更好地利用和吸收营养素,输注更容易。此外,代谢并发症的风险也较小。

全肠外营养液必须是包括患者所需全部营养素的溶液。包含氨基酸、糖类、脂肪、水、电解质、维生素和微量元素。营养液应当根据患者的代谢、疾病状况、需求和治疗目标加以个体化，并不存在适用于每一个患者的"理想"肠外营养液。标准配方中的宏量和微量营养素经常需要根据充血性心力衰竭、肺或肾功能不全、急性胰腺炎及肝性脑病等情况加以调整。营养液还需要根据患者的年龄和个体治疗需要进行调整。

常用的脂肪乳含有长链脂肪酸(LCFA，碳原子数 16～20)，来自大豆或红花油。然而，其中过多的 $\omega-6$ 脂肪酸含量对危重症患者的巨噬细胞和中性粒细胞功能、甘油廓清均存在不良影响。磷脂成分的代谢可能干扰脂质和脂蛋白代谢。其影响包括减少细胞膜胆固醇(红细胞或白细胞)、干扰低密度脂蛋白(LDL)与其受体的结合。目前临床上使用的是将中链脂肪酸(MCFA)和 LCFA 混合输注的脂肪乳。将 LCFA 和 MCFA 进行内乳化形成的化学混合三酰甘油分子，称为结构脂肪乳，可提供 MCFA 而没有不良作用，同时 LCFA 又可提供必需脂肪酸。危重症患者脂肪乳剂的用量一般可占非蛋白质供能的 40%～50%，为 $1.0～1.5\,g/(kg\cdot d)$，高龄及合并脂代谢障碍的患者脂肪乳剂补充应减少。脂肪乳剂须与葡萄糖同时使用才有进一步的节氮作用。

4. 肠外营养输注·肠外营养应当在限定的情况下根据治疗计划进行，且应当在患者的血流动力学指标稳定后进行。肠外营养输注的启动应以持续 24 小时为基础，尤其是对心功能不全或无法耐受循环的全肠道外营养(TPN)输注计划所需的高速液体量的患者。为避免代谢性并发症，速度应在 2～3 天内缓慢增加至目标量。此外，最好采用输注泵。通过外周静脉置管给予肠外营养具有静脉入路容易、护理方便、不存在中心静脉置管风险等优点。但高渗营养液易引起血栓性静脉炎，肠外营养过 14 天常应采用中心静脉置管。外周肠外营养适用于接受较低渗透浓度(通常建议≤900 mOsm/L)营养液的短期治疗。

四、危重症早期肠内营养

1. 肠内营养适应证及时机·经胃肠道途径供给营养应是危重症首先考虑的营养支持途径，因为它可获得与肠外营养相似的营养支持效果，只要胃肠道解剖与功能许可，并能安全使用，应积极采用肠内营养支持，任何原因导致胃肠道不能使用或应用不足，才考虑肠外营养或联合应用肠外营养。

一旦血流动力学稳定，早期开始喂养(创伤后 6 小时内)有益于预后，减少肠道渗透性，降低多器官功能衰竭(multiple organ failure，MOF)。早期管饲喂养可降低腹部创伤患者的感染并发症，一个创伤后 6 小时开始肠内营养和进入 ICU 24 小时后开始同样的肠内营养对比的研究表明，在创伤后 6 小时接受肠内营养的患者，他们的 MOF 参数降低。

危重症早期肠内营养可以减少应激引起的高代谢反应，帮助阻止应激性溃疡，维持肠道肽、分泌型 IgA 和黏液的分泌，减少由失用性萎缩引起的氮和蛋白质的丢失，刺激消化酶的合成，维持胃肠道的吸收、免疫、内分泌和屏障功能。对于创伤患者，肠内营养较肠外营养更符合生理，费用更低。有证据显示，肠内营养可降低脓毒症并发症的发生率。肠内营养和肠外营养联合应用在理论上可避免热卡摄入不足，减少 TPN 患者的感染性并发症。

2. 肠内营养主要并发症·误吸是肠内营养最可怕的并发症，在肠内营养过程中，年龄和营养的位置是误吸最显著的危险因素。在怀疑患者需要延长肠内营养的情况下，推荐早期使用经皮胃造口术或经口空肠置入术,可以减少危重症患者肠内营养中断和并发症。误吸危险因素还包括神经状态的恶化、胃反流和胃排空能力的降低。

危重症患者往往合并胃肠动力障碍,头高位可以减少误吸及其相关肺部感染的可能性。经胃营养患者应严密检查其胃腔残留量,避免误吸危险,通常需 6 小时抽吸一次残留量。如残留量≤200 mL,可维持原速度;如残留量≤100 mL,应增加输注速度到 20 mL/h,如残留量≥200 mL,应暂时停止输注或降低输注速度。

3. 肠内营养配方·对危重症患者而言,肠内营养的选择要根据患者的代谢支持及器官支持状态来决定。目前有许多"疾病专用配方"的肠内营养,如针对高糖血症、低蛋白血症等,配方中以果糖或缓释淀粉作为糖类供给,以降低高血糖,或配方中增加蛋白质含量来纠正低蛋白血症。

通常情况下,肠内营养蛋白质中有一部分以短肽形式存在,与整蛋白和游离氨基酸相比,短肽更易消化。脂肪中也有一部分为中链脂肪酸,不需要胰液与胆盐即可吸收。患者本身的消化吸收能力决定了选择哪一种配方。存在胃肠道功能不良的患者应当选择短肽型或氨基酸型的水解蛋白配方,脂肪含量较低,也可以强化精氨酸和谷氨酰胺。

在危重症患者中,可以通过肠内营养途径补充免疫营养素。有研究证实,精氨酸、ω-3 脂肪酸、核苷酸等增强免疫的肠内营养有助于改善预后,包括降低感染率、促进黏膜修复、减少 ICU 患者多器官功能衰竭发生率,缩短住院时间。

五、营养素的需要量

1. 简单快速的方法·热量需求为 25~30 kcal/(kg·d)。不过,具体要根据患者的性别、应激强度、疾病情况及活动度做适当的调整,住院患者的能量需要很少超过 2 000~2 200 kcal/d(1 kcal = 4.184 kJ)。

2. 糖类·糖类是非蛋白质热量的主要供应源,容易吸收与代谢。经消化道摄入,糖类产生 4 kcal/g 的热量,可以提供总热量需求的 50%~60%。在某些患者中,糖类供能可以降至总热量的 30% 左右。在应激情况下,患者至少需要葡萄糖 100 g/d 方可避免出现酮症。

3. 脂肪·脂肪不仅提供热量,还供应人体必需脂肪酸。健康人脂肪能提供总热量需求量的 20%~30%,通常推荐剂量是每日每千克体重 1 g。某些疾病需提供更多的脂肪热量。譬如需要控制血糖水平、对葡萄糖不耐受的糖尿病患者、需要减少 CO_2 排出的慢性阻塞性肺疾病患者,在这些情况下,提供的脂肪最好是不饱和脂肪的植物油,如葵花籽油、橄榄油等。

4. 蛋白质·正常人每日蛋白质需要量取决于个人的体重、年龄。正常健康人每日蛋白质需要量是 0.8~1.0 g/kg。由于应激,代谢氮丢失增加,危重症患者蛋白质需求应当增加,蛋白质推荐量是 1.2~2.0 g/(kg·d),或患者需求的总热量的 20%~30% 由蛋白质提供。除了提供足够的热量,为减少和防止瘦体组织被动员作为能源消耗,蛋白质与能量需求应按比例供给,确定合适的热量氮比例。按 6.25 g 蛋白质相当于 1 g 氮换算出供给的氮量。在非应激情况下,热量与氮比例为 150 kcal∶1 g,而在严重应激情况下,该比例为 100 kcal∶1 g。

5. 不同代谢底物提供热量的比例·在健康人与分解代谢患者中,不同代谢底物提供热量的比例不尽相同。正常人糖类提供总热量的 60%,脂肪提供 25%,蛋白质提供 15%。而在分解代谢旺盛的患者中,总的热量需求可能一样或是增加,但不同底物提供热量的比例则明显不同,蛋白质提供热量可增加到总热量的 $20\%\sim25\%$,而糖类提供热量比例降至 45%,脂肪供能有一定增加,占到总热量的 $30\%\sim35\%$。

6. 其他营养素·其他营养素包括维生素、电解质、微量元素,按生理需要量补给。维生素在代谢过程中是十分重要的,任何营养支持治疗必须提供足够量维生素以预防维生素缺乏。脂溶性维生素 A、维生素 D、维生素 E、维生素 K 有着各自的生理功能,多数随饮食中的脂肪被机体吸收,需要胆汁与胰酶作用确保有效吸收。脂溶性维生素与脂蛋白成分经淋巴途径运至肝脏,并储存在人体的不同组织之中。水溶性维生素是许多关键酶的成分,与能量代谢有关。水溶性维生素容易从尿中排泄,体内储存少,因此应保证每日足够量的水溶性维生素供应,避免缺乏而影响代谢供能的改变。微量元素、维生素、矿物质在应激代谢状况下比健康人群需求增加,对于这些营养物质的需求并无特定的指标,考虑到这些物质的代谢作用,在应激患者中予以补充是合理的。

7. 能量代谢与呼吸商·能量的来源应由糖类与脂肪供给,前者产能按 4 kcal/g,后者按 9 kcal/g 计算,其中脂肪供能以占总能量的 $30\%\sim50\%$ 为宜。过度能量供应可导致高血糖,且对免疫系统有不良影响。蛋白质氧化产能为 4 kcal/g。营养物在氧化、分解、产能的过程中消耗一定量的 O_2,并产生一定量的 CO_2,耗氧量(VO_2)与产生 CO_2 量(VCO_2)的比值即呼吸商($RQ = VCO_2/VO_2$)。不同营养物的 RQ 不同。1 分子葡萄糖氧化消耗 6 分子的氧,产生 6 分子 CO_2,葡萄糖氧化 RQ 为 1,蛋白质氧化 RQ 为 0.8,脂肪为 0.7。摄入大量糖类,增高呼吸商,CO_2 生成增多;对相同的热量生成,脂肪氧化降低 RQ。当过量糖类摄入,机体将其转化为脂肪储备,这一代谢过程中,机体可产生大量的 CO_2,RQ 可超过 1,甚至高达 8.0。在营养治疗中应当避免出现这样的情况,特别是肺功能差的患者。

六、最 新 进 展

(一) 药理学营养　现代临床营养支持已经超越了以往提供能量、恢复"正氮平衡"的范畴,而是通过代谢调理、免疫功能调节和营养支持发挥药理学营养的重要作用,成为现代创伤危重症患者治疗的重要组成部分。也就是说,某些营养素用量的增加,可能有益于调节免疫和改善肠道功能。

1. 谷氨酰胺·谷氨酰胺是人体最丰富的游离氨基酸,构成细胞外氨基酸库的 25% 和肌肉氨基酸库的 60%。因此,跨细胞膜的浓度梯度高达 34∶1(细胞内/细胞外)。机体最大的蛋白质库是肌肉,因而也是内源性谷氨酰胺的主要来源。肌肉中储存的谷氨酰胺估计约有 240 g。谷氨酰胺不仅是蛋白质合成的前体,还是许多代谢过程的重要中间体。作为前体,谷氨酰胺是嘌呤、嘧啶和核苷的氮供体,对蛋白质合成和细胞繁殖有重要作用。它也是谷胱甘肽的前体和肾脏合成氨的重要底物。由于其在转氨基反应中所起的多种作用,谷氨酰胺可被视为氨基酸合成的重要调节物质。谷氨酰胺还是胃肠道细胞的重要代谢能源(小肠和结肠细胞)。大量研究表明:在极量运动后、大手术后及危重症时,谷氨酰胺水平下降;脓毒症患者的谷氨酰胺水平降低与不良预后相关。

动物实验发现:添加了谷氨酰胺的肠外营养可改善肠道的免疫功能、减少细菌易位及刺激分泌型 IgA 的恢复。在人体研究中,经肠内或肠外补充谷氨酰胺对氮平衡、细胞内谷氨酰胺水平、细胞免疫及细胞因子产生均有促进作用。许多研究发现,高分解和高代谢条件下均存在谷氨酰胺耗竭。谷氨酰胺池的减少(低至正常的 20%～50%),在损伤和营养不良时很常见,且与损伤的严重程度、持续时间相一致。大手术后的谷氨酰胺耗竭会持续 20～30 天。

小肠是吸收谷氨酰胺的主要器官。谷氨酰胺对于维持肠道的正常结构、功能和代谢是必需的,尤其在危重症肠黏膜屏障受损时。免疫细胞也依赖于谷氨酰胺,因而谷氨酰胺的耗竭对免疫功能也有很大影响。在肠外营养中添加谷氨酰胺对重度分解代谢(如烧伤、创伤、大手术、骨髓移植)、肠功能不全(炎性疾病、感染性肠炎、坏死性小肠结肠炎)、免疫缺陷(艾滋病、骨髓移植、危重症)患者有益。

如果肠外营养添加谷氨酰胺,应当在分解代谢发生后尽快添加。如 60～70 kg 的患者,肠外营养中谷氨酰胺双肽的有效剂量为 18～30 g(含有谷氨酰胺 13～20 g),重度损伤患者可能需要更大剂量。

2. ω-3 多不饱和脂肪酸(ω-3PUFAs)·传统的中、长链脂肪乳剂由于富含 ω-6 多不饱和脂肪酸(ω-6PUFAs),而具有增加炎症反应的趋势,往往使得临床使用处于两难处境。近年来,ω-3PUFAs 由于具有抗炎的功能而备受关注。ω-3 鱼油脂肪乳剂在脓毒症、全身炎症反应综合征、严重创伤、外科大手术后等重症患者的治疗上取得较好的疗效,相对于传统的脂肪乳剂,初步显示了其在外科重症患者营养治疗上的优越性。

ω-3PUFAs 主要代表为二十碳五烯酸(ERA)和二十二碳六烯酸(DHA),陆地动植物几乎均不含 EPA、DHA,只有高等动物的脑、眼、睾丸等含有少量的 DHA,但海洋藻类和浮游生物 ω-3PUFAs 含量较高,那些以藻类和浮游生物为食的深海鱼类富含 ω-3PUFAs。因此,从这些深海鱼类中萃取的鱼油是人体摄取 DHA 及 EPA 的主要来源。研究发现,DHA 和 EPA 的代谢产物通过减少白细胞的游走及渗出、减少炎症递质的生成,而参与了炎症的消退过程。通常情况下,机体细胞膜结构中 ω-3PUFAs 与 ω-6PUFAs 保持一定的比例,肠内与肠外营养途径增加 ω-3PUFAs 摄入,使细胞膜结构中 ω-3PUFAs 与 ω-6PUFAs 比例达到 1:(2～4)的最佳比例。

(二)营养风险评估　　营养风险是指对患者临床结局不利的、与营养因素相关的、现存的或潜在的风险,临床结局与营养风险有着密切的联系,营养支持对于改善临床结局有着重要的作用。

1. 营养评估指标·临床上最为常用的评价营养情况的生化指标包括白蛋白(ALB)、前白蛋白(PA)和血清转铁蛋白(TRF)。ALB 是营养储备的重要指标,长期卧床或意识障碍的患者可以用 ALB 替代身体质量指数(BMI)进行营养风险筛查。TRF 是铁转运的主要蛋白,贫血、慢性肝病、肾病综合征等情况均可导致其水平降低。ALB 和 TRF 半衰期较长,PA 的半衰期较短约为 2.5 天,可以作为 ALB 和 TRF 的补充指标,反映患者急性期蛋白质水平的变化。

2. 营养风险筛查·对已经存在营养风险的患者进行营养支持大部分可以改善其临床结局,如减少并发症、缩短住院时间等。《营养风险筛查 2002(NRS 2002)》是欧洲肠内肠外营养学会推荐使用基于循证医学证据的住院患者营养风险筛查的方法,包括四个方面的评估内容:人体测量、近期体重变化、膳食摄入情况和疾病的严重程度。其优点在于能对患者的营养支持效果、营养不良风险及临床结局进行有效预测,并能前瞻性地动态判断患者营养状态变化,便于及时反馈患者的营养状况,并为调整营养支持方案提供证据。即使病情复杂多变,对营养风险患者仍可进行准确筛查。

3. **重症患者营养评估** · NUTRIC 评分是评估病情与预后的工具,可对疾病的严重程度进行定量监测,准确判断患者是否获益营养支持,并利于患者病情的动态呈现,确保临床营养支持有目的、有证据地进行。评分系统包括 6 个参数:年龄、急性生理与慢性健康(APACHE Ⅱ)评分、序贯器官衰竭(SOFA)评分、合并症数量、入 ICU 前住院时间及 IL-6 水平,不仅结合了患者的疾病危重程度和脏器功能等因素,还综合考虑了年龄和住院时间,所以更全面地反映了复杂而危重的病情特点。

耿佩华　熊旭东　上海中医药大学附属曙光医院

参考文献

[1] Thompson J S, Weseman R, Rochling F A, et al. Current management of the short bowel syndrome [J]. Surg Clin North Am, 2011,91(3):493-510.

[2] Reintam Blaser A, Malbrain M L, Starkopf J, et al. Gastrointestinal function in intensive care patients: terminology, definitions and management. Recommendations of the ESICM Working Group on Abdominal Problems [J]. Intensive Care Med, 2012,38(3):384-394.

[3] Casaer M P, Mesotten D, Hermans G, et al. Early versus late parenteral nutrition in critically ill adults [J]. N Engl J Med, 2011,365(6):506-517.

[4] 广东省药学会.肠内营养临床药学共识(第二版)[J].今日药学,2017,27(06):361-371.

[5] 广东省药学会.肠外营养临床药学共识(第二版)[J].今日药学,2017,27(05):289-303.

第二章

常见危重症

第一节·猝　　死

猝死(sudden death)是指 6 小时内发生的非创伤性、不能预期的突然死亡(世界卫生组织定义)。因多数发生在症状出现 1 小时之内,而更多主张定义为发病后 1 小时死亡者为猝死。我国将发病 6 小时以内死亡定义为猝死。猝死从婴儿期至成年期都可发生,可在日常活动、睡眠或运动时突然发生。心血管疾病、呼吸系统疾病和神经系统疾病是导致猝死的主要疾病,其中心脏性猝死(sudden cardiac death, SCD)占 50% 以上。在中国,每年约 41.84/10 万发生SCD,按 13 亿人口进行推算,相当于每 1 分钟就有 1 人发生 SCD,且这一现状在继续恶化。我国由于心肺复苏技术普及不足,院外 SCD 生存率不足 1%。SCD 因其高发病率、高致死率、低存活率,严重威胁人类生命健康。

【病因】

心搏骤停是所有猝死发生的直接原因,可分为心源性和非心源性两大类。成人猝死以心源性为主,呼吸系统或神经系统疾病次之。新生儿和婴幼儿猝死以呼吸系统疾病为主。为便于抢救时查找可逆性病因,美国心脏协会(AHA)《2020 心肺复苏和心血管急救指南》将引起心搏骤停的主要病因总结为"6H"和"6T"(表 2-1-1)。同时有其他多种疾病易引起心搏骤停,见表 2-1-2。

表 2-1-1　AHA 心搏骤停病因速记表

6H	6T
低氧血症(hypoxia)	药物中毒/过敏(tablets)
低血容量(hypovolemia)	心包填塞(tamponade, cardiac)
酸中毒(hydrogen ion-acidosis)	张力性气胸(tension pneumothorax)
高/低血钾(hyper/hypokalemia)	冠状动脉栓塞(thrombosis coronary)
低体温(hypothermia)	肺栓塞(thrombosis pulmonary)
低/高血糖(hypo/hyperglycemia)	创伤(trauma)

表 2-1-2　引起心搏骤停的常见疾病

心脏疾病	其他系统疾病
冠心病(如急性心肌梗死伴休克、心力衰竭或恶性心律失常等)	呼吸系统(如慢性阻塞性肺疾病、急性肺动脉栓塞、重症哮喘等)
心肌病变(如重症心肌炎、心肌病等)	神经系统(如脑出血、脑梗死、感染性/非感染性脑炎等)
心脏瓣膜病(如风湿性心脏病、老年瓣膜退变等)	消化系统(如消化道大出血/穿孔、急性重症胰腺炎、急性肝功能衰竭等)
严重心律失常(如室性心动过速、心室颤动、传导阻滞等)	水电解质酸碱平衡紊乱(如高钾血症、严重代谢性酸中毒等)

（续表）

心脏疾病	其他系统疾病
心脏感染性疾病（如感染性心内膜炎等）	理化因素（如中毒、溺水、自缢等）
先天性心脏病（法洛四联症、Brugada 综合征等）	内分泌系统（如甲亢/甲减危象、下丘脑/垂体/肾上腺危象等）
心脏肿瘤（如心房黏液瘤、心包肿瘤等）	其他（如麻醉意外、创伤、医源性损伤等）

【发病机制】

猝死发生的直接机制主要为致命性心律失常。终末心律为快速性室性心律失常占绝大多数（90.3%），包括心室颤动及无脉性室速。只有 9.7% 是缓慢性心律失常，如窦性静止、心室停搏或无脉性电活动。

1. **致死性快速性心律失常发生机制** · 多数由冠脉病变、心肌缺血诱发。缺血导致细胞膜完整性丧失，K^+ 外流和 Ca^{2+} 内流、酸中毒、静息跨膜电位降低、动作电位时间缩短及自律性增高，导致心室颤动的发生。室性快速心律失常亦常发生于再灌注期。再灌注时产生一系列的改变，其中 Ca^{2+} 持续内流起重要作用，它可导致心电不稳定，刺激 α 和（或）β 受体，诱发后除极而引起室性心律失常。此外，在再灌注时超氧自由基的形成，血管紧张素转化酶的活性改变，以及在缺血或再灌注时心内外膜下心肌的激动时间和不应期的差异，也可能是引起致命性快速性心律失常的机制。

2. **缓慢性心律失常和心室停搏发生机制** · 其主要机制是窦房结和（或）房室结无正常功能，下级自律性组织不能代之起搏。常发生于严重的心脏疾病，心内膜下浦肯野纤维弥漫性病变、缺氧、酸中毒、休克、肾衰竭、外伤和低温等全身情况导致细胞外 K^+ 浓度增高，浦肯野细胞部分除极，4 相自动除极的坡度降低（自律性受抑），最终导致自律性丧失。

无脉性电活动（PEA）即心脏有持续的电节律性活动，但无有效的机械功能。其发生机制尚未完全明了，推测与心肌的弥漫性缺血或病变有关；心肌细胞内 Ca^{2+} 代谢异常，细胞内酸中毒和 ATP 的耗竭可能使电-机械不能偶联有关。

3. **心搏骤停后主要脏器损伤发生机制** · 心搏骤停后，心脏泵血功能即刻终止，组织血流中断而无灌注，导致一系列急性缺血缺氧的生理病理变化。如不及时干预，最终导致死亡。

（1）缺氧对脑的损害：最为严重，部位以额叶和颞叶皮质最为敏感。如脑血流量保持正常的 20%，脑神经元仍可维持正常 ATP 含量；脑血流量降到正常的 15% 以下时，ATP 含量降低，细胞不能保持膜内外离子梯度，致使钾离子外流、钠离子内流，加上乳酸盐堆积，细胞渗透压升高，引起脑细胞水肿；当脑血流量降至正常的 10% 时，ATP 迅速丧失，代谢中断，细胞内酸中毒，蛋白质及细胞变性，溶酶体酶释放，终致不可逆损伤。

（2）缺氧对心脏的损害：缺氧、酸中毒及儿茶酚胺增多可使心脏希氏束及浦氏系统自律性增高，室颤阈降低，还可改变心脏正常去极化过程，均可导致心律失常；严重缺氧时，心肌细胞损伤，肌纤维破裂、肿胀，加之缺氧对心脏微血管严重损伤，导致心肌收缩单位减少，再进一步发展则溶酶体膜损伤，水解酶释放，心肌超微结构受损，导致不可逆损伤。

（3）缺氧对其他器官的损害：呼吸循环障碍及酸中毒常伴膈肌活动增强，氧耗增加；膈肌功能严重受损可致换气不足；持久缺血缺氧可引起消化道出血、急性肾小管坏死、肠梗阻等并发症。

【诊断思路】

（一）症状 心搏骤停的临床表现以神经和循环系统的症状最为明显。症状和体征依次出现,有意识突然丧失或伴短阵抽搐(阿-斯综合征),抽搐常为全身性,多发生于心脏停搏后10秒以内,持续时间长短不一,可长达数分钟,有时伴眼球偏斜。呼吸断续呈叹息样,以后即停止,多发生在心脏停搏后 20~30 秒。

（二）体征 快速查体可见大动脉搏动不能触及,血压测不出;心音消失;瞳孔散大,多在心脏停搏后 30~60 秒内出现。

（三）实验室检查及辅助检查

1. 血常规、血生化、血气分析等·当发现患者猝死时,规范、快速的心肺复苏是非常必要的,在不影响复苏的前提下,应及时进行血液检查,主要检查项目应围绕寻找"6H6T"病因进行,主要包括血常规、血糖、电解质、血气分析、心功能、肌钙蛋白、D-二聚体等。

2. 心电图·对复苏成功后患者应及时行心电图检查,有利于查找猝死原因。如果心电图提示为 ST 段抬高型心肌梗死,及早开通冠脉血管可有效降低死亡率。但须注意的是,心电图检查不能影响心肺复苏,且应在判断为复苏成功后进行。

3. 超声·近年来,超声在急、危重症的应用日益广泛。通过床旁超声可快速评估心功能及循环状态。对肺水肿、腹腔积液及血、气胸等诊断提供帮助。

4. 影像学检查·影像学检查须在复苏成功后,且呼吸、循环功能达到转运要求时进行,主要进行头、胸、腹部 CT 检查,必要时可进行肺动脉及主动脉造影,可快速排除脑出血、主动脉夹层及肺动脉栓塞等病因。

（四）诊断 快速判断是否发生猝死非常重要,主要根据以下操作进行诊断:患者无反应;无呼吸或叹息样呼吸;10 秒内不能触及大动脉搏动。满足以上条件即可判断为呼吸、心跳停止。心电图表现为心室颤动、PEA 或心脏停搏。切忌对怀疑心搏骤停的患者反复测量血压和心音听诊,或等待心电图检查而延误抢救时机;瞳孔散大虽然是心搏骤停的重要指征,但反应滞后且易受药物等因素影响,所以临床上不应等瞳孔发生变化时才确诊。

判断心肺复苏成功的指征:颈动脉(大动脉)搏动恢复、自主呼吸恢复、散大的瞳孔缩小、皮肤黏膜由发绀转为红润、患者意识转清。

（五）鉴别诊断 临床上主要应与各种原因引起的昏迷相鉴别,如安眠药中毒、阿片类中毒、急性脑血管意外、低血糖昏迷、高渗性昏迷等。

【病情判断】

（一）发生猝死的风险评估 精准的风险评估有助于防治心搏骤停,对于冠心病、心肌病、心肌离子通道疾病等常见的病因均有相应的危险分层,可根据家族史、无法解释的晕厥、左心室射血分数、左心室壁厚度、心功能 NYHA 分级、高危心电图(如室性心动过速、长 QT 间期等)等参数进行危险分层,其中左心室射血分数<35%,无论为何种心脏病,均是心搏骤停的高危人群。可针对高危人群的不同病因提早干预,如冠状动脉介入治疗、ICD 及药物等,以减少心搏骤停的发生。

（二）转运风险评估 应重点进行气道风险、循环状态评估。对于需要气道保护的患者,应尽早建立人工气道,进行气管插管;如果现场没有插管条件,应设法维持气道开放或置入口咽/鼻咽通气道,及时呼叫专业救援团队。同时持续监测动脉血氧饱和度(SpO_2),维持

$SpO_2 \geqslant 90\%$，根据情况选择不同吸氧方式及时进行氧疗。及时评估循环状态，出现低血压者应及时、快速建立静脉通路进行液体复苏，液体复苏血流动力学仍不稳定者及时使用血管活性药物。

【治疗】

（一）治疗原则　猝死发生时，及时实施有效的心肺复苏（cardiopulmonary resuscitation，CPR）及综合的救治措施至关重要，关键要素包括"早期识别求救、早期 CPR、早期除颤、早期救治"，可以提高心搏骤停患者的存活率。

（二）治疗措施

1. **基础生命支持（basic life support，BLS）**·BLS 是心搏骤停后挽救生命的基础，主要是指徒手实施 CPR。BLS 的基本内容包括识别心搏骤停、呼叫急救系统、尽早开始 CPR、尽快除颤。CPR 的程序是先进行胸外按压（C），再行保持气道通畅（A）和人工呼吸（B）的操作，即 C-A-B。但如果明确是由溺水、窒息等缺氧而造成心搏骤停，应进行传统 CPR 程序，即 A-B-C。CPR 的基础是高质量的胸外按压。

高质量心肺复苏（high-quality CPR）旨在迅速建立有效的人工循环，给脑组织及其他重要脏器以氧合血液而使其得到保护。其主要措施包括胸外按压、开放气道、人工呼吸。

2. **高级心血管生命支持（advanced cardiac life support，ACLS）**·ACLS 是指由专业急救、医护人员应用急救器材和药品所实施的一系列复苏措施，主要包括人工气道的建立、机械通气、循环辅助仪器、药物和液体的应用、除颤复律和（或）起搏、病情和疗效评估、复苏后脏器功能的维持等。良好的 BLS 是 ACLS 的基础。

（1）高级气道的建立：高级气道包括喉罩、喉管、气管食管联合插管、气管插管。心搏骤停期间气道管理的最佳方法要根据施救者经验和患者具体情况而定。一般在院内最常用的技术为经口气管插管。紧急气管插管的指征：①对无意识的患者不能用气囊-面罩提供充足的通气；②气道保护反射丧失。

建立人工气道期间，应避免长时间中断胸外按压。气管插管后，每分钟给予通气 10 次，同时进行不间断的胸外按压 $100 \sim 120$ 次/分。气道建立后的短时间内可给予 100% 纯氧。气管插管后，有条件可应用 CO_2 波形图确定气管插管的位置，并根据呼出气体中 CO_2 分压值判断 CPR 的质量和自主循环是否恢复。

（2）药物通路的开放：首选静脉作为药物通路，如果无法开放静脉通路，可选择骨通路。目前不建议气道内给药，因为这很难达到有效的药物浓度。也不建议心内注射，这可能引起气胸、心包填塞等并发症，导致不良预后。

（3）心搏骤停的高级处理：心搏骤停主要由 4 种心律失常引起，包括心室颤动、无脉性室性心动过速、心室停搏和无脉性电活动。高质量 CPR 和在最初几分钟内对心室颤动成功除颤是复苏成功的基础。对于心室颤动或无脉性室性心动过速，除颤是首选的抢救措施，当使用除颤仪时，需设定除颤能量，双相波为 200 J，单相波为 360 J。心室停搏或无脉性电活动：继续给予胸外按压、人工通气，每 $3 \sim 5$ 分钟注射肾上腺素 1 mg。

CPR 期间，有条件的单位应用以下生理参数进行实时监测 CPR 质量，如按压频率及幅度、胸廓回弹恢复、按压中断持续时间、通气频率及幅度、呼气末二氧化碳分压。对于插管患者，如果经 20 分钟 CPR 后，二氧化碳波形图检测的呼气末二氧化碳分压仍不能达到

10 mmHg 以上,可将此作为决定停止复苏的多模式方法中的一个因素,但不能单凭此点就做决定。

（4）心搏骤停的常用药物：心搏骤停期间药物治疗的主要目的是促进自主心律的恢复和维持。①肾上腺素：在1次电除颤和至少2分钟 CPR 后,每3～5分钟应经静脉或骨髓腔注射一次1 mg 肾上腺素。递增肾上腺素剂量的方法不能提高患者存活率。因不可电击心律失常引发心搏骤停者,应尽早给予肾上腺素。大型的观察性研究发现,及早给予肾上腺素可以提高自主循环恢复率、存活出院率和神经功能完好存活率。②胺碘酮：用于对 CPR、除颤和血管活性药治疗无反应的心室颤动或无脉性室性心动过速,首剂为300 mg（或5 mg/kg）经静脉或经骨髓腔内注射,用5%葡萄糖溶液20 mL 稀释后快速推注,随后电除颤1次,如仍未转复,可于10～15分钟后再次应用150 mg。③利多卡因：初始剂量为1～1.5 mg/kg 静脉注射,如果心室颤动或无脉性室性心动过速持续,每隔5～10分钟后可再用0.5～0.75 mg/kg 静脉注射,直到最大量为3 mg/kg。药物应用不应干扰 CPR 和电除颤的进行。④硫酸镁：对于一些难治性多形性室性心动过速或尖端扭转型室性心动过速,快速性单形性室性心动过速或心室扑动（>260次/分）或难治性心室颤动,急性心肌梗死伴低镁血症,可应用硫酸镁1～2 g 静脉推注1～2分钟,必要时以0.5～1.0 g/h 静脉滴注维持。

3. 自主循环恢复（return of spontaneous circulation，ROSC）后的综合管理· 主要包括稳定及优化血流动力学状态,保证通气及氧合,诊断及鉴别诊断,脑复苏,重症监护及多系统综合治疗。ROSC 后系统的综合管理能改善存活患者的生命质量,对减少早期由血流动力学不稳定导致的死亡,晚期多脏器功能衰竭及脑损伤有重要意义。

（1）心脏节律和血流动力学监测和管理：ROSC 后评估生命体征并进行连续心电监护直至患者稳定。有条件的患者建议进行有创血压监测以获得连续的血压数据。对于血流动力学不稳定的患者可以给予静脉补充液体及使用血管活性药物,如肾上腺素、多巴胺、去甲肾上腺素等。维持收缩压不低于90 mmHg,平均动脉压不低于65 mmHg。

（2）保证通气及氧合：ROSC 后评估患者的通气及氧合状态,保证气道通畅及充分的氧合。逐步调整吸氧浓度到较低水平,维持脉搏血氧饱和度不低于94%。确保输送足够的氧,也应避免组织内氧过多,以避免肺或其他脏器发生氧中毒。气管插管患者应进行 CO_2 波形图监测。

（3）诊断及鉴别诊断：对于可逆病因的有效干预是预防再次发生心搏骤停的关键。虽然从复苏开始时就应该考虑导致患者心搏骤停的病因,但 ROSC 后可以提供更多的临床信息有助于病因诊断。常规心电图、胸片、超声、血液生化检测均可在床旁快速完成,对于 ROSC 后的患者是安全有效的。所有患者都应该尽快完成相关检查以明确诊断,并且针对病因给予有效的干预。其中包括急性心肌梗死的 PCI 治疗、肺梗死的溶栓治疗、气胸的胸腔穿刺闭式引流、心包填塞的穿刺引流、纠正电解质紊乱、纠正酸中毒等治疗措施。

（4）脑复苏：心搏骤停后,神经系统最不耐受缺血缺氧,且在 ROSC 后不易恢复而导致康复困难及生存质量的严重受损。目标体温管理（targeted temperature management，TTM）是唯一被证明在心搏骤停后可促进神经功能恢复的干预措施。TTM 是指通过物理或化学的方法降低 ROSC 后存在意识障碍患者的体温,可采用冰毯、大量冰袋或输注等渗冷冻液体等方法控制体温在32～36℃,并至少维持24小时。在 TTM 期间,医务人员可通过食管测温、非无尿患者的膀胱导管及因为其他适应证而置入的肺动脉导管来监测患者的核心体温。腋窝和口腔温度不足以测量核心体温变化。

（5）重症监护及多系统综合治疗：心搏骤停导致脏器的缺血、缺氧及 ROSC 后的再灌注损伤，均可诱发 MODS 及感染等并发症。所以，ROSC 后患者均应进入重症监护室进行进一步脏器功能监测及多系统综合治疗以期稳定病情、改善预后。具体措施参见本书相关章节。

【最新进展】

（一）线粒体病是引起猝死的常见原因之一　研究表明，线粒体病是引起猝死的常见原因之一。线粒体病临床表现多样，往往涉及多器官多系统，能量需求越高的组织和器官受损越重，如中枢神经系统、骨骼肌和心脏等，心血管系统和脑干受累的患者可能会发生猝死。

（1）线粒体心脏病：线粒体功能障碍可引起多种多样的心血管疾病，如心肌病、心力衰竭和心律失常，甚至心源性猝死等。有研究表明，长期随访（中位随访 20.4 年）美国社区 11 093 例有动脉粥样硬化的成年人发现，外周血线粒体拷贝数（作为线粒体功能的潜在标志物）与心源性猝死呈负相关。2016 年，Van Rijt 等就遗传代谢病与婴儿猝死的关系进行了荟萃分析，发现有 43 种遗传代谢病与婴儿猝死或瑞氏（Reye）综合征（被认为是婴儿猝死的前期表现）有关，常见的如氨基酸和肽类、糖类、脂肪酸代谢障碍疾病等，涉及线粒体呼吸链功能障碍的疾病（如 mtDNA 点突变、辅酶 Q10 缺陷、复合物 Ⅰ 缺陷、复合物 Ⅳ 缺陷）可发生猝死或 Reye 综合征，其中仅辅酶 Q10 缺陷疗效较好。

（2）线粒体脑病：多种线粒体病导致神经系统损害，利氏（Leigh）综合征、线粒体肌病、脑病、脑肌病-乳酸酸中毒和卒中样发作（mitochondrial encepha-lomyopathy，lactic acidosis and stroke-like episodes，MELAS）、肌阵挛癫痫伴破碎红纤维综合征（myo-clonic epilepsy with ragged red fibers，MERRF）等皆有癫痫表现。线粒体脑病患者的癫痫表现形式多样，如大田原综合征、韦斯特（West）综合征、伦诺克斯-加斯托（Lennox-Gastaut）综合征、兰道-克勒夫（Landau-Kleffner）综合征、全身发作及部分发作，头颅 MRI 显示弥漫性皮质萎缩、基底节及丘脑损害。此外，MELAS 和 MERRF 患者还可发生卒中样发作。频繁强直阵挛发作是癫痫猝死最主要的独立危险因素。另外，多种线粒体病患者可发生代谢危象，如乳酸酸中毒（MELAS）、脑干坏死（Leigh 综合征），导致猝死。

（二）ICD 与 WCD 的使用　植入式心律转复除颤器（ICD）可持续监测患者的心脏节律和心率，在潜在致命性心律失常发生后经过很短的自动诊断时间和充电时间即可自动放电进行电复律。对于心搏骤停的高危患者，包括 SCD 幸存者、曾有室性心动过速或心室颤动发作者、射血分数降低的缺血性和非缺血性扩张型心肌病者、有 SCD 家族史者等，植入 ICD 能够明显减少猝死。

尽管多项临床研究证实 ICD 可以降低高危患者的死亡，而许多心源性猝死患者并不符合目前植入 ICD 的适应证：一类是明确有心脏猝死风险，如冠状动脉重建术后、新诊断的急性心肌梗死或缺血性心脏病等，但并未达到 ICD 的适应证；另一类是有明确的 ICD 使用指征，但同时存在植入 ICD 禁忌证的患者，如活动性感染等。穿戴式心脏除颤仪（WCD）主要适用于那些有心脏性猝死发生危险但由于各种原因而未能立即植入 ICD 的患者。当 WCD 监测到心律失常后会自动启动检测和治疗。目前，美国食品药品管理局（FDA）已经批准了 WCD 在经过筛选的具有心搏骤停猝死危险因素的患者中应用。WCD 还有一定的局限性。最重要的是,WCD 没有起搏功能,不能提供电击复律后的心率支持。

(三) ECMO 在体外心肺复苏中的应用　体外膜氧合(extracorporeal membrane oxygenation,ECMO)在临床上主要用于心脏功能不全和(或)呼吸功能不全的支持,是治疗难以控制的严重心力衰竭和呼吸衰竭的关键技术。体外心肺复苏是指在病因可逆的前提下,对已使用传统心肺复苏不能恢复自主心律或反复心搏骤停而不能维持自主心律的患者,快速实施 ECMO 支持治疗,提供循环及氧合支持的方法。2015 年,美国心脏协会心肺复苏指南建议:能够快速实施体外心肺复苏的医疗机构可以为可逆病因的心搏骤停患者实施体外心肺复苏。

目前认同度较高的体外心肺复苏的适应证包括:①年龄在 18~75 周岁;②心搏骤停发生时有目击者,并有旁观者进行传统心肺复苏,从患者心搏骤停到开始持续不间断高质量传统心肺复苏开始的时间间隔不超过 15 分钟;③心搏骤停的病因为心源性、肺栓塞、严重低温、药物中毒、外伤、ARDS 等可逆病因;④传统心肺复苏进行 20 分钟无自主循环恢复、血流动力学不稳定或出现自主循环恢复但自主心律不能维持;⑤心搏骤停患者作为器官捐献的供体或即将接受器官移植的受体。

禁忌证主要包括:绝对禁忌证:①心搏骤停前意识状态严重受损;②多脏器功能障碍;③创伤性出血无法控制,消化道大出血,活动性颅内出血;④左心室血栓;⑤严重的主动脉瓣关闭不全。相对禁忌证:①主动脉夹层伴心包积液;②严重的周围动脉疾病;③心搏骤停时间已超过 60 分钟。

医疗机构急救单元应确保体外心肺复苏的设备耗材能及时使用。如果符合体外心肺复苏的适应证,在实施常规高质量复苏的同时,快速有效地进行置管并连接 ECMO 设备。体外心肺复苏的紧急性及复杂性需要 ECMO 团队的有效配合,实施者能够迅速建立经皮置管或外科切开置管,在预定的程序下进行有效的多学科合作。一般情况下,院外心搏骤停患者到达医院后,或发现院内心搏骤停患者,主治医师即刻进行传统心肺复苏及高级心血管生命支持,同时评估患者进行体外心肺复苏的指征。如果患者符合体外心肺复苏的入选标准且无禁忌证,则在有条件的环境就地进行置管并连接管路,并注意实施场地的院感防控。置管方法取决于心搏骤停当时的环境,中心血管或周围血管均可作为置管血管。为方便置管及评估,建议配备超声仪器设备。置管方法首选超声引导下经皮股血管置管。由于股静脉在心肺复苏中容易操作,通常选用股静脉。

钱义明　赵雷　上海中医药大学附属岳阳中西医结合医院

参考文献

[1] Piccini J P Sr, Allen L A, Kudenchuk P J, et al. American Heart Association Electrocardiography and Arrhythmias Committee of the Council on Clinical Cardiology and Council on Cardiovascular and Stroke Nursing. Wearable cardioverter-defibrillator therapy for the prevention of sudden cardiac death: a science advisory from the American Heart Association [J]. Circulation, 2016,133(17):1715-1727.

[2] 林果伟,王吉耀,葛均波.实用内科学[M].15 版.北京:人民卫生出版社,2017.

[3] 闵苏,敖虎山.不同情况下成人体外膜肺氧合临床应用专家共识(2020 版)[J].中国循环杂志,2020,35(11):1052-1063.

[4] Topjian A A, Paymond T T, Atkins D, et al. 2020 American Heart Association guidelines update for cardiopulmonary resuscitation and emergency cardiovascular care [J]. Circulation, 2015,147(supplement 1):e2020038505D.

第二节·脓毒症

脓毒症是机体对感染的反应失调,导致危及生命的脏器功能障碍综合征,属于危及人类健康的危重疾病。流行病学调查显示,2017年全球共有脓毒症病例4890万例,年龄标准化发病率为6.8‰,其中因脓毒症死亡人数达1100万例,占全球死亡人数的19.7%。来自中国44家医院ICU的调查显示,虽然各地区ICU数据有差异,但总体脓毒症在ICU中的发病率达20.6%,90天内死亡率为35.5%,严重脓毒症病死率高达50%。

【病因】

感染是主要病因,由人体感染各种微生物(包括病毒、细菌、真菌、寄生虫或其他病原体等)引起。常见的感染有肺炎、肺脓肿、胆道感染、腹腔感染、血流感染、皮肤软组织感染、肾盂肾炎以及中枢神经系统感染等。

诱因包括高龄、合并有糖尿病、肝硬化、心力衰竭、慢性阻塞性肺疾病等慢性疾病,有肿瘤化疗史、服用免疫抑制剂或激素等免疫低下者更易发生本病。

【发病机制】

脓毒症的发病机制尚未完全清楚,目前认为是过度炎症反应和免疫抑制交织存在的免疫失衡状态,在这个失衡状态中,巨噬细胞、中性粒细胞、内皮细胞、细胞因子和凝血系统等激活为其突出特征,涉及多系统、多器官复杂的病理生理改变。

1. 炎症反应失衡·微生物感染人体后,病原体及其成分(脂多糖、肽聚糖等)作为病原相关分子模式(PAMP),由模式识别受体(PRR)识别,引起宿主炎症反应,产生和释放多种炎性因子,如TNF-α、IL-1、IL-6及γ-IFN等。而人体组织感染受损后释放的热休克蛋白、纤维蛋白原、透明质酸等作为损伤相关分子模式(DAMP)也由PRR识别,进一步扩大炎症反应。脓毒症发生时,机体为保护炎症反应造成损伤,负反馈分泌IL-4、IL-10、TGF-β等抗炎因子。在此过程,促炎细胞因子与抗炎细胞因子之间往往失去平衡,机体发生免疫功能紊乱,加重脓毒症病情进展,进一步导致凝血功能障碍和器官损伤。

2. 内皮细胞受损和血管通透性增加,微血管渗漏·当机体遭到大量病原体入侵而出现过度炎症反应时,细胞因子和其他炎症介质通过细胞间连接的分解、细胞骨架结构的改变或直接破坏细胞单层,诱导内皮细胞之间产生间隙,导致微血管渗漏和组织水肿,导致器官缺血缺氧,出现休克和器官衰竭。脓毒症微血管渗漏是其发病和死亡的主要因素。

3. 免疫功能障碍及调节性T细胞的作用·免疫抑制是进展期脓毒症的重要标志,一方面是抗炎细胞因子的释放;另一方面是免疫细胞数量减少及功能下降,包括巨噬细胞失活、淋巴细胞增殖活性低下等,尤其是T淋巴细胞在此过程中起到重要作用。近年来的研究证实,调节性T细胞(Tregs)是具有强免疫抑制活性的T细胞亚群之一。在严重创伤及脓毒症病理过程中,Tregs 促进了免疫麻痹的发生。Tregs 在体内增殖并影响效应 T 细胞(Teffs)及固有免疫细胞的功能,发挥免疫抑制作用,还可通过释放抗炎细胞因子如 TGF-β、IL-10 及 IL-35 来调节免疫反应,从而控制细胞介导免疫的程度,并防止过度免疫诱导的组织损伤,对抑制适应性免疫应答具有重要作用。

4. 其他 · 脓毒症的发生机制还与肠道菌群失调和基因多态性有关。肠道菌群失调,肠道细菌/内毒素移位,触发机体过度炎症反应与器官功能损害。基因多态性等遗传因素也是影响人体对应激打击易感性与耐受性、临床表现多样性及药物治疗反应差异性的重要因素。

【诊断思路】

(一)症状 脓毒症的临床表现无特异性,大多数表现为发热,还有呼吸急促、精神萎靡等,有明确感染的部位多伴有感染部位相应症状。

1. 发热 · 发热是其最主要的症状,突然发热,多为持续高热或弛张热,或有寒战,伴烦躁不安、全身不适、头痛、脉搏增快、食欲丧失等。

2. 感染部位症状 · 有明确感染灶者,可有相应脏器受损的表现。如肺部感染可出现咳嗽、咳痰、喘促;胆道感染可表现为腹痛、呕吐、黄疸等;皮肤软组织感染可有局部的红、肿、热、痛等;中枢神经系统感染可出现头痛、呕吐及神志改变;肝脓肿者则有高热、寒战、腹痛或肝区压痛等。

3. 全身症状 · 呼吸急促可出现在发热和寒战之前,表现为呼吸加快、加深,甚至不规则,可出现呼吸性碱中毒。严重者并发急性肺损伤则出现低氧、呼吸困难、胸闷、发绀等。婴幼儿、老年人及原有中枢系统疾病者更容易出现精神萎靡、定向障碍或性格改变,后期出现意识不清、谵妄甚至昏迷。疾病后期可出现尿少、周身水肿或皮肤黏膜瘀斑、瘀点;合并休克者可出现四肢厥冷、发绀等。

(二)体征 体温升高或低体温,呼吸急促、两肺呼吸音粗,可有干、湿啰音;多为心率快,或出现奔马律;腹部胀满不适,可有压痛,急腹症者可出现肌紧张、反跳痛等;有胆道感染者可有黄疸、墨菲征阳性;如为脓毒症脑病者,可出现意识障碍、昏迷、病理征阳性等。

(三)实验室检查及辅助检查

1. 血常规 · 外周血白细胞升高或异常降低。

2. C 反应蛋白(CRP) · 非特异性的炎症反应标志物,敏感性高,特异性差,在自身免疫性疾病中作用更大。

3. 血清降钙素原(PCT) · PCT 水平升高反映细菌性、真菌等感染的一个参数,是脓毒症和多脏器功能障碍相关的指标,水平低下可以作为停用抗生素的参考,但临床应用争议大,有待进一步研究。

4. 血清淀粉样蛋白(SAA) · 肝脏分泌的急性时相反应蛋白,与 CRP 相仿,但时相早于 CRP,是反映感染和炎症的敏感指标。

5. 肝素结合蛋白(HBP) · 由成熟中性粒细胞分泌的蛋白质,是反映细菌感染的敏感指标,轻微或局部感染后 1 小时外周血中可以检测到,可用于各类外科手术后感染的鉴别。半衰期短可以迅速反映病情变化和抗感染药物的疗效,>30 ng/mL 反映细菌感染或炎症反应增加。另外,HBP 水平变化与病情程度成正相关,与 PCT、血乳酸相比,可以更好地反映疾病预后。

6. 微生物检测方法 · 临床上涂片、染色,能快速确定致病原体;DNA 测序术,通过获得目的 DNA 片段碱基排列顺序的技术进行分子生物学的研究,用于微生物检测等;目前用于微生物检测的 NGS 技术,在鉴定疑难微生物及难以培养甚至无法分离培养的少见菌属中有优势,但也存在成本高、错误率高及测序得到的基因组数据与疾病之间的关系尚不能明确的缺点,还需进一步精确分析和挖掘。

7. 影像学检查·影像学检查能明确感染部位,尤其对深部腹腔脓肿的外科引流或手术更有帮助。

(四)诊断　脓毒症 3.0 临床诊断标准引进了序贯器官衰竭评分(SOFA)(表 2-2-1)。脓毒症 3.0 临床诊断为:感染 + SOFA 评分≥2 分。SOFA 评分是反映 ICU 患者器官功能障碍严重程度相对精确的量表。研究显示,与 SOFA 评分增加值<2 分相比,SOFA 评分增加值≥2 分的患者死亡风险增加 2～25 倍。

由于 SOFA 较为复杂,需要临床化验检查结果,不能快速得到评分。研究者提出了应用床旁快速 SOFA(qSOFA)来筛查脓毒症(qSOFA 具体评分见后面病情评估)。当 qSOFA≥2 分,即怀疑脓毒症。qSOFA 评分阳性在早期检测院内死亡、急性器官功能障碍和 ICU 入院方面,具有较高的特异性,但敏感性较低限制了其在预测不良结果中的应用。

【病情评估】

脓毒症病情重,病死率高,早期进行脓毒症患者病情评估和预后判定,有助于及时调整治疗方案,改善治疗措施,降低病死率。

(一)评分标准

1. 序贯器官衰竭评估(SOFA)评分标准·是通过测定主要器官损害程度对患者病情进行判断的评分系统,主要用于 ICU。一般入住 ICU 24 小时后进行测定,以后每 48 小时测定一次。评分标准见表 2-2-1。

表 2-2-1　SOFA 评分标准

项目	评　　分				
	0	1	2	3	4
PaO_2/FiO_2 [mmHg(kPa)]	≥400(53.3)	<400(53.3)	<300(40.0)	<200(26.7),且需呼吸支持	<100(13.3),且需呼吸支持
血小板计数 (×10^3/μL)	≥150	<150	<100	<50	<20
血清胆红素浓度 [mg/dL(μmol/L)]	<1.2(20)	1.2～1.9(20～32)	2.0～5.9(33～101)	6.0～11.9(102～204)	>12.0(204)
心血管功能	MAP≥70 mmHg	MAP≤70 mmHg	多巴胺<5.0 或多巴酚丁胺(任意剂量)[a]	多巴胺 5.0～15.0 或肾上腺素≤0.1 或去甲肾上腺素≤0.1[a]	多巴胺>15.0 或肾上腺素>0.1 或去甲肾上腺素>0.1[a]
Glasgow 昏迷评分[b](分)	15	13～14	10～12	6～9	<6
血清肌酐浓度 [mg/dL(μmol/L)]	<1.2(110)	1.2～1.9(110～170)	2.0～3.4(171～299)	3.5～4.9(300～440)	>5.0(>440)
尿量(mL/d)				<500	<200

注:[a] 血管活性药物剂量单位为 μg/(kg·min),使用时间≥1 小时;[b] Glasgow 昏迷评分范围为 3～15 分。

2. **脓毒症序贯器官衰竭评估快速(qSOFA)评分标准** · 主要用于床旁评估,计算参数容易获得,用于疑似脓毒症筛查。主要为三项参数,即 Glasgow 昏迷评分≤13 分,呼吸频率≥22次/分及收缩压≤100 mmHg,每项评分是则为 1 分,否为 0 分。qSOFA≥2 分则需要监护治疗,进一步评估 SOFA 评分。

3. **急性生理与慢性健康Ⅱ(APACHE Ⅱ)评分** · 常用于危重疾病的病情程度判定,临床已证实其对脓毒症病情有一定预测价值,但其对重症脓毒症患者的预后评估缺乏一定的针对性。入住 ICU 或抢救后 24 小时内采集差数值进行计算。现在有 APACHE Ⅱ评分小程序,按要求输入信息可以计算得分。

4. **国家早期预警评分(NEWS)** · 是由英国专家提出,在改良早期预警评分(MEWS)的基础上修改而成的评估病情程度的方法。用于评分的生理指标在临床上容易快速获取,不依赖检验设备或检查仪器,简便易行,适用在急诊科或 ICU 外患者使用,动态监测可及时了解病情变化、评估预后。研究显示,对急诊科脓毒症患者 30 天预后具有较高的预测能力,比 qSOFA在急诊中预测价值更高。评分表见表 2-2-2。

表 2-2-2　NEWS 评分表

生理指标	评　分						
	3	2	1	0	1	2	3
呼吸频率(次/分)	<8		9~11	12~20		21~24	≥25
SpO$_2$(%)	≤91	92~93	94~95	≥96			
吸氧		是		否			
心率(次/分)	≤40	41~50		51~90	91~110	111~130	≥131
收缩压(mmHg)	≤90	91~100	101~110	111~219			≥220
体温(℃)	≤35		35.1~36	36.1~38	38.1~39.0	≥39.1	
意识水平(AVPU)				A	V	P	U

注:A,意识清楚;V,对声音有反应;P,对疼痛有反应;U,无反应。1~3 分为一般急诊;4~6 分需要医师评估是否为脓毒症,液体治疗;7 分以上考虑可能为脓毒性休克,需要抢救治疗。

5. **急诊科脓毒症病死率评分(MEDS)** · 2003 年由国外学者针对急诊感染患者提出的评分,国外较广泛应用于急诊科脓毒症患者病情评估和病死率预测。对脓毒性休克评估价值有限,对急诊脓毒症患者危险度分层即评估后期病死率较为理想。有研究显示,对于急诊科符合全身炎症反应综合征条件的疑似脓毒症患者,MEDS 预测 72 小时死亡率高于 SOFA 和APACHE Ⅱ。评分表见表 2-2-3。

表 2-2-3　急性脓毒症病死率评分

变　量	分　值
年龄>65 岁	3
合并快速进展的晚期疾病	6
中性杆状核>5%	3
呼吸急促或缺氧	3
脓毒症休克	3

（续表）

变　　量	分　　值
血小板计数＜150×10^9/L	3
住养老院	2
下呼吸道感染	2
意识状态有改变	2

注：危险分层：极低危险（0～4分）；低危险（5～7分）；中度危险（8～12分）；高危险（13～15分）；极高危险（15分以上）。

（二）风险评估　　早期血乳酸（Lac）、早期乳酸清除率（LCR）对于判定和评估脓毒症严重程度和预后有一定价值。研究显示，脓毒症患者入院后首次Lac浓度超过4 mmol/L提示病死率风险较高。入院6小时内LCR＞10%可以作为预后判断的指标，早期乳酸清除率高表明机体组织缺氧减轻、灌注有所改善，有利于病情恢复，预后良好。反之，病情加重，提示预后不良，是脓毒症患者死亡的危险因素。

【治疗】

（一）治疗原则　　"脓毒症集束化治疗"是核心策略，包括监测血乳酸水平、抗生素使用前留取培养标本，静脉使用广谱抗菌素等。具体原则有：去除感染源，积极抗感染，抑制炎症因子风暴，及时有效的液体复苏及防止休克，保护血管内皮及改善凝血，保护脏器功能，免疫调理。

（二）治疗措施

1. **去除感染源**·有明确感染灶的如坏死性筋膜炎、肝脓肿、化脓性胆囊炎、泌尿道梗阻感染、腹腔感染等，必须及早予以引流、清创、手术切除等处理。有静脉导管植入、骨科植入物等权衡利弊，必要时取出。不去除感染源，其他综合措施治疗均难以控制病情进展。

2. **积极抗感染**·留取培养标本后，及早开展抗感染治疗，在诊断1小时内开始抗感染治疗，与单独根据临床评估相比，不建议使用降钙素原联合临床评估来决定何时开始使用抗菌药。脓毒症的病原体主要以细菌为主，其次为真菌、病毒。根据患者感染部位，结合患者状态推断可能的病原开展经验性治疗。从覆盖可疑病原体及在可能感染部位浓度较高的方面选择抗菌药物，推荐静脉应用广谱抗生素。同时，需要考虑患者的年龄、免疫状态、过敏反应等特殊情况，选择既要覆盖病原体，控制感染，又要避免抗菌药物滥用造成耐药菌的增加。

抗菌药物治疗的疗程，如果是感染源已经得到控制的患者，建议抗生素持续时间尽量短，常规推荐为10～14天。如果最佳疗程尚不清楚的，建议使用降钙素原和临床评估以决定何时停用抗菌药物，不是单独以临床评估来决定。《2021年国际脓毒症与脓毒症休克管理指南》对于抗生素经验性选择推荐如下（表2-2-4）。

表2-2-4　《2021年国际脓毒症与脓毒症休克管理指南》对于抗生素经验性选择推荐

病原菌	推荐意见	备注
MRSA高风险	经验性使用覆盖MRSA的抗菌药物（最佳实践分享，BPS）	MRSA危险因素包括：既往MRSA感染或定植史、近期静脉应用抗生素、复发皮肤感染或慢性伤口史、是否有侵入性装置、血液透析等
MRSA低风险	不需要经验性使用覆盖MRSA的抗菌药物（弱推荐，低质量证据）	

（续表）

病原菌	推荐意见	备注
MDR 高风险	使用两种覆盖革兰阴性菌的抗菌药物经验性治疗（弱推荐、很低质量证据）	MDR 危险因素包括：一年内有耐药微生物感染或定植史、当地有耐药微生物流行、医院获得性/医疗保健相关感染、90 天内广谱抗生素使用史、90 天内前往有高度流行微生物的国家和在国外住院
MDR 低风险	使用一种治疗革兰阴性菌的药物进行经验治疗，不建议选用两种（弱推荐、很低质量证据）	
明确病原体后	不建议双重覆盖革兰阴性菌（弱推荐、很低质量证据）	

3. 抑制炎症因子风暴

（1）糖皮质激素：多数研究建议糖皮质激素在脓毒性休克时使用，在不合并休克的脓毒症患者中使用糖皮质激素并不能降低其死亡率。但也有研究显示，早期适量使用糖皮质激素，可抑制炎症细胞因子的分泌和释放。目前已有临床试验证据支持糖皮质激素可以调节脓毒症患者的固有免疫，改善机体炎症反应和器官衰竭的情况。

（2）乌司他丁：是一种蛋白酶抑制剂，具有清除氧自由基和抑制细胞因子释放的作用，抑制心肌抑制因子的产生，脓毒症早期应用乌司他丁可以起到调控细胞因子的作用，晚期出现失控炎症反应时使用弊大于利。

（3）中药制剂：有研究证实，某些中药制剂可以调控炎症及免疫反应、抑制血小板聚集、改善微循环等，从而改善脓毒症预后。如热毒宁、血必净和参附注射液等，与西医综合治疗可以防止脓毒症进一步进展，改善脓毒症临床结局。

（4）床旁血液滤过（CRRT）：可以清除脓毒症患者各种细胞因子和炎症介质（具体见急性肾损伤）。

4. 保证有效循环血容量及防止休克 · 脓毒症早期出现血管内皮细胞的损害和毛细血管渗漏造成有效循环血容量的不足，组织灌注不足，进而出现微血栓形成，此时给予充分液体补充，即早期目标导向（EGDT）的液体支持，保证有效循环血容量，防止脓毒症病情进一步发展，甚至出现休克等。指南推荐初始补液量 30 mL/kg，但证据质量低，临床上液体复苏需要考虑患者心功能和前负荷状态，强调个体化，根据患者对补充液体的反应性，按需补液。液体种类首先选择晶体液，最好选择与细胞外液离子成分、酸碱度相近的晶体液。具体治疗策略详见脓毒性休克内容。

5. 免疫调理 · 脓毒症免疫调理在脓毒症预后中起到重要作用，改善脓毒症患者免疫状态可以提高生存率。研究显示，存在固有免疫和适应性免疫受到抑制的现象，及时进行免疫调节是预防脓毒症发展的重要环节之一。目前采用的方法包括：使用粒细胞-巨噬细胞集落因子、干扰素-γ调节固有免疫反应，应用胸腺素 α1 等调节适应性免疫功能。①干扰素-γ：可上调单核细胞 HLA-DR 的表达，增加抗原提呈作用、抑制 T 淋巴细胞凋亡、增强细胞吞噬功能。②静脉注射免疫球蛋白：能有效中和内毒素和外毒素而调节免疫反应，但也有研究显示本品并不能降低脓毒症 28 天死亡率。目前脓毒症指南未推荐常规使用免疫球蛋白治疗。③胸腺素 α1：能增强细胞免疫作用，还能增加 IL-2、干扰素-α 和干扰素-γ 的分泌，增加 IL-10 的分泌调节抗炎反应。④IL-7：能诱导 T 淋巴细胞增殖，抑制淋巴细胞凋亡，可成为治疗脓毒症调节免疫的新靶点。

⑤PD－1/PD－L1 抗体:脓毒症免疫抑制时,多种免疫细胞的凋亡与 PD－1/PD－L1 表达上调有关,因此,PD－1/PD－L1 抗体有望成为治疗脓毒症免疫抑制的新方法。目前该方法在脓毒症治疗方面仍只是限于为动物实验阶段,在脓毒症患者中的应用仍需开展进一步研究。

【最新进展】

(一)脓毒症相关持续炎症-免疫抑制-分解代谢综合征的认识 脓毒症 3.0 定义反映了对脓毒症病理生理过程的新认识,从脓毒症单纯炎症反应方面向全身性、多系统综合征的方向转变。随着重症医学诊疗水平的不断进步,越来越多的脓毒症患者能得到成功救治,但有部分转为慢性危重病(chronic critical illness, CCI),尤其是高龄患者,增加了脓毒症后期的死亡率。临床多表现为贫血、反复感染、营养状态差及长期的免疫抑制等,被学界称为持续炎症-免疫抑制-分解代谢综合征(PICS)。PICS 是以炎症反应、免疫抑制和代谢紊乱为特征的一组综合征,在脓毒症 CCI 患者中常见。有研究显示,全身性感染致慢性危重症患者呈现 IL－6 和 IL－8 水平升高(高炎症反应)、淋巴细胞绝对数减少和可溶性程序性死亡受体-配体-1 升高(免疫抑制)和高分解代谢表型。在高龄的全身性感染患者(≥65 岁)中,外周血 IL－6 持续升高,同时有 CD4$^+$ T 细胞功能受损,而负性共刺激分子程序性死亡受体1、程序性死亡受体-配体1 和细胞毒性 T 细胞抗原-4 表达升高。并发 PICS 患者住 ICU 时间更长,住院费用更高,并发症发生率更高,远期预后差。

PICS 的机制:一方面,由于患者免疫功能下降,难以彻底清除感染病原体或感染反复发生,诱发病原体相关分子模式(PAMP)作用于免疫细胞模式识别受体(PRR),导致持续炎症反应。另一方面,PICS 患者组织损伤或细胞坏死后可释放大量内容物,诱发释放损伤相关分子模式(DAMP),作用于 PRR 导致炎症反应持续。PICS 持续炎症又可诱发、加重免疫抑制。炎症反应持续存在时,释放大量促炎因子,同时机体为了恢复与促炎反应的平衡,分泌抗炎因子如 IL－4、IL－10,加之本身存在的免疫抑制分子的高表达(如程序性死亡受体－1 等负性共刺激分子等)导致机体免疫抑制加重。PICS 持续炎症可导致机体物质和能量代谢失衡。持续炎症反应促进升糖激素释放和胰岛素抵抗,可诱发应激性高血糖;同时,炎症时大量细胞因子及应激相关激素的释放,引起高分解代谢,促进能量消耗、蛋白质分解,临床表现为营养不良和低蛋白血症。反之,高分解代谢可诱发或加重炎症反应和免疫抑制。高分解代谢致肌肉蛋白质和脂肪分解、肌肉萎缩、肌无力,组织分解可诱发 DAMP 释放,导致细胞损伤和功能障碍,引起炎症反应。同时,长期高分解代谢状态导致的营养不良也加重免疫功能抑制,后者又可通过反复感染,释放 PAMP 而介导炎症反应。PICS 患者持续炎症、免疫抑制及蛋白质高分解代谢相互促进,互为因果,形成恶性循环,导致 PICS 患者的不良结局。

由脓毒症引发的 PICS 是目前的研究热点之一,PICS 的免疫疗法仍有许多可研究的空间,加强对 PICS 的病理生理学的认识、早期识别并开展有效的治疗,改善脓毒症的总体预后,是重症医学学者继续努力的方向。

(二)肠道菌群与脓毒症 人体肠道是微生物寄居的主要场所,含有庞大的微生物群,包含细菌、真菌等。肠道菌群通过减少肠道黏膜的通透性、增强黏膜上皮防御机制形成黏膜屏障,保护宿主健康。生理状态下,肠道菌群的种类和数量保持相对平衡状态,构成生物屏障的肠道菌群主要为乳酸杆菌和双歧杆菌,维持肠道无氧环境,抑制需氧菌繁殖,在营养、代谢、免疫等方面发挥多重作用。在某种病理状态下(如创伤、休克等)或药物影响下肠道菌群出现失调,肠黏膜屏障的完整性被破坏,条件致病菌增多,细菌及其毒素可侵入肠道以外的无菌组织和器官,甚至由门静脉入血扩散至肺、肝等远隔器官,引发肠源性感染,诱发一系列炎症因子的级联反应导致脓毒症发生。

脓毒症时,肌球蛋白激酶(MLCK)被激活,通过引起肌动蛋白-肌球蛋白环收缩增加细胞旁间隙,从而增加肠黏膜的通透性。此外,脓毒症时,肠上皮细胞凋亡显著上升,进一步降低了肠屏障功能。有研究显示,脓毒症早期胃肠道即可受累并出现肠道菌群失调、肠黏膜屏障功能障碍,其中菌群失调发生率高达60%。脓毒症时,肠道菌群失调表现为菌群多样性下降和菌群结构改变、专性厌氧菌减少而兼性厌氧菌增多、有益共生菌减少而机会致病菌(如铜绿假单胞菌、变形杆菌、鲍曼不动杆菌、肺炎克雷伯菌等)增多。动物实验显示,CLP脓毒症小鼠肺部细菌群落明显富含大量肠道细菌,且肺部菌群中肠道相关拟杆菌的相对丰度与外周血 TNF-α 水平相关,表明肺部菌群中肠道细菌的富集与急性全身性炎症的严重程度相关。临床研究显示,脓毒症并发 ARDS 患者的支气管肺泡灌洗液(BALF)中检测显示肠道细菌的丰富程度与脓毒症的严重程度显著相关。肺 TNF-α 在 BALF 中的水平与肠道微生物主导改变的肺微生物区系显著相关。

目前针对脓毒症肠道菌群的调控,仅限于益生菌、益生元和粪便菌群移植(FMT)的应用等。益生菌能将不能消化的食物成分,在结肠内被发酵成对机体具有健康益处的微生物,调节肠源性微生物菌群的结构组成、免疫细胞的活性,保护肠上皮细胞和肠黏膜屏障。FMT 已被用作治疗 ICU 中严重的艰难梭菌感染的有效措施,同时通过利用肠道微生物群可以纠正肠道生态失调治疗脓毒症。随着临床细菌耐药的逐年增加,可供选择的抗生素也越来越少,通过使用益生菌和粪便微生物菌群移植调节肠道菌群紊乱,可能为脓毒症的治疗提供新的思路。

李淑芳　上海中医药大学附属曙光医院

参考文献

[1] Rudd K E, Johnson S C, Agesa K M, et al. Global, regional, and national sepsis incidence and mortality, 1990—2017: analysis for the Global Burden of Disease Study [J]. Lancet, 2020,395(10 219):200-211.

[2] Xie J, Wang H, Kang Y, et al. The epidemiology of sepsis in Chinese ICUs: a national cross-sectional survey [J]. Crit Care Med, 2020,48(3):e209-e218.

[3] an der Poll T, Shankar-Hari M, Wiersinga W J. The immunology of sepsis [J]. Immunity, 2021,54(11):2450-2464.

[4] Parande-Shirvan S, Ebrahimby A, Dousty A, et al. Somatic extracts of Marshallagia marshalli downregulate the Th2 associated immune responses in ovalbumin-induced airway inflammation in BALB/c mice [J]. Parasit Vectors, 2017, 10(1):233.

[5] Jérémie Joffre, Judith Hellman, Can Ince, et al. Endothelia responses in sepsis [J]. Am J Respir Crit Care Med, 2020(3):361-370.

[6] Wen-Kuang Yu J, Brennan McNeil, Nancy E. Wickersham, et al. Vascular endothelial cadherin shedding is more severe in sepsis patients with severe acute kidney injury [J]. Crit Care, 2019,23(1):18.

[7] 王仲,于学忠,陈玉国,等.中国脓毒症早期预防与阻断急诊专家共识[J].中华急诊医学杂志,2020,29(7):885-895.

[8] Promsin P, Grip J, Norberg A, et al. Optimal cut-off for hourly lactate reduction in ICU-treated patients with septic shock [J]. Acta Anaesthesiol Scand, 2019,63(7):885-894.

[9] Evans L, Rhodes A, Alhazzani W, et al. Surviving sepsis campaign: international guidelines for management of sepsis and septic shock 2021[J]. Intensive Care Med, 2021,49(11):e1063-e1143.

[10] Sales-Campos H, Soares S C, Oliveira C J F. An introduction of the role of probiotics in human infections and auto-imme diseases [J]. Crit Rev Microbiol, 2019,45(4):413-432.

第三节·血流感染

　　血流感染(bloodstream infection，BSI)是指全身感染的患者血液培养呈阳性，可能是继发于原发部位明确的感染，或者来源未定。血流感染又分为菌血症与败血症。前者是病原微生物侵犯入血流，但是很快被清除，没有形成血管内病原微生物繁殖，病原微生物也没有随血流到达某个器官组织形成感染灶，后者则相反。近年来，随着侵袭性操作的不断增加及广谱抗生素应用、人口老龄化等，BSI 的发病率及病死率逐年上升，造成了患者住院时间的延长和经济负担的增加。

　　临床观察性研究发现，ICU 原发性 BSI 占 56.4%，继发性 BSI 占 43.6%；BSI 最常见原发感染来源为肺，占 33.3%，泌尿道来源占 10.2%，血管内导管来源占 7.7%，而不明来源 BSI 却接近 50%。另一项前瞻性队列研究显示，BSI 患者中感染最常来源于泌尿系统感染(占30.5%)，其次来源于腹腔感染(20.7%)。

【病因】

引起 BSI 的因素是复杂多样的，主要为以下三个方面。

1. 患者因素·患者因素主要为免疫力下降，相关因素有年龄和生理、精神因素、基础疾病、引起机体免疫力下降的医源性因素和非医源型因素。高龄、新生儿和婴幼儿更容易罹患本病；患有严重基础疾病者也易罹患本病，常见有糖尿病、心力衰竭、肥胖、恶性肿瘤、低白蛋白血症等。

2. 病原菌因素·病原菌的细菌种类侵袭力大、毒力强、数量多，侵入的门户黏膜或皮肤等屏障功能受损，如创伤、烫伤等。

3. 医源性因素·主要为侵入性诊疗措施，包括手术、血液透析、动静脉置管、留置导尿、浆膜腔穿刺置管、气管插管、气管切开人工气道等；应用激素、化疗药物、免疫抑制剂、广谱抗生素等。

【发病机制】

1. 病原微生物入血·病原体突破皮肤或呼吸道、消化道、泌尿生殖道等黏膜入血是常见的通路。导管相关血流感染的发病机制主要为穿刺时或置管后皮肤表面的细菌沿导管外壁侵入皮下组织及血管；或病原体自血管导管与外界的接头处沿导管内壁进入血流；也可见于血循环中的病原体直接污染导管等。

2. 病原微生物随循环播散·微生物入血后随血液循环至全身各器官，进入体循环静脉系统后沿血流方向进入左心，随体循环动脉血流分布于全身。当形成菌栓或赘生物时，体积可较大，有可能导致血管栓塞。

3. 病原微生物迁移形成转移性感染灶·循环中的致病微生物可通过多种机制迁移到各组织器官继续生长、繁殖，形成转移性感染灶，如肝脓肿、肺脓肿、脾脓肿等。

【诊断思路】

（一）症状

1. 一般症状·发热（高热）、寒战或弛张热伴有明显的毒血症症状，以间歇性弛张热多见，乏力，食欲减退，过度通气，精神状态改变。

2. 各系统症状·可见各系统、器官原发部位的感染症状：呼吸系统有咳嗽、咳痰、气急等；消化系统有恶心、呕吐、腹痛、腹泻等；泌尿系统有尿频、尿急、尿痛、少尿、无尿等；皮肤软组织感染有局部红、肿、热、痛表现等。

3. 并发症·炎症反应失调，可导致脓毒症、脓毒性休克、弥散性血管内凝血（DIC）、多脏器功能衰竭（MODS）乃至死亡，亦可有迁移性脓肿的表现，如颅内、肝内迁移性感染灶。

（二）体征

可有寒战、发热，或体温不升。或原有感染症状驱稳的情况下再次发作，可伴有皮疹、肝脾肿大、气促、脉搏细数、血压下降（<90/60 mmHg）、神志模糊、烦躁不安、嗜睡、谵妄、抽搐、昏迷、四肢厥冷、出冷汗等。

（三）实验室检查及辅助检查

血液培养法是目前诊断血流感染的金标准。

1. 血液和骨髓培养·有细菌生长是确诊菌血症的主要依据。脓液和渗出物培养，从原发局部炎症培养出细菌，不能确诊败血症，但有助于判断败血症的病原菌。从迁徙性炎症培养出细菌与原发灶一致，有助于判断败血症及其病原菌。

2. 广谱 PCR 技术（broad-range PCR）·对于依据临床症状难以判断是否血流感染的危重患者，可以采用 PCR 的检测方法来鉴定，这种情况常见于培养血量少、检测灵敏度低的新生儿患者。该方法可用于筛查新生儿和高危感染人群血流感染的病原体。

3. 二代测序技术（next generation sequencing）·二代测序技术可以不需要培养直接分析血流感染患者血或局部感染灶中的病原体，可以全面和定量地评估临床样本中的整个微生物群落。费用较贵，该技术适用于严重感染性疾病患者中，需要快速知道结果与培养阴性的患者病原体检测。

4. 其他检查·血常规检查中白细胞总数显著增高，中性粒细胞（N）多在 0.8 以上，核左移，有中毒颗粒；小部分患者白细胞正常或稍低。C 反应蛋白（CRP）、降钙素原（PCT）、内毒素、β-1,3-D 葡聚糖（G 试验）可以升高。

（四）诊断

血流感染诊断标准为：2 次或以上血培养分离出病原微生物。血液培养法是目前诊断血流感染的金标准。

临床诊断为：患者体温>38 ℃或<36 ℃，伴或不伴寒战，同时伴有以下任一情况：①明显脓毒血症症状；②有原发感染病灶或血流入侵途径；③皮下瘀斑、瘀点或肝脾肿大；④中性粒细胞增多并伴有核左移现象；⑤血压下降。

（五）特殊血流感染

1. 导管相关血流感染（catheter-related bloodstream infection，CRBSI）·根据美国感染病协会（Infectious Diseases Society of America，IDSA）于 2009 年更新的血管内导管相关感染的诊断和治疗临床指南，有实验室检查确诊血流感染或出现脓毒血症，并符合下列情况之一即可诊断。①穿刺部位或导管走行部位皮肤有红肿、疼痛、排脓或蜂窝织炎表现；②病原菌培养取导管尖端 5 cm 送检，细菌数≥15 CFU/平板为阳性，以及至少一次外周血培养分离到相同致病菌；或导管侧定量血培养细菌数至少为外周侧同时抽取血培养的 3 倍；外周侧培养出同种细菌,导管侧血培养阳性比外周血早2小时。

符合以下3项准则之一:①有1次或以上血培养为阳性,且血培养检出的微生物与身体其他部位感染无关;②患者出现临床症状(发热、寒战或低血压),血培养检出的微生物与身体其他部位的感染无关,并且有以下实验室检查报告中的一项:血培养显示为皮肤共生菌,或血病原体抗原物质显示为阳性;③患者出现临床症状(发热、寒战或低血压)而没有找出其他原因,血培养为阴性而身体其他部位无明显感染,且已经为患者进行了脓毒血症治疗。

2. 感染性心内膜炎(infective endocarditis,IE)

(1)诊断金标准:外科手术或死亡后尸检证实心内赘生物或手术取出动脉栓子,并经组织学或细菌学证实为感染性赘生物或栓子。

(2)临床诊断标准:具备2项主要标准,或1项主要标准加3项次要标准,或5项次要标准。其中,主要标准:①2次血培养阳性且为同一致病菌;②超声心动图示心内膜或心室流出道、起搏器导管、心脏人工植片上有摆动的团块影、瓣周脓肿、人工瓣部分松动或瓣周瘘,新出现瓣膜反流性杂音。次要标准:①原有基础心脏病或静脉药瘾者;②发热(体温≥38℃);③栓塞(动脉栓塞、感染性肺栓塞、菌性动脉瘤、颅内出血、结膜出血和Janeway病损);④免疫现象(肾小球肾炎、欧氏结节Roth斑或类风湿因子阳性);⑤超声心动图有可疑发现;⑥血培养阳性,但非引起IE的常见细菌。

【病情评估】

临床多采用评分系统来评估血流感染的危重程度。常用的有弥散性血管内凝血的评分系统、脓毒症及序贯性器官功能衰竭评分(SOFA)等,具体评分细则参见相关章节。

【治疗】

(一)治疗原则 及时去除感染诱因;初始治疗应结合患者的原发病灶、免疫功能状况、发病场所及流行病学资料综合考虑可能的病原体,选用适宜的抗菌药物;开始经验性抗生素治疗前应尽早进行病原学检查;选用杀菌剂,必要时联合用药。

(二)一般治疗 卧床休息、增加营养非常重要;原发感染灶的充分引流及分泌物清除,如肺炎或肺脓肿的体位引流、感染的深静脉导管的及时拔除、局部感染伤口的清创引流、肝脓肿穿刺引流等;针对敏感菌的抗生素治疗。

(三)抗感染治疗 在致病原尚未明确前,根据患者发病时的情况及处所,估计其最可能的病原菌,按表2-3-1中的抗感染方案予以经验治疗;在明确致病原后,如果原治疗用药疗效不满意,应根据细菌药敏试验结果调整用药。常见血流感染的致病原治疗方案见表2-3-1,危重症患者抗感染治疗策略参见"危重症抗感染药物合理应用"章节。

表2-3-1 血流感染的致病原治疗

病原	宜选药物	可选药物	备注
金黄色葡萄球菌、凝固酶阴性葡萄球菌			
甲氧西林敏感株	苯唑西林或氯唑西林	头孢唑林等第一代头孢菌素、头孢呋辛等第二代头孢菌素	有青霉素类抗菌药物过敏性休克史者不宜选用头孢菌素类
甲氧西林耐药株	糖肽类±磷霉素或利福平	达托霉素	

（续表）

病原	宜选药物	可选药物	备注
肠球菌属	氨苄西林或青霉素＋氨基糖苷类	糖肽类＋氨基糖苷类、利奈唑胺	一般均需联合用药
肺炎链球菌	青霉素 G	阿莫西林、头孢唑林、头孢呋辛	BSI 肺炎链球菌多为青霉素敏感株，该菌对红霉素或克林霉素耐药者多见，需注意药敏试验结果。有青霉素类抗生素过敏性休克史者不宜选用头孢菌素类
大肠埃希菌	第三代头孢菌素或 β-内酰胺类/β-内酰胺酶抑制剂	无产 ESBL 菌感染高危因素：头孢噻肟、头孢曲松等第三代头孢菌素，氟喹诺酮类，氨基糖苷类 有产 ESBL 菌感染高危因素：碳青霉烯类，β-内酰胺类/β-内酰胺酶抑制剂	菌株之间对药物敏感性差异大，需根据药敏试验结果选药，并需注意对氟喹诺酮类耐药者多见
克雷伯菌属	第三代头孢菌素	无产 ESBL 菌感染高危因素：第三代头孢菌素，氟喹诺酮类，氨基糖苷类 有产 ESBL 菌感染高危因素：碳青霉烯类，β-内酰胺类/β-内酰胺酶抑制剂	菌株之间对药物敏感性差异大，需根据药敏试验结果选药
肠杆菌属、柠檬酸菌属、沙雷菌属	头孢吡肟或氟喹诺酮类	碳青霉烯类、氨基糖苷类	同上
不动杆菌属	头孢哌酮/舒巴坦、氨苄西林/舒巴坦	碳青霉烯类（厄他培南除外）、氟喹诺酮类、氨基糖苷类、多黏菌素类	同上
铜绿假单胞菌	头孢他啶、头孢吡肟、哌拉西林等抗假单胞菌 β-内酰胺类＋氨基糖苷类	抗假单胞菌 β-内酰胺类/β-内酰胺酶抑制剂，碳青霉烯类（厄他培南除外），环丙沙星或左氧氟沙星，氨基糖苷类	同上，一般均需联合用药
脆弱拟杆菌等厌氧菌	甲硝唑	头霉素类、β-内酰胺类/β-内酰胺酶抑制剂合剂、克林霉素，碳青霉烯类	
念珠菌属	氟康唑，棘白菌素类	两性霉素 B	

段光臣　封启明　上海交通大学医学院附属第六人民医院

参考文献

［1］ Zheng B, Chen Y, Violetta L, et al. Bloodstream infections caused by entero-bacteriaceae in China ［J］. Lancet Infect Dis, 2019,19(8):810-811.

［2］ Buetti N, Lo Priore E, Sommerstein R, et al. Epidemiology of subsequent bloodstream infections in the ICU ［J］. Crit Care, 2018,22(1):259.

［3］ Lamy B, Sundqvist M, Idelevich E A, et al. Bloodstream infections-standard and progress in pathogen diagnostics ［J］. Clin Microbiol Infect，2020,26(2):142-150.

［4］ Greninger A L，Naccache S N. Metagenomics to assist in the diagnosis of bloodstream infection ［J］. J Appl Lab Med，2019,3(4):643 - 653.

［5］ 中华医学会血液学分会血栓与止血学组.弥散性血管内凝血诊断中国专家共识(2017 年版)[J].中华血液学杂志，2017,38(5):361 - 363.

［6］ Wang A，Gaca J G，Chu V H. Management considerations in infective endocarditis: a review [J]. JAMA，2018,320 (1):72 - 83.

［7］ Timsit J F，Ruppé E，Barbier F，et al. Bloodstream infections in critically ill patients: an expert statement ［J］. Intensive Care Med，2020,46(2):266 - 284.

第四节 · 休 克

休克(shock),是由多种致病因素引发且可危及生命的一种临床综合征,其本质是急性循环衰竭和细胞氧代谢障碍,并以血流动力学紊乱为主要表现,以微循环灌注障碍、氧输送与组织氧利用不足而导致多器官功能障碍为特征。历经近 250 年,"休克"一词的概念随着临床和基础研究的深入而不断变化和拓展,其治疗方法也在不断发展。目前广大学者均认识到,血压下降并不是贯穿休克整个发展过程的必然表现,早期识别并及时采取合理措施可以阻断和逆转休克的发生发展、改善预后。

不同国家和地区,各类休克的发病率受区域内急诊科患者病因构成的不同而有很大差异。总体而言,随着一些急重病症概念的更新和临床诊查手段的发展,也对不同类型休克的诊断产生影响。据一些研究估计,目前临床上各类型休克中以分布性休克中的脓毒性休克发病率最高(可占 50% 以上),其次为心源性休克和低血容量性休克(各占 15% 左右),分布性休克中的神经源性休克和过敏性休克的发病率约 5% 以下,梗阻性休克最少。

【分类】

休克的分类方法较多,各种分类法或同一分类方法的各个类型之间均有交叉、重叠,不同角度的分类在一定程度上体现了治疗目标的不同侧重点和治疗方法的不同切入点。

(一)按照临床病因诊断的分类 可分为出血性休克、创伤性休克、低血容量性休克、心源性休克、脓毒性休克、过敏性休克、神经源性休克等。这是临床上最常用的、较为直观的分类方法,突出了通过针对基础疾病和病因进行治疗以纠正休克的原则。

(二)按照血流动力学异常的分类 可分为低排高阻型休克和高排低阻型休克。该分类法强调以评估和纠正血流动力学异常为导向的治疗思路。

(三)按照致病因素影响血流动力学机制的分类 可分为分布性休克、低血容量性休克、心源性休克和梗阻性休克四大类。基于对影响血流动力学稳定性的各个环节机制的深入认识,该分类法不仅可以将按病因诊断的各个类型的休克涵盖其中,更重要的是在原先重视对因治疗的基础上进一步强调了不同病因在影响血流动力学机制上存在的共同点及其在休克发生、发展过程中的作用,并使之作为关键性治疗靶点及实现早期器官功能保护的目标在实践中成为可能。

【病因】

导致休克发生的多种病因作用于人体并通过多个机制和途径引起相应的病理生理变化。

1. **分布性休克**·包括脓毒性休克、过敏性休克和神经源性休克。神经源性休克的病因常见有脑干损伤、基底动脉血栓形成后的脑缺血、脊髓损伤、药物作用、疼痛及极端精神性因素(惊恐、巨大压力)等,上述病因均可引起自主神经功能严重紊乱,血管收缩和舒张功能严重障碍而导致休克的发生。此外,一些药物过量、毒物及内分泌功能紊乱都可以导致血管收缩和舒张功能紊乱而引发休克。

2. 低血容量性休克·出血性休克(急性出血而无明显组织损伤)常由急性消化道出血等病因引起;创伤失血性休克(急性失血伴有严重组织损伤)常由严重创伤、大手术等引起;而狭义的低血容量性休克常由脱水、严重营养不良等引起血管内血液介质严重减少。

3. 心源性休克·常见病因包括急性冠脉综合征、各种心肌病、心肌炎、心脏瓣膜病变、严重心律失常等。

4. 梗阻性休克·常见病因包括腔静脉受压综合征、肺动脉栓塞、主动脉夹层、张力性气胸、心包缩窄、心脏压塞、纵隔肿块压迫、机械通气时高 PEEP 水平等。

5. 复合性休克·临床常常同时存在各种类型的休克。

【发病机制】

可以导致休克发生的致病因素一旦作用于人体,即启动了连续性、进行性发展的病理生理过程,尽管这一过程的早期可能尚未引起明显临床表现(如血压下降),但损伤是持续存在并逐渐加重的,相应地,人体系统、组织、器官和细胞的功能也从可以维持功能平衡状态(代偿)逐渐发生功能障碍和失衡(失代偿),直至发生多器官功能衰竭。休克的核心是急性循环衰竭导致的细胞氧代谢障碍。

1. 休克介导因子·休克介导因子是致病因素引起一系列病理生理反应的中间环节和强化因素。主要介导因子包括细胞因子、NO、氧自由基、心肌抑制因子等。由单核巨噬细胞释放的肿瘤坏死因子(TNF)及白细胞介素(IL)参与介导的全身炎症反应综合征(systemic inflammatory response syndrome,SIRS)直接损伤细胞膜,并引起血管内皮损伤、细胞代谢障碍和器官缺血等,在脓毒性休克的发生中有重要作用。NO 舒张血管平滑肌的活性作用较强,在致病因素作用下,人体多种组织细胞会产生诱导型 NO 合成酶,促进血管内皮细胞和神经细胞大量生成 NO,导致外周血管扩张、血管反应性降低、毛细血管通透性增加,从而造成体循环阻力明显降低,促进休克的发生。氧自由基的生成主要与组织缺血再灌注损伤有关,并有很强的细胞毒性作用。心肌抑制因子(MDS)被发现其在循环中的水平随内脏器官缺血程度加重而升高,并抑制心室心肌细胞的功能,从而引起心排血量下降并促进休克的发生。由此可见,所谓休克介导因子实质上既是致病因素激活机体各个反应通路诱导的病理产物,又称为新的病理因素扩大了损伤的范围和强度。

2. 组织器官低灌注·循环系统与血流动力学密切相关的组织结构分别为血液、心脏、阻力血管(动脉和小动脉)、毛细血管、容量血管;平均动脉压(mean arterial pressure,MAP)可以作为平均灌注压的指标。而有效的组织器官灌注需具备以下基本条件:心脏泵功能、正常的血管收缩-舒张能力(维持正常的血管内容积)和充足的血容量。任何致病因素只要作用于上述这些组织结构并发生病理改变,且进一步造成心脏泵功能障碍、血管舒缩功能失调、有效循环血容量的不足,均可使组织器官灌注压明显降低。组织器官低灌注是加重细胞缺氧及氧代谢障碍的重要环节。

3. 细胞氧代谢障碍·直接影响细胞氧代谢的因素主要包含氧供(DO_2)、VO_2 和氧利用功能。①氧供不足:DO_2 代表循环系统在单位时间内向全身组织输送的氧量,其可以用简化公式表达为:$DO_2 = 1.34 \times Hb \times SaO_2 \times CO(L/min) \times 10$。由此可见,维持氧供与呼吸系统功能

（如 SaO_2）、血液质量（如 Hb）、心脏泵功能（如 CO）密切相关，任何可引起这三方面功能紊乱的病因均可导致氧供不足。②耗氧量（VO_2）代表组织细胞在单位时间内实际消耗的氧量；VO_2/理论 DO_2＝细胞摄氧分数（O_2ER）；正常情况下细胞摄氧分数（氧利用能力）稳定，一些生理或病理因素尽管使 VO_2 增加，而实际 DO_2 充足，足以满足理论 DO_2 相应增加的需求；而当机体维持正常 DO_2 基本不变的情况下，病理因素导致机体 VO_2 显著增加、实际氧供不能满足理论氧供增加的需求时，则氧供相对不足，细胞摄氧分数可以在一定范围内代偿性增高以满足耗氧量的需求。当病理因素导致 DO_2 显著降低且 O_2ER 超出代偿范围时，VO_2 低于维持细胞有氧代谢的最低需求水平，细胞转为无氧代谢，无氧酵解产生的大量乳酸导致细胞内酸中毒，细胞损伤、坏死，组织器官功能障碍等。③细胞氧利用障碍：O_2ER 可以代表细胞利用氧的能力。在一些情况下，氧供能维持正常状态，但病理因素直接损伤细胞及其线粒体等结构，使 O_2ER 明显降低，即细胞的氧利用效率明显降低，有氧代谢显著障碍。

4. 代偿与失代偿反应

（1）代偿反应：当致病因素引起循环系统功能和氧供早期变化时，机体的交感神经系统兴奋性明显提高，并释放缩血管物质，有利于维持心、脑等重要器官组织的灌注和细胞氧代谢，稳定生命体征。这些代偿机制主要有：糖皮质激素、醛固酮、肾上腺素释放增加；肾素-血管紧张素-醛固酮系统的激活；血容量减少和疼痛可刺激抗利尿激素的分泌量以收缩内脏小血管；收缩动脉和静脉容量血管，尤其是脾血管床，通过增加静脉回心血量以增加心脏前负荷；大量释放儿茶酚胺，强烈收缩皮肤、腹部脏器、骨骼肌血管床、肾脏血管床以增加外周血管阻力，而冠状动脉和脑动脉受儿茶酚胺影响较小以维持血流正常或增高；体温升高、酸中毒等病理因素促使组织中氧解离和细胞氧摄取增加，以维持氧代谢。

（2）失代偿反应：失代偿反应主要是致病因素持续存在或加强、机体代偿反应过度，以及因之所产生的一系列病理性反应而导致的功能失衡。这些失代偿反应主要包括：持续氧代谢障碍和酸中毒导致血管扩张、血压进行性下降；间质和细胞水肿，离子跨细胞膜转运障碍，细胞内大量乳酸蓄积，线粒体功能障碍、糖代谢异常及多种酶反应失活使细胞的氧利用发生严重障碍；发生弥散性血管内凝血等。

【诊断思路】

休克的临床诊断应强调早期诊断，即早期识别局部器官组织低灌注和氧代谢障碍；诊断休克的要素包括病因、临床表现、血流动力学指标和氧代谢指标。不同类型、病因休克的临床表现特点概括见表 2-4-1。

表 2-4-1　不同类型、病因休克的临床表现特点

分类	病因	临床表现	辅助检查
分布性	严重感染	感染病史，发热，寒战	白细胞、CRP、PCT 增高
	过敏原接触	过敏原接触病史，皮疹，低血压	/
	神经源性	有强烈的神经刺激（如创伤、剧烈疼痛），头晕，面色苍白，胸闷，心悸，呼吸困难，肌力下降	/
	中毒	毒素接触史，瞳孔改变，呼吸有特殊气味	毒理检测结果显示毒素水平增加
	酮症酸中毒	糖尿病症状加重和胃肠症状，酸中毒，深大呼吸和酮臭味	血糖大幅升高，血尿酮体阳性，pH＜7.35，HCO_3＜22 mmol/L
	甲减危象	甲减病史，黏液性水肿，昏迷，低体温	血清 T3、T4 降低和（或）TSH 明显增高

（续表）

分类	病因	临床表现	辅助检查
低血容量性	创伤或出血	创伤病史,腹痛,面色苍白,活动性出血	超声/CT 见肝脾破裂或腹腔积液,腹穿抽出血性液体
	热射病	头晕、乏力、恶心、呕吐,严重者出现高热,昏迷,抽搐	/
	急性胃肠炎、肿瘤化疗、消化道梗阻	严重呕吐、腹泻	血电解质异常
心源性	急性心肌梗死	心前区压榨性疼痛,濒死感,心律失常	ECG:新出现 Q 波及 ST 段抬高和 ST - T 段动态演变;心肌坏死标志物升高
	恶性心律失常	心悸、气促、胸闷	ECG 相应改变
	心肌病变	胸闷、气短、心悸	ECG、心脏超声相应改变
	瓣膜病	活动后出现心悸、心搏加快、心脏杂音	ECG、心脏超声相应改变
梗阻性	张力性气胸	极度呼吸困难,端坐呼吸,发绀,可有皮下气肿,气胸体征	胸部 X 线:胸腔大量积气,肺可完全萎陷,气管和心影偏移至健侧
	肺栓塞	呼吸困难,胸痛,咯血,惊恐,咳嗽	D -二聚体升高;ECG 示 V1 - V2 导联的 T 波倒置和 ST 段压低;CTA:肺通气血流比
	心脏压塞	胸痛,呼吸困难,晕厥,奇脉	ECG 示低电压;心脏超声示心包积液

注:引自中国医师协会急诊分会.急性循环衰竭中国急诊临床实践专家共识[J].中华急诊医学杂志,2016,25(2):146 - 152.

（一）症状　休克发生早期除了原发病症引起的症状可能并无明显和特征性的症状;在休克逐步进入高峰期的过程中,诸如头晕、心悸、气促、乏力、意识改变、少尿[尿量<0.5 mL/(kg·h)]等非特异性症状较常见。

（二）体征　休克早期,心率增快、脉压减小、呼吸频率增快等提示可能存在机体的代偿反应;皮肤(口唇、甲床)苍白、皮肤温度下降和皮肤潮湿也是常见的循环低灌注征象;在低血容量休克、心源性休克和梗阻性休克时,因外周血管收缩而常表现出皮肤苍白和肢体末梢湿冷;而在分布性休克时,外周血管扩张而常表现为皮肤色泽淡粉色,肢体末梢温暖。休克时循环障碍的典型体征为血压降低(SBP<90 mmHg,或高血压患者的 SBP 较基础水平降低幅度超过 40 mmHg),此时休克的发展往往已进入高峰期,因此,血压下降不能作为休克早期识别的依据。神经系统体征常见意识改变的表现,如反应迟钝、构音不清、定向力障碍等。

毛细血管充盈时间(capillary refilling time,CRT)可以快速评估患者的局部组织灌注状态,以反映全身循环功能状况。检查方法:患者手部位置高于心脏,检查者以固定压力持续压迫患者示指末节 15 秒,放开压迫后对甲床色泽恢复至正常的过程计时;一般儿童和成年男性的 CRT$\leqslant2$ 秒,女性的 CRT$\leqslant2.9$ 秒,老年人的 CRT$\leqslant4.5$ 秒。

（三）实验室检查及辅助检查　常用生化指标包括血乳酸浓度、动脉血气分析、局部组织灌注指标(胃黏膜 pH、胃肠黏膜 PCO_2)等;血流动力学指标主要包括功能性血流动力学监测、DO_2、VO_2、混合静脉血氧饱和度($S\bar{v}O_2$)/$ScvO_2$、静动脉血二氧化碳分压差[$P(cv - a)CO_2$]及其他辅助检查,包括超声检测和微循环监测等。任何一项指标和任何一种检测方法的临床意义都是相对的,受到多因素影响。因此,在监测和评估患者时,应该注意结合患者临床症状体征,动态观察各指标的变化,并注重多项指标的综合评估。

1. 混合静脉血氧饱和度($S\bar{v}O_2$)或上腔静脉血氧饱和度($ScvO_2$)·是识别休克早期较为

敏感的指标,既能反映在 DO_2 充足稳定时组织细胞摄氧能力,也可作为重要的疗效指标。$S\bar{v}O_2$ 的正常范围:65%～75%($ScvO_2$ 较 $S\bar{v}O_2$ 高 5%～15%)。$S\bar{v}O_2$ 与 CO 和 Hb 成正比,并随 SaO_2 升高而升高,随 VO_2 升高而降低。因此,当 $S\bar{v}O_2$<65%,往往提示可能存在心排血量降低、心功能不全、再贫血、循环血容量不足、呼吸功能不全等。$S\bar{v}O_2$<60%,提示 VO_2 升高;$S\bar{v}O_2$>75%,则提示细胞氧利用障碍,如在脓毒性休克发生、发展中常由细胞线粒体功能受损所致。

2. 静动脉血二氧化碳分压差[$P(cv-a)CO_2$]·是上腔静脉与动脉的二氧化碳差值。在全身血流灌注充足时,完全清除组织产生的 CO_2,当脓毒症患者 $ScvO_2$ 达标后,仍然可能存在组织灌注不足,尤其是在 $P(cv-a)CO_2 \geqslant 6$ mmHg 时,提示复苏不充分。$P(cv-a)CO_2$ 可以作为经过早期液体复苏治疗后 $ScvO_2$>70%的脓毒症患者需要继续液体治疗的复苏指标。

3. 血乳酸和血乳酸清除率·动脉血乳酸是反映组织缺氧状况的高敏感性指标之一,其水平升高常较其他休克征象先出现;而静脉血乳酸常可反映回流区域缺氧状况。动脉乳酸正常值上限为 1.5 mmol/L,危重症患者允许达到 2.0 mmol/L,各实验室正常值范围可能存在差异。但血乳酸水平升高还存在多种可能的原因:如乳酸/丙酮酸值<10%,提示存在乳酸代谢障碍的情况(丙酮酸脱氢酶功能低下、肝功能损害等);如乳酸/丙酮酸值>10%,则多与细胞氧代谢障碍时乳酸生成过多有关。临床上通过动态监测血乳酸水平并计算血乳酸清除率,对评估治疗休克的疗效和判断预后更为理想;血乳酸清除率 = 血乳酸变化值/初始血乳酸值×100%。

4. 动脉血气分析·临床常用和简便快速的检测方法,主要通过判断是否存在代谢性酸中毒来评估全身组织氧代谢的状况,但在应用时需与其他指标相结合,因为引起代谢性酸中毒的原因可能与肾功能不全、糖尿病酮症酸中毒、严重急性酒精中毒等有关。

5. 基本血流动力学指标监测·包括有创动脉血压、中心静脉压(CVP)、心排血量(CO)、体循环阻力(SVR)、肺动脉(PAP)、肺动脉楔压(PAWP)及全心舒张期末容积(GEDV)、胸腔内血容量(ITBV)。

6. 功能性血流动力学指标监测·包括每搏量变异度(SVV)、脉搏压变异度(PPV)、被动抬腿试验(PLRT)。通常,SVV 或 PPV≥10%提示容量反应性好,继续扩容能够增加心输出量和血压。PLRT 抬高下肢 45°可达到类似自体输血 150～300 mL 的效应,若 SV 或 CO 增加15%,提示容量反应性好。SVV 或 PPV 的测量受自主呼吸和心搏节律的影响,而 PLRT 则不受这两者的影响。

7. 消化道黏膜 pH·正常范围为 7.35～7.45。在休克发生发展过程中,消化道黏膜微循环最易受损而较其他器官组织更早发生灌注不足,且在全身器官组织灌注恢复过程中最晚恢复。因此,消化道黏膜 pH 的变化可以作为休克早期的识别指标和休克治疗的疗效目标。当消化道黏膜 pH<7.35,提示局部黏膜存在灌注不足和氧代谢障碍,pH 降低程度与黏膜缺血缺氧的严重程度呈正相关。

8. 超声检查·超声检查可准确迅速判断休克患者低血压的原因,确定治疗方向。如通过下腔静脉内径及变异度、左心室舒张末面积大小等判断是否存在低血容量休克;通过评价右心室功能、左心室收缩舒张功能评估是否存在心源性休克;通过评价股静脉血栓、右心室大小、室间隔运动、肺动脉压及心包积液等判断是否存在梗阻性休克。

【病情评估】

（一）评分标准　作为临床常见危重症，一些广泛使用的危重症病情评估方法也可应用于对休克患者预后的初步判断，但在使用时需根据具体休克类型，注意所用方法的敏感性和适用性，必要时可结合 2 个或以上的评估工具。APACHE Ⅱ 评分、SOFA 评分是休克患者预后评估的可靠工具。

1. APACHE Ⅱ 评分·APACHE Ⅱ 评分对患者总体病情进行初步评估。根据公式计算预期病死率，计算结果以 0.5 为界，0.5 以下为预测死亡，0.5 以上为预测存活。一项包括 5 815 例 ICU 患者的早期研究表明，APACHE Ⅱ 评分与患者病死率之间具有相关性。

2. SOFA 评分·SOFA 评分不仅是诊断脓毒性休克的重要工具，并且进行动态 SOFA 评分对脓毒性休克患者预后评估的准确性高于 APACHE Ⅱ 评分。研究表明，急诊入院 72 小时内 SOFA 评分的变化值与脓毒性休克患者的院内病死率呈线性关系。SOFA 评分增加 2 分的患者病死率可达 42%。SOFA 评分联合血乳酸可进一步提高预后评估准确性。前瞻性队列研究提示，乳酸、SOFA 评分预估脓毒性休克患者 28 天病死率的曲线下面积为 0.79 和 0.75，两者联合的曲线下面积可达 0.82，显著高于单一指标。

（二）风险评估　失血性休克时，失血量的估算方法可采用休克指数（SI）进行估算。SI = HR/SBP。当 $0.5 \leqslant SI < 1.0$ 时，失血量为 10%~20%；当 $1.0 \leqslant SI < 1.5$ 时，失血量为 20%~30%；当 SI 达到 1.5 时，失血量为 30%~50%。

【治疗】

（一）治疗原则　休克治疗应在早期识别的基础上尽快改善循环系统功能和组织灌注（心排血量、血容量、血管收缩-舒张功能）、恢复氧供及维持氧代谢、减轻细胞损伤并保护器官功能，降低死亡风险；同时应积极治疗原发病，延阻休克的发展。

（二）治疗措施

1. 早期液体复苏·分布性休克和低血容量性休克存在明显的循环血容量不足，在诊断成立后应尽早开始液体复苏。液体输注类型首选晶体液；液体输注速度：在心、肾功能没有明显损害的情况下，建议在 20~30 分钟内静脉输注 300~500 mL 或在开始复苏的最初 3 小时内静脉输注液体量 30 mL/(kg·min)。液体复苏的终点目标并没有统一的量化标准，个体化的治疗终点需结合疗效目标和容量负荷风险的评估。心源性休克时因肺循环容量的增加而导致一定程度的容量分布不均一，故适当补充容量也是必要的。

2. 输血·不仅是补充血容量的措施，而且提高血液质量有助于增加 DO_2 和改善细胞氧代谢；通过输注浓缩红细胞悬液，使 Hb 达到 100 g/L 以上、Hct 达到 30% 以上，可提升 DO_2 至最佳状态。

3. 呼吸支持·针对不同程度的呼吸功能障碍应采取相应的呼吸支持措施，通过维持稳定的 SaO_2 以保证充足的 DO_2，改善细胞氧代谢。

4. 血管活性药物·对于血压明显降低（MAP<65 mmHg）或经过积极液体复苏血压仍持续下降者，应使用血管活性药物，首选去甲肾上腺素。

（1）去甲肾上腺素：具有 β 肾上腺素能受体激动效应和部分 α 肾上腺素能受体激动效应，在显著提高 MAP 的同时维持心排血量、不明显增加心率。剂量建议为 0.1~0.2 μg/(kg·min)。

（2）肾上腺素：小剂量使用时以 β 肾上腺素受体激动效应为主，大剂量使用时以 α 受体激动效应为主,是强效的血管活性药物,在过敏性休克的治疗中有重要作用;而在其他休克的治疗中,因其可能增加心律失常风险和明显收缩内脏器官血管而降低血流量,且未发现其有较去甲肾上腺素的优势,故作为二线药物供选择。

(3) 血管加压素:对于分布性休克患者,在去甲肾上腺素治疗的基础上辅助小剂量血管加压素(如垂体后叶素剂量≤0.04 U/min),不仅能有效升高动脉压,还有助于提高糖皮质激素使用者的生存率,使用的安全性也得到证实。特利加压素的药效维持时间较垂体后叶素明显延长,使用时需特别注意。

(4) 多巴胺:不建议在救治休克时常规使用多巴胺。多巴胺在治疗休克中的疗效并不优于去甲肾上腺素,且因增加引发心律失常的比例而不利于预后,又因可能影响内分泌导致免疫抑制而不利于脓毒性休克的预后。

5. 正性肌力药物 · 在休克的治疗中应用正性肌力药物主要是通过提高 CO 而维持充足的 DO_2。这类药物中最常用的是多巴酚丁胺,它主要具有 β 肾上腺素受体激动效应,对血压的影响较小,也很少引起心动过速。多巴酚丁胺的初始静脉应用剂量需个体化。磷酸二酯酶Ⅲ抑制剂(米力农、依诺昔酮等)既有强心、提高 CO 的作用,又有扩张血管的作用,有加重血压降低的不良反应,故在休克治疗中处于辅助性药物的地位。

6. 治疗目标

(1) MAP:非出血性休克的初始复苏目标应是尽快使 MAP 维持在 65~70 mmHg;对于失血性休克的患者,在明显的活动性出血被控制前,只要患者的意识状态、神经系统功能没有明显障碍,治疗的初始 MAP 目标可以控制在不高于 65 mmHg(甚至 40~50 mmHg 即可),以利于出血的控制和防止凝血功能障碍。

(2) $S\bar{v}O_2$ 和 $ScvO_2$:休克治疗中,CO 很难设定一个统一的量化目标,而 $S\bar{v}O_2$ 可以反映 DO_2 和组织需氧量之间的平衡情况,进而反映 CO 是否合适。临床上常用测量 $ScvO_2$ 替代 $S\bar{v}O_2$,建议在休克复苏治疗的最初 6 小时内将 $ScvO_2$ 维持在≥70%的水平。

(3) 血乳酸清除率:动态监测血乳酸水平能较好反映细胞氧代谢障碍的变化趋势。在排除其他因素影响的情况下,如能在休克治疗过程中使血乳酸清除率达到每 2 小时降低 20%,将有效改善患者预后。

【最新进展】

(一) 细胞水平的灌注状况监测技术进展 通过皮肤、皮下组织和肌肉血管床可直接监测局部细胞水平的灌注。经皮或皮下氧张力测定、近红外线光谱分析及应用光导纤维测定氧张力等新技术推动休克复苏的终点到达细胞和亚细胞水平。

(二) 床边微循环监测 正交偏振光谱(OPS)和暗视野侧流成像(SDF),因采用手持设备而实现床边直视下观察休克患者的微循环变化,可选择舌下微循环等浅表微循环进行监测,阳性结果包括毛细血管密度下降和未充盈、间断充盈毛细血管比例升高及血流异质性增加等。近红外光谱成像(NIRS)可以通过监测前臂组织氧合血红蛋白(HbO_2)和脱氧血红蛋白(Hb)的分数来分析组织微循环的氧供情况,进而反映组织微循环灌注情况。监测到微循环灌注不足的程度与患者预后相关,各种治疗措施也在不同程度上影响微循环灌注状况,但直接以微循环灌注的监测结果为导向的治疗措施对改善休克患者预后的作用还有待于更多高质量研究的证实。

（三）减轻细胞损伤的治疗探索　减轻细胞损伤可以提高氧利用,改善氧代谢,是减轻休克发生发展中对器官功能损伤的重要途径,但尚未有临床疗效得到证实的实践方法,更多的是在实验研究中的成果。目前,专业学者在此方面的努力方向包括:以重组人生长激素、多黏菌素 B、中医中药等拮抗内毒素;1,6-二磷酸果糖、复合辅酶等改善细胞代谢。

脓毒性休克

脓毒性休克(septic shock)是指脓毒症患者虽经充分液体复苏仍无法纠正低血压,需依靠升压药物将 MAP 维持在 65 mmHg 以上,且血乳酸>2 mmol/L。脓毒性休克与脓毒症紧密相关,全球每年大约有数百万人的健康受到脓毒症/脓毒性休克的威胁,且病死率高达 16%~33%。

【病因与发病机制】

脓毒性休克即机体因感染而诱发的微循环功能障碍。脓毒性休克的主要病理生理特点是血流分布不均和有效循环血容量不足、心排血量正常或增加而体循环阻力下降、心肌细胞受到抑制且氧摄取不足、组织低灌注和氧代谢障碍。

1. **炎症因子的释放和介导**·感染诱导机体免疫系统激活,通过多种途径释放各种炎症因子发挥生物学效应,并造成外周血管扩张和体循环阻力下降、血管内皮损伤和毛细血管通透性增加、心肌抑制和收缩力下降等病理生理反应。①在细胞因子 IL-1、TNF-α 等刺激下,一些非血管内皮细胞(如中性粒细胞、巨噬细胞、肝细胞、血管平滑肌细胞)激活了在生理状态下并不表达的诱导型 NO 合成酶(iNOs),导致 NO 迅速而大量的合成和释放,从而导致外周血管明显扩张,造成体循环阻力下降。②细胞因子等直接或间接损伤血管内皮细胞,使毛细血管通透性明显增加,血管内液体漏至血管外,导致有效循环血容量降低。③细胞因子通过经典和旁路途径激活补体系统,其产物可造成毛细血管扩张和通透性增加,导致动-静脉短路和血流分布异常。④患者循环中存在的诸如花生四烯酸代谢物、血小板活化因子、组胺、内啡肽及 TNF-α 和 IL-1β 等可直接产生或协同发挥抑制心肌细胞收缩和氧摄取的作用,引起心肌收缩力下降。

2. **氧代谢障碍的发生机制**·脓毒性休克时,组织细胞的氧代谢障碍主要与组织低灌注和细胞线粒体损伤有关。①毛细血管大量、明显扩张,造成动-静脉短路和静脉分流,回心血量增加时心排血量增加;而外周血管阻力下降和静脉分流加重了血流分布异常。②血流分布异常造成不同部位器官之间存在灌注不均一,或者同一器官的不同区域存在组织灌注不均一,部分器官或局部组织低灌注,氧供不足。③细胞线粒体易受到细菌毒素和各种炎症介质的损伤,引起细胞氧利用障碍,因此即使在高血流量和高灌注的组织,细胞仍然存在氧代谢障碍。

【诊断思路】

（一）症状　脓毒性休克的症状主要是在原发感染相关症状的基础上,出现符合脓毒症及休克特点的症状。

（二）体征　脓毒性休克的体征主要包括:原发感染的相关体征、急性循环衰竭的体征和其他器官功能损伤/障碍的相关体征。此时的急性循环衰竭体征主要可见:心率增快、呼吸频率增快、血压降低(SBP<90 mmHg 或 MAP<65 mmHg,或高血压患者的 SBP 较基础水平降低幅度超过 40 mmHg)等;皮肤色泽淡粉色,肢体末梢温暖;尚较常见神经系统体征:意识改变

的表现,如反应迟钝、构音不清、定向力障碍等。

(三)实验室检查及辅助检查 诊断脓毒性休克需要持续完善和评估感染及脓毒症相关的理化检查(血常规、CRP、SAA、PCT、HBO、IL 系列、TNF‐α、淋巴细胞功能指标、补体、病原学检查、影像学检查等),还需要特别关注一下检查和检测指标。

1. 血乳酸水平·血乳酸既可以帮助确诊脓毒症,也有利于早期识别低灌注和脓毒性休克,并与预后相关。

2. 血流动力学指标的检测和监测、床旁超声检查和微循环功能监测·相关内容已在前文述及,特别建议对于已确定脓毒性休克的患者,在具备条件时应尽快采用有创动脉血压监测替代无创监测。

【病情评估】

(一)序贯性器官功能衰竭评分(SOFA) 总分为 0~24 分,将急性感染患者评分增加≥2分,作为诊断脓毒症的主要标准,若同时具有需要依靠药物升压且血乳酸≥2 mmol/L 的情况,即为脓毒性休克。急诊入院 72 小时内 SOFA 的变化值与脓毒性休克患者的院内病死率呈线性相关。SOFA 评分增加 2 分的患者病死率可达 42%。SOFA 评分联合血乳酸可进一步提高预后评估准确性。

(二)风险评估 英国早期预警评分(NEWS)、改良早期预警评分、快速 SOFA 评分(qSOFA)结合应用可作为急诊临床早期(疑似)脓毒症或脓毒性休克风险和预后的快速评估工具;其中 qSOFA 尽管是 SOFA 的简化、快速形式,但并不建议将其独立作为脓毒症或脓毒性休克的诊断工具。

【治疗】

1. 早期复苏

(1)复苏策略:对脓毒症和脓毒性休克患者均应尽早开始治疗和复苏。对脓毒症低灌注或休克患者的初始复苏,建议在开始的 3 小时内静脉输注晶体液达 30 mL/kg;同时,尽可能通过动态监测功能性血流动力学指标以指导液体复苏,这些指标如 SV、SVV、PPV 等,也可采用床旁心脏超声动态监测患者对被动抬腿试验的反应性。也可以利用血乳酸动态清除率和 CRT 辅助指导液体复苏治疗。

(2)复苏液体选择:成人脓毒性休克的复苏液体首选晶体液,并建议优先考虑平衡盐晶体液;在已经接受大量晶体液复苏的患者,可考虑输注 20%白蛋白,使患者血白蛋白水平维持在 30 g/L 以上,有助于降低死亡风险;但不建议使用人工胶体液和明胶作为复苏液体。

(3)关于容量控制:对于经过初始液体复苏后仍然组织低灌注和容量不足的患者,在开始复苏的第一个 24 小时究竟应采用限制性液体复苏策略更佳还是不加以限制,目前尚无确切的临床研究证据支持,需要临床医师根据患者情况采取个体化措施。

2. 抗感染治疗·对于脓毒性休克患者的抗感染治疗,应遵循治疗脓毒症的抗感染策略(包括药物选择、使用剂量和频次、疗程、耐药的处理、感染源控制等),具体内容可参见本书相关章节。

3. 血管活性药物·成人脓毒性休克的升压药物首选去甲肾上腺素静脉持续输注,剂量建议为 0.1~0.2 μg/(kg·min),初始治疗目标为 MAP 达到 65 mmHg。如果单独应用去甲肾上腺素后 MAP 仍未达到治疗目标,不应盲目增加其剂量,而建议联合应用小剂量垂体后叶素

（≤0.04 U/min）；若上述两种药物联合使用仍未能使 MAP 达标，可考虑加用肾上腺素。

在无法获取去甲肾上腺素的情况下，可以多巴胺或肾上腺素作为替代药物，但需关注心律失常的风险，且仍应尽可能获得去甲肾上腺素。治疗脓毒性休克，不建议将血管紧张素Ⅰ作为一线升压药物，不建议使用特利加压素。

使用血管活性药物尚需注意静脉通路的选择，可短期应用外周静脉（尽量选择肘前静脉或其附近的静脉通路），并尽快建立中心静脉通路。

4. 正性肌力药物 · 当患者同时伴有心功能不全时，及时容量复苏充足、血压达标，仍会存在组织低灌注，此时可在应用去甲肾上腺素的同时联合应用多巴酚丁胺，或者单独应用肾上腺素，但须慎用左西孟旦。

5. 糖皮质激素 · 当脓毒性休克患者需要使用血管活性药物，且去甲肾上腺素或肾上腺素的剂量达到 0.25 μg/（kg·min）已经超过 4 小时，建议加用糖皮质激素，如氢化可的松 200 mg/d（50 mg iv q6 h，或持续静脉输注）。

6. 辅助治疗措施

（1）输注红细胞：脓毒性休克患者输注红细胞悬液有利于提高血液质量、增加 DO_2 和改善细胞氧代谢，但需掌握指征，通常以血红蛋白浓度小于 70 g/L 作为主要指标。但当患者同时伴有急性出血、急性心肌缺血、严重低氧血症等情况时，上述标准可酌情放宽。

（2）肾脏替代治疗：当脓毒性休克合并急性肾损伤（AKI）患者具备肾脏替代治疗的指征时，建议采用连续性或间歇性肾脏替代治疗治疗（参见本书相关章节内容）。

（3）碳酸氢钠：不建议常规或经验性使用碳酸氢钠来改善脓毒性休克和组织低灌注引致高乳酸血症时的血流动力学或降低血管活性药物的用量。应用碳酸氢钠的主要指征包括：pH<7.2 的严重代谢性酸中毒、AKIN 评分达到 2～3 分的急性肾损伤。

（4）血液净化：血液净化是减轻细胞损伤的可能方法之一，虽然已有应用多黏菌素 B 血液灌流或其他血液净化技术的临床实践，但并没有获得足够的研究证据支持。

（5）免疫球蛋白：静脉注射免疫球蛋白的治疗措施理论上可能有益于调节脓毒症/脓毒性休克时的免疫失衡，但其对于降低病死率和改善预后的作用尚未获得足够的证据支持。

7. 营养建议 · 具备胃肠内喂养的患者，应尝试早期（72 小时内）给予其肠内营养。

8. 预防并发症

（1）预防应激性溃疡：对于存在消化道应激性溃疡出血较高风险的患者，建议进行预防性治疗。

（2）预防静脉血栓（VTE）：应给予患者药物预防 VTE 的发生，可选择低分子肝素（而非普通肝素）。

过敏性休克

过敏性休克（anaphylactic shock）是指由机体的过敏反应诱发的急性循环功能衰竭，起病急骤，常合并荨麻疹和喘息、循环衰竭等征象，处理不当易危及生命。

【病因】

直接诱发过敏性休克，即诱发急性过敏反应的因素（变应原）很多，包括食物（如动物蛋白类、树生坚果、芝麻、小麦、荞麦、燕麦等）、药物和生物、化学制剂（如抗生素、各种中西药物、人血白蛋白、造影剂等,包括主要药用成分及辅料、溶剂等)、昆虫叮咬、生物或化学物质的吸入/接触(如花粉等植物组分、动物毛屑、真菌、化学性涂料/颜料/染料、生漆等);这些变应原接触人体的途径包括食入、注射(皮下、肌内、静脉、骨髓腔)、虫叮咬/皮肤接触、吸入等。

除了变应原的存在,还有一些诱发或加重过敏性休克的危险因素,包括哮喘发作期、系统性肥大细胞增多症、激素水平改变(如月经前期等)、运动、感染、不良的精神心理状态、睡眠不足、疲劳、饮酒、使用某些药物(如 ACEI 类、β 受体阻滞剂等)。

【发病机制】

过敏性休克发生的核心机制为变应原通过免疫或非免疫途径介导组织中肥大细胞和血中嗜碱性粒细胞活化,释放一系列化学介质作用于全身各器官,特别是作用于循环系统,导致循环功能障碍或衰竭。

1. 肥大细胞和嗜碱性粒细胞的活化

(1) 免疫途径介导:以特异性 IgE 介导为主,少数由 IgG 所介导。能诱导产生特异性 IgE 抗体的变应原分为半抗原和全抗原。半抗原首次接触机体时需要结合分子量较大的载体才能诱导产生 IgE,当其再次接触机体时则不再需要载体而可单独诱导发生继发性免疫反应。当同一抗原再次进入机体时,可与上述肥大细胞膜上的吸附性 IgE 抗体结合,进一步激活肥大细胞和嗜碱性粒细胞,从而使这两种细胞脱颗粒释放化学介质。

(2) 非免疫途径介导:又称类过敏反应。变应原进入机体后介导的非免疫途径主要包括:①激活补体系统,产生的 C3a、C4a、C5a 可直接活化肥大细胞和嗜碱性粒细胞,释放组胺等化学介质;②激活凝血/纤溶系统,变应原通过级联反应先后激活纤溶系统-纤溶酶、激肽系统-缓激肽系统,使血管扩张,增加血管壁通透性。③化学物质直接介导,主要指一些药物如造影剂、神经-肌肉阻滞剂、氟喹诺酮类等,通过介导肥大细胞 C 蛋白偶联受体(MRCPRX2)活化肥大细胞;④特发性反应,机制尚未明确,如酒精作用、运动、劳累等所诱发。

2. 化学介质及其作用 · 肥大细胞和嗜碱性粒细胞被活化后释放的化学介质包括原发性介质和继发性介质。

(1) 原发性介质:通过 IgE 介导的途径激活肥大细胞和嗜碱性粒细胞释放的化学介质包括:组胺、趋化因子、酶类和蛋白多糖等,引起毛细血管通透性增加,引起血流分布异常及低灌注。

(2) 继发性介质:指通过抗原与抗体结合激活肥大细胞膜上的钙离子通道,通过钙离子内流而使细胞释放的一系列介质。

(3) 化学介质对循环系统及其他组织的影响:这些化学介质如组胺、NO、缓激肽、血小板活化因子等具有扩张血管和增加血管壁通透性的作用;也可导致支气管平滑肌和小肠平滑肌等非血管平滑肌发生痉挛,并加剧黏膜水肿和刺激黏液性分泌。

【诊断思路】

过敏性休克是严重过敏反应的表现之一,与喉头水肿共同构成过敏反应致死的两大原因。当出现全身严重过敏反应时,可能意味着患者即将或已经出现过敏性休克。

以过敏反应而言,5 分钟内发生的为急性型,5 分钟后发生的为延缓型。以过敏性休克而言,80%~90% 发生于 30 分钟以内,可称为速发型,尤以发生于 5 分钟内的最多,约占过敏性休克的半数;发生于 30 分钟至 24 小时的可称为缓发型。

过敏反应的表现可累及皮肤组织、呼吸系统、循环系统、消化系统、泌尿生殖系统和中枢神经系统等;不同组织、系统均可出现如不同程度的平滑肌痉挛、腺体分泌增多、黏膜/血管性水肿等表现。各组织、系统或各类型表现并无先后顺序的规律性。

（一）症状和体征

1. 可能的前驱症状·烦躁、焦虑、轻度头痛或头晕等表现。

2. 一般症状·皮肤潮红、规则或不规则皮疹、皮肤瘙痒、刺激性咳嗽、眼痒、喷嚏、唇舌麻木等。

3. 平滑肌(非血管壁)痉挛、腺体分泌增多·流泪、流涕、气管-支气管痉挛引起的哮喘样发作及其引起的胸闷和呼吸困难、腹痛、呕吐、腹泻、尿失禁、女性阴道流血等。

4. 黏膜渗出和水肿、血管性水肿·皮肤荨麻疹、声带水肿引起的声音嘶哑、喉头水肿及其引起的呼吸困难、恶心、呕吐、腹泻,以及脑水肿引起的头痛、抽搐、意识改变等。

5. 急性循环衰竭·心率增快引起心悸、头晕、血压下降、黑矇、冷汗、意识改变、心跳呼吸骤停等。

（二）诊断标准

（1）出现以下情况之一者,具备严重过敏反应的高度可能

1）具有典型的皮肤表现同时伴有一个或一个以上其他系统(如呼吸系统、循环系统、消化系统、中枢神经系统等)的表现。

2）无论有无典型皮肤表现,在暴露于明确或可疑的过敏原后出现血压下降等急性循环衰竭表现或支气管哮喘样发作,或声带/喉头水肿表现。

（2）以血压降低为主要表现的严重过敏反应或严重过敏反应的进展中出现血压降低者,即为过敏性休克。

【病情评估】

风险评估:过敏性休克的发生和进展迅速,需要临床医师在诊断的同时对患者的病情严重程度做出快速评估,可以依据以下两方面判断。

（1）患者暴露于过敏原的途径:药物注射、吸入、虫叮咬等途径暴露于过敏原后诱发的过敏性休克多为速发型,往往较严重,病死率高;而经口食入或皮肤局部接触的过敏原诱发的过敏性休克常为缓发型,相对严重程度略低,预后更好。

（2）根据过敏反应所影响的组织、系统进行评估(表2-4-2)。

表2-4-2　过敏反应严重程度评估

程度	影响的组织、系统	表　现
轻度	皮肤黏膜	红斑、荨麻疹、结膜充血、眼眶周围水肿
中度	呼吸、循环、消化	呼吸困难、喘鸣、气促、恶心、呕吐、头晕(晕厥)、出汗、咽痛、胸痛、腹痛
重度	呼吸、循环、中枢神经	$SaO_2 \leqslant 92\%$、口唇发绀、$SBP < 90\ mmHg$、脉搏速而弱、意识改变、二便失禁

【治疗】

（一）治疗原则　尽可能快速脱离可能的过敏原暴露;就地抢救,在症状和体征趋于平稳前减少搬动和转运;快速纠正循环衰竭、控制哮喘样发作和喉头水肿;进行必要的器官功能

支持。

（二）抗过敏治疗

1. **一线治疗**·即肾上腺素肌内注射。首选肌内注射，特别是大腿前外侧中段处血管丰富，有利于药物的迅速吸收，且操作简便。成人首次剂量为 0.01 mg/kg，最大剂量 0.5 mg，若症状缓解不明显，可在间隔 5～15 分钟后重复 1 次。

2. **二线治疗**

（1）吸入短效 β_2 受体激动剂：如沙丁胺醇可协同缓解气管-支气管平滑肌痉挛。

（2）糖皮质激素：临床研究中并未显示出糖皮质激素对降低过敏性休克患者病死率有益，因而是二线药物。可静脉使用氢化可的松每日 500～800 mg。

（3）抗组胺药：不能直接抑制过敏反应中的化学介质释放，也只能作为辅助用药。

（三）抗休克治疗
主要包括扩容、血管活性药物使用等。

【最新进展】

（一）关于发病机制
在发病机制方面，近年来一些动物实验研究发现，血管壁表面存在一种树突细胞亚群，可将树突（探针）伸入血管内，探测到血源性变应原后可将其吞噬，并形成微囊泡；微囊泡在血管外侧脱出细胞，可直接传递给肥大细胞并将之激活。这一研究结果可能提示或阐释一种新的机制，可以解释一些患者首次接触某一变应原即迅速发生严重过敏反应的情况。

（二）关于院前救治
目前多个国际指南均推荐家庭中备用预充式肾上腺素注射液，当出现严重过敏反应时，可尽早自我救治，为后续求助院前急救人员或医院的专业救治而争取时间。

低血容量性休克

低血容量性休克（hypovolemic shock）是指各种原因导致的循环血容量减少、心排血量下降而引起的休克。创伤性失血是造成低血容量性休克的主要原因。休克状态下的组织低灌注、感染及再灌注损伤引发多器官功能障碍综合征（MODS）常常导致患者死亡。

【病因】

造成低血容量性休克的原因是有效循环血容量的丢失，包括显性丢失和非显性丢失。当有效循环血容量丢失到体外时，称为显性容量丢失，如创伤、外科手术、消化道溃疡、食管胃底静脉曲张破裂等引起的急性失血。频繁的呕吐、腹泻、大剂量利尿剂引起水及电解质的大量丢失等。循环血容量丢失在循环系统以外，仍留在体内，称为非显性容量丢失，通常由过敏、虫蛇叮咬或内分泌功能障碍等导致。

【发病机制】

低血容量性休克的发生机制是有效循环血容量丢失，心脏前负荷降低，心排血量减少，导致机体组织器官灌注不足。肺循环灌注量减少，通气血流比发生改变，机体气体交换发生障碍，氧合功能受到损害，氧输送功能下降。在休克初期，机体通过兴奋交感-肾上腺素、肾素-血管紧张素-醛固酮系统，使心率增快，体循环阻力增高来维持心排血量和组织器官的灌注，保证心、脑等重要器官的灌注，这是休克早期机体的代偿机制。随着休克的继续发展，丢失容量的因素持续存在，丢失的容量不能得到及时补充，组织器官持续缺血缺氧，无氧代谢持续增加，三磷酸腺苷生成大幅减少,乳酸生成增多蓄积形成乳酸代谢性酸中毒,缺血再灌注导致大量炎性介质释放,内毒素血症,机体组织器官发生不可逆的损伤,患者出现急性肾损伤、消化道出血、弥散性血管内凝血等,最终可演变为多脏器功能障碍综合征。

【诊断思路】

(一)症状 原发病的症状常出现在休克发生前,患者有外伤、创伤部位的出血、呕血、黑便、尿血、恶心、呕吐、腹痛、腹泻、多尿等症状。

(二)体征 休克早期患者意识清醒,亢奋躁动。随着容量的继续丧失,患者出现意识淡漠、嗜睡、昏迷,患者血压下降,皮肤黏膜、唇甲发绀,四肢湿冷,脉搏细速,呼吸增快,听诊双肺底闻及细湿啰音或呼吸音低,心音低钝,心率增快,部分患者有心律不齐。

(三)实验室检查及辅助检查

1. **血常规** · 大量急性失血患者,短时间内红细胞计数及血红蛋白含量会迅速下降。大量失液患者,血液浓缩,红细胞计数、血红蛋白含量及血细胞比容会上升。进行性的血小板下降常常提示弥散性血管内凝血的发生。

2. **血生化、乳酸、血气分析** · 参见前文。

【病情评估】

(一)失血的分级 机体血容量丢失的程度决定了低血容量性休克发生与否和程度,我们常常以失血性休克为例评估患者休克发生时血容量丢失的程度(表2-4-3)。

表2-4-3 失血性休克失血程度的分级

分级	失血量(mL)	失血量占血容量比例(%)	心率(次/分)	血压	呼吸频率(次/分)	尿量(mL/h)	神经系统症状
I	<750	<15	<100	正常	12~20	>30	紧张
II	750~1500	15~30	100~120	下降	21~30	20~30	焦虑
III	1500~2000	30~40	120~140	下降	31~40	5~15	恍惚
IV	>2000	>40	>140	下降	>40	无尿	昏睡/昏迷

注:此表以体重70kg成人为标准。

(二)风险评估 50%~85%的低血容量性休克患者在复苏治疗心率、血压、尿量等达标后存在组织低灌注,这种低灌注最终可能导致患者的死亡。血乳酸的水平及血乳酸高水平的持续时间对评估低血容量休克的转归有重要的提示意义。休克患者若血乳酸>2 mmol/L 则为高乳酸血症,血乳酸水平持续>4 mmol/L 的低血容量休克患者往往预后不良。资料显示,血乳酸浓度>4.0 mmol/L 仅有11%的患者生存,若血乳酸浓度>8.0 mmol/L 与高死亡率相关;若治疗12~24 小时内,患者血乳酸回落至2 mmol/L 以下,患者常常预后良好。

【治疗】

(一)治疗原则 早发现、早干预,恢复患者组织灌注,改善细胞氧代谢,防止多器官功能障碍综合征的发生。

(二)治疗措施

1. **病因治疗** · 明确容量丢失的原因并迅速纠正是治疗低血容量性休克的最基本的措施。

2. **液体复苏** · 患者的容量丢失的性质、程度及临床表现决定了其液体复苏的种类及速度。

(1) 复苏液体:低血容量性休克患者,液体复苏时如何选择不同的液体进行复苏,目前并无相关的共识。晶体液价格低廉,供应充足,常被广大临床工作者作为首选。对于存在胶体渗透压低、毛细血管通透性增高的患者,应在晶体液复苏的基础上补充胶体成分。

(2) 复苏液体的量及复苏的速度:低血容量性休克患者的失液程度决定液体复苏需要的液体量。有效循环液体量的丢失少于 10% 的患者,通常机体可以通过自身代偿机制予以有效代偿,无须临床特殊干预。有效循环液体量的丢失大于 15% 的患者,需立即进行液体复苏,复苏液体量应达到 25~50 mL/kg,液体复苏速度控制在 500 mL/h,最初 1~2 小时,输液量应达到 750~1 000 mL, 12 小时应达到 2 000 mL, 24 小时输液量应达到 3 000 mL。输液速度遵循先快后慢,输液量遵循先多后少,力争达到早期指导目标要求:在 6 小时内,中心静脉压(CVP)≥8~12 cmH$_2$O,平均动脉压(MAP)≥65 mmHg,尿量≥0.5 mL/(kg·h),中心静脉氧饱和度≥70%。

液体复苏时,容量负荷试验常被用于分析判断补液量的充足与否和患者的心功能状态。当考虑患者存在血容量不足时,可以在 5 分钟内给予患者生理盐水 250 mL,若患者 CVP 升高 3~5 cmH$_2$O 而血压不升高,则考虑患者存在心功能不全,需停止液体复苏,给予改善心功能治疗;如患者 CVP 不升高而血压上升,则提示患者容量不足,需继续补液。

3. 输血治疗·失血造成的低血容量性休克机体丧失的主要是血液,因此,输血及输注血液制品在低血容量性休克中被广泛应用,在补充红细胞的同时,也需要补充凝血因子。

(1) 浓缩红细胞:目前临床制订的输血指征是血红蛋白≤70 g/L,为保证机体足够的氧供,通常血红蛋白低于 70 g/L 时应考虑输血。怀疑患者存在血液浓缩导致血常规结果 Hb 假性偏高,应首先采取合适的扩容剂扩容,然后再检测血常规。

(2) 血小板:输注血小板主要用于血小板减少伴有严重出血倾向的患者,当血小板≤20×10^9 或<50×10^9 伴有活动性出血时,应予以输注单采血小板。血小板联合冷沉淀的输注有助于改善患者的凝血功能,达到止血的目的。

(3) 新鲜冰冻血浆:新鲜的冰冻血浆含有纤维蛋白原等凝血因子,输注新鲜冰冻血浆可以补充失血性休克患者凝血因子的不足,纠正凝血功能障碍。

(4) 冷沉淀:冷沉淀中含有纤维蛋白原及凝血因子 Ⅴ、Ⅷ、Ⅻ,输注冷沉淀可以补充上述凝血因子,纠正凝血功能障碍,缩短凝血时间,有效止血。此外,当患者大量失血、有肝功能障碍、出现 DIC 时,凝血因子丢失或合成障碍,应及时补充凝血酶原复合物和纤维蛋白原。

4. 血管活性药物与正性肌力药·血管活性药物有进一步加重休克状态下器官灌注不良和组织缺氧的风险,在低血容量性休克患者不作为常规使用,临床上仅用于充分液体复苏后,仍存有低血压或液体复苏尚未开始有严重低血压的患者。

5. 纠正酸中毒·低血容量性休克患者积极纠正失血和失液,进行充分的液体复苏后,动脉血 pH≤7.15 才考虑予以碳酸氢钠纠正酸中毒治疗。

6. 肾上腺皮质激素的使用·肾上腺皮质激素有助于稳定细胞膜和溶酶体结构,扩张血管,改善组织代谢和增强心肌收缩力,液体复苏无效的难治性低血容量性休克可予以氢化可的松 100~200 mg/d 静脉滴注。

(三) 并发症处理　低血容量性休克并发 ARDS、DIC 及 AKI 等治疗参考相关章节。

【最新进展】

（一）有关容量与灌注　低血容量性休克时，心率和尿量的变化在判断休克程度和组织低灌注方面比血压更为敏感。过去，我们常常将血压作为判定休克程度和评估休克复苏效果的一个重要指标，但血压降低不一定都是休克，血压正常同样不能排除机体存在组织器官低灌注，在休克发生初期，机体代偿状态下，血压实际上会偏高。相关试验证实，当患者心排血量的大幅度下降40分钟后，其血压才出现下降，而在复苏治疗后心排血量尚未完全恢复时，血压却已经恢复正常，相比之下，心率可以作为一项简明、快捷的指标来判断休克程度，并可指导液体复苏治疗液和血管活性药物的使用。尿量是判断肾脏等主要组织器官灌注的一项重要指标，正常状态下人体尿量为 $0.5 \sim 1\ mL/(kg \cdot h)$，每小时不小于 $30\ mL$，24 小时尿量不小于 $700\ mL$。休克状态下，肾脏灌注不足，肾小球滤过压下降，滤过率降低，尿量减少。尿量减少常先于血压降低，复苏治疗后，尿量增加常后于血压升高。因此，在判断休克程度判定和评估复苏效果时应将血压与心率、尿量结合在一起综合考虑。

（二）有关失血性休克　对于未控制出血的失血性休克，近年来的临床研究发现，在出血未控制情况下，早期积极的液体复苏可导致凝血功能障碍加重，创伤部位的再出血，血液的过度稀释，组织缺氧加重，因此，提出在出血控制前采用小剂量液体复苏，在短时间内允许能维持重要脏器灌注的低血压存在，以控制性的液体复苏策略避免积极的液体复苏所带来的不良反应。但早期的控制性液体复苏的适用范围及延续时间目前临床并没有达成共识，临床工作者仍以尽快明确出血原因、控制出血为原则，而非仅以液体复苏为主要救治手段。对于颅脑损伤的失血性休克患者，颅脑损伤后，颅内压通常增高，低血压通常会致脑灌注不足，加重脑缺血缺氧性损伤，需早期积极输液，必要时联合血管活性药物以维持血压，保证脑灌注压。

何淼　陈莉云　尹成伟　上海中医药大学附属曙光医院

参考文献

［1］林果为，王吉耀，葛均波.实用内科学［M］.15 版.北京：人民卫生出版社，2017.

［2］David F Gaieski，M D，Mark E Mikkelsen，et al. Definition，classification，etiology，and pathophysiology of shock in adults［J］. UpToDate，2022.

［3］Standl T，Annecke T，Cascorbi I，et al. The nomenclature，definition and distinction of types of shock［J］. Dtsch Arztebl Int，2018，115（45）：757－768.

［4］管向东，陈德昌，严静.中国重症医学专科资质培训教材［M］.3 版.北京：人民卫生出版社，2019：37－48.

［5］Cardona V，Ansotegui I J，Ebisawa M，et al. World allergy organization anaphylaxis guidance2020［J］. World Allergy Organ J，2020，13：100472.

［6］Evans L，Rhodes A，Alhazzani W，et al. Surviving sepsis campaign：international guidelines for management of sepsis and septic shock 2021［J］. Intensive Care Med，2021，47（11）：1181－1247.

第五节 · 弥散性血管内凝血

弥散性血管内凝血(disseminated intravascular coagulation,DIC)是一种以广泛的微血栓形成及继发性纤溶亢进为临床特征的严重的凝血系统功能异常。DIC并不是一种单纯的疾病,是一种获得性全身性血栓-出血综合征;由一系列严重的原发性疾病诱发,导致微血管体系被一些致病因素破坏,刺激体内的凝血因子,全身出现微血管血栓,凝血因子被快速利用并促进了纤维蛋白溶解,造成以出血及微循环衰竭为特征的临床综合征。DIC进展迅速,病情复杂,如不及时识别处理,常导致多器官功能衰竭及严重全身出血,进而危及患者生命,部分原因导致的DIC患者死亡率可高达70%。然而DIC起病隐匿,早期诊断困难,每一位急危重症医师都必须对DIC有充分认识。

【病因】

目前认为DIC主要有以下病因。

1. **严重感染/脓毒症** · 严重感染是DIC最为常见的原因,约占30%,多种病原微生物感染均可引起DIC,以革兰阴性菌感染多见。

2. **产科疾病** · 妊高征、羊水栓塞、胎盘前置、胎盘早剥、死胎滞留及感染性流产等产科疾病,组织促凝因子渗入母体血液循环常导致DIC。

3. **血液系统及实体恶性肿瘤** · 急性早幼粒细胞白血病等血液系统肿瘤易诱发DIC,其他实体瘤如肝癌、胰腺癌也较为多见。实体肿瘤一旦广泛转移,更易诱发DIC。

4. **严重创伤及手术** · 严重创伤如烧伤、多发骨折、挤压综合征等,以及大手术、联合器官移植手术等均可诱发DIC,这主要与组织因子释放有关。

5. **心搏骤停及复苏后** · 心肺复苏后缺血再灌注损伤、酸中毒等释放组蛋白,导致血小板活化与细胞因子释放,从而引起DIC。

6. **其他内科疾病** · 重症肝病、急性胰腺炎、严重风湿免疫系统疾病(如系统性红斑狼疮)、血管畸形及各种类型休克,均可导致DIC。

【发病机制】

DIC发病机制复杂,不同基础疾病导致DIC的机制有所不同,但DIC的发病机制主要涵盖四个方面。

1. **血管内皮损伤** · 在上述各种病因的作用下,血管内皮细胞会出现一系列病理生理变化。轻则表现为内皮激活,主要包括:①vWF合成释放增加;②PAF释放;③合成FV、HMWK,表达TF;④合成分泌PAI。重则出现血管壁结构缺损,包括:①血小板黏附于胶原;②伴随血小板黏附聚集出现血小板释放反应;③TF合成和活性增加;④抗凝蛋白(AT-Ⅲ、PC、PS)含量及活性下降。上述两种变化均会导致血浆内皮素升高。

2. **血小板活化**·包括血小板聚集直接形成血小板血栓;刺激花生四烯酸代谢与 TXA2 生成;活化的血小板释放 PF3 促进凝血;血小板释放 ADP 和 5 - HT 加速诱导血小板聚集及缩血管作用。

3. **凝血途径激活**·是 DIC 发生过程中最重要的环节。内毒素血症、组织损伤等均可导致组织因子及其类似物释放,从而启动外源性凝血过程。血管内皮受损,Ⅻ因子接触内皮下胶原组织后激活后可启动内源性凝血过程。此外,血浆游离饱和脂肪酸、细菌内毒素、抗原抗体复合物等可直接激活Ⅺ因子。

4. **抗凝系统抑制**·抗凝血酶Ⅲ(AT-Ⅲ)是最主要的凝血抑制物,其血浆水平下降,一方面由于激活的中性粒细胞释放弹性蛋白酶的水解作用,另一方面则由于 AT-Ⅲ 的生成受到干扰;PC 系统的破坏导致以产生活化蛋白 C(APC)来维持血液循环中抗凝系统稳定的能力下降;DIC 时存在获得性组织因子途径抑制物(TFPI)的产生不足或功能缺陷。

5. **纤溶系统功能紊乱**·DIC 早期凝血系统被激活,而由于血管内皮细胞持续高表达纤溶酶原激活物抑制物-1(PAI-1),同时缺氧使 t-PA 合成减少,PAI-1 释放增加导致纤溶系统则极度受抑;晚期 DIC 可产生继发性纤溶亢进。

【诊断思路】

(一) **症状及体征**   微血栓形成、凝血功能障碍、微循环衰竭、微血管病性溶血是 DIC 的四大病理生理特征,DIC 的临床表现是基于上述病理生理基础发生的。

1. **出血**·出血是 DIC 的标志性临床表现,发生率可达 80% 以上。DIC 导致的出血具有以下特点:①早期表现为穿刺部位瘀斑或出血不止或试管血不凝固,在进行手术或其他操作时出血不止;②最常见的为皮肤、黏膜自发性出血,表现为瘀点、瘀斑,甚至大片广泛紫癜,与其他皮下出血不同,往往伴中心皮肤黏膜栓塞性坏死;③不能用原发性疾病解释的至少 2 个部位以上的自发性出血;④适当采用抗凝辅以补充凝血因子和血小板治疗,可取得较好效果。

2. **微血栓栓塞**·在 DIC 过程中,多发性微血栓形成是 DIC 最早期的表现之一,但症状、体征过程隐匿,不易识别,主要表现为微血栓栓塞后的靶器官损伤及其导致的器官功能衰竭。皮肤、黏膜微血栓表现为血栓性坏死,特点为全身出血性皮肤瘀斑进展为界限清晰的紫黑色皮肤坏死,主要分布在循环末端如指、趾、鼻和外生殖器等;心脏微血栓轻者表现为不明原因的心跳加快,重者导致心功能不全及急性心肌梗死;肺微血栓常导致 ARDS;肾微血栓引起急性肾衰竭;脑组织受累可表现为神志模糊、嗜睡与昏迷等,上述多个主要器官受累后最终导致 MOF。

3. **低血压及休克**·是 DIC 又一主要表现,也是 DIC 诊断依据之一,常发生在革兰阴性菌败血症患者。DIC 时,休克易被基础疾病的临床征象所掩盖而不易识别。DIC 休克一般有以下特点:①常伴有全身多发性出血倾向,但休克程度与出血症状不相称;②起病突然,早期找不到明确病因;③早期即伴有重要脏器的功能障碍;④休克顽固,常规抗休克治疗效果不佳。

4. **微血管病性溶血**·患者主要出现寒战、高热、黄疸、血红蛋白尿等血管内溶血表现,外周血出现较多的红细胞碎片(>2%)或(和)畸形红细胞。当患者的贫血程度与出血程度不成比例时,需警惕微血管病性溶血。

(二) **实验室检查及辅助检查**   由于 DIC 的临床表现缺乏特异性,因此诊断主要依赖于实验室检查,在众多的实验室检查项目中有的缺乏特异性,有的因缺乏可操作性尚未实际应用于临床,以下是 DIC 常见的实验室检查项目。

1. 血小板计数·血小板计数减少是 DIC 中最常见而且重要的实验异常,虽然血小板计数正常,诊断难以成立,但对于血小板正常的潜在风险患者需进行随访动态观察血小板计数,如呈进行性减少更有价值。

2. 血浆凝血因子的检查

(1) APTT 和 PT:分别反映内、外源性凝血过程的改变。DIC 时,由于凝血因子的广泛消耗,APTT 和 PT 可有不同程度的延长,两者同时延长诊断意义更大。

(2) 纤维蛋白原(FIB):在慢性、亚急性 DIC,甚至急性 DIC 早期,纤维蛋白原可正常甚至升高,DIC 中后期纤维蛋白原减少甚为多见,严重者可呈乏纤维蛋白原血症。由于纤维蛋白原在体内代谢快、代偿能力强且为急性时相反应蛋白,因此,观察纤维蛋白原水平动态变化更有意义。

(3) 组织因子(TF):是凝血反应(特别是病理性)的始动因子,鉴于 TF 的可诱导性表达,因此对评估前 DIC、早期 DIC 尤为重要。

(4) 凝血因子检测:目前临床能进行监测的凝血因子主要有Ⅴ、Ⅶ、Ⅹ;DIC 时,因子Ⅴ呈消耗性减少,因子Ⅶ理论上并不减少,因此可与肝病两者的合成减少相鉴别;DIC 时,Ⅹ呈消耗性减少,其异常敏感性明显高于 PT、APTT 和纤维蛋白原等指标。

3. 血管内皮细胞的检测·血管内皮损伤是 DIC 的病理生理基础,早期发现血管内皮损伤可以对 DIC 进行早期预警,但血管内皮损伤并不一定导致 DIC,因此下列指标仍缺乏一定特异性。但可以作为 DIC 治疗过程的随访指标。①血浆血栓调节蛋白(TM)活性测定,采用发色底物法,参考值 100%±13%,敏感性高,可用于前 DIC 的诊断,DIC 好转时 TM 迅速下降,有助于疗效判断。②血浆内皮素-1(ET-1)测定,ET-1 是血管内皮细胞损伤的分子标志物之一,正常参考值<5 ng/L,其参与 DIC 的发病和发展过程,并可能与预后有关。③血管性血友病抗原(vWF:Ag)测定采用免疫火箭电泳法,参考值为 94.1%±32.5%,因检测耗时不适于急诊应用。

4. 抗凝物质检测

(1) 血浆抗凝血酶Ⅲ(AT-Ⅲ)活性测定:DIC 时,AT-Ⅲ与凝血酶结合而呈消耗性减少,敏感性达 90%。对前 DIC 及早期 DIC 诊断意义更大。但 AT-Ⅲ由肝生成,故对重症肝病性 DIC 诊断价值有限。

(2) 血浆凝血酶-抗凝血酶复合物(TAT)测定:TAT 由 AT-Ⅲ与产生的凝血酶结合形成,它反映凝血酶与抗凝血酶结合形成复合物的量,间接提示凝血酶的生成,是前 DIC 及早期 DIC 敏感指标之一。

(3) 血浆蛋白 C(PC)、蛋白 S(PS)测定:DIC 过程中,由于消耗性减少及肝功能受损,PC 和 PS 明显下降,但其受维生素 K 和基础肝功能影响,对于肝病患者,PC 和 PS 不宜作为 DIC 实验诊断指标。

5. 纤溶活性检查

(1) 血浆鱼精蛋白副凝固试验(3P 试验):是临床上常用的可溶性纤维蛋白单体复合物(SFMC)定性试验,它反映凝血和纤溶两个病理过程的存在。DIC 血浆中出现的 SFMC 主要是纤维蛋白单体与 FDP 中的碎片 X 所组成的复合物,鱼精蛋白可使此复合物解离,纤维蛋白单体聚合形成纤维蛋白丝胶状物,此称为副凝固现象。本试验阳性,主要表明血液中有 SFMC 存在;而血清鱼精蛋白副凝固试验阳性,才表明有 FDP 增多。但受诸多因素影响,3P 试验具有一定假阴性、假阳性概率,部分有条件的单位可考虑直接进行 SFMC 定量。

(2) FDP:反映血液中纤维蛋白(原)在纤溶酶作用下生成 X(x)、Y(y)、D(d)、E(e)碎片的含量,DIC 时阳性率为 85%~100%,血清 FDP>20 mg/L,对继发性纤溶有诊断价值。

(3) D-二聚体:D-二聚体增高表明体内有纤维蛋白的形成及继发性纤溶的发生,其敏感性及特异性均较高,被认为是目前诊断 DIC 最有价值的指标之一。

(4) 血浆纤溶酶与抗纤溶酶复合物(PAP):在 DIC 早期,PAP 可正常或轻度下降,而在继发性纤溶亢进期,PAP 明显上升。血浆纤溶酶原(PLG)活性血浆纤溶酶原活性降低,表明其被消耗而提示纤溶活性增强。上述指标在临床实际应用中较少。

(三) 诊断

(1) 2017 年 6 月发布的《DIC 中国专家共识(2017 年版)》中国 DIC 诊断评分系统(Chinese DIC scoring system,CDSS)见表 2-5-1。

表 2-5-1　中国 DIC 诊断评分系统

积 分 项		分　值
存在导致 DIC 的原发性疾病		2
临床表现		
不能用原发性疾病解释的严重或多发出血倾向		1
不能用原发性疾病解释的微循环障碍或休克		1
广泛性皮肤、黏膜栓塞,灶性缺血性坏死、脱落及溃疡形成,不明原因的肺、肾、脑等脏器功能衰竭		1
血小板计数($\times 10^9$)		
非恶性血液病	≥100	0
	≥80,<100	1
	<80	2
	24 小时内下降≥50%	1
恶性血液病	<50	1
	24 小时内下降≥50%	1
D-二聚体(mg/L)		
<5		0
5~9		2
≥9		3
PT 及 APTT 延长		
PT 延长<3 秒且 APTT 延长<10 秒		0
PT 延长≥3 秒或 APTT 延长≥10 秒		1
PT 延长≥6 秒		2
纤维蛋白原		
≥1.0 g/L		0
<1.0 g/L		1

注:PT,凝血酶原时间;APTT,部分激活的凝血活酶时间。
　　非恶性血液病:每日计分 1 次,≥7 分时可诊断为 DIC;恶性血液病:临床表现第一项不参与评分,每日计分 1 次,≥6 分时可诊断为 DIC。

（2）2001 年国际血栓与止血学会（International Society on Thrombosis and Haemostasis，ISTH)科学标准委员会制订的 DIC 诊断 ISTH 评分系统见表 2－5－2。

表 2－5－2　DIC 诊断 ISTH 评分系统

项目	分值	项目	分值
PLT 计数($\times 10^9$)		PT 延长时间(秒)	
＜100	1	＞3	1
＜50	2	＞6	2
FDP(mg/L)		FIB＜1.0 g/L	1
＞10	2		
＞25	3		
必须存在基础疾病(DIC 诱因)			

注：评分≥5 分,提示显性 DIC（即临床典型 DIC）；评分＜5 分,提示非显性 DIC（即 DIC 前期）。

【病情评估】

（一）分期　除了上述临床表现,根据其病程发展规律,在临床上又把 DIC 分为 4 期,即临床前期、早期、中期及后期。①临床前期亦称前 DIC:指在基础病因下,体内凝血纤溶系统发生一系列变化,但尚未出现典型 DIC 症状及体征,或尚未达到 DIC 确诊标准的一种亚临床状态。此期特点为血液呈高凝状态、血小板活化、凝血过程已经开始但尚无广泛的微血栓的形成,纤溶过程尚未或刚刚启动,血小板、凝血因子的消耗均不明显。此时如能及时识别,对 DIC 的防治有重要意义。②早期 DIC:属于病理过程中的初发性高凝期。③中期 DIC:属于病理过程中的消耗性低凝期。④后期 DIC:属于病理过程中的继发性纤溶亢进期。

（二）分型　2014 年 4 月,日本学者按照 DIC 的临床症状（病理机制）将 DIC 分为 4 种类型,即出血型（高纤型）、器官衰竭型（高凝低纤型）、大出血型（消耗型）和无症状型（前期）。①出血型（高纤型）:以纤溶亢进机制为主,临床主要表现为出血,常见于创伤、白血病、产科疾病或主动脉瘤;②器官衰竭型（高凝低纤型）:以高凝低纤溶机制为主,临床主要表现为微血栓导致的器官衰竭,常见于脓毒症;③大出血型（消耗型）:常见于严重外伤或产科疾病导致凝血因子严重消耗的患者;④无症状型（前期）:患者可仅有实验室检查异常而不表现临床症状。

【治疗】

（一）治疗原则　DIC 治疗的主要原则是防治原发病,改善微循环,脏器功能的维持和保护,以及建立新的凝血和纤溶间的动态平衡。

（二）治疗措施

1. 消除诱因,治疗原发性疾病・只有原发性疾病得到控制,才能终止 DIC 病理生理过程。针对各种类型休克,需通过补充血浆容量、晶体、胶体等改善微循环,并合理应用血管活性药物,同时纠正酸碱失衡、电解质紊乱及缺氧,改善心肌代谢、增强心肌收缩力等。针对脓毒症需积极控制感染,足量、早期应用抗生素,并及时根据药敏调整。

2. 抗凝治疗・抗凝治疗可以抑制广泛性微血栓形成,防止血小板和凝血因子的进一步消耗,是阻断 DIC 治疗的最重要措施之一。

（1）普通肝素:肝素的剂量选择有以下几种具体用法可供参考:①首剂 50～100 U/kg 静

脉滴注,每6~8小时半量重复,皮下注射,根据APTT调整用量,适用于急性DIC患者;②每日总量200U/kg,分3~4次给药,皮下注射,每疗程8天,适用于慢性DIC患者;③每日以10~15U/(kg·h),持续静脉滴注,可逆转DIC的病理过程而无严重出血危险,无需血液学监测,适用于急性DIC患者;④每日总量50U/kg,为小剂量应用,分3~4次给药,皮下注射,连续5~8天,适用于DIC预防。

肝素治疗时的血液学监护:①CT(试管法):CT正常在8~12分钟,肝素的有效治疗应控制CT在正常高限的2倍左右,即25分钟,超过30分钟,意味着肝素过量;低于15分钟,则肝素用量不足。②APTT:控制APTT延长1~1.5倍。

肝素的剂量调整:①根据DIC的临床类型和病期,急性型、重症DIC早期,肝素用量应适当增加;②酸中毒时,肝素灭活快,用量宜偏大;③肝素在肝代谢,50%由肾排除,肝肾功能障碍时用量宜小;④血小板重度减少,凝血因子明显低下时,应减少肝素用量;⑤血浆 AT-Ⅲ减少时肝素用量增加,但应提高 AT-Ⅲ水平。

肝素治疗有效指征:①出血停止或逐步减轻;②休克改善或纠正;③尿量增加;④PT比治疗前缩短5秒以上,纤维蛋白原及血小板计数不再进一步下降或有不同程度的回升;⑤其他凝血现象检查逐步改善。停药指征:①诱发DIC的原发病已控制或缓解;②临床上病情改善明显,如出血停止、休克纠正、有关脏器恢复正常;③PT缩短到接近正常,纤维蛋白原升到1.0~1.5g/L以上,血小板数量逐渐回升或至少不再下降;④APTT超过肝素治疗前2倍以上,或PT超过30秒,凝血酶时间超过50秒,APTT延长接近100秒;⑤出现肝素过量的表现。

肝素无效的原因:①病因未去除;②血小板因素:血小板大量破坏,PF4大量释放于血液循环,拮抗肝素的作用;③AT-Ⅲ减少:因肝素的抗凝作用是通过 AT-Ⅲ发挥的,故造成肝素作用减弱。

(2) 低分子肝素(low molecular weight heparin, LMWH):LMWH抗DIC疗效优于普通肝素,是目前DIC抗凝治疗中最广泛采用的药物。用法:①预防:每日总量50~100U/kg,分2次皮下注射,疗程5~10天。②治疗:每日总量200U/kg,分2次皮下注射,疗程5~8天。当发生疑似治疗相关性出血时,可用APTT监测,当APTT超过治疗前2倍以上,或APTT延长接近100秒需停药。

(3) 黄达肝葵钠:黄达肝葵钠完全通过化学合成,更优于普通肝素和低分子肝素。它通过与 AT-Ⅲ结合,高选择性地抑制 Ⅹa 活性,其疗效确切,不良反应小,具有良好疗效安全比。每天皮下注射戊聚糖钠1.5~3mg,连续10天。

3. 补充血小板及各类凝血物质· 当凝血物质大量消耗危及生命时,可适当输注新鲜全血、新鲜血浆、单采血小板等,也可以补充纤维蛋白原、凝血酶原复合物浓缩剂等。其中,新鲜冷冻血浆等血液制品:每次10~15mL/kg,也可使用冷沉淀;纤维蛋白原水平较低时,可输入纤维蛋白原,首剂2~4g静脉滴注。24小时内给予8~12g可使血浆纤维蛋白原升至1.0g/L;对于未出血的患者PLT<$20×10^9$/L,或者存在活动性出血且PLT<$50×10^9$/L的DIC患者,需紧急输注血小板。

4. 抗纤维蛋白溶解药物· 6-氨基己酸、对羧基苄胺、氨甲环酸、抑肽酶等抗纤溶药物应用应慎重,不作为常规治疗手段,尤其在DIC早期应禁用。在DIC晚期时,需在使用适量肝素的基础上应用抗纤溶药物。对于有出血倾向而没有排除DIC或怀疑为DIC所致的患者,不宜将抗纤溶制剂作为首选的止血药予以使用,以免诱发或加重 DIC。

5. **糖皮质激素** · 尚未充分的循证医学证据支持糖皮质激素在 DIC 时应用,其优点在于针对抗休克有一定获益,可抑制纤维蛋白溶解活性,稳定溶酶体膜,诱导脂调素表达,并抑制炎症介质合成。缺点是抑制单核巨噬细胞功能。应用原则为宁早勿晚、短期足量,避免长期使用。

【最新进展】

(一) 内皮细胞损伤标志物与脓毒症相关 DIC　与其他类型 DIC 相比,血管内皮细胞损伤在脓毒症相关 DIC 中更为重要,内皮功能紊乱是脓毒症相关 DIC 的关键。研究证实,血管内皮细胞是脓毒症相关 DIC 的主要损伤靶点,多形核中性粒细胞被激活,释放中性粒细胞外诱捕网(NET)、活性氧和其他促炎介质;脓毒症模型的活体显微镜观察证明了中性粒细胞黏附、血小板聚集和内皮细胞形态变化的有害影响。由白细胞-血小板聚集和血管腔内纤维蛋白沉积形成的免疫血栓是脓毒症相关 DIC 的标志;NET 由 DNA、组蛋白和其他细胞毒性物质组成,可以固定和消灭侵入的病原体;还已知 NET 将血管内皮的抗凝特性转化为促凝剂。

由于 DIC 基于血管损伤,因此使用血管生物标志物构建诊断评估可能是一种合理的方法;最常使用从内皮表面释放到循环中的可溶性血栓调节蛋白和内皮细胞产生的 PAI-1 来评估内皮损伤;其他生物标志物包括细胞外被的成分,如覆盖内皮表面的 syndecan-1 和透明质酸、血管生成素-2 和可溶性血栓调节蛋白与脓毒症死亡风险的增加独立相关;其他评估内皮损伤的潜在生物标志物包括血管内皮生长因子受体 2(VEGFR2)和尿激酶纤溶酶原激活剂受体(uPAR),两者都是在血管内皮细胞上表达的受体,在脓毒症期间释放到循环中;还有相关报道可溶性 VEGFR2 和可溶性 uPAR 可作为脓毒症严重程度的指标。

(二) 脓毒症诱发的凝血病　ISTH 显性 DIC 标准由血小板计数、凝血酶原时间(PT)、纤维蛋白降解产物和纤维蛋白原组成,然而,由于显性 DIC 标准是为识别消耗性凝血病而制订的,因此延误诊断是其主要缺点;为此,ISTH 提出了脓毒症诱发的凝血病(sepsis-induced coagulopathy,SIC)。SIC 由三项组成:①器官功能障碍的存在(SOFA 评分);②血小板计数减少;③PT-INR 增加。验证研究表明,SIC 先于显性 DIC,几乎所有的显性 DIC 患者都可被诊断为 SIC;ISTH 建议采用两步法诊断脓毒症相关 DIC,包括首先通过 SIC 进行筛查,然后通过显性 DIC 标准进行诊断;一个重要的问题是,SIC 的诊断时机是否适合开始抗凝治疗;日本的一项观察性研究报道,SIC 可以完全明确抗凝时机,但这个观点还有待于进一步循证支持。

(三) DIC 诊断的新型标志物展望　血浆凝血酶原片段 1+2(F1+2)是凝血酶原转变为凝血酶过程中最早释放出来的片段,它直接反映凝血酶的生成;纤维蛋白肽 A(FPA)反映凝血酶水解纤维蛋白原的活性,两者均有助于前 DIC、早期 DIC 的诊断。

血浆纤维蛋白肽 Bβ142 和 Bβ1542 测定,前者为纤维蛋白原的降解产物,后者是纤维蛋白的降解产物,两者升高表明纤溶酶的激活,是 DIC 的敏感指标之一。

血小板活化的分子标志物 β-TG、PF4 存在于血小板颗粒中,是血小板特有的蛋白质,可作为血小板体内活化的指标,急性 DIC 时增高尤为显著,对慢性或代偿性 DIC 诊断意义更大;PF4 可与血浆游离肝素结合,DIC 时血栓形成导致血浆肝素样物质减少,因此 PF4 升高可作为广泛血小板聚集活化的指标;GMP-140 是血小板 α 颗粒膜外显糖蛋白,其水平的变化可反映血小板活化的程度;TXB2 是花生四烯酸代谢启动的分子标志物,在急性 DIC 的早、中期其水平显著升高,后期由于血小板数量减少逐渐下降至正常,在慢性或代偿性 DIC,TXB2 也有较大的诊断意义。

赵澐　冯磊　复旦大学附属华东医院

参考文献

[1] T Iba, J M Connors, I Nagaoka, et al. Recent advances in the research and management of sepsis-associated DIC [J]. International Journal of Hematology,2021,113(1):24 - 33.

[2] Hideo Wada, Takeshi Matsumoto, Yoshiki Yamashita, et al. Diagnosis and treatment of disseminated intravascular coagulation (DIC) according to four DIC guidelines [J]. Journal of Intensive Care, 2014 2(1):15 - 23.

[3] 中华医学会血液学分会血栓与止血学组.弥散性血管内凝血诊断中国专家共识(2017 年版)[J].中华血液学杂志, 2017,38(5):361 - 363.

[4] 刘泽霖.播散性血管内凝血-近廿年研究之进展(1)[J].血栓与止血学,2020,26(3):361 - 367.

[5] Taylor F B Jr, Toh C H, Hoots W K, et al. Scientific subcommittee on disseminated intravascular coagulation (DIC) of the international society on thrombosis and haemostasis (ISTH). Towards definition, clinical and laboratory criteria, and a scoring system for disseminated intravascular coagulation [J]. Thromb Haemost, 2001,86(5):1327 - 1330.

[6] Wada H, Matsumoto T, Yamashita Y. Diagnosis and treatment of disseminated intravascular coagulation (DIC) according to four DIC guidelines [J]. J Intensive Care, 2014,2(1):15.

[7] Iba T, Levy J H. Derangement of the endothelial glycocalyx in sepsis [J]. J Thromb Haemost, 2019,17(2): 283 - 294.

[8] Müller R B, Ostrowski S R, Haase N. Markers of endothelial damage and coagulation impairment in patients with severe sepsis resuscitated with hydroxyethyl starch 130/0.42 *vs*. Ringer acetate [J]. J Crit Care, 2016,32:16 - 20.

[9] Inkinen N, Pettilä V, Lakkisto P, et al. Study Group Association of endothelial and glycocalyx injury biomarkers with fluid administration, development of acute kidney injury, and 90-day mortality: data from the FINNAKI observational study [J]. Ann Intensive Care, 2019,9(1):103.

[10] Iba T, Umemura Y, Watanabe E, et al. Japanese surviving sepsis campaign guideline working group for disseminated intravascular coagulation. Diagnosis of sepsis-induced disseminated intravascular coagulation and coagulopathy [J]. Acute Med Surg, 2019,6(3):223 - 232.

[11] Iba T, Arakawa M, Di Nisio M, et al. Newly proposed sepsis-induced coagulopathy precedes international society on thrombosis and haemostasis overt-disseminated intravascular coagulation and predicts high mortality [J]. J Intensive Care Med, 2020,35(7):643 - 649.

[12] Yamakawa K, Yoshimura J, Ito T, et al. External validation of the two newly proposed criteria for assessing coagulopathy in sepsis [J]. Thromb Haemost, 2019,119(2):203 - 212.

[13] Ding R, Wang Z, Lin Y, et al. Comparison of a new criteria for sepsis-induced coagulopathy and International Society on Thrombosis and Haemostasis disseminated intravascular coagulation score in critically ill patients with sepsis 3.0: a retrospective study [J]. Blood Coagul Fibrinolysis, 2018,29(6):551 - 558.

第六节 · 急 性 肺 水 肿

急性肺水肿（acute pulmonary edema，APE）是指由各种病因导致超常的液体积蓄于肺间质和（或）肺泡内，形成间质性和（或）肺泡性肺水肿的综合征。病情常突然发作并进行性加重，不及时处理常危及生命。临床上表现为极度的呼吸困难，端坐呼吸，发绀，阵发性咳嗽伴大量白色或粉红色泡沫痰，双肺布满对称性湿啰音。两种主要类型分别是心源性肺水肿和非心源性肺水肿。肺水肿是许多疾病过程中的重要病理特征，因此了解潜在的疾病过程对于指导其管理至关重要。

【病因】

急性肺水肿大致可分为心源性肺水肿（cardiogenic pulmonary edema，CPE）（也称为静水压性或血流动力学性肺水肿）和非心源性肺水肿（noncardiogenic pulmonary edema，NCPE）（也称为通透性增高性肺水肿）。两者临床表现有时非常相似，鉴别困难，在某些情况下两种类型可同时存在。

1. 心源性肺水肿·心源性肺水肿由肺毛细血管静水压快速升高而引起。通常见于累及左心室收缩期和舒张功能的疾病，如急性心肌炎、非缺血性心肌病、急性心肌梗死的其他病因，影响瓣膜功能如主动脉/二尖瓣反流和中度至重度范围内的狭窄等，以及节律异常如心房颤动伴快速心室反应、室性心动过速、高度和三度心脏传导阻滞等。

2. 非心源性肺水肿·非心源性肺水肿是由肺损伤引起的，导致肺血管通透性增加，富含蛋白质的液体向肺泡和间质隔室移动。具体发生机制如下。

（1）肺毛细血管通透性增加：常见原因有：①肺部感染性肺水肿；②吸入有害气体：如光气、氯气、臭氧、一氧化碳、氮氧化合物等；③血液循环毒素和血管活性物质：如四氧嘧啶、蛇毒、有机磷、组胺、5-羟色胺等；④免疫反应：如药物特异反应、过敏性肺泡炎；⑤胸部恶性肿瘤大剂量放射治疗；⑥尿毒症；⑦淹溺或吸入性肺炎；⑧弥漫性毛细血管渗漏综合征：如内毒素血症、大量生物制剂的应用等；⑨严重烧伤及弥散性血管内凝血；⑩急性呼吸窘迫综合征；⑪氧中毒；⑫热射病。

（2）肺毛细血管压力增加：①肺静脉闭塞症或肺静脉狭窄；②输液过量。

（3）潜在的肝脏、肾脏、营养不良和其他蛋白质丢失状态导致的血浆胶体渗透压降低。

（4）淋巴循环障碍。

（5）其他综合性因素或原因不明：①高原性肺水肿；②神经源性肺水肿；③药物性肺水肿；④子痫；⑤电击复律、心肺转流后肺水肿；⑥肺移植后肺水肿。

【发病机制】

在正常情况下，液体动态平衡依赖于毛细血管静水压和血液渗透压之间的平衡，前者使液体离开血管,后者促进液体重吸收入血管,此外,肺内淋巴系统将大部分过滤后的液体从间质排出,并将其引流入体循环。肺水肿产生的根本原因是肺血管外液体的异常积聚增加,其形成与以下因素相关。

1. **肺毛细血管静水压增高**·通常由左心室舒张期末压和左心房压升高引起。肺毛细血管平均静水压为 $7\sim8$ mmHg,当压力达到 $15\sim20$ mmHg,血管膨胀,当压力超过 25 mmHg,高于胶体渗透压,可产生间质性肺水肿,如超过 $35\sim40$ mmHg,可产生肺泡性肺水肿,特别是压力的急骤升高,是发生急性肺水肿的一个重要因素。

2. **肺毛细血管壁通透性增加**·肺泡壁及肺毛细血管壁薄,易受各种致病因素损害,使肺泡壁破坏,血管内皮细胞损伤,组织间裂隙增宽,导致血管通透性增加。

3. **肺毛细血管内血浆胶体渗透压降低**·血浆蛋白质是渗透压的主要维持者。当血浆总蛋白下降至 55 g/L,白蛋白下降至 25 g/L,渗透压下降低于毛细血管静水压,从而导致液体外漏。

4. **肺间质淋巴回流障碍**·淋巴管的静水压低于大气压,有回收间质之间液体的作用,如淋巴液回流障碍将导致肺水肿的产生。

【诊断思路】

(一) 症状

1. **一般症状**·进行性恶化的呼吸困难、呼吸急促同时伴有相关缺氧表现是心源性和非心源性肺水肿的常见临床特征,两者临床症状相似。肺水肿间质期,患者常有咳嗽、胸闷、心悸、烦躁不安,可有阵发性夜间呼吸困难、端坐呼吸。肺水肿液体渗入肺泡后为肺泡性水肿期,患者可表现为面色苍白、发绀明显、呼吸困难加重、呼吸急促、咳大量白色或血性泡沫痰、两肺满布湿啰音。

2. **并发症**·当血管液体继续渗漏,有效循环血容量逐步减少,心脏收缩力下降,临床上进入休克期,患者可出现意识丧失,病情进展快,患者常因心肺功能急剧衰竭死亡(急性循环衰竭、急性呼吸衰竭)。

(二) **体征** 心源性肺水肿患者由于心排血量低下而有低血流动力学表现,可有四肢末端冰冷、花斑。而非心源性肺水肿患者通常表现为高血流动力学表现,四肢末端温暖,外周血管扩张。当然,如果患者继发心脏疾病或容量负荷不足,也常表现为外周血管收缩体征。

颈静脉怒张、肝脾肿大及四肢水肿常提示中心静脉压力增高及体循环淤血,常见于心源性肺水肿患者。

心肺查体仍然是床旁评估的主要方法。心脏听诊第三心音(S3)奔马律可能提示左心室舒张末压力增高,左心室功能障碍,在心源性肺水肿患者中特异性较高。而非心源性肺水肿患者很少可听及第三心音。瓣膜狭窄或关闭不全可听及心脏杂音,应考虑心源性肺水肿可能。肺部听诊可听到细小的湿啰音或哮鸣音,但临床上仅凭肺部啰音无法区别心源性或非心源性肺水肿。

(三) 实验室检查及辅助检查

1. **一般实验室检查**·包括血、尿常规,肝、肾功能,心酶谱和电解质检查,为诊断感染、低蛋白血症、肾脏病、药物中毒提供依据。其中肌钙蛋白升高常见于肌细胞受损的患者,如急性冠脉综合征。低白蛋白血症($\leqslant3.4$ g/dL)不会导致肺水肿,但它是急性失代偿性心力衰竭患者住院和出院后死亡率升高的独立标志物。

2. 血浆脑型利钠肽（BNP）· BNP 水平升高与左心室舒张期末压力及肺闭塞压相关，可见于充血性心力衰竭患者。BNP 水平低于 100 pg/mL 表明心力衰竭的可能性较小，水平高于 500 pg/mL 表明心力衰竭的可能性很高。100～500 pg/mL 的水平无助于心力衰竭的诊断，常见于危重患者。

3. 动脉血气分析· 氧分压（PaO_2）在肺水肿早期主要表现为低氧，随着病情加重而逐渐加重。二氧化碳分压（$PaCO_2$）在疾病早期因通气加强主要表现为低 $PaCO_2$，后期因通气弥散功能障碍则出现高 $PaCO_2$，同时出现呼吸性酸中毒和代谢性酸中毒。非心源性肺水肿患者常表现为更严重的氧合障碍。

4. X 线检查· 是临床判断肺水肿及其严重程度的最常用方法。肺泡水肿主要表现为腺泡状致密阴影，呈不规则相互融合的模糊阴影，弥漫分布或局限于一侧或一叶，或从肺门两侧向外扩展逐渐变淡成典型的蝴蝶状阴影，有时可伴少量胸腔积液。但血管外肺水含量增加 30% 以上才可出现上述表现。心源性肺水肿的特征是存在中心性水肿、胸腔积液、Kerley B 室间隔线、支气管周围袖带和心脏尺寸增大。在非心源性病因中，水肿模式通常是斑片状和外周性的，可显示存在毛玻璃样混浊和支气管充气征。胸部 X 线检查仅能证明肺水肿的存在，并不能估算血管外肺水的含量及区别肺水肿的类型。

5. 超声心动图· 床边心脏超声有助于诊断左心室收缩功能障碍和瓣膜功能障碍。通过包括二尖瓣环的组织多普勒成像在内的模式，可以评估舒张功能障碍的存在和程度，对于判别肺水肿的病因有一定的帮助。

6. 肺部超声· 正常呼吸时，超声可以检测到脏层和壁层胸膜的滑动，表现为条状高回声胸膜线随呼吸同步滑动，称为胸膜滑动征。当发生炎性粘连时，滑动受到影响。胸膜滑动在心源性肺水肿患者中可以看到，而在非心源性肺水肿患者中会明显减弱，甚至消失。肺部超声上的"B 线"（称为彗星尾征）是由与脏层胸膜交界处的小叶间隔增厚（肺间质水肿）产生，其数量会随着血管外肺水含量的变化而变化，可在一定程度上评估血管外肺水含量、评估患者肺水肿严重程度。

7. Swan-Ganz 导管检查· 床边进行 Swan-Ganz 导管检测肺毛细血管楔压（pulmonary capillary wedge pressure，PCWP），可以明确肺毛细血管压增高的肺水肿，心源性肺水肿时肺毛细血管楔压大于 20～25 mmHg，非心源性肺水肿压力仅为 5～10 mmHg。应用肺动脉导管检测肺毛细血管楔压是判断急性肺水肿同时区分两种类型的"金标准"，但其创伤性及导管并发症限制了临床的广泛使用。

8. 放射核素检查· 近年来，常通过体外测定同位素标记蛋白（常用 99mTc）经肺毛细血管内皮的净流量，评价肺血管内皮通透性；通过测定肺泡对同位素小分子物质（放射性标记蛋白、99mTc - DTPA）的清除，评价肺泡上皮的通透性，可较早地判断肺损伤程度，但目前在临床上仍不能作为常规检查操作。

9. 血管外肺水含量（extravascular lung water，EVLW）的测定· 急性肺水肿通常表现为血管外肺水含量的增加。在相同肺毛细血管楔压情况下，非心源性肺水肿 EVLW 明显高于心源性肺水肿患者，这有助于两者的鉴别。经肺热稀释方法（PiCCO）利用经肺热稀释技术和脉搏波型轮廓分析技术，达到血流动力监测和容量管理，并使大多数患者不再需要放置肺动脉导管。该监测仪采用热稀释方法测量单次的心排血量,并通过分析动脉压力波型曲线下面积来获得连续的心排血量,同时计算胸腔内血容量(ITBV)和血管外肺水含量(EVLW),目前在ICU得到广泛应用。

【病情评估】

根据病史、临床症状、体征及 X 线表现,一般临床诊断并不困难。临床上对于心源性及非心源性肺水肿的鉴别可参考表 2-6-1。

表 2-6-1　心源性及非心源性肺水肿的鉴别

项目	心源性肺水肿	非心源性肺水肿
发病机制	肺毛细血管静水压升高	肺毛细血管通透性增加
起病时间	急	相对较缓
病史	有心脏病史(如心肌梗死、心肌炎、瓣膜疾病等)	无心脏病史,但可能存在肺部或肺外感染、创伤、中毒等病史
痰的性质	粉红色泡沫痰	非泡沫状稀血样痰
体位	端坐呼吸	能平卧
局部体征	有心脏病体征(S3 奔马律或心脏杂音) 肺部啰音主要分布在双下肺	无奔马律或心脏杂音 啰音广泛分布,不局限于下肺
全身体征	低血流动力学状态 颈静脉怒张,四肢水肿	高血流动力学状态
心肌酶学	常增高 BNP 水平＞500 pg/mL	可正常 BNP 水平＜100 pg/mL
X 线	肺门蝴蝶状浸润 可见 Kerley B 室间隔线	两肺周围弥漫性小斑片阴影 罕见 Kerley B 室间隔线
水肿液性质	漏出液为主 水肿液蛋白/血浆蛋白＜0.5	渗出液为主 水肿液蛋白/血浆蛋白＞0.7
床旁心脏超声	心室增大 左心室功能降低	心室大小正常或缩小 左心室功能常正常
床旁肺部超声	胸膜滑动常见	胸膜滑动少见、消失
肺动脉导管	肺动脉楔压＞18 mmHg	肺动脉楔压≤18 mmHg
PiCCO	血管外肺水含量轻度增加 心排血量降低 外周血管阻力常升高	血管外肺水含量明显增加 心排血量正常或增加 外周血管阻力正常或降低

从病史分析上应该关注引起肺水肿的基础疾病。心源性肺水肿的常见原因包括各种原发心脏疾病,容量过负荷的因素也需考虑。相反,非心源性肺水肿的常见临床疾病包括肺炎、脓毒症、误吸、创伤、中毒等。但是病史、临床症状和体征作为诊断依据灵敏度低。X 线检查也只有当血管外肺水量增加 30% 以上时才出现异常阴影,目前尚缺乏满意、可靠的早期定量诊断肺水肿的方法。而肺动脉导管及 PiCCO 等技术因其创伤性及重症监护专业性限制了其临床应用范围,但对于重症患者或不明原因急性肺水肿患者,置入肺动脉导管或使用 PiCCO 技术,动态监测及时评估患者血流动力学情况,随时调整治疗方案防治病情恶化是非常有必要的。

【治疗】

（一）治疗原则　急性肺水肿患者的治疗目标包括减轻症状和治疗潜在病理状况，保持呼吸道通畅，从而提高患者的血氧饱和度，改善恶化的氧合情况。

（二）治疗措施

1. 病因治疗·对于心源性肺水肿患者，其常常合并器质性心脏疾病，手术可以延长生命并提高生活质量，包括心脏冠状动脉血运重建、瓣膜手术、经皮介入、射频消融或机械辅助装置（主动脉内球囊反搏 IABP）等。对于非心源性肺水肿患者，常因多种不同疾病引发肺水肿，需具体对待分析，如输液速度过快者应立即停止或减慢速度。尿毒症患者可用肾脏替代治疗。感染诱导急性肺损伤患者因积极合理抗感染治疗。毒气吸入者应立即脱离有毒环境，给予有效解毒剂。药物过量患者应洗胃阻止药物继续进入体内同时促进药物排出。对于高原性肺水肿患者，有条件者应尽快离开高原环境。神经源性肺水肿患者需积极兼顾颅脑原发病的治疗等。

2. 氧疗·氧疗适用于呼吸困难明显同时伴低氧血症 $SpO_2 < 90\%$ 或 $PaO_2 < 60\ mmHg$ 的患者。

（1）常规氧疗方法：①鼻导管吸氧：是常用的给氧方法，适用于轻、中度缺氧者，氧流量从 $1 \sim 2\ L/min$ 开始，根据动脉血气结果可增加到 $4 \sim 6\ L/min$；②面罩吸氧：适用于伴呼吸性碱中毒的患者。

（2）无创正压通气：呼吸频率 > 25 次/分，$SpO_2 < 90\%$ 的患者在有条件的情况下应尽早使用无创正压通气（NIPPV）。已有多项临床研究证实无创正压通气治疗，尤其是持续气道内正压通气治疗（continuous positive airway pressure，CPAP）对急性心源性肺水肿患者疗效颇佳。通过复张被水肿液充填的肺泡，增加功能残气量，肺顺应性改善，从而提高氧合状态，降低呼吸功，并通过提高心脏周围压力，降低跨壁压，减轻后负荷，从而改善心脏功能。另外，对于非心源性肺水肿患者，无创正压通气治疗的效果不一。ARDS 是临床上比较常见的非心源性肺水肿类型，对于此类患者，目前仍缺乏大规模随机对照研究证实无创正压通气治疗的效果。因此，目前推荐仅在 ARDS 早期或病情相对较轻的患者中可以试用无创正压通气治疗，但在治疗过程中应严密监测患者的氧合状态改善情况及血流动力学指标。

（3）有创机械通气：对于失去意识、不能维持气道开放、严重的呼吸困难或持续的呼吸急促（呼吸频率 > 40 次/分）、100% 吸氧浓度下 $SpO_2 < 90\%$ 的患者，应首选有创通气。

（4）高流量氧疗：对于有 NIPPV 适应证而又不能良好耐受 NIPPV 的患者可应用高流量鼻导管给氧（NHFO）。NHFO 是通过无须密封的鼻塞导管，持续提供超过吸气峰流速的高流量的加温（37 ℃）加湿（44 mg/L，100% 相对湿度）的空氧混合气体。NHFO 具有以下特点：①可提供低水平的持续压力支持（当流量达到 50 L/min 时，氧体积分数可接近 60%）；②通过持续鼻导管给的高流量可冲刷上气道的解剖学死腔，降低 $PaCO_2$；③同时提供最佳湿化可维持气道纤毛清理功能，稀释痰液，促进排痰；④与 NIPPV 相比，NHFO 有更高的舒适度和耐受性，可持续不间断治疗。

（5）体外膜氧合（ECMO）：对于机械通气的危重患者，患者自身的心肺提供的气体交换和全身灌注无法满足身体需求，体外膜氧合可作为最终补救措施。ECMO 可部分或全部代替心肺功能，短期应用明显改善氧合，降低机械通气相关性肺损伤，并可降低患者的病死率。

3. 利尿剂·利尿剂是急性肺水肿主要的治疗方法。呋塞米是最常用的药物。此类药物通过大量利尿减少血容量,从而降低肺毛细血管静水压,改善呼吸困难。此外,静脉注射呋塞米还可扩张静脉,减少静脉回流,在利尿作用发挥前即产生减轻肺水肿的作用。口服呋塞米利尿剂有预防肺水肿再发的作用。利尿剂使用应注意保证有效循环血容量,避免过度利尿后造成急性肾功能恶化。

新型利尿剂托伐普坦是血管加压素受体拮抗剂,选择性阻断肾小管上的精氨酸血管加压素受体,具有排水不排钠的特点,能减轻容量负荷加重诱发的肺水肿,特别适用于心源性肺水肿合并低钠血症的患者。

4. 血管扩张剂·血管扩张剂可作为利尿剂的辅助治疗肺水肿。此类药物在救治急性肺水肿起相当重要作用,它起作用时间快于利尿剂。作用为:①解除体循环静脉和肺微小静脉痉挛,增加了体循环血容量,从而减少了回心血量;②解除体循环动脉和肺微小动脉痉挛,减低心排血阻力,使肺毛细血管静水压下降;③减轻心脏前、后负荷,降低中心静脉压;④解除肺小血管痉挛,使开放的动静脉短路关闭、动静脉分流减少,使血氧饱和度增加;⑤增加冠状动脉血流,使心泵力增强。常用药物有:①α受体阻滞剂:α受体阻滞剂(乌拉地尔)可阻断儿茶酚胺、组胺和5-羟色胺等介质的血管收缩作用,扩张肺和体循环的小动脉、小静脉。②硝酸甘油与硝酸异山梨酯:其作用主要是扩张静脉容量血管、降低心脏前负荷,较大剂量时可同时降低心脏后负荷。③硝普钠:能均衡地扩张动脉和静脉,同时降低心脏前、后负荷,由于具有强的降压效应,用药过程中要密切监测血压,调整剂量。④重组人利钠肽-奈西立肽(nesritide)、新活素:是重组人BNP,可扩张静脉、动脉和冠脉,降低前、后负荷,增加心排血量,已被证明可显著降低肺毛细血管楔压(PCWP),但无直接正性肌力作用。⑤其他:硝苯地平已被用于预防和治疗高原性肺水肿。这种钙通道阻滞剂可抵消缺氧介导的肺脉管系统血管收缩。导致肺动脉压降低,气体交换、氧合情况得到改善。目前仅在高危个体和无法实现高原适应的患者时才用作预防性用药。

5. 正性肌力药物·对于收缩功能障碍的患者,如果存在低血压,或在采取吸氧、利尿和可耐受血管扩张剂治疗的情况下仍有肺水肿,可静脉给予正性肌力药物以缓解症状。临床上应用的正性肌力药物主要包括多巴胺和多巴酚丁胺、磷酸二酯酶抑制剂、新型钙增敏剂,传统的洋地黄类制剂已很少作为正性肌力药物用于肺水肿治疗,因洋地黄能增加心肌收缩力,使右心室排血量增加,加重肺水肿。但若二尖瓣狭窄合并二尖瓣关闭不全的肺水肿患者,可考虑用洋地黄制剂。

6. 镇静剂·吗啡可通过中枢性交感抑制作用降低外周血管阻力,使血液从肺循环转移到体循环,对心源性肺水肿有一定效果。目前不推荐常规使用,对烦躁不安又除外持续低血压、意识障碍、严重慢性阻塞性肺疾病的患者,可小剂量缓慢静脉注射,同时剂量注意个体化。

7. 氨茶碱·对肺水肿的治疗有帮助作用,可以松弛支气管平滑肌痉挛,轻度扩张支气管及小血管,有轻度利尿作用,也有扩张冠状动脉改善心肌供血作用。但同时它可以兴奋呼吸,在急性肺水肿时可能反射性引起呼吸过速,增加呼吸困难。

8. β_2受体激动剂·雾化吸入β_2受体激动剂可能有助于预防肺水肿或加速肺水肿的吸收和消散,疗效有待验证。

9. 肾上腺糖皮质激素·在肺水肿的治疗中存在异议,对心源性肺水肿的治疗价值有限。

目前主要应用于高原性肺水肿、中毒性肺水肿、神经源性肺水肿及某些疾病引发的急性肺损伤的辅助治疗。

（三）并发症处理 由于急性肺水肿是复杂的生理紊乱的结果，病情进展快，早期患者常因心肺功能急剧衰竭死亡，后期则可能并发多器官功能衰竭，需要提供必要的脏器支持及保护。在重症患者中必须给予多种生命支持技术，包括使用机械辅助通气、主动脉内球囊反搏、体外膜氧合、肾脏替代治疗、人工肝技术等，具体参见相关章节及参考资料。

【最新进展】

（一）心源性肺水肿发病机制进展 过去使用经典 Starling 方程解释心源性肺水肿形成，但这种传统机制已受到越来越多研究的挑战。心源性肺水肿的始动因素是静水压的升高，但后续发展过程中还有血气屏障的受损、表面活性物质功能障碍、一氧化氮的增加及炎症反应等事件的参与。静水压的升高会导致血气屏障应力衰竭，炎症可能参与了后续的损伤，导致肺通透性升高。静水压的升高也会导致 P2Y2Rs 受体脱敏，减少肺表面活性物质的释放，并激活先天免疫系统促进炎症的发生，同时肺泡水肿会降低肺表面活性物质的功能，增加肺泡表面张力，对毛细血管内的液体形成更大吸引力促进肺泡的水肿。尽管一氧化氮对心源性肺水肿产生是否为正向调节还有待进一步的实验明确，但可以确定的是，静水压的升高引起了一氧化氮增多并参与了肺水肿形成的调节，对其进一步研究有显著的意义。肺水肿形成后，肺泡腔内水肿液主要通过肺泡上皮细胞的离子通道主动运输进行转运清除。钠离子的转运是肺水清除的主要动力，通过对钠通道活性及其表达的数量的调控可影响肺水清除率，这为心源性肺水肿治疗提供了新的思路。

（二）无创心输出量技术 血流动力学监测技术是急危重症患者监护的一项重要手段，其中具有里程碑意义的是肺动脉漂浮导管，即 Swan Ganz 导管。随后，利用相同原理但操作相对更为简便的 PiCCO 监测技术在临床上得到了更为广泛的运用。因操作繁杂、费用昂贵、置管创伤并发症多，临床应用受到一定的限制。近年来，基于生物电阻抗描记原理的无创心排血量监测技术（noninvasive cardiac output monitoring，NICOM）可较准确地提供血流动力学监测，对患者病情的判断及治疗效果的评估发挥了重要作用，在临床上越来越受到重视。NICOM 技术在评估容量状态、辨别休克类型、鉴别呼吸困难等方面对临床有较大帮助。危重症患者的容量管理是非常核心且艰巨的任务，不恰当的液体治疗会导致肺水肿及组织间隙水肿等不良反应。而运用 NICOM 设备，10 分钟之内即可获得心排血量（CO）等血流动力学指标，有利于对危重症患者进行初始、快速评估，减少盲目大量补液引发肺水肿的风险。心源性肺水肿患者 CO 显著减少，过度补液只能加重心脏负担。因此，快速识别才能改善患者的预后甚至挽救患者的生命。NICOM 不仅能提示患者液体反应性，还能反映 CO、心脏指数、外周血管阻力指数（total peripheral resistance index，TPRI）等相关指标，但心源性肺水肿休克期时，往往呈现 CO、心脏指数等指标较低，CVP 升高，TPRI 正常或稍高的低排高阻现象，帮助临床快速识别可能的心源性肺水肿患者。另外，胸液含量（thoracic fluid content，TFC）是 NICOM 常用的监测指标，可用以反映胸腔积液及肺水情况，临床上若 BNP 及 TFC 均增高，往往提示心源性肺水肿可能性大，且反映患者体内水钠潴留明显，可加强利尿，对于指导临床治疗工作有重要意义。但 NICOM 监测的 TFC 是胸腔内总的积液量，包括血管内、肺泡内、组织间隙内的水，而 PiCCO 则测量胸腔内血容量和血管外肺水含量，可以更好地反映心脏前负荷和肺水肿情况,所以 NICOM 在肺水肿的精准量化方面尚不如 PiCCO,希望在不久的将来,NICOM 技术能得到进一步优化,减少其弊端,使其更多的应用于肺水肿的治疗过程。

唐伦先　包晓玮　同济大学附属东方医院

参考文献

［1］ Assaad S,Kratzert W B,Shelley B,et al. Assessment of pulmonary edema:principles and practice［J］. J Cardiothorac Vasc Anesth,2018,32(2):901-914.

［2］ D'orioV,Ancion A,Lancellotti P. Acute heart failure and acute pulmonary edema［J］. Rev Med Liege,2018,73(5-6):251-256.

［3］ Ponikowski P,Voors A A,Anker S D,et al. 2016 ESC Guidelines for the diagnosis and treatment of acute and chronic heart failure:The Task Force for the diagnosis and treatment of acute and chronic heart failure of the European Society of Cardiology(ESC) Developed with the special contribution of the Heart Failure Association (HFA) of the ESC［J］. Eur Heart J,2016,37(27):2129-2200.

［4］ 中国医师协会急诊医师分会,中国心胸血管麻醉学会急救与复苏分会.中国急性心力衰竭急诊临床实践指南(2017)［J］.临床医学研究与实践,2018,3(02):201.

［5］ 何方凯,管小俊,朱晔涵.急性肺水肿的临床研究和诊疗策略［J］.国际呼吸杂志,2021,41(15):1190-1194.

第七节·急性肺损伤和急性呼吸窘迫综合征

急性肺损伤（acute lung injury，ALI）/急性呼吸窘迫综合征（acute respiratory distress syndrome，ARDS）是各种肺内、肺外致病因素导致的急性弥漫性炎症性肺损伤，进而引起急性呼吸衰竭，以肺血管通透性增高、肺泡腔渗出富含蛋白质的液体、肺水肿及透明膜的形成为主要病理特征。临床表现为顽固性低氧血症和呼吸窘迫，影像学表现为双肺非均一性的渗出性病变。ALI 与 ARDS 是连续的病理生理过程，ARDS 是其最严重的阶段。2012 年，柏林定义取消 ALI 的诊断，将 ARDS 的氧合状态扩大到与原先 ALI 的氧合状态相同。在过去 20 年中，ARDS 的病死率一直保持在 40%左右。

【病因】

多种危险因素可诱发 ALI/ARDS，主要包括以下几点。

1. 直接肺损伤因素·严重肺部感染、吸入性肺炎（胃内容物、有毒气体、高或低浓度氧、淡水或海水等）、肺或胸部挫伤、肺栓塞等。

2. 间接肺损伤因素·脓毒症、休克、严重的非胸部创伤、重症胰腺炎、大量输血、药物中毒或过量、体外循环、代谢紊乱、弥散性血管内凝血等。

【发病机制】

ALI/ARDS 的基本病理生理改变是肺泡上皮和肺毛细血管内皮通透性增加所致的非心源性肺水肿。由肺泡水肿、肺泡塌陷导致严重通气/血流值失调，特别是肺内分流明显增加，从而产生严重的低氧血症。肺血管痉挛和肺微小血栓形成引发肺动脉高压。

ARDS 早期的特征性表现为肺毛细血管内皮细胞与肺泡上皮细胞屏障的通透性增高，肺泡与肺间质内积聚大量的渗出液，其中富含蛋白质及中性粒细胞为主的多种炎症细胞。中性粒细胞黏附在受损的血管内皮细胞表面，进一步向间质和肺泡腔移行，释放大量促炎介质，如炎症细胞因子、过氧化物、白三烯、蛋白酶、血小板活化因子等，参与中性粒细胞介导的肺损伤。除炎症细胞外，肺泡上皮细胞及成纤维细胞也能产生多种细胞因子，从而加剧炎症反应过程。凝血和纤溶紊乱也参与 ARDS 的病程，ARDS 早期促凝亢进而纤溶过程受到抑制，进而引起广泛血栓形成和纤维蛋白的大量沉积，导致血管堵塞及微循环结构受损。ARDS 早期在病理学上就可见到弥漫性肺损伤，透明膜形成及Ⅰ型肺泡上皮或内皮细胞坏死、水肿，Ⅱ型肺泡上皮细胞增生和间质纤维化等表现。

少数 ALI/ARDS 患者在发病第 1 周内可缓解，但多数患者在发病 5～7 天后病情仍然进展，进入亚急性期。在 ALI/ARDS 的亚急性期，病理上可见肺间质和肺泡纤维化，Ⅱ型肺泡上皮细胞增生，部分微血管破坏并出现大量新生血管。部分患者呼吸衰竭持续超过 14 天，病理上常表现为严重的肺纤维化，肺泡结构破坏和重建。

【诊断思路】

（一）症状　①急性起病,在直接或间接肺损伤后 12～48 小时内发病。②急性呼吸困难和窘迫,呼吸频率>25～30 次/分,甚至可达 30 次/分以上。③缺氧和发绀出现,口唇、甲床乃至全身性发绀,大汗。即使不断提高常规吸入氧浓度也难以纠正缺氧状态,又称顽固性低氧血症。④随着 ARDS 病情发展,可有烦躁、焦虑不安、谵妄乃至昏迷等神志变化。

（二）体征　肺部体征早期除呼吸频速外,可无其他明显呼吸系统体征。随着病情恶化出现吸气"三凹征",听诊呼吸音减弱或粗糙,可闻及不同程度干、湿啰音或哮鸣音,部分患者可能伴有肺实变或胸腔积液的体征。

（三）实验室检查及辅助检查

1. 动脉血气分析·PaO_2 降低是 ARDS 诊断和监测的常用指标。根据动脉血氧分析可以计算出肺泡-动脉血氧分压差($P_{A-a}O_2$)、静动脉血分流(Qs/Qt)、呼吸指数($P_{A-a}O_2/PaO_2$),氧合指数(PaO_2/FiO_2)等指标,对诊断和评价病情严重程度有很大帮助。如 Qs/Qt 曾被提倡用于病情分级,以高于 15%、25% 和 35% 分别划分为轻、中、重不同严重程度。呼吸指数参照范围为 0.1～0.37,>1 表明氧合功能明显减退,>2 常需机械通气。氧合指数参照范围为 400～500 mmHg,ARDS 时降至 200 mmHg。

2. 肺功能测定

（1）肺容量和肺活量、残气、功能残气均减少。呼吸死腔增加,若死腔通气量/潮气量(dead space volume/tidal volume,VD/VT)>0.6,提示需机械通气。

（2）肺顺应性测定。在床旁测定的常为胸肺总顺应性,应用呼气末正压通气的患者,可按下述公式计算动态顺应性(dynamic compliance,Cdyn)。

$$Cdyn = 潮气量 / 最大气道内压 - 呼气末正压$$

顺应性检测不仅对诊断、判断疗效,而且对监测有无气胸或肺不张等合并症均有实用价值。

3. 胸部 X 线征象·发病 24 小时内,X 线表现可正常。发生间质性肺水肿时,X 线表现为肺纹理增多,约 40% 的患者可出现间隔线。随着病程进展,表现为双肺典型的蝶翼状或弥漫性毛玻璃样变,其中可显示空气支气管征,表明肺泡水肿形成。此外,上述病变常不伴有明显的心脏增大及大血管改变,提示为非心源性肺水肿。当渗出性病变与增生和纤维化同时存在时,则表现为肺毛玻璃样变中出现片状均质实变,伴肺实变或囊肿形成。上述肺内病灶的吸收较慢,需数周时间,且部分病例不能完全吸收,形成肺间质纤维化,表现为网格状肺纹理。

4. 肺部 CT 检查·CT 尤其是高分辨率 CT(HRCT)可更好地反映 ARDS 的肺内各种病理改变。Owens 等将 ARDS 肺部的 CT 表现分为五种基本改变:①毛玻璃样改变:云雾状高密度区,其间血管和支气管壁清晰;②实变:肺泡水肿所致的肺野密度对称性增加及空气支气管征,当其中出现非对称性实变常提示为肺内原发损伤所致 ARDS;③网状改变:间质性肺水肿或纤维化引起的小叶间隔增厚;④线状影:损伤区增厚的小叶间隔或线条索状影;⑤肺纹理扭曲:表现为肺纹理扭曲或支气管扩张,即所谓"牵张性支气管扩张"。

（四）诊断　1994 年第一次美欧 ARDS 专题讨论会(American-European consensus conference,AECC)制订了 ALI 和 ARDS 的诊断标准。

ALI 的诊断标准:①急性起病;②动脉血氧分压/吸氧浓度(PaO_2/FiO_2)≤300 mmHg(不

论是否使用呼气末正压通气);③X 线胸片示双肺浸润影;④肺动脉楔压(pulmonary artery wedge pressure,PAWP)≤2.4 kPa(18 mmHg)或无左心房高压的临床证据。

2011 年,欧美学者依据 ARDS 最新的流行病学与临床试验资料,结合国际上各专业学会的意见,历经一年时间重新修订了 ARDS 的诊断标准,会议共识在柏林达成,因此,新的 ARDS 定义称为柏林定义(Berlin definition)。诊断依据主要包括,①时程:1 周内已知的临床病因侵袭或呼吸症状首次发作或恶化;②影像学表现(胸片和 CT 表现):双侧肺的弥漫浸润,呈混浊斑片状,不能完全由胸腔积液、肺不张或肿瘤来解释;③水肿的来源:呼吸衰竭不能完全由心力衰竭或液体负荷来解释,如果是风险性因素,就需要客观评估(如心脏超声)去排除静水压性水肿;④氧合:轻度,200 mmHg$<$PaO$_2$/FiO$_2$≤300 mmHg 伴呼气末正压(PEEP)或持续正压通气(CPAP)≥5 cmH$_2$O;中度,100 mmHg$<$PaO$_2$/FiO$_2$≤200 mmHg 伴 PEEP≥5 cmH$_2$O;重度,PaO$_2$/FiO$_2$≤100 mmHg 伴 PEEP≥5 cmH$_2$O。

【病情评估】

(一) 评分标准 临床常用评分系统包括肺损伤预测评分(lung injury prediction score,LIPS)(表 2-7-1)、Murray 肺损伤评分(表 2-7-2)。

表 2-7-1 肺损伤预测评分表

变 量		分值
诱因	休克	2.0
	误吸	2.0
	脓毒症	1.0
	肺炎	1.5
高危手术	脊柱	1.0
	急腹症	2.0
	心脏	2.5
	主动脉血管	3.5
高危创伤	脑外伤	2.0
	烟尘吸入损伤	2.0
	淹溺	2.0
	肺挫伤	1.5
	多发骨折	1.5
危险因素	酗酒	1.0
	肥胖(BMI$>$30 kg/m^2)	1.0
	低蛋白血症	1.0
	化疗	1.0
	FiO$_2$$>$0.35($>$4 L/min)	2.0
	呼吸急促(RR$>$30 次/分)	1.5
	SpO$_2$$<$95%	1.0
	酸中毒(pH$<$7.35)	1.5
	糖尿病	−1.0

表 2-7-2 Murray 肺损伤评分

指标	表现	分值
X 线胸片	无	0
	局限于 1/4 肺区	1
	局限于 2/4 肺区	2
	局限于 3/4 肺区	3
	所有肺区均有	4
低氧血症评分(PaO_2/FiO_2)	>300 mmHg	0
	225~299 mmHg	1
	175~224 mmHg	2
	100~174 mmHg	3
	<100 mmHg	4
呼气末正压(PEEP)	<5 cmH_2O	0
	6~8 cmH_2O	1
	9~11 cmH_2O	2
	11~14 cmH_2O	3
	>15 cmH_2O	4
顺应性	>80 mL/cmH_2O	0
	60~79 mL/cmH_2O	1
	40~59 mL/cmH_2O	2
	20~39 mL/cmH_2O	3
	<19 mL/cmH_2O	4

注:总评分=各参数评分之和/所采用参数数目之和(0~4)。0:无肺损伤;0.25~2.5:轻中度肺损伤;>2.5:重度肺损伤。

LIPS 是近年用于评估急性肺损伤患者危险分层的量表,其从易感性、高风险手术及创伤等方面评分,系统地对肺损伤范围和程度进行分级,可较为准确地评估 ARDS 患者的病情及预后。研究表明,LIPS 在具有 ARDS 高危因素的患者中明显升高,且可较为准确地预测患者发生 ARDS 的风险。

Murray 根据动脉氧分压吸入氧浓度(PaO_2/FiO_2)、PEEP 水平、X 线胸片中受累象限数及肺顺应性变化的评分评价肺损伤程度。评分>2.5 分为重度肺损伤;评分为 0.25~2.5 分者为轻中度肺损伤。该标准强调了肺损伤从轻到重的连续发展过程,对肺损伤做量化评价。研究显示,该肺损伤评分与肺脏受累范围呈显著正相关,而且也与肺血管通透性密切相关。因此,Murray 肺损伤评分可较准确地评价肺损伤程度,目前在临床研究中应用最为广泛。

(二) 风险评估 在危重症患者中,误吸、有酗酒史、脓毒症、肺炎、急性生理与慢性健康评分(APACHE)Ⅱ评分升高、低蛋白血症等是 ARDS 发生的危险因素,呼吸频率>30 次/分、心率>100 次/分对 ARDS 发生有提示作用;高龄和脓毒性休克是 ARDS 患者 28 天死亡危险因素。对于急诊患者而言,研究发现 LIPS、乳酸是急诊脓毒症患者发展为 ARDS 的高危因素,可以为临床早期预测 ARDS 的发生提供参考。

【治疗】

(一) 治疗原则 急性肺损伤和急性呼吸窘迫综合征的治疗主要是治疗原发疾病。特别是控制感染改善通气和组织供氧,防止进一步的肺损伤和肺水肿,并防止严重并发症。

(二) 呼吸支持治疗

1. 氧疗 · ALI/ARDS 患者吸氧治疗的目的是改善低氧血症,使动脉氧分压(PaO_2)达到 $60\sim80\,mmHg$。ARDS 患者往往低氧血症严重,大多数患者一旦诊断明确,常规的氧疗常常难以奏效,机械通气仍然是最主要的呼吸支持手段。氧疗是纠正 ALI/ARDS 患者低氧血症的基本手段。

经鼻高流量氧疗(high flow nasal cannula oxygen therapy,HFNC)可保持恒定的供氧浓度并维持一定的 PEEP 水平,同时其充分的加温、加湿功能可提高患者舒适性,与传统氧疗方式相比有明显优势,常应用于呼吸衰竭患者,以避免气管插管。

2. 无创机械通气 · 无创机械通气(non-invasive mechanical ventilation,NIV)可以避免气管插管和气管切开引起的并发症,但 NIV 在急性低氧性呼吸衰竭中的应用却存在很多争议。迄今为止,尚无足够的资料显示 NIV 可以作为 ALI/ARDS 导致的急性低氧性呼吸衰竭的常规治疗方法。

当 ARDS 患者神志清楚、血流动力学稳定,并能够得到严密监测和随时可行气管插管时,可以尝试 NIV 治疗。在治疗全身性感染引起的 ALI/ARDS 时,如果预计患者的病情能够在 $48\sim72$ 小时内缓解,可以考虑应用 NIV。应用 NIV 可使部分合并免疫抑制的 ALI/ARDS 患者避免有创机械通气,从而避免呼吸机相关肺炎(VAP)的发生,并可能改善预后。

一般认为,ALI/ARDS 患者在以下情况时不适宜应用 NIV:①神志不清;②血流动力学不稳定;③气道分泌物明显增加而且气道廓清能力不足;④因脸部畸形、创伤或手术等不能佩戴鼻面罩;⑤上消化道出血、剧烈呕吐、肠梗阻和近期食管及上腹部手术;⑥危及生命的低氧血症。

应用 NIV 治疗 ALI/ARDS 时,应严密监测患者的生命体征及治疗反应。如 NIV 治疗 $1\sim2$ 小时后,低氧血症和全身情况得到改善,可继续应用 NIV。若低氧血症不能改善或全身情况恶化,提示 NIV 治疗失败,应及时改为有创通气。

3. 有创机械通气

(1) 机械通气的时机选择:ARDS 患者经高浓度吸氧仍不能改善低氧血症时,应做气管插管进行有创机械通气。早期气管插管机械通气可降低呼吸功,改善呼吸困难,改善低氧血症,防止肺外器官功能损害。

(2) 肺保护性通气:对 ARDS 患者实施机械通气时,应采用肺保护性通气策略,气道平台压不应超过 $30\sim35\,cmH_2O$。在实施肺保护性通气策略时,限制气道平台压比限制潮气量更为重要。潮气量 $5\sim10\,mL/kg$。由于 ARDS 患者大量肺泡塌陷,肺容积明显减少,常规或大潮气量通气易导致肺泡过度膨胀和气道平台压过高,加重肺及肺外器官的损伤。与常规潮气量通气组比较,小潮气量通气组 ARDS 患者病死率显著降低。

允许性高碳酸血症是肺保护性通气策略的结果,颅内压增高是应用允许性高碳酸血症的禁忌证。酸血症往往限制了允许性高碳酸血症的应用,目前尚无明确的二氧化碳分压上限值,一般主张保持 pH>7.2,否则可考虑静脉输注碳酸氢钠。

(3) 肺复张:目前临床常用的肺复张手法包括控制性肺膨胀、PEEP 递增法及压力控制通气(PCV)法。其中实施控制性肺膨胀采用恒压通气方式,推荐吸气压为 $30\sim45\,cmH_2O$、持续时间 30～40 秒。肺复张手法能有效地促进塌陷肺泡复张,改善氧合,降低肺内分流。实施肺复张手法的压力和时间设定对肺复张的效应有明显影响,不同肺复张手法效应也不尽相同。肺外源性的 ARDS 对肺复张手法的反应优于肺内源性的 ARDS。ARDS 病程也影响肺复张手法的效应,早期 ARDS 肺复张效果较好。

(4) PEEP 的选择:充分复张塌陷肺泡后应用适当水平 PEEP 防止呼气末肺泡塌陷,改善低氧血症,并避免剪切力,防止呼吸机相关肺损伤。因此,ARDS 应采用能防止肺泡塌陷的最低 PEEP。

ARDS 最佳 PEEP 的选择目前仍存在争议。通过分析比较不同 PEEP 对 ARDS 患者生存率的影响,结果表明 PEEP >12 cmH$_2$O,尤其是 >16 cmH$_2$O 时,明显改善生存率。有学者建议可参照肺静态压力-容积(P－V)曲线低位转折点压力来选择 PEEP。研究显示,在小潮气量通气的同时,以静态 P－V 曲线低位转折点压力 2 cmH$_2$O 作为 PEEP,与常规通气相比,ARDS 患者的病死率明显降低。

(5) 自主呼吸:自主呼吸过程中膈肌主动收缩可增加 ARDS 患者肺重力依赖区的通气,改善通气血流比例失调,改善氧合。在循环功能稳定、人机协调性较好的情况下,ARDS 患者机械通气时有必要保留自主呼吸。

(6) 半卧位:机械通气患者平卧位易发生呼吸机相关性肺炎(VAP)。半卧位可显著降低机械通气患者 VAP 的发生。机械通气患者应保持半卧位,预防 VAP 的发生,脊髓损伤是体位改变的禁忌证。

(7) 俯卧位通气:常规机械通气治疗无效的重度 ARDS 患者,可考虑采用俯卧位通气,以降低胸腔内压力梯度、促进分泌物引流和促进肺内液体移动。同时应防止导管脱落的发生。严重低血压、室性心律失常、颜面部创伤及未处理的不稳定性骨折是俯卧位通气相对禁忌证。

(8) 镇静镇痛与肌松:机械通气患者合适的镇静状态、适当的镇痛可缓解焦虑、躁动、疼痛,减少过度的氧耗。

临床常用 Ramsay 评分来评估镇静深度、制订镇静计划,以 Ramsay 评分 3～4 分作为镇静目标。每天均需中断或减少镇静药物剂量直到患者清醒,以判断患者的镇静程度和意识状态。

危重症患者应用肌松药物,与延长机械通气时间、导致肺泡塌陷、增加 VAP 发生率相关,并可能延长住院时间。因此,应尽量避免使用肌松药物。如确有必要使用肌松药物,应监测肌松水平以指导用药剂量,预防膈肌功能不全和 VAP 的发生。

4. 体外膜氧合技术·体外膜氧合(ECMO)技术作为一项高级生命支持技术,主要用于为重症心肺功能衰竭的患者提供持续的体外呼吸与循环支持。2020 年在抗击新冠肺炎疫情时,ECMO 技术应用于顽固性低氧的重症新型冠状病毒肺炎(corona virus disease-2019,COVID-19)患者的救治。多项临床研究结果已经证明 ECMO 在支持 ARDS 导致的严重呼吸和心血管损害的恢复中的关键作用。

在我国体外膜氧合治疗成人重症呼吸衰竭推荐意见中,对于 ARDS 所导致的呼吸衰竭,应用 ECMO 进行挽救治疗的参考标准包括:在吸纯氧条件下,联合肺复张、俯卧位通气和高频振荡通气等处理并且采用肺保护性通气[潮气量为 6 mL/kg,PEEP >10 cmH$_2$O(1 cmH$_2$O = 0.098 kPa)],P$_{A-a}$O$_2$ >600 mmHg(1 mmHg = 0.133 kPa),或 PaO$_2$/FiO$_2$ <100 mmHg;机械通

气时间<7天;年龄<65岁;无抗凝禁忌;或通气频率>35次/分时,平台压>30 cmH$_2$O且pH<7.2。

关于严重ARDS患者治疗的相关研究表明,与机械通气等传统的管理方法相比,ECMO能降低90天死亡率和治疗失败率。

(三) ALI/ARDS药物治疗

1. **液体管理** · 积极的液体管理对改善ALI/ARDS患者的肺水肿具有重要的临床意义。ALI/ARDS患者的液体管理策略必须在维持循环稳定,保证器官灌注的前提下进行。

对低蛋白血症的ARDS患者有必要输入白蛋白或人工胶体,提高胶体渗透压。对于存在低蛋白血症的ARDS患者,在补充白蛋白等胶体溶液的同时联合应用呋塞米,有助于实现液体负平衡,并改善氧合。

2. **糖皮质激素** · 全身和局部的炎症反应是ALI/ARDS发生和发展的重要机制,研究显示,血浆和肺泡灌洗液中的炎症因子浓度升高与ARDS病死率成正相关。对于过敏原因导致的ARDS患者,早期应用糖皮质激素经验性治疗可能有效。脓毒性休克并发ARDS的患者,如合并肾上腺皮质功能不全,可考虑应用替代剂量的糖皮质激素。ARDS发病超过14天应用糖皮质激素会明显增加病死率。

3. **一氧化氮(NO)吸入** · NO吸入可选择性扩张肺血管,NO分布于肺内通气良好的区域,可扩张该区域肺血管,显著降低肺动脉压,减少肺内分流,改善通气血流比例失调,减少肺水肿形成。临床研究显示,NO吸入可使约60%的ARDS患者氧合改善,但改善效果仅限于开始NO吸入治疗的24~48小时内。因此,NO吸入不宜作为ARDS的常规治疗手段,仅在一般治疗无效的严重低氧血症时考虑应用。

4. **肺泡表面活性物质** · 肺泡表面活性物质能降低肺泡表面张力,减轻肺炎症反应,阻止氧自由基对细胞膜的氧化损伤。因此,补充肺泡表面活性物质可能成为ARDS的治疗手段。但有临床研究显示,肺泡表面活性物质并不影响机械通气时间和病死率。也有针对心脏手术后发生ARDS患者补充肺泡表面活性物质能降低病死率。因此,目前肺泡表面活性物质的应用仍存在许多尚未解决的问题,还不能将其作为ARDS的常规治疗手段。有必要进一步研究,明确其对ARDS预后的影响。

(四) 并发症处理 抗休克等并发症治疗参见有关章节。

【最新进展】

(一) 诊断 肺血管通透性和血流动力学测定。

(1) 肺水肿液蛋白质测定:ARDS时,肺毛细血管通透性增加,水分和大分子蛋白质进入间质或肺泡,使水肿液蛋白质含量与血浆蛋白质含量之比增加,若比值>0.7,考虑ARDS;比值<0.7,考虑为心源性肺水肿。

(2) 肺泡毛细血管膜通透性(ACMP)测定:应用双核素体内标记技术,以^{113}In自体标记转铁蛋白,用以测定肺的蛋白质积聚量,同时以^{99m}Tc自体标记红细胞,校正胸内血流分布的影响。分别算出^{113}In、^{99m}Tc的肺/心放射计数比值,观察2小时的变化得出血浆蛋白积聚指数。健康人参考值为0.138×10^{-3}/min。

(3) 血流动力学监测:通过置入四腔漂浮导管,可同时测定并计算肺动脉压(pulmonary artery pressure,PAP)、肺动脉毛细血管楔压(pulmonary capillary wedge pressure,PCWP)、

肺循环阻力(pulmonary vascular resistance，PVR)、$P\bar{v}O_2$、CvO_2、Qs/Qt 及热稀法测定 CO 等,不仅对诊断、鉴别诊断有价值,而且对机械通气治疗,特别是 PEEP 对循环功能影响,亦为重要的监测指标。ARDS 患者平均肺动脉压增高>2.67 kPa,肺动脉压与肺毛细血管楔压差(PAP - PCWP)增加>0.67 kPa, PCWP 一般<12 cmH_2O(1.18 kPa),若>16 cmH_2O(1.57 kPa),则为急性左心衰竭,可排除 ARDS。

(4) 肺血管外含水量测定:目前用染料双示踪稀释法测定,由中心静脉或右心导管注入 5 mg 靛氰绿染料葡萄糖液 10 mL,然后在股动脉通过与热敏电阻连接的导管记录热稀释曲线,并用密度计检测染料稀释曲线,再通过微机处理计算肺水量,可用来判断肺水肿的程度、转归和疗效,但需一定设备条件。

(二) 治疗

1. 前列腺素 E_1 · 前列腺素 E_1(prostaglandin E_1，PGE_1)不仅是血管活性药物,还具有免疫调节作用,可抑制巨噬细胞和中性粒细胞的活性,发挥抗炎作用。但是 PGE_1 没有组织特异性,静脉注射 PGE_1 会引起全身血管舒张,导致低血压。因此,只有在 ALI/ARDS 患者低氧血症难以纠正时,可以考虑吸入 PGE1 治疗。

2. 抗氧化剂 · N-乙酰半胱氨酸(N-acetylcysteine，NAC)和丙半胱氨酸通过提供合成谷胱甘肽(glutathione，GSH)的前体物质半胱氨酸,提高细胞内 GSH 水平,依靠 GSH 氧化还原反应来清除体内氧自由基,从而减轻肺损伤。静脉注射 NAC 对 ARDS 患者可以显著改善全身氧合和缩短机械通气时间。

一项多中心双盲安慰剂临床研究显示,氧自由基清除剂丙环司坦不但对中重度 ARDS 患者 30 天内机械通气时间和生存率均无改善,病死率反而高于对照组,该试验被迫提前终止。故目前不支持丙环司坦用于临床。而维生素类、氨溴索等抗氧化剂对 ARDS 的治疗作用更缺乏大规模多中心的临床随机对照试验。

3. 细胞因子单克隆抗体或拮抗剂 · 细胞因子单克隆抗体或拮抗剂是否能够用于 ALI/ARDS 的治疗,目前尚缺乏临床证据。因此,不推荐细胞因子单克隆抗体或拮抗剂用于 ARDS 治疗。

4. 镇静剂与肌松剂 · 机械通气为 ARDS 重症患者最重要治疗措施,机械通气期间需使用镇痛、镇静药物,部分患者甚至需肌松剂维持。盐酸右美托咪定是目前临床上常用的镇静、镇痛药物,研究发现其能有效降低 ARDS 患者血清中炎性因子如肿瘤坏死因 α(tumor necrosis factor-α，TNF - α)、白细胞介素 6(interleukin 6，IL - 6)浓度,减轻 ARDS 患者肺实质的炎性反应和氧化应激,对肺组织起到保护作用。重度 ARDS 早期短疗程(2 天)使用顺式阿曲库铵,可降低住院病死率和减少机械通气的气压伤,并且不增加机械通气时间和 ICU 相关的肌无力并发症的发生。其主要机制可能与减轻应激和炎性反应、改善通气血流比值和减少呼吸机相关性肺损伤有关。

5. 他汀类药物 · 他汀类药物作为降低胆固醇药物广泛用于临床,近年发现还有其他多种作用,包括抗炎、改善血管内皮功能、抑制血栓形成、抗氧化及调节免疫等作用,能对多种原因诱导的核因子- κB(NF - κB)信号通路活化产生抑制,从而起到抗炎作用。研究发现,辛伐他汀可诱导 M1 型巨噬细胞向 M2 型巨噬细胞转化,从而发挥减轻炎症作用。在一项较大规模的临床研究中,使用辛伐他汀降低了 ICU 住院患者的病死率。目前仍需要大量临床试验来证实该类药物对 ARDS 的治疗作用。

6. 间充质干细胞·针对 ALI/ARDS 的病理特点,间充质干细胞(membrane-derived mesenchymal stem cell,MSC)是目前热点研究方向。实验研究已证明 MSC 具有抗炎、抗凋亡作用,能促进上皮和内皮细胞的修复,增加肺泡液中病原体清除率。因 MSC 独特的生物学效应,其成为治疗 ALI/ARDS 最有潜力的一类干细胞。

7. 其他·其他治疗 ARDS 的潜在药物有 β2 肾上腺素受体激动剂、达唑氧苯、利索茶碱、己酮可可碱、布洛芬、中性粒细胞弹性蛋白酶抑制剂、细胞因子抗体、内毒素抗体、粒细胞-巨噬细胞集落刺激因子、血必净等,因相关研究结果显示并不能有效改善肺功能或患者的生存率等,需要进一步进行更大量的 RCT 研究。

唐伦先　王春雪　同济大学附属东方医院

参考文献

[1] R. M. Bateman, M. D. Sharpe, J. E. Jagger, et al. 36th International symposium on intensive care and emergency medicine [J]. Crit Care, 2016,20(Suppl 2):94.
[2] Xuxin Chen, Shanshan Wu, Lu Tang, et al. Mesenchymal stem cells overexpressing heme oxygenase-1 ameliorate lipopolysaccharide-induced acute lung injury in rats [J]. J Cell Physiol, 2019,234(5):7301-7319.
[3] Yanyang Wang, Xiuzhong Li, Libing Wang. Therapeutic implications of mesenchymal stem cells in acute lung injury/acute respiratory distress syndrome [J]. Stem Cell Res Ther, 2013,4(3):45.
[4] Yuqiong He, Cancan Zhou, Luyao Yu, et al. Natural product derived phytochemicals in managing acute lung injury by multiple mechanisms [J]. Pharmacol Res, 2021,163:105224.

第八节·急性肾损伤

急性肾损伤(acute kidney injury，AKI)以往称为急性肾衰竭(acute renal failure，ARF)，是指不超过 3 个月的肾脏结构和功能的异常，包括血、尿、组织学、影像学及肾损伤标志物检查异常。AKI 是由多种病因引起的短时间内肾功能急剧下降，肾小球滤过率(glomerular filtration rate，GFR)下降，同时伴有氮质产物如肌酐、尿素氮等潴留，水、电解质和酸碱平衡紊乱，重者出现多系统多脏器并发症的临床综合征。AKI 是涉及各科的常见危重临床综合征，可发生于既往无肾脏疾病者，也可以发生于原有慢性肾脏病的基础上。在综合性医院，3%～10%的住院患者可发生 AKI，在重症监护病房为 30%～60%，危重 AKI 的死亡率高达 30%～80%，存活患者约 50%遗留永久性肾功能减退，部分需要终生透析。

与 ARF 相比，AKI 的提出更强调对这一综合征的早期诊断、早期治疗的重要性。近年来，研究证实轻度肾功能急性减退即可导致患者病死率明显增加，故将急性肾衰竭改称急性肾损伤，以期能早期识别，并进行早期有效干预，改善预后。

【病因】

AKI 有广义和狭义之分，广义 AKI 可分为肾前性、肾性和肾后性三类。狭义 AKI 仅指急性肾小管坏死(acute tubular necrosis，ATN)，是 AKI 最常见类型，占全部 AKI 的 75%～80%，通常由缺血或肾毒性因素所致。

1. **肾前性 AKI**·指各种原因引起肾脏血流灌注降低所致的缺血性肾损伤，约占 AKI 的55%，是 ATN 最常见病因。主要病因有以下几类。

(1) 有效循环血容量不足：包括细胞外液丢失和细胞外液滞留。细胞外液丢失常见于外伤、手术、产后、消化道出血、烧伤、呕吐、腹泻、利尿剂应用过度等，细胞外液滞留常见于胰腺炎、烧伤、挤压综合征、创伤、肾病综合征、营养不良、肝功能衰竭等。

(2) 心排血量减少：常见于心功能不全、如心肌梗死、心律失常、缺血性心脏病、心肌病、高血压、心脏瓣膜病、肺栓塞、严重肺心病等。

(3) 外周血管扩张：如脓毒症、肝硬化失代偿期、低氧血症、高碳酸血症、药物(降压药、麻醉药)、肾上腺皮质功能不全、高镁血症、过敏等。

(4) 肾血管严重收缩：如脓毒症、药物(肾上腺素、去甲肾上腺素、β受体阻滞剂)、肝肾综合征、高钙血症等。

(5) 肾动脉机械闭锁：如血栓、栓塞、创伤等。

(6) 肾血流自主调节反应障碍：如血管紧张素转换酶抑制药、血管紧张素Ⅱ受体拮抗药、非甾体抗炎药、环孢素等。

2. **肾性 AKI**·肾实质或肾血管疾病相关性急性肾损伤，约占 AKI 的 40%，是由各种原因导致的肾单位和间质、血管损伤,以肾缺血和肾毒性物质导致的肾小管上皮细胞损伤(如ATN)最为常见。常见病因有以下几类。

(1) 肾血管性疾病:血管炎、恶性高血压、主动脉夹层、硬皮病、肾动脉机械闭塞(手术、栓子、血栓栓塞)、肾静脉血栓形成、粥样硬化斑块。

(2) 肾小球疾病和肾脏微血管疾病:炎症感染后、急性或急进性肾炎、系统性红斑狼疮、韦格纳综合征、溶血尿毒症综合征、血栓性血小板减少性紫癜、弥散性血管内凝血、肺出血肾炎综合征、恶性高血压、先兆子痫、高钙血症、硬皮病等。

(3) 间质性肾炎:药物[青霉素、磺胺类、利福平、环丙沙星、苯茚二酮、西咪替丁、质子泵抑制剂(奥美拉唑、兰索拉唑)、硫唑嘌呤、苯妥英、卡托普利、噻嗪类、呋塞米、布美他尼、别嘌醇、非甾体抗炎药(选择性 COX-2 抑制剂、5-氨基水杨酸)]、食物、有毒物质导致的过敏性间质性肾炎。

(4) 感染:脓毒症或全身抗炎反应综合征、特殊病因(军团菌、钩端螺旋体、立克次体、汉坦病毒、念珠菌、疟疾)、特定器官受累(细菌性心内膜炎、内脏脓肿、肾盂肾炎)。

(5) 浸润:结节病、淋巴瘤、白血病、类肉瘤等。

(6) 结缔组织病。

(7) 急性肾小管坏死:肾缺血(肾前性 AKI 持续进展)、肾毒素(氨基糖苷类、造影剂、重金属、有机溶剂、其他抗菌素)、色素毒素(肌红蛋白尿、血红蛋白尿)及其他。

(8) 肾小管内:结晶沉积(尿酸、草酸)、甲氨蝶呤、无环鸟苷、氨苯蝶啶、磺胺类、茚地那韦、泰诺福韦移植排斥反应、蛋白沉积(轻链、肌红蛋白、血红蛋白)。

(9) 肾移植排异反应。

3. 肾后性 AKI·尿道梗阻导致的急性肾损伤,约占 AKI 的 5%。梗阻可发生于从肾盂到尿道的尿路任何部位。

【发病机制】

不同病因的 AKI 的发病机制有所不同。

1. 肾前性肾损伤·属于缺血性肾损伤,由肾脏血流灌注降低导致血流动力学介导的肾小球滤过率降低。在肾前性 AKI 早期,肾脏血流自我调节机制通过调节肾小球出球和入球小动脉的血管张力,以维持肾小球滤过率和肾血流量,可使肾功能维持正常。当血压过低,超过自我调节能力即可导致肾小球滤过率下降,但短期内无明显的肾实质损伤。如果肾灌注损伤能在 6 小时内得到纠正,则血流动力学损害可以逆转,肾功能也可以迅速恢复。但若低灌注持续,则可发生肾小管上皮细胞明显损伤,继而发展成急性肾小管坏死。

2. 肾性 AKI·以肾缺血和肾毒性物质导致的肾小管上皮细胞损伤最为常见。中毒性急性肾小管损伤可发生在老龄、糖尿病等多种易患因素基础之上,也可以有缺血因素参与。中毒性和缺血性损害也可以共同引起 ATN,但其发病机制仍未阐明,目前认为主要涉及小管、血管和炎症因子等方面。

3. 肾后性 AKI·尿路发生梗阻时,尿路内反向压力首先传导到肾小球囊腔,由于肾小球入球小动脉扩张,早期肾小球滤过率尚能维持正常。如果梗阻持续无法解除,肾皮质大量区域出现无灌注或低灌注状态,肾小球滤过率逐渐下降。

【诊断思路】

（一）临床表现　　AKI 的临床表现差异大，与病因和所处病程不同阶段有关，包括原发性疾病、AKI 所致代谢紊乱及并发症三个方面。主要有以下症状。

1. 尿量减少 · 通常于发病后数小时或数日内出现少尿（尿量＜400 mL/d）或无尿（尿量＜100 mL/d）。无尿通常提示完全性尿路梗阻，但也可见于严重的肾前性或肾性急性肾损伤（如肾动脉阻塞、血管炎）。但尿量减少并非所有患者的必需症状，一部分非少尿型急性肾损伤患者的尿量可以正常甚至偏多。

2. 氮质血症 · 急性肾损伤时，摄入蛋白质的代谢产物不能经肾脏排泄而潴留在体内，可产生中毒症状，即尿毒症。尿素氮（BUN）每天上升＞8.93 mmol/L（25 mg/dL）者，称为高分解代谢。少尿型急性肾损伤患者通常有高分解代谢。但是，BUN 升高并非都是高分解代谢，胃肠道大出血、血肿等积血被吸收后，也会加重氮质血症。

3. 液体平衡紊乱 · 由于盐和水排出减少，导致水、钠潴留，常常引起全身水肿、肺水肿及心力衰竭、脑水肿、血压增高和低钠血症。大量输液，特别是输注大量低张液体，以及未限制水摄入，也是容量负荷过重、低钠血症的原因。患者可以表现为嗜睡、进行性反应迟钝，甚至可因脑水肿而致癫痫发作。

4. 电解质紊乱

（1）高钾血症：是急性肾损伤最严重的并发症之一，也是少尿期的首位死因。引起高钾血症的原因包括：①肾脏排钾减少；②并发感染、溶血及大量组织破坏，钾离子由细胞内释放入细胞外液；③酸中毒致使氢钾交换增加，钾离子由细胞内转移到细胞外；④摄入富含钾的食物、使用保钾利尿剂或输注库存血，均可加重高钾血症。

（2）低钠血症：主要是由水过多导致稀释性低钠血症。此外，恶心、呕吐等胃肠道失钠，以及对大剂量呋塞米治疗有反应的非少尿型患者也可出现失钠性低钠血症。

（3）高磷血症：是急性肾损伤常见的并发症。在高分解代谢或急性肾损伤伴大量细胞坏死者（如横纹肌溶解、溶血或肿瘤溶解），高磷血症可能更明显。

（4）低钙血症：转移性磷酸钙盐沉积，可导致低血钙。肾小球滤过下降导致磷潴留，骨组织对甲状旁腺激素抵抗和活性维生素 D_3 水平降低，低钙血症极易发生。由于患者往往存在酸中毒，游离钙水平并不降低，患者可出现无症状性低钙血症。但是，在横纹肌溶解、急性胰腺炎、酸中毒经碳酸氢钠纠正后，患者可出现低钙血症的症状，表现为口周感觉异常、肌肉抽搐、癫痫发作、出现幻觉和昏睡等，心电图提示 Q-T 间期延长和非特异性 T 波改变。

（5）高镁血症：急性肾损伤时常常出现高镁血症，可引起心律失常，ECG 示 PR 间期延长。

（6）低镁血症：常见于顺铂、两性霉素 B 和氨基糖苷类抗生素所致的肾小管损伤。低镁血症常无症状，但有时可表现为神经肌肉痉挛、抽搐和癫痫发作，或持续性低血钾或低血钙。

5. 代谢性酸中毒 · 正常蛋白质饮食可代谢产生非挥发性固定酸 50～100 mmol/d（主要是硫酸和磷酸），通过肾脏排泄而保持酸碱平衡。急性肾损伤时，肾脏不能排出固定酸，是引发代谢性酸中毒的主要原因。临床表现为深大呼吸（Kussmaul 呼吸），血 pH、碳酸氢根和二氧化碳结合力降低，由于硫酸根和磷酸根潴留，常伴阴离子间隙升高。

6. 消化系统 · 常为急性肾损伤首发症状，主要表现为厌食、恶心、呕吐、腹泻、呃逆，约

25%的患者并发消化道出血,出血多由胃黏膜糜烂或应激性溃疡引起。因为肾脏淀粉酶排出减少,血淀粉酶升高,一般不超过正常值的 2 倍。反之,提示急性胰腺炎的可能。

7. 呼吸系统·可有呼吸困难、咳嗽、咳粉红色泡沫痰、胸闷等,与体液潴留、肺水肿和心力衰竭有关。急性肾损伤往往并发难治性肺部感染,偶见急性呼吸窘迫综合征。

8. 循环系统·可有充血性心力衰竭、心律失常、心包炎和高血压等。

9. 神经系统·可有昏睡、精神错乱、木僵、激动、精神病等精神症状,以及肌阵挛、反射亢进、不安腿综合征、癫痫发作等。

10. 血液系统·可表现为贫血、白细胞升高、血小板功能缺陷和出血倾向。

11. 营养和代谢异常·急性肾损伤患者常处于高分解代谢状态,蛋白质分解代谢加快,肌肉分解率增加,严重者每天丢失肌肉 1 kg 或 1 kg 以上。

12. 感染·是急性肾损伤患者常见和严重的并发症之一,多见于严重外伤致高分解代谢型急性肾损伤,预防性应用抗生素不能减少发生率。最常见的感染部位依次为肺部、泌尿道、伤口和全身。

(二) 临床经过　急性肾损伤早期症状隐匿,可被原发性疾病掩盖,即使尿量开始减少,也容易被忽视。典型急性肾损伤一般经过为少尿期、移行期、多尿期和恢复期。

1. 少尿期·每日尿量少于 400 mL,此期一般持续 1~2 周,少数患者仅持续数小时,延长者可达 3~4 周。少尿期长,则肾损伤重,如超过 1 个月,提示有广泛的肾皮质坏死可能。

2. 移行期·患者度过少尿期后,尿量超过 400 mL/d 即进入移行期。这是肾功能开始好转的信号。

3. 多尿期·每日尿量达 2 500 mL(可多达 4 000~6 000 mL/d)。此期的早期阶段 BUN 尚可进一步上升。此后,随着尿量的继续增加,水肿消退,血压、BUN 和 Scr 逐渐趋于正常,尿毒症及酸中毒症状随之消失。本期一般持续 1~3 周,可发生脱水、低血压(低血容量性)、低钠和低钾血症,应注意监测和纠正。

4. 恢复期·根据病因、病情轻重程度、多尿期持续时间、并发症和年龄等因素,AKI 恢复时间可有较大差异。与肾小球滤过率相比,肾小管上皮细胞功能(溶质和水重吸收)恢复相对延迟,常需数月后才能恢复。肾功能完全恢复需 6 个月至 1 年时间,少数患者肾功能不能完全恢复,遗留永久性肾损害。

(三) 辅助检查

1. 血液

(1) 急性肾损伤患者可出现轻、中度贫血,部分和体液潴留、血液稀释有关;BUN 和 Scr 可进行性上升,高分解代谢者上升速度较快,横纹肌溶解引起的肌酐上升较快;血钾浓度可升高(>5.5 mmol/L),部分正常,少数偏低;血 pH 常低于 7.35,碳酸氢根离子浓度多低于 20 mmol/L,甚至低于 13.5 mmol/L;血清钠浓度可正常或偏低;血钙可降低,血磷升高。

(2) 如果患者有感染,应进行血培养,排除急性肾损伤伴发脓毒症。

2. 尿液

(1) 尿常规:不同病因所致 AKI 的尿检异常表现不同。尿液外观多混浊,尿色深。肾前性 AKI 时无蛋白尿和血尿,可见少量透明管型。根据病情不同,尿蛋白定性可为阴性-强阳性。因肾小管重吸收功能损害,尿比重降低且较固定,多在 1.015 以下,尿渗透浓度＜

30 mOsm/L,尿与血渗透浓度之比<1.1。

（2）尿沉渣检查:可发现肾小管上皮细胞、上皮细胞管型、颗粒管型、红细胞、白细胞和晶体存在,有助于急性肾损伤的鉴别诊断,对区分肾前性、肾性和肾后性具有重要价值。急性肾小管损伤时可见少量尿蛋白,以小分子蛋白为主;尿沉渣检查可见肾小管上皮细胞、上皮细胞管型和颗粒管型及少许红、白细胞等。

（3）尿液生化检查:包括尿钠、钠滤过分数、肾衰指数、尿/血渗量、尿和血尿素氮或肌酐比值等,有助于肾前性氮质血症和急性肾小管坏死的鉴别(表2-8-1)。

表2-8-1　急性肾损伤时常见的尿液镜检异常

病因	尿 液 检 查
肾前性	正常或透明管型
肾性	
小管细胞损伤	棕色颗粒管型、上皮细胞管型
间质性肾炎	脓尿、血尿、轻度蛋白尿、颗粒管型、上皮细胞管型、嗜酸性粒细胞
肾小球肾炎	血尿、显性蛋白尿、红细胞管型、颗粒管型
肾血管性疾病	正常或血尿、轻度蛋白尿
肾后性	正常或血尿、颗粒管型、脓尿

（四）影像学检查　有助于急、慢性肾功能减退鉴别,并了解AKI病因。

1. 肾脏超声检查·有助于鉴别有无尿路梗阻、判断肾脏大小,固缩肾或皮质变薄提示慢性肾功能减退,肾脏增大则提示AKI及急性炎症、浸润性病变和梗阻。双肾体积明显不对称时提示肾大血管疾病。

2. 腹部X线平片·显示肾、输尿管和膀胱等部位的结石,以及超声难以发现的小结石。AKI时,静脉尿路造影易加重肾损害且显影效果差,应慎用。逆行性造影有助于进一步明确有无尿路梗阻,但并发症较多,应严格掌握适应证。

3. CT或MRI扫描·评估尿道梗阻,确定梗阻部位,明确腹膜后感染组织或腹膜后恶性肿瘤。

4. 肾血管造影·怀疑肾动脉梗阻(栓塞、血栓形成、动脉瘤)时,可行肾血管造影。

（五）肾组织活检　在排除肾前及肾后性病因后,拟诊肾性AKI但不能明确病因时若无禁忌证,可行肾活检,以便及早实施针对性治疗,但需注意AKI患者即使全身无出血倾向,肾穿刺后仍可发生出血及动静脉瘘等并发症。

【病情评估】

（一）定义及分期　根据原发病因、肾功能急性减退(血清肌酐和尿量),结合相应的临床表现、实验室检查与影像学检查,不难做出诊断。首先,需要判断是否存在肾损伤及其严重程度,是否存在需要紧急处理的严重并发症;其次,评估肾损伤发生的时间,是否为急性发生及有无基础慢性肾脏病;最后,尽可能明确AKI的病因。

既往对AKI的诊断标准并不统一。以前较多采用的是2002年美国急性透析质量组(acute dialysis quality initiative group,ADQI)制订的RIFLE标准。2012年,改善全球肾脏病预后组织(kidney disease:improving global outcomes,KDIGO)制订的AKI临床实践指

南,提出 AKI 的临床诊断标准为:48 小时内血清肌酐(SCr)上升 26.5 μmol/L(≥0.3 mg/dL),或者 7 天之内,血清肌酐上升至大于基础值的 1.5 倍,或者尿量减少[尿量<0.5 mL/(kg·h)],持续≥6 小时(表 2-8-2)。

表 2-8-2　急性肾损伤的 KDIGO 分期标准

分期	血肌酐标准	尿量标准
1 期	绝对升高≥26.5 μmol/L(≥0.3 mg/dL) 或相对升高≥50%,且 <1 倍	<0.5 mL/(kg·h)(持续时间≥6 小时,但<12 小时)
2 期	相对升高≥1 倍,且<2 倍	<0.5 mL/(kg·h)(持续时间≥12 小时,但<24 小时)
3 期	升高至≥354 μmol/L(≥4.0 mg/dL) 或相对升高≥2 倍 或开始肾脏替代治疗 或<18 岁患者 eGFR 下降至<35 mL/(min·1.73 m^2)	<0.3 mL/(kg·h)(持续时间≥24 小时)或无尿≥12 小时

(二) AKI 病情评估

(1) 快速评估 AKI 患者并明确病因,尤其应寻找可逆因素。

(2) 按照 AKI 分期标准,根据 SCr 和尿量对 AKI 进行严重程度分期。

(3) AKI 3 个月后再次评估患者,以确定 AKI 恢复程度、新发 AKI 或原有慢性肾脏病的恶化。

【治疗】

(一) 治疗原则　AKI 的治疗原则是尽早识别并纠正可逆的病因,及时采取干预措施,避免肾脏受到进一步损伤,维持水、电解质和酸碱平衡,积极防治并发症,适时进行血液净化治疗。

(二) 治疗措施

1. 尽早纠正可逆病因·对于各种可以引起 AKI 的病因,均应积极治疗,包括扩容、纠正血容量的不足、控制感染和腹腔内高压、及时停用影响肾血流灌注或肾毒性的药物等。肾前性 AKI 必须尽快纠正肾前性因素,肾后性 AKI 则需及时解除梗阻。肾性 AKI 常病情复杂,治疗困难。肾小球肾炎或小血管炎所致 AKI,常需使用糖皮质激素和(或)免疫抑制剂治疗。临床上怀疑药物中毒患者必须尽早明确并停用可疑药物,确诊为药物所致者,如无禁忌证,应及时给予糖皮质激素治疗。

2. 维持血流动力学稳定·肾前性 AKI 早期需积极恢复有效循环血容量,确保容量充分是任何治疗策略的基础。包括静脉补液、降低后负荷以改善心排血量、调节外周阻力至正常范围等。但 AKI 时如何确定患者的最佳补液量一直是难题,对于既往有充血性心力衰竭病史的患者,容量复苏时尤需注意补液量和补液速度。至于补液品种的选择需考虑丢失液体种类及继发的酸碱平衡和电解质紊乱,临床上常选用等张电解质溶液而非胶体。对于大多数患者,晶体液补充优于胶体液,另外,应当避免羟乙基淀粉应用。血管源性休克或急性肾损伤风险患者建议血管升压药物联合液体治疗。不建议使用低剂量的多巴胺、非诺多巴和心房利钠肽等药物预防或治疗急性肾损伤。建议必须达到血流动力学和氧合参数的基础目标,以防止围手术期高危患者或感染性休克患者急性肾损伤进展或恶化。

3. 饮食及营养支持·维持机体营养状况和正常代谢,有助于损伤细胞的修复和再生,提高存活率。优先通过胃肠道提供营养,重症 AKI 患者常有明显的胃肠道症状,可先从胃肠道补充部分营养让患者胃肠道适应,然后逐渐增加热量。酌情限制水分、钠盐和钾盐摄入。AKI 任何阶段总能量摄入应为 $20\sim30\,kcal/(kg\cdot d)$,能量供给包括糖类 $3\sim5\,g$(最多 $7\,g$)/kg、脂肪 $0.8\sim1.0\,g/kg$。无须仅为了避免或延迟开始 RRT 而限制蛋白质摄入,非高分解代谢、无须肾脏替代治疗的 AKI 患者蛋白质或氨基酸摄入量 $0.8\sim1.0\,g/(kg\cdot d)$,接受 RRT 的患者蛋白质或氨基酸摄入量 $1.0\sim1.5\,g/(kg\cdot d)$,接受连续性肾脏替代疗法及高分解代谢患者蛋白质或氨基酸摄入量最高可达 $1.7\,g/(kg\cdot d)$,氨基酸的补充应包括必需和非必需氨基酸。静脉补充脂肪乳剂以中、长链混合液为宜。无高分解代谢状态患者,治疗数日后常见血钾、血磷降低,应适当补充。长时间肠外营养支持者需适时使用含谷氨酰胺的肠内营养剂。营养支持总量与成分要根据临床情况增减,以争取最佳治疗效果。危重症患者的胰岛素治疗靶目标为血浆葡萄糖 $6.1\sim8.3\,mmol/L$。

4. 维持内环境稳定·包括纠正高钾血症、纠正代谢性酸中毒等。

5. 肾脏替代治疗·AKI 时,由于肾功能在短时间内快速减退,机体无法产生足够代偿反应,因此肾脏替代治疗指征与终末期肾病时有很大区别。在全身炎症反应综合征、急性呼吸窘迫综合征、多脏器功能障碍综合征时,机体内有大量炎性物质,一方面引起各脏器损害,另一方面引起病情的恶性循环和不断加重。此时,新的"RRT"技术可以部分清除炎症介质,有利于病情控制。从这个角度看,RRT 的目的不是传统意义上的"肾脏替代",而是一种"肾脏支持"。

(1)指征:①"肾脏替代"指征:当出现威胁生命的严重并发症时,应紧急透析,如严重高钾血症,$K^+\geqslant6.5\,mmol/L$ 或已经出现严重心律失常;急性肺水肿且利尿效果不满意;严重代谢性酸中毒,动脉血 $pH\leqslant7.2$,且由于急性左心衰竭和体液容量过多不能给予足量碱剂时。②"肾脏支持"指征:营养支持,充血性心力衰竭时清除过多体液;脓毒症时清除炎症介质;肿瘤化疗时清除由于肿瘤细胞坏死产生的大量代谢产物;急性呼吸窘迫综合征时减轻肺水肿和清除部分炎性介质;多脏器功能障碍综合征时容量控制和炎症介质清除;纠正严重钠失衡(Na^+ $>160\,mmol/L$ 或 $<115\,mmol/L$);持续高热,体温 $>39.5\,℃$ 或持续低温时控制体温;药物过量,且药物可被透析清除。"肾脏支持"主要用于原发病严重,估计肾功能下降较快且短时间内不能恢复的患者。

(2)模式:AKI 时,RRT 主要包括无须体外循环的腹膜透析(peritoneal dialysis,PD)和借助体外循环的血液透析或血液滤过等。后者根据单次治疗持续时间分为间歇性肾脏替代治疗(intermittent renal replacement therapy,IRRT)和持续性肾脏替代治疗(continuous renal replacement therapy,CRRT)。以安全、简便、有效、经济为原则,并根据患者病情变化及时调整治疗模式。CRRT 的优势是血流动力学稳定,故血流动力学严重不稳定,同时合并急性肝损伤、急性脑损伤的 AKI 患者可选择 CRRT。IRRT 的主要优势是治疗灵活、安全、可操作性和经济性,尤其适用于需要快速平稳纠正的危急情况如严重高钾血症等。而延长的IRRT(如持续低效每日透析等)兼具 CRRT 和 IRRT 两者的优点,近年来临床应用日益增多。PD 的优点在于更好的安全性和易操作性,但对水和溶质清除可能不充分,还可导致严重高糖血症和蛋白质丢失。但其价格便宜,且不需要抗凝药物,目前仍是治疗 AKI 的常用方法。

(3)剂量:目前现有的循证医学证据并不支持高剂量的强化肾脏支持疗法较低剂量肾脏

替代疗法更具优势,2012 年 KGIGO 制订的 AKI 临床实践指南建议,AKI 患者接受间断或延长 RRT 时,每周单室尿素清除指数(spKt/V)应达到 3.9,接受 CRRT 时,透析液 + 滤出液的总量应达到 20～25 mL/(kg·h)。由于处方剂量与实际剂量存在一定的差异,RRT 处方剂量可增加 25%,以 30～35 mL/(kg·h)为宜。对于高分解代谢、严重感染的患者,可考虑适当增加剂量。

(4) 开始时机:不应仅根据血尿素氮、血清肌酐值决定是否开始 RRT,而应综合考虑整体病情,是否存在可通过 RRT 改善的异常,尤其需关注病情,包括实验室检查结果的变化趋势,预测容量过负荷或内环境紊乱将进行性加重,保守治疗可能无效时,应当提早开始 RRT。存在危及生命的水、电解质及酸碱紊乱时,应紧急开始 RRT。AKI 不同临床分期只是 RRT 开始的相对指征,是否开始 RRT 还需综合考虑以下因素:基础肾功能、AKI 基础病因的严重程度及持续时间、AKI 病情进展速度及可能的发展趋势、基础疾病严重程度、合并症及并发症严重程度、容量负荷及血流动力学状态、出血及其他 RRT 相关风险。对于危重症 AKI 患者的肾脏替代治疗应该采取早期目标导向的个体化肾脏替代疗法概念,即针对不同病因 AKI,不同并发症、合并症和其他临床情况,首先明确患者治疗需求,确定 RRT 具体治疗靶目标,然后根据治疗靶目标决定 RRT 的实际、剂量、模式及抗凝方案,并在治疗期间依据疗效进行动态调整,实行个体化的早期目标导向 RRT。

(5) 停止 RRT:①肾功能恢复可以满足患者治疗的需要,引起急性肾损伤的原发性疾病好转,表现为尿量增加(不适用于非少尿型患者),或血清肌酐水平自行下降;②肌酐清除率 >12 mL/min 可以考虑停止肾脏替代,>20 mL/min 可以停止肾脏替代。要有"撤机程序":逐渐减少治疗剂量和频次,改变治疗方式。建议不要用利尿剂来促进肾功能恢复,或通过利尿减少 RRT 频率。

(6) 抗凝:①无出血风险和凝血异常,也未全身抗凝者,可使用抗凝剂。间歇性透析:普通肝素或低分子量肝素抗凝;无禁忌证的患者连续性肾脏替代治疗:推荐局部枸橼酸抗凝,不推荐普通肝素;连续性肾脏替代治疗有枸橼酸抗凝禁忌证:普通肝素或低分子量肝素抗凝。②有出血倾向不能用抗凝剂者,无禁忌证的患者建议使用局部枸橼酸抗凝,不要用局部肝素抗凝。③肝素相关血小板减少症(HIT)患者,须停用所有肝素制剂,推荐使用直接凝血酶抑制剂(如阿加曲班)或Ⅹa 因子抑制剂(如达那肝素或磺达肝素),不推荐其他抗凝药物或不用抗凝药物。④无严重肝功能衰竭的 HIT 患者,RRT 期间建议使用阿加曲班,不建议使用其他凝血酶抑制剂或Ⅹa 因子抑制剂。

(7) 血管通路:指南建议 AKI 患者行 RRT 时采用无套囊的非隧道式透析导管,不建议用隧道式导管。建议 AKI 患者超声引导下行静脉血管穿刺,选择中心静脉置入导管时,按以下顺序选择静脉血管:首先选择右侧颈内静脉,其次选择股静脉,再次选择左侧颈内静脉,最后优先选择优势侧的锁骨下静脉。在颈内静脉或锁骨下静脉导管置入后,推荐在首次使用导管前行胸片检查。

(8) 透析液和置换液配方:指南推荐使用碳酸氢盐置换液和透析液,尤其是危重症患者、合并心血管疾病、肝功能衰竭或高乳酸血症者。要求无菌,以减少脓毒症的发生。

6. 恢复期治疗·在 AKI 恢复期早期,威胁生命的并发症依然存在。治疗重点仍为维持水、电解质和酸碱平衡,控制氮质血症,治疗原发病和防治各类并发症。

（三）并发症处理

1. **容量过负荷**·少尿期患者应严密观察每日出、入液量及体重变化。每日补液量应为显性失液量加上非显性失液量减去内生水量。非显性失液量和内生水量估计有困难时，每日入液量可大致按前一日尿量加 500 mL 计算，但需注意有无血容量不足。肾脏替代治疗时，补液量可以适当放宽。发热患者只要体重不增加可适当增加入液量。补液量合适的观察指标包括：①皮下无脱水或水肿现象。②每日体重不增加。若增重超过 0.5 kg 或以上，提示体液过多。③血清钠浓度正常。若偏低且无失盐基础，提示体液潴留可能。④中心静脉压。中心静脉压在 6～10 cmH$_2$O。若高于 12 cmH$_2$O 提示容量过多。⑤胸部影像。心血管影正常。若提示肺充血征象，提示体液潴留。⑥心率、血压、呼吸频率正常。心率快、血压升高、呼吸频速，若无感染征象，应怀疑体液过多。

2. **高钾血症**·高钾血症是临床危急情况，当血钾超过 6.5 mmol/L，心电图表现为 QRS 波增宽等明显异常时，应予以紧急处理，以血液透析或腹膜透析最为有效（腹透 2 L/h，可交换 5 mmol 钾离子）。其他措施包括，①停用钾：停用一切含钾的药物、食物，避免输库存血。此外，还应清除机体坏死组织；②对抗钾：10% 葡萄糖酸钙 10 mL 静脉注射，以拮抗钾离子对心肌毒性作用（1～3 分钟起效，作用持续 30～60 分钟）；③转移钾：伴代谢性酸中毒者可予 5% 碳酸氢钠 250 mL 静脉滴注（5～10 分钟起效，作用持续至滴完 2 小时），可通过 H$^+$-Na$^+$ 交换促使钾离子转移至细胞内；50% 葡萄糖液 50～100 mL 加常规胰岛素 6～12 U 静脉注射或 10% 葡萄糖液 500 mL 加常规胰岛素 12 U 静脉滴注（静脉滴注>60 分钟），可促使葡萄糖和钾离子转移至细胞内合成糖原（血钾可下降 0.5～1.2 mmol/L，10～20 分钟起效，30～60 分钟达到高峰，作用持续 4～6 小时）；④清除钾：阳离子交换树脂，通过离子交换作用，增加粪便钾离子排泄。聚磺苯乙烯 15～30 g 溶于水或 70% 山梨糖醇溶液（用于避免便秘），每日 1～4 次或 30～50 g 树脂溶于 100 mL 水后保留灌肠，每 6 小时一次。1 g 聚磺苯乙烯可置换 110～135 mg 钾离子，聚磺苯乙烯 15 g、30 g、45 g 和 60 g 可分别降低血钾约 0.82 mmol/L、0.95 mmol/L、1.11 mmol/L 和 1.40 mmol/L。聚苯乙烯磺酸钙降血钾存在剂量效应关系，1 g 聚苯乙烯磺酸钙可置换 53～71 mg 钾离子，5 g/d 的剂量服用可降低血钾 0.67 mmol/L，10 g/d 可降低 1.06 mmol/L，15 g/d 可降低 1.33 mmol/L。由于离子交换树脂作用较慢，故不能作为紧急降低血钾的治疗措施，对预防和治疗轻度高钾血症有效。非少尿型患者还可应用袢利尿剂，作用于髓袢升支，促使肾脏排钾。静脉缓慢推注呋塞米 40～160 mg 或托拉塞米 20～80 mg，30～60 分钟起效，作用持续 4～6 小时。

3. **代谢性酸中毒**·高分解代谢患者代谢性酸中毒发生早，程度严重，可加重高钾血症，应及时治疗。当血浆实际碳酸氢根低于 15 mmol/L，应予 5% 碳酸氢钠 100～250 mL 静脉滴注，根据心功能控制滴速，并动态监测血气分析。严重酸中毒，如 HCO$_3^-$<12 mmol/L 或动脉血 pH<7.15～7.20 时，应立即开始透析。

4. **急性左心衰竭**·药物治疗以扩血管为主，减轻心脏后负荷。AKI 并发心力衰竭时对利尿药和洋地黄制剂疗效差，再加肾脏排泄减少及合并电解质紊乱，易发生洋地黄中毒。通过透析清除水分，治疗容量过负荷所致心力衰竭最为有效。

5. **感染**·是 AKI 的主要死因。多为肺部、泌尿道、胆道等部位感染和败血症，应尽早根据细菌培养和药物敏感试验合理选用对肾脏无毒性抗生素，并注意调整药物剂量。

【最新进展】

(一)急性肾损伤早期的生物学标记　　AKI 表现为 Scr 水平升高和(或)尿量减少。但尿量监测受到患者自身及标本收集等方法学的影响,存在一定的局限性,肌酐受患者年龄、体重、性别和排泌等多方面的影响,仅在肾脏严重损伤后才有意义,用于 AKI 的诊断既不敏感,也不具体,所以用尿量和肌酐来评估肾损伤的严重程度均有一定局限性。近年来,更多研究聚焦于 AKI 生物标志物,用于 AKI 早期筛查与监测,以便尽早采取预防和干预措施来改善患者预后。目前,在 AKI 患者的血液和尿样中发现了多种新型生物标志物,这些 AKI 新型生物标志物监测到 AKI 发生的时间较血肌酐要提前 12~48 小时,也能够检测 AKI 的不同病因及不同的发展阶段,有助于 AKI 的鉴别和分级,可以解决尿量和血肌酐作为诊断指标时延迟、敏感性不足及不够具体等局限性,能够指导临床在最佳治疗时机采用针对性的干预措施来改善 AKI。血液中的生物标志物有血管生成素 2(Ang-2)、降钙素原(PCT)、骨桥蛋白(OPN)、血红素加氧酶 1(HO-1)。尿液中的生物标志物有中性粒细胞明胶酶相关载脂蛋白(NGAL)、肾损伤分子-1(KIM-1)、白细胞介素-18(IL-18)、肝脏脂肪酸结合蛋白(L-FABP)、胱抑素(CysC)、金属蛋白酶组织抑制剂-2(TIMP-2)和胰岛素样生长因子结合蛋白 7(IGFBP7)。

(二)新型治疗机制研究进展

1. 中间充质干细胞·近年来,再生医学领域中间充质干细胞(MSC)的应用已经被公认为是一种预防和改善 AKI 的有前途的新的治疗方法。MSC 是一种多能成纤维细胞样细胞,具有自我更新、多向分化的特点,能够分化成不同谱系的细胞,使病变器官再生。具体机制可能有以下三方面:①MSC 的迁移和定值:研究证实,MSC 对缺血再灌注损伤、甘油、脓毒症及顺铂等诱导的急性肾损伤动物模型具有肾脏保护作用。在模型小鼠体内,观察到脂肪间充质干细胞在损伤早期阶段可以向肾小管上皮细胞分化,代替坏死细胞,维持肾小管结构的完整性并进一步参与组织修复。初步研究将 MSC 的肾脏保护作用归因于它们在损伤部位的植入并转分化为肾实质细胞的能力。MSC 进入血液后,通过自身的趋化因子受体与受损肾脏表达的黏附分子结合。基质细胞衍生因子 1、受体趋化因子受体 4 信号通路在 MSC 植入和组织修复中起着重要作用。②免疫调节/抗炎作用:在缺血再灌注损伤 AKI 中,受损的细胞被认为是触发炎症的关键因素。MSC 上主要组织相容性复合体 I 类分子表达较少,Ⅱ类分子和共刺激分子 CD80 和 CD86 完全缺乏,导致 MSC 免疫原性降低,使其逃避宿主先天免疫和后天免疫的损害,并发挥独特的免疫调节作用。③促进线粒体功能的恢复:AKI 过程中,线粒体存在超微结构、代谢和生物能量变化,MSC 可以促进肾小管细胞的增殖,并通过调节线粒体途径减少其凋亡。④细胞外囊泡:来源于 MSC 的微泡可以表达 MSC 标志物,并将细胞物质转移到邻近细胞,从而粗肌细胞增殖和抑制细胞凋亡。

2. 抑制急性肾损伤炎症反应的药物·磷酸鞘氨醇类似物作为第一信使通过与各种免疫细胞膜上相应的 G 蛋白偶联受体相互作用,可发挥不同的免疫调节作用。

3. 生长因子类药物·促红细胞生成素可通过阻断半胱氨酸蛋白酶 8 和半胱氨酸蛋白酶 9 的活化,抑制凋亡执行者半胱氨酸酶 3 的激活,提高 BCL-XL 蛋白的水平等方式抑制肾小管上皮细胞的凋亡及坏死。

谢芳　上海中医药大学附属曙光医院

参考文献

［1］赵兰,王美霞.间充质干细胞对急性肾损伤治疗机制的研究进展[J].临床肾脏病杂志,2021,21(6):521-525.

［2］桂兰兰,罗燕萍.用药治疗急性肾损伤的研究进展[J].当代医药论丛,2017,15(15):91-92.

［3］董春霞,杨莉.AKI的流行病学:AKI的发生率、患者死亡率、肾脏死亡率[J].中国血液净化,2017,16(1):8-10.

［4］蔺晨雨,肖漓.急性肾损伤实验室诊断的研究进展[J].实用器官移植电子杂志,2021,9(2):163-168.

第九节 · 多器官功能障碍综合征

当机体受到严重感染、创伤、烧伤等严重损伤后,2 个或 2 个以上器官同时或相继发生功能衰竭,这一综合征称为多器官功能衰竭(multiple organ failure,MOF)或多器官功能衰竭综合征(multiple organ failure syndrome,MOFS)。多器官功能障碍综合征(multiple organ dysfunction syndrome,MODS)是于 1992 年提出的概念,指遭受急性损害后机体内环境稳态的失衡,包括早期多器官功能不全到多器官功能衰竭的全过程,是一个范围更广、对 MOF 认识更早的概念。MODS 强调器官功能障碍是一个连续的过程,包括器官功能减退和功能衰竭,注重器官衰竭前的早期诊断和治疗。

近年来,尽管各种支持技术和新的治疗方案不断完善,MODS 的病死率仍高达 60% 以上,4 个以上器官衰竭几乎 100% 死亡。因此,MODS 仍是新世纪危重症医学运用跨学科知识和系统思维方式认识、判断疾病,实施综合救治技术研究共同瞩目的热点。

【病因】

1. 严重感染·严重感染及其引起的脓毒症是 MODS 的主要原因。约 70% 的 MODS 是由感染所致。引起感染的病原菌主要是大肠埃希菌和铜绿假单胞菌。当然,不同年龄患者的感染原因也有不同。

2. 严重创伤和大手术·严重创伤如大面积组织损伤、多发性骨折等,在无感染存在的情况下也可发生 MODS。外科大手术也是 MODS 的常见原因之一。

3. 休克·休克,尤其是休克晚期常并发 MODS,合并 DIC 时,MODS 的发生率更高。严重感染和创伤引起 MODS 也常有休克的参与。

4. 心跳、呼吸骤停后·心跳、呼吸骤停造成多脏器缺血、缺氧,复苏后又可引起"再灌注"损伤,同样可诱发 MODS。

5. 诊疗失误·诊疗失误主要包括以下几个方面:如在危重症的处理使用高浓度氧持续吸入,使肺泡表面活性物质破坏,肺血管内皮细胞损伤;应用血液透析和床旁超滤吸附中造成不均衡综合征,引起血小板减少和出血;抗休克过程中使用大剂量去甲肾上腺素等血管收缩药,继而造成组织灌注不良、缺血缺氧;手术后输液过多引起心肺负荷过大、微循环呈高凝状态、凝血因子消耗、微循环障碍等均可引起 MODS。

6. 高龄·老年患者的器官功能处于临界状态,多种不严重的应激因素即可导致 MODS。

【发病机制】

MODS 的发病机制尚不完全清楚,诸多研究表明,微循环障碍、能量代谢障碍、再灌注损伤、免疫防御功能不全及内源性毒性物质造成的组织结构和功能的损害作用是其主要发病机制,而细胞水平的损伤是其最根本的病理变化。

1. 炎症反应失控·感染及非感染性因素可通过其对机体炎症细胞的激活而释放 TNF－α、IL－1 等多种细胞因子。感染尤其是内毒素被认为是能触发全身炎症反应综合征(SIRS)和 MODS 的重要物质。这些细胞因子在正常情况下,有促炎、促细胞愈合作用,但过量的细胞因子可通过激活中性粒细胞并使其损伤内皮细胞而进一步释放氧自由基、脂质代谢产物及溶酶体酶、缓激肽、组胺、补体激活产物等,继而形成逐级放大的瀑布样连锁反应,引起机体的微循环障碍、凝血机制紊乱及细胞凋亡等。最终表现为内皮细胞炎症反应、血管通透性增加、炎性渗出和组织损伤等病理生理过程。在临床上往往首先见于肺脏,表现为急性肺损伤(ALI),进而发展为急性呼吸窘迫综合征(ARDS),最终导致 MODS 及 MOF。

与 SIRS 相对出现的"抗炎性反应综合征(compensatory anti-inflammatory response syndrome,CARS)"表现为"免疫麻痹",对感染的易感性强,易发展为脓毒症及 MODS。主要的抗炎症介质有前列腺 E_2(PGE_2)、TNF 可溶性受体、IL－1 受体拮抗剂、超氧化物歧化酶、α_1 抗胰蛋白酶等。这种炎症反应平衡失控是诱发 MODS 的重要原因之一。

2. 缺血再灌注损伤·严重感染和非感染性因素等导致机体发生应激反应,儿茶酚胺释放增加,继而多种血管活性物质释放,如前列腺的代谢产物 TXA_2、白三烯、NO、PGE_2 及血小板活化因子等,导致血液凝滞、血细胞聚集及弥散性血管内凝血。缺血再灌注损伤,大量氧自由基、氮氧自由基形成,最终引起更加严重的组织细胞缺血、缺氧,内脏器官血流明显减少,出现 MODS/MOF。细胞缺血、缺氧又产生多种炎性因子,触发 SIRS 瀑布样反应。

3. 胃肠功能损伤·肠道是机体最大的细菌和内毒素库,危重症患者胃肠功能障碍发生率高达 50% 左右。胃肠功能损伤导致肠道菌群紊乱、易位,造成肠源性内毒素血症和细菌移位,引起 MODS。

4. "二次打击"学说·1985 年,Dietch 提出 MODS 的"二次打击"学说,也称两相预激学说。认为休克、创伤等各种原因导致缺血、缺血再灌注,以及感染或机械刺激等均可直接损伤组织细胞而对机体形成第一相打击(first hit)。第一相打击对组织器官造成的损伤是轻微的,但可引起炎症部位的单核巨噬细胞被激活,而释放出少量促炎细胞因子,激活毛细血管内皮,聚集中性粒细胞,引起局部炎症反应。由于此时免疫细胞及多种体液介质的参与程度有限,产生的局部炎症反应有利于病原体的清除核组织修复,炎症反应可逐渐消退。第一相打击后,单核巨噬细胞等多种免疫细胞因子被激活而处于"激发状态",当病情恶化或继发感染时会使处于激发状态的免疫细胞再度激活,发生第二相打击,使炎症反应效应放大,形成炎症介质的瀑布样反应,导致 MODS。

5. 应激基因假说·应激基因反应是指一类由基因程序控制对环境应激做出反应的过程。应激基因通常根据它们的应激刺激物来命名,如热休克反应、急性期反应、氧化应激反应、紫外线反应等。应激基因反应能在发生应激打击后细胞代谢所需的蛋白质合成增加,这种机制有助于解释二次打击导致 MODS 的现象。当血管内皮细胞的细胞程序化死亡或凋亡,引起细胞功能改变的最终后果,导致机体不再能对最初或以后的打击做出反应,而发生 MODS。

【诊断思路】

目前 MODS 的诊断标准仍不统一,常用的是打分制,可以反映炎症反应中器官损伤的动态过程,既可以反映单一器官损伤的程度,也可以反映受累器官的数目。1995 年 Marshall 提出的 MODS 计分系统,可对 MODS 严重程度及动态变化进行客观评估,并得到了广泛应用。按照这个系统计分,MODS 计分分数与病死率呈显著正相关,对 MODS 临床预后判断有一定的指导作用(表 2－9－1)。

表 2-9-1 MODS 评分(Marshall 标准)

	0	1	2	3	4
呼吸系统(PaO_2/FiO_2)	>300	226~300	151~225	76~150	≤75
肾(血清肌酐 μmol/L)	≤100	101~200	201~350	351~500	>500
肝(血胆红素 mg/L)	≤20	21~60	61~120	121~240	>240
心血管(PAR)	≤10.0	10.5~15.0	15.1~20.0	20.1~30.0	≥30.0
血液(血小板 10×10^9)	>120	80~120	51~80	21~50	≤20
中枢神经系统(Glasgow 评分)	15	13~14	10~12	7~9	≤6

注:PAR(压力调整后心率)=心率[右心房(中心静脉)压/平均血压];GCS,如使用镇静剂或肌松剂,除非存在内在的神经障碍证据,否则应做正常计分。

但 Marshall 标准评分中不包含胃肠功能障碍评分,严重地影响了临床应用。1995 年,中国中西医结合急救医学会庐山会议通过的我国 MODS 诊断评分标准将器官数目增加为 9 个,制订了"庐山会议"标准(表 2-9-2)。

表 2-9-2 MODS 病情分期诊断及严重程度评分标准("庐山会议"标准)

受累器官	诊 断 依 据	评分
外周循环	无血容量不足;MAP≥7.98 kPa(60 mmHg);尿量约为 40 mL/h;低血压时间持续 4 小时以上	1
	无血容量不足;MAP<7.98 kPa(60 mmHg),>6.65 kPa(50 mmHg);尿量<40 mL/h,>20 mL/h;肢体冷或暖,无意识障碍	2
	无血容量不足;MAP<6.65 kPa(50 mmHg);尿量<20 mL/h;肢体冷或暖,多有意识恍惚	3
心	心动过速;体温升高 1℃;心率升高 15~20 次/分;心肌酶正常	1
	心动过速;心肌酶(CKP、GOT、LDH)异常	2
	室性心动过速;心室颤动;Ⅱ-Ⅲ、A-V 传导阻滞;心搏骤停	3
肺	呼吸频率 20~25 次/分;吸空气 PaO_2≤9.31 kPa(70 mmHg),>7.98 kPa(60 mmHg);PaO_2/FiO_2≥33.9 kPa(300 mmHg);$P_{A-a}O_2$(FiO_2 1.0)>3.33~6.55 kPa(25~50 mmHg);X 线胸片正常(具备 5 项中的 3 项即可)	1
	呼吸频率>28 次/分;吸空气 PaO_2≤7.92 kPa(60 mmHg),>6.6 kPa(50 mmHg);$PaCO_2$<4.65 kPa(35 mmHg);PaO_2/FiO_2≤33.9 kPa(300 mmHg);$P_{A-a}O_2$(FiO_2 1.0)>13.3 kPa(100 mmHg),<26.6 kPa(200 mmHg);X 线胸片示肺泡实变≤1/2 肺野(具备 6 项中的 3 项即可)	2
	呼吸窘迫,呼吸频率>28 次/分;吸空气 PaO_2≤6.6 kPa(50 mmHg);$PaCO_2$<5.98 kPa(45 mmHg);PaO_2/FiO_2≤26.6 kPa(200 mmHg),$P_{A-a}O_2$(FiO_2 1.0)>26.6 kPa(200 mmHg);X 线胸片示肺泡实变<1/2 肺野(具备 6 项中的 3 项即可)	3
肾	无血容量不足;尿量约为 40 mL/h;尿 Na+、血肌酐正常	1
	无血容量不足;尿量<40 mL/h,>20 mL/h;利尿剂冲击后尿量增多;尿 Na+ 20~30 mmol/L,血肌酐约 176.8 mmol/L(2.0 mg/dL)	2
	无血容量不足;无尿或少尿<20 mL/h;利尿剂冲击后尿量不增多;尿 Na+>40 mmol/L,血肌酐>176.8 mmol/L(2.0 mg/dL)。非少尿型肾衰竭者:尿量>600 mL/24 h,但血肌酐>176.8 mmol/L(2.0 mg/dL),尿比重≤1.012	3
肝脏	SGPT>正常值 2 倍以上;血清总胆红素>17.1 μmol/L(1.0 mg/dL),<34.2 μmol/L(2.0 mg/dL)	1
	SGPT>正常值 2 倍以上;血清总胆红素>34.2 μmol/L(2.0 mg/dL)	2
	肝性脑病	3
胃肠道	腹部胀气;肠鸣音减弱	1
	高度腹部胀气;肠鸣音近于消失	2
	麻痹性肠梗阻;应激性溃疡出血(具备 2 项中的 1 项即可)	3

（续表）

受累器官	诊 断 依 据	评分
凝血功能	血小板计数<100×10⁹/L;纤维蛋白酶原正常;PT 及 TT 正常	1
	血小板计数<100×10⁹/L;纤维蛋白酶原≥2.0～4.0g/L;PT 及 TT 比正常值延长≤3 秒;优球蛋白溶解>2 小时;全身性出血不明显	2
	血小板计数<50×10⁹/L;纤维蛋白酶原<2.0g/L;PT 及 TT 比正常值延长>3 秒;优球蛋白溶解<2 小时;全身性出血表现明显	3
脑	兴奋及嗜睡;语言呼唤能睁眼;能交谈;有定向障碍;能听从指令	1
	疼痛刺激能睁眼;不能交谈;语无伦次;疼痛刺激有屈曲或伸展反应	2
	对语言无反应;对疼痛刺激无反应	3
代谢	血糖 3.9<mmol/L 或>5.6 mmol/L;血 Na⁺<135 mmol/L 或>145 mmol/L;pH<7.35 或>7.45	1
	血糖 3.5<mmol/L 或>6.5 mmol/L;血 Na⁺<130 mmol/L 或>150 mmol/L;pH<7.20 或>7.50	2
	血糖 2.5<mmol/L 或>7.5 mmol/L;血 Na⁺<125 mmol/L 或>155 mmol/L;pH<7.10 或>7.55	3

注:以上标准均需持续 12 小时以上。

由于 MODS 是一个渐进损伤的过程,在功能正常、功能不全和功能衰竭之间并非泾渭分明,而是有一定范围的重叠,很难划定一个明确的界限。为了着眼早期治疗,重视其发展趋势更为重要,只要患者器官功能不断恶化并超出目前公认的正常范围,即可认为发生了"器官功能不全"。

【病情评估】

（一）器官及系统功能监测 MODS 的发生作为 SIRS 的后续表现是一个连续的统一体,各阶段并无明确的界限。在患者 SIRS 的临床表现趋于失控时,即应注意器官及系统功能改变,监测中重要的不是确定衰竭的存在与否,更主要的是观察器官功能的动态改变。

（二）氧代谢动力学监测

1. 反映氧供情况的监测指标·包括动脉血氧分压（PaO_2）、动脉血氧饱和度（SaO_2）、经皮氧饱和度（SpO_2）和氧输送量（oxygen delivery，DO_2）。唯有 DO_2 才能代表单位时间内组织可获取的氧含量。$DO_2 = CO \times (1.38 \times SaO_2 + 0.003 \times PaO_2)$。

2. 反映氧利用的监测指标·包括混合静脉血气分压（$P\bar{v}O_2$）、混合静脉血氧饱和度（$S\bar{v}O_2$）、VO_2 和 O_2ER。其中 VO_2 反映了单位时间内组织利用氧的状况,代表组织利用氧的能力。$VO_2 = CO \times Ca - vO_2 \times 10$。

3. 反映机体的氧需求及组织缺氧的监测指标·包括临界氧输送（critical DO_2，DO_2c）和动脉血乳酸（lactic acid，LA）测定。

（三）营养代谢的评价 包括监测氮平衡和净氧利用、血浆中短半寿期蛋白测定、外源性胰岛素需求量监测、血清胆固醇及三酰甘油监测,以及水、电解质平衡的监测等。

（四）免疫学监测 当患者处于 CARS 状态,如血单核细胞 HLD‑DR，$CR14^+$<30%,需要免疫增强剂治疗;而当患者促炎反应占优势时,如血 IL‑6 pg/mL,则需要进行抗炎治疗。

【治疗】

（一）治疗原则 MODS 防治的重点应放在第一次打击阶段,采取早期去除或控制诱发病因,防止炎症失控,避免二次打击的防治原则。速发 MODS 主要策略是抗休克 + 抗炎 + 细胞保护,而迟发 MODS 防治则以减轻或遏制第一次打击 + 抗生素 + 调节免疫器官 + 器官支持和修复为主。

（二）病因治疗 治疗原发病、避免和消除诱发因素是治疗 MODS 的关键。外科明确的感染灶必须及时清除引流。感染引发的 MODS,及时留取标本后的初始经验性治疗尤为重要,应覆盖感染部位的常见病原体。

（三）早期通气支持,纠正低氧血症 在 MODS 中,临床发生频率最高、时间最早、症状最明显的是 ALI/ARDS,具体治疗策略参见相关章节。

（四）抗休克治疗 休克引发的 MODS 应针对病因进行早期干预,休克治疗措施参见休克章节。

（五）防治肾功能衰竭 注意补充血容量,维持血压,避免使用减少肾血流的药物,保证肾脏的血流灌注是治疗肾功能衰竭的重要措施,具体策略参见急性肾损伤章节。

（六）代谢支持治疗 代谢支持治疗目标包括:①纠正代谢功能紊乱;②提供合理的营养底物;③通过特殊营养调节机体的免疫反应。代谢支持的着眼点在于保持正氮平衡,而非普通热量平衡,热量过多和结构比例不当同热量缺乏一样有害无益。合理的代谢支持可提供足够的热量,减少氨基酸作为能量的消耗,减少肌肉蛋白分解,促进蛋白质的合成。一旦循环稳定,尽早开始营养支持,尽可能经口胃肠营养,5 天后不改善预后者,行胃管、十二指肠管、空肠造口等给予胃肠内营养,静脉营养作为不足的补充。MODS 患者,要求热氮比 100:1[正常人(150~200):1],氨基酸与蛋白质 1.5~2 g/(kg·d)、不饱和脂肪酸、平衡氨基酸混合液、谷氨酰胺、核苷酸等均可酌情应用。同时注意电解质和酸碱平衡。

【最新进展】

炎性介质治疗的目标是调控炎性介质释放和阻断炎性介质的生物活性。当前,绝大多数处于试验研究阶段。

研究发现,细胞内 CAMP 水平的增加可能通过某种未知途径阻断 TNF 基因的转录活性,从而降低 LPS 刺激后 TNFmRNA 的扩增。己酮酶碱(pentoxifyeline)、氨吡酮(amrinone)及皮质类固醇(corticosteroids)等可通过不同途径减少炎症反应中 TNF 的生成,但后者同时能引起持久的免疫抑制,不利于感染控制。

目前阻断炎性介质作用的药剂有 3 类:①抗体,包括抗细胞因子抗体或抗受体抗体,可影响细胞因子的释放。如抗肿瘤坏死因子抗体(anti‑TNF)、抗白细胞介素受体抗体(anti‑IL‑IR)、抗白介素 1 抗体(anti‑IL‑1)等。②抑制物,即受体的细胞外片断脱落,进入血循环后与相应的细胞因子相结合,阻止生物效应的产生。如可溶性白细胞介素受体(SIL‑IR)等。③受体拮抗物,即某些类细胞因子分子与相应的受体结合,使信息的转录机制无法启动。如白细胞介素 1 受体拮抗剂(IL‑1Ra)、血小板活化因子受体拮抗剂(PAFa)。

封启明　上海交通大学医学院附属第六人民医院

参考文献

［1］中国医疗保健国际交流促进会急诊医学分会,中华医学会急诊医学分会,中国医师协会急诊医师分会,等.中国脓毒症早期预防与阻断急诊专家共识[J].中华急诊医学杂志,2020,32(05):518-530.

［2］Gourd N M, Nikitas N. Multiple organ dysfunction syndrome［J］. Journal of intensive care medicine, 2020, 35(12): 1564-1575.

［3］Cecconi M, Evans L, Levy M, et al. Sepsis and septic shock［J］. Lancet（London, England）, 2018, 392(10141): 75-87.

［4］Eriksson J, Nelson D, Holst A, et al. Temporal patterns of organ dysfunction after severe trauma［J］. Critical care（London, England）, 2021, 25(1): 165.

［5］Font M D, Thyagarajan B, Khanna A K. Sepsis and septic shock-basics of diagnosis, pathophysiology and clinical decision making［J］. The Medical clinics of North America, 2020, 104(4): 573-585.

［6］Lelubre C, Vincent J L. Mechanisms and treatment of organ failure in sepsis［J］. Nature reviews Nephrology, 2018, 14(7): 417-427.

［7］Singer M, Deutschman C S, Seymour C W, et al. The third international consensus definitions for sepsis and septic shock（Sepsis-3）［J］. JAMA, 2016, 315(8): 801-810.

第三章

常见危重症疾病

第一节·重症肺炎

重症肺炎是由不同病因、不同病原菌在不同场合引起的肺组织（细支气管、肺泡、间质）炎症，发展到一定疾病阶段，恶化加重形成，可导致器官功能障碍，甚至危及生命。社区获得性肺炎（CAP）、医院获得性肺炎（HAP）和呼吸机相关性肺炎（VAP）均可发展为重症肺炎，其病死率达 30%～50%，亦可导致严重的并发症。重症肺炎以重症 CAP 最为常见。

【病因】

重症 CAP（SCAP）在国内常见的致病菌为肺炎链球菌、金黄色葡萄球菌、嗜肺军团菌、革兰阴性杆菌、流感嗜血杆菌等。重症 HAP（SHAP）最常见的病原体为肠杆菌属，其他常见病原体包括铜绿假单胞菌、不动杆菌、金黄色葡萄球菌等。VAP 常见病原体为铜绿假单胞菌、不动杆菌、肺炎克雷伯杆菌、大肠埃希菌及金黄色葡萄球菌。

近年来，病毒性肺炎发病率呈逐渐增加趋势，其死亡率较高，常见病毒包括腺病毒、呼吸道合胞病毒、流感病毒、SARS 病毒和新型冠状病毒等。

【发病机制】

足够数量的具有致病力的病原菌侵入肺部，可引起肺部上皮细胞及间质的结构、功能损害，从而引起呼吸困难、低氧血症、ARDS，甚至呼吸衰竭。另外是机体防御反应过度。一旦炎症细胞高度活化，进一步引起炎症介质的瀑布样释放，而机体的抗炎机制不足与之对抗，出现全身炎症反应综合征/代偿性抗炎反应综合征失衡，其结果是全身炎症反应的失控，从而引起严重脓毒症、脓毒性休克，并可引起全身组织、器官的损害出现 MODS。

【诊断思路】

(一) 症状

1. 一般症状·寒战、高热，体温可高达 39～41 ℃，亦有体温不升者；可伴头痛，全身肌肉酸痛，口鼻周围出现疱疹；恶心、呕吐、腹胀、腹痛；血压下降<90/60 mmHg，神志模糊，烦躁不安，嗜睡、谵妄、抽搐和昏迷；四肢厥冷，出冷汗，少尿或无尿。

2. 呼吸道症状

(1) 咳嗽、咳痰、咯血：可为干咳，咳黏痰或脓性痰，有时咳铁锈痰或血痰，甚至咯血；伴发肺脓肿（厌氧菌感染）时可出现恶臭痰。

(2) 呼吸困难：表现为气促、进行性呼吸困难、呼吸窘迫等。

(3) 胸痛：多为尖锐的刺痛，咳嗽吸气时加重。

3. 并发症·炎症反应进行性加重，可导致其他器官功能的损害。常并发脓毒症、脓毒性休克和 MODS。

(二) 体征　呼吸急促无力或深大，呼吸频率>30 次/分，鼻翼扇动，口唇及肢端发绀，肺病变部位语颤增强,叩诊浊音或实音,肺泡呼吸音减弱,可闻及干、湿啰音,部分患者可闻及胸膜摩擦音。

(三)实验室检查及辅助检查

1. 病原微生物检查

(1)痰培养:痰培养在24～48小时可确定病原菌。重症肺炎患者如有脓痰则需要及时进行革兰染色涂片,出现单一的优势菌则考虑为致病菌,同时可解释痰培养的结果。与革兰染色相符的痰培养结果可进行种属鉴定和药敏试验。某些特殊染色如吉曼尼兹(Gimenez)染色,可见巨噬细胞内呈紫红色细菌,应考虑为军团菌可能。诊断卡氏肺孢子虫病(PCP)的金标准是在肺实质或下呼吸道分泌物中找到肺孢子菌包囊或滋养体。

(2)血培养:重症肺炎伴血流感染者,在使用抗菌药物前应做血培养。以正在畏寒、寒战前0.5小时为佳或停用抗菌药物24小时后。每例患者采血2次/天,间隔0.5～1小时;必要时次日再做血培养2次。

(3)抗原抗体检测

1)抗原检测:①病毒抗原检测:可作为早期快速诊断的初筛方法,快速抗原检测方法可采用免疫荧光的方法,检测呼吸道样本(咽拭子、鼻拭子、鼻咽或气管抽取物中的黏膜上皮细胞),使用单克隆抗体来区分甲、乙型流感,一般可在数小时以内获得结果。对快速检测结果的解释应结合患者的流行病史和临床症状综合考虑,在非流行期,应考虑使用RT－PCR或病毒分离培养做进一步确认。②尿军团菌抗原检测:推荐所有重症肺炎患者需要检测军团菌尿抗原,尿抗原检测法是诊断军团菌肺炎的一线方法,有助于早期诊断。③真菌抗原检测:血液或支气管BALF隐球菌抗原乳胶凝集试验阳性对于隐球菌感染具有诊断学意义。

2)抗体检测:抗体检测往往在疾病的后期才能检测到抗体。①军团菌抗体检测;②肺炎支原体(MP)抗体检测;③肺炎衣原体(CP)抗体检测;④病毒检测:检测流感病毒特异性IgM和IgG抗体水平。

(4)病毒核酸检测:病毒聚合酶链反应(PCR)是以一段DNA为模板,在DNA聚合酶和核苷酸底物共同参与下,将该段DNA扩增至足够数量,以便进行结构和功能分析。PCR的敏感性和特异性较高,是流感病毒、禽流感病毒、鼻病毒、副流感病毒、冠状病毒、腺病毒及呼吸道合胞病毒等呼吸道病毒感染快速诊断的首选方法。以RT－PCR法检测呼吸道样本(咽拭子、鼻拭子、鼻咽或气管抽取物、痰)中的病毒核酸,而且能快速区分病毒类型和亚型,一般能在4～6小时获得结果。

(5)高通量测序等分子生物学技术:基于测序技术的临床宏基因组学,通过分析临床标本中微生物的DNA或RNA含量与丰度判断致病菌,显著提高了病原检测的敏感度,缩短了检测时间,对罕见病原菌感染的诊断具有优势,可审慎地用于现有成熟检测技术不能确定的病原体,或经恰当与规范抗感染治疗无效的患者,但检测结果需结合流行病学和临床特征综合评估是否为致病菌。但该技术应用于临床尚需解决许多问题,包括标本中人类基因组的干扰、生物信息学分析、结果判断和解释等。

2. 有创检查·应用其他有创操作取得原本无菌部位的标本对肺炎诊断具有重要意义。有创检查包括胸腔穿刺、经皮肺穿刺、支气管镜保护性毛刷、支气管肺泡灌洗、支气管吸取物定量、支气管镜等。

3. 胸部 CT · 如条件许可,应行胸部 CT 了解肺部情况。不同病原体可出现不同的 CT 征象,主要表现为肺多叶多段高密度病灶,在病灶内有时可见空气支气管征象,于肺段病灶周围可见斑片状及腺泡样结节病灶,病灶沿支气管分支分布。胸部影像学可以初步排除肺结核、肺癌、肺栓塞及非感染性肺部浸润(如间质性肺病、肺水肿、肺不张、肺部血管炎等)(图 3-1-1～图 3-1-3)。对于复查时机,目前国内外并无权威的统一推荐,对于重症患者,尤其初始治疗无反应甚至加重时,需注意复查并与之前结果进行比较。

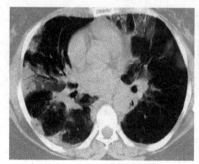

图 3-1-1 病毒性肺炎　　　　图 3-1-2 病毒性肺炎　　　图 3-1-3 金黄色葡萄球菌肺炎

4. 血气分析 · 重症肺炎患者应第一时间检查并连续多次监测动脉血气分析,重点关注 pH、PaO_2、$PaCO_2$、BE、HCO_3^-。急性肺损伤 PaO_2 下降,$PaO_2/FiO_2 < 300\ mmHg$,急性呼吸窘迫综合征 $PaO_2/FiO_2 < 200\ mmHg$。

5. 其他检查 · 建议将 CRP 及 PCT 作为重症肺炎患者的常规检测项目并动态监测以评估病情。

(1) C 反应蛋白(CRP):可以较好地反映机体的急性炎症状态,敏感性高。但对感染性或非感染性疾病的鉴别缺乏足够的特异性,也不能用于细菌性感染和病毒性感染之间的鉴别。$CRP > 10\ mg/L$ 提示急性炎症反应,可以用于病情评估和预后判断。

(2) 降钙素原(PCT):PCT 是细菌感染早期的一个诊断指标,并与感染的严重程度和预后密切相关。显著升高的 PCT(正常参考值 $0.05\ \mu g/L$)对全身重度感染性疾病具有较好的特异性,可作为重度感染的早期预测指标。PCT 对临床抗菌药物治疗指导意义:① $PCT < 0.25\ \mu g/L$ 时,可不使用抗菌药物进行治疗;② $0.25\ \mu g/L \leqslant PCT < 0.5\ \mu g/L$ 时,考虑可能存在局部感染,建议查找感染源并复查,可以使用抗菌药物治疗;③ $PCT \geqslant 0.5\ \mu g/L$ 时,强烈考虑存在细菌感染和全身炎症反应,必须严格遵循抗菌药物的使用方法及原则进行治疗;④ PCT 在 $2 \sim 10\ \mu g/L$ 提示脓毒症发生可能,需每日复查并评估目前脓毒症治疗方案;⑤ $PCT \geqslant 10\ \mu g/L$ 提示严重脓毒症发生可能,死亡风险高。

(四) 诊断标准　目前多采用美国 IDSA/ATS 制订的重症肺炎判定标准,包括 2 项主要标准和 9 项次要标准。符合下列 1 项主要标准或 ≥3 项次要标准者即可诊断。主要标准:①气管插管需要机械通气;②感染性休克积极液体复苏后仍需要血管活性药物。次要标准:①呼吸频率 ≥30 次/分;② $PaO_2/FiO_2 \leqslant 250\ mmHg$;③多肺叶浸润;④意识障碍和(或)定向障碍;⑤血尿素氮 ≥20 mg/dL;⑥白细胞减少症($WBC < 4 \times 10^9/L$);⑦血小板减少症($PLT < 100 \times 10^9/L$);⑧体温降低(中心体温 <36 ℃);⑨低血压需要液体复苏。

中国 2015 年成人社区获得性肺炎(CAP)指南采用新的简化诊断标准:符合下列 1 项主要标准或至少 3 项次要标准者可诊断为重症肺炎,需密切观察、积极救治,并建议收住监护病房治疗。主要标准:①气管插管需要机械通气;②感染性休克积极体液复苏后仍需要血管活性药物。次要标准:①呼吸频率≥30 次/分;②PaO_2/FiO_2≤250 mmHg;③多肺叶浸润;④意识障碍和(或)定向障碍;⑤血尿素氮≥7 mmol/L;⑥低血压需要积极的液体复苏。

(五) 诊断路径　　重症肺炎诊断路径见图 3-1-4。

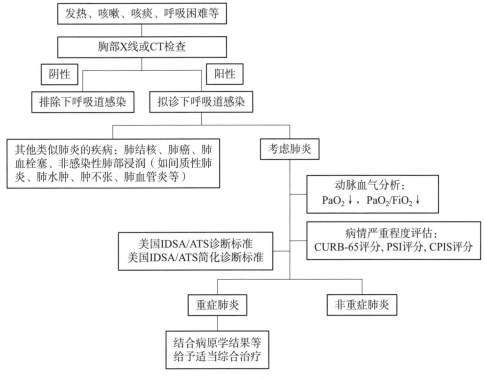

图 3-1-4　重症肺炎诊断路径

【病情评估】

病情评估包括肺炎本身严重程度评估和脏器功能受损程度评估两大方面,临床上多采用评分系统。

(一) 临床评分系统　　包括 CURB-65 评分(confusion, urea, respiratory rate, blood pressure)、PSI 评分(pneumonia severity index),评分系统具体内容如下(表 3-1-1)。

表 3-1-1　常用评分系统

评分系统	预测指标和计算方法	风险评分
CURB-65 评分	共 4 项指标,满足 1 项得 1 分: ① 意识障碍 ② 呼吸频率>30 次/分 ③ 收缩压<90 mmHg 或舒张压≤60 mmHg ④ 年龄≥65 岁	评估死亡评分: 0 分:低危,门诊治疗 1 分:中危,建议住院或严格随访的院外治疗 2 分及以上:高危,应住院治疗

（续表）

评分系统	预测指标和计算方法	风险评分
PSI 评分	年龄（女性 - 10 分）加所有危险因素得分总和： 　① 居住在养老院（+ 10 分） 　② 基础疾病：肿瘤（+ 10 分），肝病（+ 20 分），充血性心力衰竭（+ 10 分），脑血管疾病（+ 10 分），肾病（+ 10 分） 　③ 体征：意识状态改变（+ 20 分），呼吸频率≥30 次/分（+ 20 分），收缩压<90 mmHg（+ 20 分），体温<35 ℃或≥40 ℃（+ 15 分），脉搏≥125 次/分（+ 10 分） 　④ 实验室检查：动脉血 pH<7.5（+ 30 分），血尿素氮≥11 mmol/L（+ 20 分），血钠<130 mmol/L（+ 20 分），血糖≥14 mmol/L（+ 10 分），血细胞比容<30%（+ 10 分），PaO_2<60 mmHg（或 SpO_2<90%）（+ 10 分） 　⑤ 胸部影像：胸腔积液（+ 10 分）	评估死亡风险： 　低危：Ⅰ级（<50 岁，无基础疾病）；Ⅱ级（≤70 分）；Ⅲ级（71～90 分） 　中危：Ⅳ级（91～130 分），需要住院治疗 　高危：Ⅴ级（>130 分）；需要住院治疗

英国胸科协会（BTS）指南采用的是 CURB 评分系统，分值≥3 分视为高危，CURB‐65 评分中不包含 BUN 项目，其余标准与 CURB 评分一致，分值≥2 分视为高危。CURB‐65 评分适用于生化检测受限的医疗机构，以及首诊医师在实验室检查结果报告之前，对患者病情做出初步的判断和处理，评分高危的患者需要监护病房治疗且死亡率明显增加。美国 IDSA/ATS 认为 CURB‐65 评分系统适用于 CAP 的门急诊患者评估。

BTS 认为 PSI 评分细致复杂，包含动脉血气分析及 X 线胸片等实验室和影像学检查，对收入 ICU 治疗的患者评估敏感性较高。美国 IDSA/ATS 认为 CURB‐65 评分和 PSI 评分系统更适用于指导急诊留观/病房医师和 ICU 医师对重症患者的精细诊治。

（二）脏器评分系统　最为广泛应用的是 MODS（多脏器功能障碍综合征）评分、SOFA 评分。

MODS 评分（表 3‐1‐2）由 6 个脏器系统的评分组成，总分为 0～24 分，单个脏器系统分值为 0～4 分，0 分表示脏器功能基本正常，4 分代表显著的脏器功能失常。主要脏器系统包括：①呼吸系统（PaO_2/FiO_2）；②肾脏系统（血清肌酐浓度）；③肝脏系统（血清胆红素浓度）；④血液系统（PLT）；⑤神经系统（Glasgow 昏迷评分）；⑥心血管系统（压力调整后心率，PAR）。

表 3‐1‐2　MODS 评分系统

器官系统	评分				
	0	1	2	3	4
呼吸（PaO_2/FiO_2，mmHg）	>300	226～300	151～225	76～150	≤75
肾脏（血清肌酐，μmol/L）	≤100	101～200	201～350	351～500	>500
肝脏（血清胆红素，μmol/L）	≤20	21～60	61～120	121～240	>240
心血管（PAR）	≤10	10.1～15	15.1～20	20.1～30	>30
血小板（10^9/L）	>120	81～120	51～80	21～50	≤20
Glasgow 昏迷评分	15	13～14	10～12	7～9	≤6

注：PaO_2/FiO_2 的计算，无论用或不用呼吸机和用 PEEP 与否；血清肌酐计算，是指无血液透析的状态；PAR = 心率×（中心静脉压/平均动脉压）。

SOFA 评分与 MODS 评分类似，包括 6 个脏器系统，单个脏器分值亦为 0～4 分，不同的是,SOFA 评分所采取的变量为持续性,其目的是描述 MODS 的发生、发展,并评价治疗对脏器功能失常或衰竭进程的影响。

【治疗】

（一）治疗原则　维持氧合、稳定血压,恰当的初始经验性抗菌药物治疗尽量覆盖可能的致病菌,并积极寻找肺炎病原体。

（二）抗感染治疗

1. **抗感染治疗**·重症肺炎的初始经验性治疗应采取重锤猛击和降阶梯疗法的策略。早期经验性抗菌治疗参考因素应包括：①社区获得性感染还是医院获得性感染；②宿主有无基础疾病和免疫抑制；③多种药物耐药（MDR）和特殊病原体发生的危险因素是否存在；④是否已接受抗菌药物治疗,用过哪些品种,药动学/药效学（PK/PD）特性如何；⑤影像学表现；⑥病情的严重程度、患者的肝肾功能及特殊生理状态如妊娠等。

（1）SCAP 治疗：合理运用抗生素的关键是重视初始经验性治疗（empiric therapy）和后续针对性治疗（target therapy）这两个连续阶段,并适时实现转换,一方面可改善临床治疗效果,另一方面避免广谱抗生素联合治疗方案滥用而致的细菌耐药。早期的经验性治疗应有针对性地全面覆盖可能的病原体,包括非典型病原体,因为 5%～40% 的患者为混合性感染。无铜绿假单胞菌感染危险因素的患者,可选用：①头孢曲松或头孢噻肟联合大环内酯类；②氟喹诺酮联合氨基糖苷类；③β-内酰胺类抗生素/β-内酰胺酶抑制剂单用或联合大环内酯类；④厄他培南联合大环内酯类。含铜绿假单胞菌感染危险因素的患者选用：①具有抗假单胞菌活性的 β-内酰胺类抗菌药物包括（如头孢他啶、头孢吡肟、哌拉西林/他唑巴坦、头孢哌酮/舒巴坦、亚胺培南、美罗培南等）联合大环内酯类,必要时可同时联用氨基糖苷类；②具有抗假单胞菌活性的 β-内酰胺类联合喹诺酮类；③左旋氧氟沙星或环丙沙星联合氨基糖苷类。

（2）SHAP 治疗：SHAP 早发型抗菌药物的选用与 SCAP 相同,SHAP 迟发型抗菌药物的选用以喹诺酮类或氨基糖苷类联合 β-内酰胺类。如为 MRSA 感染,联合万古霉素或利奈唑胺；如为真菌感染,应选用有效抗真菌药物；如为流感嗜血杆菌感染,首选第二、三代头孢菌素,新大环内酯类,复方磺胺甲噁唑,氟喹诺酮类。

若有可靠的病原学结果,按照降阶梯简化联合方案而调整抗生素,选择高敏、窄谱、低毒、价廉药物,但决定转换时机除了特异性的病原学依据,最重要的还是患者的临床治疗反应。如果抗菌治疗效果不佳,则应"整体更换"。抗感染失败常见的原因有细菌产生耐药、不适当的初始治疗方案、化脓性并发症或存在其他感染等。疗程长短取决于感染的病原体、严重程度、基础疾病及临床治疗反应等,一般链球菌感染者推荐 10 天。非典型病原体为 14 天,金黄色葡萄球菌、革兰阴性肠杆菌、军团菌为 14～21 天。

2. **抗病毒治疗**·抗病毒药物分为抗 RNA 病毒药物、抗 DNA 病毒药物及广谱抗病毒药物。

（1）抗 RNA 病毒药物：①M2 离子通道阻滞剂：这一类药物包括金刚烷胺（amantadine）和金刚乙胺（rimantadine）,可通过阻止病毒脱壳及其核酸释放,抑制病毒复制和增殖。M2 蛋白为甲型流感病毒所特有,因而此类药物只对甲型流感病毒有抑制作用,用于甲型流感病毒的早期治疗和流行高峰期预防用药。但该类药物目前耐药率很高。②神经氨酸酶抑制剂：主要包括奥司他韦（osehamivir）、扎那米韦（zanamivir）和帕拉米韦（peramivir）。各型流感病毒均存在神经氨酸酶,此类药物可通过黏附于新形成病毒微粒的神经氨酸酶表面的糖蛋白,阻止宿主细胞释放新的病毒,并促进已释放的病毒相互凝聚、死亡。③帕利珠单抗(palivizumab):帕利珠单抗是一种 RSV 的特异性单克隆抗体,可用于预防呼吸道合胞病毒感染。

(2) 抗 DNA 病毒药物:①阿昔洛韦(acyclovir):又称无环鸟苷,属核苷类抗病毒药物,为嘌呤核苷衍生物,在体内可转化为三磷酸化合物,干扰病毒 DNA 聚合酶从而抑制病毒复制,故为抗 DNA 病毒药物。②更昔洛韦(ganciclovir):又称丙氧鸟苷,为阿昔洛韦衍生物,其作用机制及抗病毒谱与阿昔洛韦相似。③西多福韦(cidofovir):是一种新型开环核苷类抗病毒药物,与阿昔洛韦不同的是,该药只需非特异性病毒激酶两次磷酸化催化,即可转化为活性形式,故可对部分无法将核苷转化成单磷酸核苷(核酸)的 DNA 病毒有效。西多福韦具有强抗疱疹病毒活性,对巨细胞病毒感染疗效尤为突出,可用于免疫功能低下患者巨细胞病毒感染的预防和治疗。

(3) 广谱抗病毒药:①利巴韦林(ribavirin):广谱抗病毒药物,其磷酸化产物为病毒合成酶的竞争性抑制剂,可抑制肌苷单磷酸脱氢酶、流感病毒 RNA 聚合酶和 mRNA 鸟苷转移酶,阻断病毒 RNA 和蛋白质合成,进而抑制病毒复制和传播。②膦甲酸钠(foscarnet sodium):为广谱抗病毒药物,主要通过抑制病毒 DNA 和 RNA 聚合酶发挥其生物效应。③阿比多尔(arbidol):阿比多尔是一种广谱抗病毒药物,对无包膜及有包膜的病毒均有作用,其抗病毒机制主要是增加流感病毒构象转换的稳定性,从而抑制病毒外壳 HA 与宿主细胞膜的融合作用,并能穿入细胞核直接抑制病毒 RNA 和 DNA 的合成,阻断病毒的复制,另外,还可能具有调节免疫和诱导干扰素的作用,增加抗病毒效果。

3. 抗病原微生物的药物选择·①铜绿假单胞菌可选择抗假单胞菌活性头孢菌素(头孢吡肟、头孢他啶)或抗假单胞菌活性炭青霉烯类(亚胺培南、美罗培南)或哌拉西林/他唑巴坦,同时联合用环丙沙星或左氧氟沙星或氨基糖苷类;②超广谱β-内酰胺酶(ESBL)阳性的肺炎克雷伯菌、大肠埃希菌可选择头孢他啶、头孢吡肟或哌拉西林/他唑巴坦、头孢哌酮/舒巴坦或亚胺培南、美罗培南,可同时联合用氨基糖苷类;③不动杆菌可选择头孢哌酮/舒巴坦或亚胺培南、美罗培南,耐碳青霉烯不动杆菌可考虑使用多黏菌素;④嗜麦芽窄食单胞菌可选择氟喹诺酮类抗菌药物特别是左旋氧氟沙星或替卡西林/克拉维酸或复方新诺明;⑤耐碳青霉烯肠杆菌科(CRE)可选择替加环素联合多黏菌素或头孢他啶/阿维巴坦;⑥耐甲氧西林的金黄色葡萄球菌(MRSA)可选择万古霉素或利奈唑胺;⑦嗜肺军团菌可选择新喹诺酮类或新大环内酯类;⑧厌氧菌可选青霉素、甲硝唑、克林霉素,β-内酰胺类/β-内酰胺酶抑制剂;⑨新型隐球菌、酵母样菌、组织胞浆菌可选氟康唑,当上述药物无效时可选用两性霉素 B;⑩巨细胞病毒首选更昔洛韦或联合静脉注射免疫球蛋白(IVIg)或巨细胞病毒高免疫球蛋白;⑪卡氏肺孢子虫首选复方磺胺甲噁唑(SMZ + TMP),其中 SMZ 100 mg/(kg·d)、TMP 20 mg/(kg·d),口服或静脉滴注,q6 h。

重症肺炎抗菌治疗疗程通常为 7～10 天,但对于多肺叶肺炎或肺组织坏死、空洞形成者,有营养不良及慢性阻塞性肺疾病等基础疾病和免疫性疾病或免疫功能障碍者,以及铜绿假单胞菌属感染者,疗程可能需要 14～21 天,以减少复发可能。

(三)糖皮质激素 肾上腺糖皮质激素具有稳定溶酶体膜,抑制炎症介质的产生,减轻炎症和毒性反应,对保护各个脏器功能有一定作用。常用甲泼尼龙,主张短程(不超过 3 天)治疗,必须在有效控制感染前提下应用,在感染性休克中,糖皮质激素的应用越早越好,在组织细胞严重损害之前应用效果尤佳。一般建议应用氢化可的松 200～300 mg/d,分 2～3 次,疗程共 5～7 天。虽然目前临床实践中激素对重症肺炎的抗炎作用已被部分研究所证实,但临床最终受益并不确定。对于不合并感染性休克的重症肺炎患者,不常规建议推荐糖皮质激素的使用。

（四）丙种球蛋白　虽然国内外并无权威指南推荐,但其临床使用广泛并有一定临床效果,应肯定其对免疫缺陷患者及病毒感染重症肺炎患者的作用。细菌感染尚有争论,对于细菌感染的重症肺炎患者的临床疗效有待进一步的循证医学证据。

（五）并发症处理　抗休克、治疗急性呼吸窘迫综合征及营养支持治疗见有关章节。

【最新进展】

宏基因组学第二代测序(metagenomics next-generation sequencing, mNGS)技术检测能覆盖更广范围的病原体。目前已经纳入的病原体有 8 000 多种,其中包括 3 000 余种细菌、4 000 余种病毒、200 余种真菌和 140 种寄生虫,为疑难危重症及罕见病原微生物感染的诊断提供了有效的技术手段。Xie 等研究发现,mNGS 技术可以早期确定重症肺炎患者的病原体,指导抗菌药物的应用,改善重症肺炎患者的病死率。

1. mNGS 在急危重症感染患者中应用的主要适应证·①病情危重者需要尽快明确病原体;②特殊疾病患者如免疫抑制宿主、合并基础疾病、反复住院的重症感染患者,需要尽快明确病原体;③传统微生物检测技术反复阴性且治疗效果不佳;④疑似新发病原体、临床上提示可能有一定的传染性;⑤疑似特殊病原体感染;⑥长期发热和(或)伴有其他临床症状、病因不明的感染。

2. mNGS 检测常用的几个概念

(1) 序列数:指的是匹配到该病原体的序列数目,序列数越高,表示标本中检测到该病原体的可信度越高。

(2) 基因组的覆盖度:表示检测到的该微生物核酸序列覆盖到该微生物整个基因序列的比值,覆盖度高表示该微生物全基因组测到的比率高。

(3) 检测离散度:指检测到某病原微生物的序列在该病原微生物基因组上分布的随机性,随机性越高,检测的可信度越高。

(4) 检测深度:指该微生物基因组上某段序列被检测到的次数,深度参数越大表示该微生物被检测到的可靠性越高。

(5) 微生物丰度:指的是该微生物在整个标本中检测到的相同类型微生物中所占的比重,丰度越高表示其在相同类型微生物中所占的比例越高。

由于病原体在传统培养物中受抗生素使用的影响较大而使检测困难,但是病原体的 DNA 在血浆中的存活时间长,抗生素使用对 mNGS 结果影响较小,因此,mNGS 早期快速报告结果可以给临床提供下一步诊断和治疗的线索,尤其是病毒感染时,避免了抗生素的过度使用。与传统病原微生物检测相比,mNGS 敏感性高、信息量大,但也存在一定的局限性。因此,临床医师要正确解读结果,合理指导临床使用。mNGS 在急危重症感染性疾病应用中尚存在的问题有:①背景菌不清;②胞内菌/真菌检出率低;③人体 RNA 转录本身具有比基因组更高的丰度和复杂度,另外 RNA 容易降解,因此 RNA 病毒的临床检测还存在一定的困难;④使用

mNGS 进行药敏检测还存在一定的困难。目前,mNGS 的临床运用仍面临着提高结果可信度、操作标准化和实用化等挑战。

3.《中国宏基因组学第二代测序技术检测感染病原体的临床应用专家共识》的相关推荐意见

(1) 推荐意见 1:若怀疑细菌、真菌、DNA 病毒、寄生虫、不典型病原体感染且需进行二代测序检测时,建议采用 DNA 检测;若怀疑 RNA 病毒感染时,则建议采用 RNA 检测(A,Ⅱ)。

(2) 推荐意见 9:对于呼吸道感染患者,若 3 天内未通过传统实验室检查获得明确的病原学依据且经验性抗感染治疗无效,推荐留取呼吸道标本进行二代测序检测(A,Ⅱ)。

(3) 推荐意见 10:对于高度怀疑病毒性肺炎且病情持续进展的患者,可先完善呼吸道病毒多重 PCR 检测,若为阴性,再行二代测序检测,并应同时进行核酸 RNA 反转录(A,Ⅱ)。

(4) 推荐意见 24:对于呼吸道感染,二代测序在病毒及少见病原体的检测中体现出较好的检测效能;但在细菌、真菌等病原体的检测中,二代测序尚不能准确判断菌群定植或感染状态,仍需依赖临床医师结合患者病情进行进一步分析(A,Ⅱ)。

(5) 推荐意见 27:目前,开展二代测序的成本仍较高,尚不能作为轻症感染性疾病的一线检测手段(A,Ⅲ)。

4. 临床医师必须准确认识二代测序的结果,切忌盲从

(1) 若二代测序结果符合患者的临床表现和其他实验室检查,推荐根据二代测序结果指导临床决策。

(2) 若患者二代测序结果阳性且符合临床表现,但缺乏除二代测序结果外的其他实验室支持证据,应进行 PCR 验证(在具有合适引物的条件下),并建议临床进一步完善可获得的传统实验室检查加以验证。

(3) 若患者二代测序结果阳性,但临床表现或实验室检查结果不支持该结果,则不能仅根据二代测序结果进行诊断,而应以传统实验室检查结果为首要临床参考依据。

(4) 对于二代测序结果为阴性,但根据其他辅助检查结果(如培养结果)高度提示感染可能的尚不能排除感染的患者,建议必要时再次取样重复二代测序检测。

5. 关于 mNGS 对耐药基因的检测

(1) mNGS 检测耐药基因建议用于无背景菌存在且采集过程未受污染的标本。临床实际情况复杂,如呼吸道标本的 mNGS 检测耐药就无法完全满足指南推荐要求,临床 mNGS 送检多见于病情危重或反复感染未得到控制的患者,此时及时有效的抗菌药物使用将是治疗的关键;复杂病情让测序结果的准确判断更加依赖临床医师的科学解读。

(2) mNGS 检测出的耐药基因需要临床医师根据多种因素定位到具体病原体。例如,当 mNGS 确定感染病原体为肺炎克雷伯菌,同时检测出存在耐药基因。首先,需要考虑患者是否为高耐药风险人群,是否存在感染耐药菌株的危险因素如既往使用广谱头孢菌素类和(或)碳青霉烯类抗菌药物、机体功能状态差及自身免疫功能受损等;其次,根据耐药基因与细菌种类间的相对特异性评估概率,SHV、TEM 及 CTX-M 等 ESBL 表型基因和 KPC、NDM-1 等产碳青霉烯酶基因均为肺炎克雷伯菌常见耐药基因。

(3) mNGS 检测耐药基因目前依旧属于探索研究阶段,仍存在许多问题需要解决。首先,技术层面上 mNGS 存在核酸阅读序列相对较短(小于 300 bp),难以获取耐药基因全长序列信

息的缺陷。其次,mNGS 全覆盖无偏移,结果易受标本类型及质量等因素影响。如慢性呼吸道疾病患者的送检标本可能会存在大量携带耐药基因的定植菌,mNGS 无法判断耐药基因来源,此时可能误导临床医师的抗菌药物使用。故国内指南建议只有感染发生在正常无微生物定植的部位,才考虑采用 mNGS 进行物种鉴定和耐药基因检测,并通过耐药表型试验进行验证。

（4）mNGS 检测出耐药基因只能代表存在某一种药物耐药的可能,细菌对于不同药物的耐药水平无法如传统药物敏感性试验以最低抑菌浓度定量化表达。此外,mNGS 检测获得的基因信息只能提示对某一类型的抗菌药物耐药,无法得出具体药物信息。

临床解读 mNGS 检测结果时,检测报告只为临床医师提供参考信息,而非最终诊断结果。最终结论只有在结合指南共识、立足临床实际、综合分析多种信息后方可得出。mNGS 目前仍缺乏相关公认的标准,又因价格较昂贵,临床上仍以传统方法检测为主。

熊旭东　上海中医药大学附属曙光医院

参考文献

［1］Goldberg B，Sichtig H，Geyer C，et al. Making the leap from research laboratory to clinic：challenges and opportunities for next-generation sequencing in infectious disease diagnostics［J］. Mbio，2015，6(6)：e01888.

［2］Westblade L F，Van Belkum A，Grundhoff A，et al. Role of clinicogenomics in infectious disease diagnostics and public health microbiology［J］. J Clin Microbiol，2016，54(7)：1686 - 1693.

［3］周永召,李亚伦,范红,等.临床宏基因组学在呼吸感染性疾病精准诊疗中的疑问解析［J］.中国呼吸与危重监护杂志，2018，17(6)：539 - 543.

［4］Xie Y，Du J，Jin W，et al. Next generation sequencing for diagnosis of severe pneumonia：China，2010 - 2018［J］. J Infect，2018：S0163 - 4453(18)30277 - 9.

［5］《中华传染病杂志》编辑委员会.中国宏基因组学第二代测序技术检测感染病原体的临床应用专家共识［J］.中华传染病杂志,2020,38(11)：681 - 689.

［6］Gosiewski T，Ludwig-Galezowska A H，Huminska K，et al. Comprehensive detection and identification of bacterial DNA in the blood of patients with sepsis and healthy volunteers using next-generation sequencing method — the observation of DNAemia［J］. Eur J Clin Microbiol Infect Dis，2017，36(2)：329 - 336.

第二节 · 重症哮喘

国内外对重症哮喘的定义尚不统一,曾有许多与重症哮喘相关的术语。国内则使用"重症哮喘、重度哮喘、难治性哮喘、难控制哮喘、未控制哮喘、药物抵抗哮喘、激素不敏感哮喘、激素依赖/抵抗哮喘、脆性哮喘、不可逆哮喘、致死性哮喘"等名称。2014 年,欧洲呼吸学会/美国胸科学会(ESR/ATS)指南将重症哮喘定义为:在过去的一年中,需要使用全球哮喘防治创议(GINA)建议的第 4 级或第 5 级哮喘药物治疗,才能够维持控制或即使在上述治疗下仍表现为"未控制"哮喘。重症哮喘分为 2 种:①第 4 级治疗能够维持控制,但降级治疗会失去控制,称为单纯重症哮喘;②第 4 级治疗不能维持控制,而需要采用第 5 级治疗,称为重症难治性哮喘。目前,在全球哮喘患者中,3%~10%的患者诊断为重症哮喘。重症哮喘控制水平差,频繁急性发作而需反复住院,不仅给患者的生理、心理及情感等方面带来巨大的负面影响,也占用巨额医疗资源(其医疗费用占哮喘总体治疗费用的 50%),加重了社会经济负担。同时,重症哮喘也是哮喘患者致残、致死的主要原因。

【病因】

1. 呼吸道感染 · 多种病毒感染,包括鼻病毒、流感病毒、呼吸道合胞病毒等及细菌感染均可诱发哮喘反复急性加重。据报道,急性上呼吸道感染是哮喘急性发作住院治疗最主要的诱发因素。

2. 环境因素 · ①环境中过敏原:尘螨、霉菌、花粉、鸡蛋、奶制品、染发剂等;②烟草烟雾:吸烟不仅是哮喘的触发因素,还可加速肺功能恶化,降低对吸入及全身糖皮质激素的治疗反应,使哮喘更难控制;③空气污染:室外污染物(PM2.5、二氧化氮、臭氧)及室内污染物(甲醛、燃料烟雾、涂料)、化学物质(如挥发性有机物、氯气)和生物污染物(如内毒素)等,吸入气道后均可诱发和加重哮喘;④职业性暴露:职业暴露会使哮喘难以控制,职业性致敏物多达 300 多种,如工作环境中动物或植物蛋白类、无机及有机化合物类等。

3. 药物 · 至今发现可能引发哮喘发作的药物有数百种之多,其机制为药物过敏和药物反应两种类型。药物过敏指患者对某种药物产生不耐受或过敏反应,包括阿司匹林、青霉素及亚硫酸盐、酒石酸盐、食物添加剂等。药物反应指因某些药物的药理机制而引起的哮喘反应,包括 NSAID、β 受体阻滞剂、ACEI 等。

4. 共患疾病 · 影响哮喘控制的共患疾病很多,常见共患因素如下。

(1) 鼻炎-鼻窦炎、鼻息肉:鼻炎-鼻窦炎、鼻息肉在重度哮喘患者中十分常见,鼻炎-鼻窦炎严重程度与哮喘气道炎症和肺功能异常有关,可能的机制为:①上、下气道的炎症相似,炎症细胞渗出进入全身循环,在肺组织产生生物学作用,导致气道反应性增高;②鼻-鼻窦黏膜上皮受炎症刺激后,经过副交感神经的鼻-支气管反射即"神经放大作用"而引起支气管痉挛;③鼻黏膜的炎性产物通过口咽直接进入下气道,导致支气管平滑肌收缩或炎症加重,可刺激哮喘发作,加重气道炎症和阻塞;④上下气道炎症使上皮细胞下的 M 胆碱能神经受体暴露。治疗鼻炎、鼻窦炎和鼻息肉能够改善哮喘控制,尤其是需要全身使用激素的重症哮喘。

(2) 社会和心理因素:哮喘是身心疾病,受生物学(身)、精神心理学(心)和社会诸因素相互作用。强烈的精神刺激和焦虑、恐惧、愤怒、激动均可激发和加重哮喘。精神心理因素可促进人体释放组胺等物质,导致或加重哮喘,而哮喘本身亦会引起消极情绪反应,形成恶性循环,导致哮喘难以控制。

(3) 声带功能障碍(VCD):是一种非器质性的功能失调,指在呼吸周期吸气相时声带反常内收,声门裂变窄,产生喉水平的气流阻塞,表现为胸腔外气道阻塞症状,而反复发作性呼吸困难、喘鸣、咳嗽、胸闷、气短等。VCD 多见于青少年人群,经常被误诊为持续性哮喘,而给予高剂量吸入激素、全身激素及支气管舒张剂治疗。鼻窦炎和胃食管反流可加重 VCD。哮喘和 VCD 共患则增加了诊断的难度和疾病的严重程度。

(4) 肥胖:重度哮喘患者的病情严重程度随体质指数的增加而增加。其机制可能为:肥胖者过多的脂肪在膈肌、胸壁和腹腔内沉积,改变了呼吸力学,使肺和胸廓顺应性下降,膈肌位置上移,导致肺容积减少,功能残气量、FEV_1 和 FVC 的下降,引起浅快呼吸及通气驱动功能受损。此外,肥胖是以炎症细胞因子、脂肪因子(瘦素、脂联素、抵抗素、IL - 6、TNF - α、C 反应蛋白)等增加为特征的全身性和气道炎症。肥胖哮喘患者对吸入糖皮质激素也不敏感。

(5) 阻塞性睡眠呼吸暂停低通气综合征(obstructive sleep apnea hypoventilation syndrome,OSAHS):哮喘合并 OSAHS 也称为重叠综合征(alternative overlap syndrome)。OSAHS 使哮喘难以控制,反复急性发作的原因在于:①呼吸暂停刺激喉、声门处的神经受体引起支气管反射性收缩,上气道狭窄使气道阻力、胸腔负压及迷走神经张力增加致气道反应性增高,甚至诱发喘息;②OSAHS 的上气道和全身炎症可累及下气道,导致哮喘发作甚至致死性哮喘的风险;③OSAHS 患者胸腔负压和腹内压增高,胸腹压力差增加,易于反流,胃酸反流引起喉炎及喉水肿,加重上呼吸道阻塞;④OSAHS 患者夜间反复间歇缺氧,可导致缺氧诱导因子表达增多,与气道重塑密切相关。

(6) 内分泌因素:月经前后、月经初潮、绝经、甲状腺疾病等均会使哮喘加重或恶化。约40%的妊娠期哮喘妇女为月经性哮喘(PMA)。患者常常症状重,控制困难,是致死性哮喘的触发因素。PMA 患者常对阿司匹林敏感,且 FVC 占预计值百分比降低,提示前列腺素在PMA 中起重要作用。此外,月经期前后雌激素、黄体激素明显下降,触发炎症致哮喘症状加重。女性重度哮喘患者可合并甲亢危象。甲状腺功能与哮喘风险相关,甲状腺激素受体基因编码多态性影响对支气管舒张剂的反应,提示甲状腺激素至少在某种程度上影响哮喘气道收缩机制。

(7) 胃食管反流(GERD):是指胃内容物通过食管下端括约肌频繁反流到食管内,从而引起的一系列临床综合征。伴有 GERD 的哮喘患者常同时有迷走神经高反应性的自主调节障碍,导致食管下端括约肌张力降低和频发的短暂松弛,酸性胃内反流物刺激食管中、下段黏膜感受器,通过迷走神经反射性地引起支气管平滑肌痉挛;吸入气道内的酸性胃反流物也可以增强支气管对其他刺激物如对乙酰胆碱高反应性及通过局部神经反射引起支气管黏膜释放炎症性物质(如 P 物质)等,从而导致气道水肿。

【发病机制】

1. **气道炎症明显** · 气道炎症是哮喘病理生理基础,免疫-炎症反应是形成哮喘病理主要机制。炎症细胞与炎性介质在重症哮喘的发生、发展中起重要作用。与轻、中度哮喘患者相比,重度哮喘患者诱导痰中嗜酸性粒细胞及中性粒细胞数量升高更为明显,且 IL-4、IL-5、IL-13 等 Th2 型细胞因子的表达水平明显增加。IL-4 可促进 Th0 细胞向 Th2 细胞分化及 B 淋巴细胞生成 IgE;IL-5 是嗜酸性粒细胞成熟及活化的关键性细胞因子;IL-13 不仅可诱导 IgE 生成、促进嗜酸性粒细胞向气道迁移,而且可通过作用于气道平滑肌细胞引起气道反应性升高(图 3-2-1)。肥大细胞在气道平滑肌中的浸润是重症哮喘的重要病理特征之一,这可能是哮喘难以控制及气道反应性增高的重要因素。

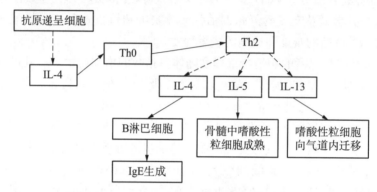

图 3-2-1 Th 细胞分化与气道炎症关系示意图

2. **气道重塑严重** · 气道重塑是指气道壁损伤和修复的重复循环可引起气道壁结构改变。气道结构性细胞(如上皮细胞、平滑肌细胞等)在重度哮喘气道重塑中发挥着重要作用,可通过释放如表皮生长因子(EGF)、TGF-β、角化生长因子、成纤维细胞生长因子(FGF)、血管内皮生长因子(VEGF)等细胞因子、趋化因子及生长因子参与气道炎症与气道重塑,从而引起持续性气流受限并加重气道高反应性。与轻中度哮喘相比,重度哮喘的气道重塑出现更早也更为严重,其上皮层及平滑肌层明显增厚,其外周血中可分化为肌成纤维细胞的成纤维细胞数量也明显高于一般哮喘患者,气道重塑使气道弹性下降,气流受限持续甚至不可逆,肺功能持续下降,气道高反应性持续,症状更严重,哮喘难以控制。部分重度哮喘气道可见中性粒细胞浸润增多,Th17 细胞可调节中性粒细胞性炎症,并促进 IL-17、IL-22、IL-6 等细胞因子生成。不仅在激素抵抗型哮喘中发挥一定作用,且可抑制纤维细胞和上皮细胞凋亡,加重气道重塑。而中性粒细胞活化伴有基质金属蛋白酶-9(MMP-9)和转化生长因子-β(TGF-β)表达的增加,也加重气道重塑(图 3-2-2)。

【诊断思路】

(一)症状 哮喘发作的程度轻重不一,病情发展的速度也有不同。偶尔可在数分钟内危及生命。重症哮喘发作亦可见于轻度或控制良好的哮喘患者。患者表现为突然或进行性加重的气短、胸闷、喘息,严重时有窒息和濒死感。咳嗽,以干咳为主,或少量白色黏痰。

(二)体征 患者通常表现为精神紧张、焦虑,出现意识逐渐丧失是提示即将出现呼吸停止的一个指标。缺氧时表现为口唇、全身皮肤黏膜发绀。呼吸急促,可出现"三凹征"。肺部叩

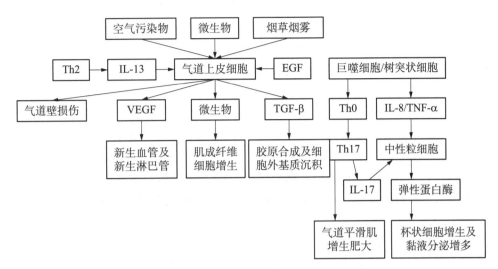

图 3-2-2　气道重塑的发生机制示意图

诊呈过清音。多数患者肺部听诊表现为两肺散在或弥漫性哮鸣音,但哮鸣音大小不能判断气流梗阻程度。少数患者肺部听诊呼吸音消失,提示气流很少,病情危重。心率明显增快,多超过 120 次/分。

(三) 实验室检查及辅助检查

1. **血常规**·合并细菌感染时可有白细胞、中性粒细胞比例升高;外周血嗜酸性粒细胞计数增高,可作为判定嗜酸性粒细胞为主的哮喘临床表型,以及作为评估抗炎治疗是否有效的指标之一。

2. **动脉血气分析**·通常表现为 PaO_2 水平低,如出现 $PaCO_2$ 水平升高,提示病情加重,需要住院治疗。

3. **影像学检查**·胸片表现为前后径增加及膈肌变平。胸片有助于识别有无气胸、纵隔气肿等。高分辨率 CT(HRCT)对鉴别其他肺部疾病具有很高的价值,但不推荐作为常规的诊断工具。对症状不典型者,如大量咳痰、肺功能迅速减退及弥散功能降低,应考虑做 HRCT 检查。

4. **肺功能检查**·肺通气功能指标 FEV_1 和 PEF 反映气道阻塞的严重程度,是客观判断哮喘病情最常用的评估指标。峰流速仪携带方便、操作简单,患者可以居家进行自我监测。

5. **呼出气一氧化氮(FeNO)**·FeNO 主要反映 Th2 通路的气道炎症水平,其测定结果受多种因素影响,连续测定、动态观察及尽可能在开始抗炎治疗前或调整治疗方案前获得基线 FeNO 的水平更为重要。可以作为评估气道炎症类型和哮喘控制水平的指标,也可以用于预判和评估吸入激素治疗的反应。美国胸科学会推荐的 FeNO 的正常参考值:健康儿童 5～20 ppb(1 ppb = 1.96 $\mu g/m^3$),成人 5～25 ppb。FeNO>50 ppb 提示激素治疗效果好,<25 ppb 提示激素治疗反应性差。

6. **痰嗜酸性粒细胞计数**·诱导痰液中嗜酸性粒细胞计数可作为评价气道炎症性指标之一,也是评估糖皮质激素治疗反应性的敏感指标。大多数哮喘患者诱导痰液中嗜酸性粒细胞计数增高($>2.5\%$),且与哮喘症状相关。抗炎治疗后可使痰嗜酸性粒细胞计数降低。

7. **血清总 IgE 和过敏原特异性 IgE** · 有很多因素会影响血清总 IgE 水平,如寄生虫、真菌、病毒感染等。血清总 IgE 水平增高缺乏特异性,需要结合临床判断,但可作为使用 IgE 单克隆抗体治疗选择剂量的依据。过敏原特异性 IgE 增高是诊断过敏性哮喘的重要依据之一,其水平高低可反映哮喘患者过敏状态的严重程度。

8. **过敏原检查** · 有体内皮肤过敏原点刺试验及体外特异性 IgE 检测。通过检测可以明确患者过敏因素,告知患者尽量避免接触过敏原,以及用于指导过敏原特异性免疫疗法。

(四) 诊断   鉴于哮喘患者对症状的感知能力、依从性、用药技术等差异很大,影响哮喘控制的因素众多,必须由哮喘专科医师正规治疗、规律随访才能做出重症哮喘的诊断。但诊断只是万里长征第一步,临床医师一定要重视评估。为了方便医师操作和记忆,将诊断和评估分 4 步进行。

1. **明确哮喘诊断** · 大多数哮喘患者通过典型的病史即可做出诊断,但重症哮喘的临床表现更为复杂,容易与其他类似哮喘的疾病相混淆。诊断重症哮喘仍然必须符合全球哮喘防治倡议组织(GINA)发布的全球哮喘管理和预防策略和我国哮喘诊治指南的标准。

2. **明确是否属于重症哮喘** · 哮喘控制的标准除应按照 GINA 的标准进行综合、全面的评估外,以下几点为重症哮喘未控制的常见特征:①症状控制差:哮喘控制问卷(ACQ)评分$>$1.5 分,哮喘控制测试表(ACT)评分<20 分,或符合 GINA 定义的未控制;②频繁急性发作:前一年需要 2 次或以上连续使用全身性激素(每次 3 天以上);③严重急性发作:前一年至少 1 次住院、进入 ICU 或需要机械通气;④持续性气流受限:尽管给予充分的支气管舒张剂治疗,仍存在持续的气流受限($FEV_1<80\%$预计值,$FEV_1/FVC<$正常值下限);⑤应用高剂量 ICS 或全身性激素(或其他生物制剂)可以维持控制,但只要减量哮喘就会加重(高剂量 ICS 是指布地奈德大于 $800\,\mu g/d$,相当于布地奈德福莫特罗 $160\,\mu g/4.5\,\mu g$ 大于 5 吸/天,或丙酸氟替卡松大于 $500\,\mu g/d$,相当于沙美特罗氟替卡松 $50\,\mu g/500\,\mu g$ 大于 1 吸/天)。

3. **明确危险因素和共存疾病** · 评估危险因素及共存疾病,对危险因素及共存疾病的有效治疗有助于改善重症哮喘治疗效果。

4. **区分哮喘的表型** · 哮喘的表型是遗传因素和环境因素相互作用的结果。由于不同患者间的临床特征及药物治疗反应存在差异,区分不同的临床表型对于重症哮喘患者的个体化治疗十分必要。依据患者临床表现,结合病理生理学、影像学等特征,提出以下 5 种重症哮喘的临床表型。

(1)早发过敏性哮喘:为儿童早发起病,有过敏性疾病史及家族史,皮肤点刺试验阳性。Th2 炎症因子如 IL - 4、IL - 5、IL - 13 水平及 Th2 炎症生物标志物如诱导痰中嗜酸性粒细胞、呼出气一氧化氮(FeNO)、血清总 IgE 升高。此表型患者应用针对炎症的特异性靶向治疗可能获益。糖皮质激素治疗敏感。

(2)晚发持续嗜酸性粒细胞炎症性哮喘:持续的气道嗜酸性粒细胞炎症多见于晚发持续嗜酸性粒细胞炎症哮喘表型,此类患者多为成人晚发起病,起病时往往病情较严重,多合并鼻窦炎、鼻息肉病史。虽然缺乏过敏性疾病病史,但 IL - 5、IL - 13、FeNO 等 Th2 炎性介质水平可有升高,此类患者对糖皮质激素反应性不佳。

(3)频繁急性发作性哮喘:急性发作在重症哮喘患者中常见,不同哮喘患者会经历不同次数的急性发作。频繁急性发作患者,多为吸烟、更差的哮喘控制水平、更低生活质量、高 FeNO 水平、高痰嗜酸性粒细胞水平,肺功能减损更快,需使用更多糖皮质激素。

(4)持续气流受限性哮喘:为成年起病,男性多见,存在吸烟、职业接触等环境暴露,第一秒用力呼气量(FEV$_1$)基线水平低;慢性黏膜高分泌状态及持续的血、痰嗜酸性粒细胞炎症,频发急性加重而缺乏充分的吸入糖皮质激素治疗,需使用更多激素。

(5)肥胖相关性哮喘:肥胖患者相对于正常体重者,肺功能如用力肺活量(FVC)下降,更容易合并湿疹、胃食管反流病,少有鼻息肉病史。随着体质指数升高,血清总 IgE 下降。同时,肥胖患者对全身激素及日需短效 β$_2$ 受体激动剂的药物依赖性更强。

【病情评估】

(一)支气管哮喘急性发作时病情严重程度分级　由于哮喘发作时以呼气流量降低为特征,因此,通过患者的症状、肺功能及动脉血气分析可对其发作的严重程度进行分级(表3-2-1)。

表3-2-1　支气管哮喘急性发作时病情严重程度分级

临床特点	轻度	中度	重度	危重度
气短	步行、上楼时	稍事活动	休息时	
体位	可平卧	喜坐位	端坐呼吸	
讲话方式	连续成句	单词	单字	不能讲话
精神状态	可有焦虑,尚安静	时有焦虑或烦躁	常有焦虑、烦躁	嗜睡或意识模糊
出汗	无	有	大汗淋漓	
呼吸频率	轻度增加	增加	常>30次/分	
辅助呼吸肌活动及三凹征	常无	可有	常有	胸腹矛盾呼吸
哮鸣音	散在,呼吸末期	响亮、弥散	响亮、弥散	减弱,乃至无
脉搏(次/分)	<100	100~120	>120	变慢或不规则
奇脉	无	可有	常有(成人)	无,提示呼吸肌疲劳
最初支气管舒张剂治疗后PEF占预计值或个人最佳值百分比	>80%	60%~80%	<60% 或 100 L/min 或作用时间<2小时	
静息状态下 PaO$_2$(mmHg)	正常	≥60	<60	<60
静息状态下 PaCO$_2$(mmHg)	<45	≤45	>45	>45
静息状态下 SaO$_2$(%)	>95	91~95	≤90	≤90
pH				降低

(二)风险评估　医师应根据病史询问、体检(判断患者精神状态、辅助呼吸肌参与情况、心率、呼吸频率,肺部听诊)和辅助检查(PEF 或 FEV$_1$、SpO$_2$ 监测、动脉血气分析)对哮喘患者的诊断进行进一步确认,并做出初步评估。同时应尽快予吸氧、SABA(联合异丙托溴铵)和激素等治疗,1 小时后再次评估患者对初始治疗反应,根据反应不同拟定后续诊疗方案(图3-2-3)。

【治疗】

(一)治疗策略的制定　重症哮喘的治疗遵循"个体化治疗"及"急则治标,缓在治本"的原则。

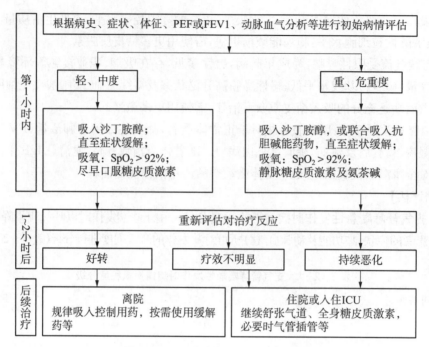

图 3-2-3　哮喘急性发作诊疗流程

（二）危重度哮喘发作的急救　迅速缓解支气管痉挛和控制呼吸道炎症，纠正低氧血症和呼吸衰竭，及时发现和处理并发症。

1. **一般支持治疗**·呼吸困难者均应给予氧疗，鼻导管给氧或面罩给氧。但应注意吸入的氧气温暖、湿润，以免加重气道痉挛。

2. **舒张支气管治疗**

（1）β_2 受体激动剂：是目前作用最强的支气管舒张剂。通过兴奋气道平滑肌和肥大细胞膜表面的 β_2 受体，舒张气道平滑肌，减少肥大细胞和嗜碱性粒细胞脱颗粒及炎性介质释放，降低微血管通透性，增加气道上皮纤毛摆动等机制缓解哮喘。β_2 受体激动剂种类颇多，分为短效（维持时间 4～6 小时）、长效（维持时间 10～12 小时）及超长效（维持时间 24 小时）。急性发作时，选用数分钟起效的短效 β_2 受体激动剂（short-acting inhale β_2-agonist，SABA），如沙丁胺醇和特布他林。初始治疗阶段，推荐间断（每 20 分钟）或连续雾化给药，第 1 小时内每 20 分钟 2～4 喷。对于哮喘严重发作、呼吸浅弱、昏迷或呼吸心跳骤停或经雾化吸入后仍无缓解者，考虑使用沙丁胺醇、特布他林注射液。如沙丁胺醇 0.25～0.5 mg（或特布他林 0.25 mg）皮下注射，再以 1 mg 加入 100 mL 液体内以 2～8 μg/min 的速度静脉滴注。

（2）抗胆碱能药物：吸入胆碱能药物可阻断节后迷走神经传出支，通过降低迷走神经张力而舒张支气管。其作用比 β_2 受体激动剂弱，起效慢。短效抗胆碱能药物溴化异丙托品有气雾剂和雾化溶液两种剂型。对于危重度哮喘发作，联合吸入 β_2 受体激动剂和抗胆碱能药物能具有协同支气管舒张作用。

（3）茶碱类药物：茶碱具有舒张支气管平滑肌作用，并具有强心、利尿、扩张冠状动脉、兴奋呼吸中枢和呼吸肌等作用。氨茶碱加入葡萄糖溶液中，缓慢静滴。负荷量为 4～6 mg/kg，维持剂量 0.6～0.8 mg/(kg·h)。由于茶碱的"治疗窗"窄及茶碱代谢存在较大的个体差异，目前少用。多索茶碱的作用与氨茶碱作用相同。二羟丙茶碱（又名喘定）舒张支气管的作用比氨茶碱弱，不良反应也较轻。

3. **糖皮质激素抗炎治疗**·糖皮质激素是最有效的抑制哮喘气道炎症的药物。能作用于炎症反应的诸多环节，抑制前炎症细胞因子、炎性介质（如 IL‑5、IL‑4 等）的基因表达及炎性介质的合成。可减少微血管渗漏，抑制黏液分泌，阻止炎症细胞的趋化和激活，增加气道平滑肌 β 受体表达。激素无直接舒张气道平滑肌的作用。可通过雾化吸入、口服或静脉应用。危重度哮喘发作时，首选静脉给药。用甲泼尼龙 40～80 mg/d〔亦可选用氢化可的松琥珀酸钠 10 mg/(kg·d)〕，部分患者需要更大激素剂量，可用甲泼尼龙 160～320 mg/d 或等效剂量的其他激素，根据病情使用 1～3 天后逐渐减量，疗程根据病情严重度及治疗反应确定。

4. **机械通气治疗**·重症急性发作患者经上述药物治疗仍未改善或继续恶化，应及时给予机械通气呼吸支持治疗。指征为重度低氧血症和（或）CO_2 潴留，呼吸性酸中毒 pH<7.20～7.25 或伴发严重代谢性酸中毒，意识障碍、呼吸肌疲劳，自主呼吸微弱甚至停止等。呼吸机参数可选择控制通气或同步间歇指令通气，潮气量 6～10 mL/kg，吸呼比(I/E)(1:3)～(1:2)。对于合并肺炎或其他急性肺损伤引起的严重低氧血症，或有严重的呼吸肌疲劳且血流动力学仍稳定者，可加用适当的 PEEP 以减轻呼吸肌的负荷。但加用 PEEP 时应注意：PEEP 水平不宜太高，一般<10～15 cmH_2O；加用 PEEP 的时间不宜过长，一般 20～30 分钟应能出现明显效果，否则应弃用。当使用呼吸机患者有烦躁、谵妄、发生人机对抗或严重气道痉挛时，可适当选用镇静剂和（或）肌松药。

5. **抗菌药物**·呼吸道感染是哮喘急性发作最主要的诱发因素。危重哮喘急性发作时给予抗菌药物。选择依病情、个体情况及痰细菌培养及药敏试验结果而定。

6. **纠正水电解质和酸碱失衡**·纠正脱水、湿化气道、防止黏液痰栓形成。每日输液量 2 500～4 000 mL，保持每日尿量 1 000 mL 以上。仅有呼吸性酸中毒时，当 pH<7.2 时，可补碱（5%碳酸氢钠）。监测电解质和血糖。

7. **非常规药物治疗**·经上述常规治疗仍无法控制的哮喘可在与患者和家属沟通和严密监测病情和患者生命体征的情况下，权衡利弊，酌情试用下列药物。

(1) 肾上腺素：1:1 000 的肾上腺素（1 mg/mL），0.3～0.5 mg 皮下注射或 1 mg 加入 500 mL 葡萄糖液内静脉滴注，每日 1～2 次。亦可用异丙肾上腺素 1～2 mg 加入 500 mL 葡萄糖溶液中静脉滴注。心律失常、心绞痛、高血压等患者慎用。可适用于年龄小于 50 岁、无心血管疾病的重度哮喘发作患者。

(2) 硫酸镁：通过与钙离子竞争，细胞内钙离子浓度下降，导致气道平滑肌松弛及抑制肥大细胞内组胺释放的生物学效应机制等，硫酸镁可使部分严重哮喘发作患者的呼吸困难、肺功能、血气分析结果获得改善。用法：25%硫酸镁 5 mL 加入 40 mL 葡萄糖液中缓慢静脉注射，或 25%硫酸镁 10 mL 加入葡萄糖液 250～500 mL 中静脉滴注，滴速为 30～40 滴/分。注意监测患者血压、神志等。

（三）非急性发作期的处理

1. **教育与管理**·教育的目的是提高患者的自我管理水平。健康教育团队（包括医师、药师和护士）对哮喘患者有效的自我管理指导可大大降低哮喘患者相关住院、急诊就诊和非预期就医及夜间憋醒等。医师制订哮喘行动计划有助于达到上述目标。一份好的"行动计划"应包括自我监测、对治疗方案和哮喘控制水平周期性评估、如何及时调整治疗方案以维持哮喘控制、如何及时接受治疗等。常用的评估和监测工具有 ACT、简易峰流速仪（PEF）和哮喘日记。通过哮喘日记获得的信息有助于医师和患者对哮喘严重程度、控制水平及治疗的反应进行正确的评估，可以总结和分析发作与治疗的关系及规律，并据此选择和调整药物。

2. 环境控制

（1）有效减少或避免变应原：每周用热水洗涤床单和毯子，用烘干机干燥或在太阳下晒干；枕头和垫子加上密封罩。经常彻底清扫房屋。当花粉和真菌浓度很高时，关闭门窗，待在室内；出门时适当佩戴口罩；有条件时变换生活居住环境。如为职业性致敏原，应及时脱离接触，以免病情恶化。

（2）减少或避免空气中有害刺激因子：如氮氧化物、臭氧、SO_2、酸性气溶胶、甲醛和生物污染物（如内毒素）等。

（3）戒烟：吸烟可改变气道炎症进程，并使之对糖皮质激素敏感性降低；烟草烟雾暴露也与哮喘预后不良有关。

3. 心理治疗 · 了解患者的心理状态，使其对哮喘的病因、目前治疗水平和预后有清楚的认识。帮助患者改变对疾病、家庭、社会及生活事件的不正确认识，可以减轻或消除患者的心理障碍。对患者家庭成员进行指导，应避免对患者的厌烦和歧视。对于一般疗法无效的心理障碍患者，可加用抗焦虑或抗抑郁药物，以降低负面情绪，有助于哮喘的控制。

4. 药物治疗

（1）糖皮质激素：①吸入激素（ICS）：一般而言，哮喘患者使用 ICS 剂量越大，抗炎作用越强。ICS 的剂量-疗效反应存在个体差异，进一步加大 ICS 剂量及吸入超微颗粒的 ICS 对重症哮喘可能有效，并能减少全身激素用量。②口服激素：已经使用大剂量 ICS 维持治疗而哮喘症状仍未控制的患者常需加用口服激素作为维持治疗。对于激素依赖性哮喘患者，应确定最低维持剂量，长期口服激素。有文献报道，每日给予≤7.5 mg 的泼尼松或其等效剂量对成人重症哮喘有效。③肌内注射长效激素：文献报道，肌内注射长效激素可用于激素不敏感性重症哮喘的治疗。但是，其不良反应包括抑制肾上腺皮质和使用者易于产生依赖性，应避免滥用。

需要注意的是，全身糖皮质激素的使用与骨折和白内障风险增加相关，且全身激素应用后的体重增加不利于哮喘的控制。因此，长期使用全身激素和大剂量 ICS 时，应对患者的体重、血压、血糖、眼、骨密度和哮喘儿童的生长状况进行监测。

（2）β_2 受体激动剂：对于重症哮喘的治疗，常规使用长效 β_2 受体激动剂（LABA）如沙美特罗或福莫特罗联合 ICS 的复方吸入制剂治疗。目前临床上广泛应用的 ICS 和 LABA 的复方吸入制剂包括布地奈德/福莫特罗（320/9 μg）、氟替卡松/沙美特罗（500/50 μg）和丙酸倍氯米松/福莫特罗（100/6 μg）。目前，每日仅需 1 次给药的 LABA，如茚达特罗（indacatero）、卡莫特罗（carmoterol）、奥达特罗（olodaterol）和维兰特罗（vilanterol）等和 ICS 组成的复方制剂逐渐进入临床使用。糠酸氟替卡松/维兰特罗和莫米松/茚达特罗组成的复方吸入器已经上市，研究结果显示，丙酸氟替卡松/福莫特罗、糠酸氟替卡松/维兰特罗对重度哮喘患者有效。不联合 ICS，仅单独应用过多 β_2 受体激动剂（SABA、LABA）则可能导致哮喘恶化，甚至可能使哮喘的病死率增高。

（3）抗胆碱能药物：对于已经应用中、高剂量 ICS 伴（或不伴）LABA 的重症哮喘患者，长效抗胆碱能药物（LAMA）噻托溴铵可减少气体陷闭，减少急性加重，改善肺功能。LABA/LAMA/ICS 的三药复方吸入剂（布地奈德-福莫特罗-噻托溴铵）已经应用于哮喘治疗，其他三药复方吸入剂包括布地奈德-福莫特罗-格隆溴铵；莫米松-茚达特罗-格隆溴铵和糠酸氟替卡松-维兰特罗-乌美溴铵等。

（4）茶碱：对于重症哮喘患者，茶碱联合 ICS 治疗可使哮喘容易控制。尤其对于吸烟伴激素不敏感的哮喘患者，在 ICS + LABA 联合应用仍未控制时，可加用缓释茶碱维持治疗。

（5）白三烯调节剂：包括白三烯受体拮抗剂（LTRA）和 5 -脂氧合酶抑制剂，是 ICS 之外可单独应用的长期控制性药物之一。联合 ICS 对改善对于重症哮喘，尤其是伴有过敏性鼻炎、阿司匹林哮喘、运动性哮喘患者的肺功能具有一定疗效。

（6）免疫抑制剂和抗代谢药物：临床试验结果显示，甲氨蝶呤可以显著减少口服激素依赖性哮喘患者口服激素的剂量。连续治疗 4~5 个月后，可使口服激素剂量平均减少 50%。这些药物具有一定的不良反应。属于此类的其他药物包括静脉注射免疫球蛋白、氨苯砜（depsone）、秋水仙碱（colchicine）、羟氯喹和环孢素 A 等。但因缺乏高级别循证医学证据。这些药物的疗效和安全性尚不明确，不宜常规使用。

（四）支气管热成形术　支气管热成形术（bronchial thermoplasty，BT）是经支气管镜射频消融气道平滑肌治疗哮喘的技术，可以减少哮喘患者的支气管平滑肌数量、降低支气管收缩能力和降低气道高反应型。GINA 在 2014 年及 2015 年的指南中将 BT 的证据等级提升为 B 级，与抗 IgE 治疗、口服糖皮质激素等并列为第 5 级治疗方案的一种常规治疗手段，建议在部分成人重度哮喘患者中应用。我国于 2014 年 3 月正式批准将该技术用于治疗重度哮喘，其疗效与安全性正逐渐被越来越多的研究证实。

【最新进展】

哮喘的慢性气道炎症主要是由 Th2 免疫反应过度增强所驱动。体内 IL - 4、IL - 5、IL - 13、IgE 水平升高和气道内嗜酸性粒细胞增多均为 Th2 反应过度增强的表现。因此，对于 Th2 反应驱动的重度哮喘，生物靶向治疗药物带来了新希望。

1. **抗 IgE 单抗**·奥马珠单抗（omalizumab）是第一个上市用于哮喘治疗的抗 IgE 单抗。临床研究结果显示：奥马珠单抗可以减少重症哮喘的急性发作率，改善患者生活质量、哮喘症状和肺功能等。2006 版 GINA 推荐奥马珠单抗作为哮喘的第 5 步治疗，即经过吸入大剂量 ICS/LABA 等控制药物治疗后，症状仍未控制的重症过敏性哮喘。新版 GINA 则推荐将过去的第 5 步治疗改称为"叠加"治疗，即不单独用于哮喘治疗，只是在 ICS/LABA 等常规控制药物基础上的治疗选择。奥马珠单抗治疗的剂量需要根据患者血清 IgE 水平及体重来确定。长期使用奥马珠单抗治疗的安全性良好。但应注意有无过敏反应。

2. **抗 IL - 5 单抗**·IL - 5 是嗜酸性粒细胞在骨髓中分化、生成及在体内增殖过程中最重要的细胞因子。抗 IL - 5 单抗的作用就是通过阻断 IL - 5 的作用，抑制体内的嗜酸性粒细胞增多。对于嗜酸性粒细胞增多的重症哮喘，抗 IL - 5 单抗可以减少近 50% 的急性加重，减少约 1/3 的急诊或住院率，还可以减少口服激素剂量，改善哮喘控制和肺功能等。2015 年底抗 IL - 5 单抗（美泊珠单抗）已经分别被美国和欧盟批准上市。在研发中的还有抗 IL - 5 单抗瑞替珠单抗和抗 L - 5 受体单抗贝那珠单抗等。目前这三种药物在国内尚未上市。

3. 抗 IL-13、IL-4 单抗

（1）抗 IL-13 单抗（来瑞组单抗）：只有针对高 Th2 表型患者，抗 IL-13 单抗才有更好的临床疗效（研究结果）。

（2）抗 IL-4 受体（度匹鲁单抗）：在针对嗜酸性粒细胞增多的中、重度患者临床研究中，可以减少近90%的急性发作，抗 IL-4 受体显示出非常好的治疗效果，但临床疗效样本量不足。

还有许多针对哮喘炎症不同环节的生物靶向治疗药物都已经进入临床研究阶段，但疗效还不确定。这些新药的上市将给高 Th2 表型的重症哮喘带来新的希望，也把我们带入哮喘个体化治疗的新时代。然而，哮喘是种高度异质性的疾病，哮喘的炎症也十分复杂，仅依靠单一的抗炎通道很难完全控制哮喘炎症。目前仅是重症哮喘治疗的一种补充，还不能替代常规的治疗药物。

姜洪斌　王珊梅　同济大学附属上海市肺科医院

参考文献 ——

[1] Holguin F，Cardet J C，Chung K F，et al. Management of severe asthma：a European Respiratory Society/American Thoracic Society guideline [J]. Eur Respir J，2020，55(1)：1900588.

[2] Reddel H K，Bacharier L B，Bateman E D，et al. Global initiative for asthma strategy 2021：executive summary and rationale for key changes [J]. Eur Respir J，2021，59(1)：2102730.

[3] Global Initiative for Asthma. Difficult-to-treat and severe asthma in adolescent and adult patients：diagnosis and management [M]. A GINA Pocket Guide for Health Professionals. Version 3. Fontana，Global Initiative for Asthma，2021.

第三节 · 肺血栓栓塞症

肺血栓栓塞症(pulmonary thromboembolism，PTE)由来自静脉系统或右心的血栓阻塞肺动脉或其分支，引起肺循环和右心功能障碍的临床综合征，是最为常见的肺栓塞类型。而引起 PTE 的血栓主要来源于下肢的深静脉血栓(deep venous thrombosis，DVT)。PTE 和 DVT 合称为静脉血栓栓塞症(venous thromboembolism，VTE)，两者具有相同易患因素，是 VTE 在不同部位、不同阶段的两种临床表现形式。在全球范围内，PTE 是继心肌梗死和卒中之后的第三大血管疾病，也是住院患者的常见并发症之一。目前，全球发病率达到 1 000 万例以上。随着人口老龄化进程的不断推进，发病率呈逐年攀升趋势。此外，如肥胖、久坐及各类有创操作技术的广泛应用等因素也促进了 PTE 的发病。尽管 PTE 的致死率随着近年的重视度增加有所下降，但最新流行病学资料显示，仍有约 20% 的肺栓塞病患者在确诊前或确诊后死亡，尤其是伴有血流动力学不稳定的患者。

【病因】

任何导致静脉血流淤滞、血管内皮损伤和血液高凝状态的因素均为 PTE 的危险因素。主要分为遗传性和获得性两大类。

1. 遗传性因素·常以反复发生的动、静脉血栓形成为主要临床表现。<50 岁的患者如无明显诱因反复发生 VTE 或呈家族性发病倾向，需警惕易栓症的存在。

2. 获得性因素·是指后天获得的易发生 PTE 的因素，多为暂时性或可逆性的因素。如手术、创伤、急性内科疾病(如心力衰竭、呼吸衰竭、感染等)、某些慢性疾病(如抗磷脂综合征、肾病综合征等)、恶性肿瘤和某些动脉性疾病(VTE 与动脉粥样硬化有着共同的危险因素，如吸烟、肥胖、高胆固醇血症、高血压和糖尿病等)。肿瘤是 PTE 的重要危险因素，但不同类型肿瘤的 PTE 风险不同，胰腺、颅脑、肺、卵巢及血液系统恶性肿瘤被认为具有最高的 PTE 风险。获得性因素可以单独致病，也可同时存在而发挥协同作用。年龄是独立的危险因素，随着年龄的增长，PTE 的发病率逐渐增高。

部分 PTE 患者经较完整的检测手段也不能明确危险因素，称为特发性 PTE。应该注意的是，少数特发性 PTE 患者存在隐匿性恶性肿瘤，应注意筛查和随访。

【发病机制】

PTE 的栓子可以来源于下腔静脉路径、上腔静脉路径或右心腔，多数情况下 PTE 继发于下腔静脉路径。随着颈内静脉、锁骨下静脉置管和静脉内化疗的增多，来源于上腔静脉路径的血栓亦较前增多。右心腔来源的血栓占比较少。影像学发现栓塞可以发生在单一部位，也可以在多部位或双侧肺动脉。PTE 发生后，栓塞导致肺动脉管腔阻塞，血流减少或中断，引起不同程度的血流动力学和(或)气体交换障碍。

1. **血流动力学改变** · PTE 可导致肺循环阻力增加,肺动脉压力升高。肺血管床面积减少25%～30%时,肺动脉平均压轻度升高;肺血管床面积减少30%～40%时,肺动脉平均压可达30 mmHg 以上,右心室平均压可升高;肺血管床面积减少40%～50%时,肺动脉平均压可达40 mmHg,右心室充盈压升高,心指数下降;肺血管床面积减少50%～70%时,可出现持续性肺动脉高压;肺血管床面积>85%可导致猝死。

2. **右心功能不全** · 肺血管阻力突然增加导致右心室压力和容量增加、右心室扩张,使室壁张力增加、肌纤维拉伸,通过 Frank-Starling 机制影响了右心室的收缩性,右心室收缩时间延长。上述代偿机制与体循环血管收缩共同增加了肺动脉压力,以增加阻塞肺血管床血流,由此暂时稳定体循环血压。但这种即刻的代偿程度有限,未预适应的薄壁右心室无法产生40 mmHg 以上的压力以抵抗平均动脉压,最终发生右心功能不全。右心室壁张力增加使右冠状动脉相对供应不足,同时右心室心肌氧耗增多,可导致心肌缺血,进一步加重右心功能不全。

3. **心室间相互作用** · 右心室收缩时间延长,室间隔在左心室舒张早期突向左侧,右束支传导阻滞可加重心室间不同步,引起左心室舒张早期充盈受损,加之右心功能不全导致左心回心血量减少,使心排血量降低,造成循环低血压和血流动力学不稳定。

4. **呼吸功能不全** · PTE 时呼吸功能不全主要为血流动力学紊乱的结果。心排血量的降低引起混合静脉血氧饱和度降低。此外,阻塞血管和非阻塞血管毛细血管床的通气/血流值失调,导致低氧血症。部分患者因右心房压力增加,而出现卵圆孔再开放,产生右向左分流,可能导致严重低氧血症(同时增加矛盾性栓塞和猝死的风险)。远端小栓子易造成局部出血性肺不张,引起局部肺泡出血,表现为咯血,并可伴有胸膜炎和胸腔积液,从而对气体交换产生影响。由于肺组织同时接受肺动脉、支气管动脉和肺泡内气体三重氧供,故肺动脉阻塞时较少出现肺梗死。如存在基础心肺疾病或病情严重影响到肺组织的多重氧供,则可能导致肺梗死。

5. **慢性肺动脉高压(CTEPH)** · 部分急性 PTE 经治疗后血栓不能完全溶解,血栓机化,肺动脉内膜发生慢性炎症并增厚,发展为慢性 PTE;肺动脉血栓机化同时伴随不同程度血管重构、原位血栓形成,导致管腔狭窄或闭塞,肺动脉压力逐步升高,形成肺动脉高压,称为慢性肺动脉高压。多种影响因素如低氧血症、血管活性药物(包括内源性血管收缩因子和炎症细胞因子)释放可加重这一过程,右心后负荷进一步加重,最终可致右心衰竭。

【诊断思路】

(一)症状 急性 PTE 由于血栓堵塞肺血管床的大小、程度、速度及患者的基础心肺功能状态不同,PTE 的临床表现呈多样性、复杂性,从没有或极少临床症状到急性右心衰竭所致的心源性休克甚至猝死。

1. **呼吸困难及气促** · 80%～90%的患者有不同程度的呼吸困难。中央型血栓时,呼吸困难表现为急剧而严重,而小的外周血栓通常以活动后气促多见。既往存在心力衰竭或肺部疾病的患者,呼吸困难加重可能是唯一症状。

2. **胸痛** · 40%～70%的患者表现为不同程度的胸痛。部分胸痛表现为心绞痛性质,多因右心室缺血所致。肺外周血栓引起的胸痛多为胸膜炎性胸痛。

3. **晕厥、黑矇** · 不常见,无论是否存在血流动力学障碍均可发生,有时是急性 PTE 的唯一或首发症状。

4. **咯血** · 提示存在肺梗死,多在梗死后 24 小时内发生,初为鲜红色,后转暗红色。大咯血少见。

(二)体征　主要是呼吸系统和循环系统体征。可表现为呼吸频率增加(呼吸>20 次/分)、心率加快(超过 90 次/分),血压正常或降低,严重时发生休克。颈静脉充盈或异常搏动。少数可闻及哮鸣音,细湿啰音,胸腔积液,肺动脉瓣区可出现第二音亢进(P2>A2)或分裂,三尖瓣收缩期杂音。可出现肝脏增大、肝颈静脉反流征或下肢水肿等右心衰竭的体征。

(三)实验室检查及辅助检查

1. **动脉血气分析** · 血气分析的检测指标不具有特异性,可表现为低氧血症、低碳酸血症和肺泡-动脉血氧分压差($P_{A-a}O_2$)增大及呼吸性碱中毒,但多达 40% 的患者的结果可以正常。检测时应以患者就诊时卧位、未吸氧、首次动脉血气分析的测量值为准。

2. **血浆 D-二聚体** · 急性血栓形成时,凝血和纤溶同时激活,可引起血浆 D-二聚体水平升高。D-二聚体检测的阴性价值很高,其正常往往可以排除急性 PTE。研究表明,D-二聚体的诊断特异性随着年龄的升高而逐渐下降,以年龄调整临界值(50 岁以上,年龄×10 μg/L)可以提高 D-二聚体对老年患者的诊断特异性。值得注意的是,D-二聚体分子量的异质性很大,基于不同原理的试验方法对 D-二聚体检测的敏感性差异显著。因此,临床医师应了解本医疗机构所使用 D-二聚体检测方法的诊断效能。

3. **血浆肌钙蛋白** · 包括肌钙蛋白 I(cTNI)及肌钙蛋白 T(cTNT),是评价心肌损伤的指标。急性 PTE 并发右心室功能障碍(RVD)可引起肌钙蛋白升高,水平越高,提示心肌损伤越严重。目前认为肌钙蛋白升高提示急性 PTE 患者预后不良。

4. **脑钠肽(BNP)和 N 末端脑钠肽前体(NT-proBNP)** · BNP 和 NT-proBNP 是心室肌细胞在心室扩张或压力负荷增加时合成和分泌的心源性激素。急性 PTE 患者右心室后负荷增加,室壁张力增高,血 BNP 和 NT-proBNP 水平升高,升高水平可反映 RVD 及血流动力学紊乱严重程度。如果无明确心脏基础疾病者血 BNP 或 NT-proBNP 增高,需考虑 PTE 可能;同时该指标可用于评估急性 PTE 的预后。

5. **心电图** · 大多数病例表现为非特异性的心电图改变。可表现为 V1~V4 及肢体导联 Ⅱ、Ⅲ、aVF 的 T 波倒置和 ST 段压低;V1 呈 QR 型,$S_IQ_{III}T_{III}$ 征(即 Ⅰ 导联 S 波加深,Ⅲ 导联出现 Q/q 波及 T 波倒置);其他心电图改变包括完全或不完全右束支传导阻滞;肺型 P 波;电轴右偏,顺钟向转位等。心电图改变多在发病后即刻出现,以后随病程的发展演变而呈动态变化。观察到心电图的动态改变较之静态异常对提示 PTE 具有更大意义。

6. **胸部 X 线片** · 无特异性。如果引起肺动脉高压或肺梗死,X 线平片可出现肺缺血征象如区域性肺血管纹理变细、稀疏,肺动脉段膨隆或瘤样扩张,右下肺动脉干增宽或伴截断征,右心室扩大征。也可出现肺野局部浸润性阴影,尖端指向肺门的楔形阴影,盘状肺不张。

7. **超声心动图** · 在提示诊断、预后评估及除外其他心血管疾患方面有重要价值。超声心动图可提供急性 PTE 的直接征象和间接征象。直接征象为发现肺动脉近端或右心腔血栓。间接征象多是右心负荷过重表现,如右心室扩大、右心室壁局部运动幅度下降,室间隔左移,三尖瓣反流增快,肺动脉干增宽等。

8. **CT 肺动脉造影(CTPA)** · 是确诊 PTE 的首选检查方法。其直接征象为肺动脉内充盈缺损,部分或完全包围在不透光的血流之内的"轨道征",或呈完全充盈缺损,远端血管不显影;

间接征象包括肺野楔形、条带状密度增高影或盘状肺不张,中心肺动脉扩张及远端血管分支减少或消失等。CTPA 可同时显示肺及肺外的其他胸部病变,具有重要诊断和鉴别诊断价值。但受 CT 空间分辨率影响,CTPA 对于亚段以下肺动脉栓子的评估价值受到一定限制。

9. 放射性核素肺通气灌注扫描(V/Q)显像·典型征象是与通气显像不匹配的肺段分布灌注缺损。V/Q 显像辐射剂量低,示踪剂使用少,较少引起过敏反应。因此,优先应用于临床可能性低的门诊患者、年轻患者(尤其女性患者)、妊娠、对造影剂过敏、严重的肾功能不全等。但由于许多疾病可以同时影响患者的肺通气和血流状况,致使 V/Q 显像在结果判断上较为复杂,需密切结合临床进行判读。

10. 磁共振肺动脉造影(MRPA)·可以直接显示肺动脉内的栓子及栓子所致的低灌注区。MRPA 无 X 线辐射,不使用含碘造影剂,可以任意方位成像,但对仪器和技术要求高,检查时间长。肾功能严重受损、对碘造影剂过敏或妊娠患者可考虑选择。MRPA 存在空间分辨率较低、技术要求高及紧急情况下不适宜应用等缺点,在急性 PTE 诊断中不作为一线诊断方法。

11. 肺动脉造影·是诊断 PTE 的"金标准"。直接征象有肺血管内造影剂充盈缺损,伴或不伴轨道征的血流阻断。间接征象有肺动脉造影剂流动缓慢、局部低灌注、静脉回流延迟等。肺动脉造影是一种有创性检查,有发生严重并发症的可能性。随着 CTPA 的发展和完善,肺动脉造影已很少用于急性 PTE 的临床诊断,更多应用于指导经皮导管内介入治疗或经导管溶栓治疗。

(四)诊断　推荐对怀疑急性 PTE 的患者采取"三步走"策略,首先进行临床可能性评估,再进行初始危险分层,然后逐级选择检查手段以明确诊断。

1. 临床可能性评估·常用的临床可能性评估标准有加拿大 Wells 评分和修订版 Geneva 评分。这两种评分简单易懂,所需资料易于获得。最近,对 Wells 评分和 Geneva 法则都进行简化,临床实用性更强。其简化版评分标准见表 3-3-1。

表 3-3-1　PTE 临床可能性评分表

简化 Wells 评分	计分	修订版 Geneva 评分	计分
PTE 或 DVT 病史	1	PTE 或 DVT 病史	1
过去 4 周内制动或手术史	1	过去 1 个月内手术或骨折史	1
肿瘤活动期	1	肿瘤活动期	1
心率(次/分)>100	1	心率>75~94 次/分	1
		心率≥95 次/分	2
咯血	1	咯血	1
DVT 症状或体征	1	单侧下肢疼痛	1
其他鉴别诊断的可能性低于 PTE	1	下肢深静脉触痛及单侧下肢水肿	1
		年龄≥65 岁	1
临床可能性 低度可能 高度可能	 0~1 ≥2	临床可能性 低度可能 高度可能	 0~2 ≥3

2. 初始危险分层·初始危险分层主要根据患者当前的临床状态,对其严重程度进行分

层。此分层方法对诊断和治疗策略都具有非常重要的意义。根据是否存在休克或持续低血压分为高危和非高危。如存在休克或持续低血压即为高危 PTE,休克或持续低血压是指收缩压<90 mmHg 或较基础值下降幅度≥40 mmHg,持续 15 分钟以上,排除新发生的心律失常、低血容量或脓毒症。如无,则为非高危 PTE。

3. 逐级选择检查手段

(1) 伴有休克或低血压的可疑 PTE:临床可能性评估分值通常很高,属可疑高危 PTE,随时危及生命,如条件允许,首选 CTPA 检查以明确诊断。如无条件或不适合行 CTPA 检查,建议行床旁超声心动图检查,如发现右心室负荷增加和(或)发现肺动脉或右心腔内血栓证据,在排除其他疾病可能后,建议按照 PTE 进行治疗;在临床情况稳定后行相关检查明确诊断。推荐诊断策略见图 3-3-1。

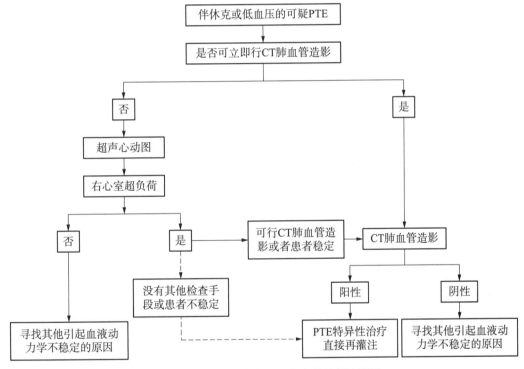

图 3-3-1　可疑高危 PTE 患者的诊断流程图

(2) 不伴休克或低血压的可疑 PTE:首先进行临床可能性评估,在此基础上决定下一步诊断策略。对于临床可能性评估为低度可能的患者,进行高敏法或中敏法血浆 D-二聚体检测,如 D-二聚体水平正常,可基本排除 PTE。临床可能性评估为高度可能的患者,推荐将 CTPA 作为首选的确诊检查手段;如果存在 CTPA 检查相对禁忌(如造影剂过敏、肾功能不全、妊娠等),建议选择其他影像学确诊检查,包括 V/Q 显像、MRPA。推荐诊断策略见图 3-3-2。

【病情评估】

(一) 肺栓塞严重指数(pulmonary embolism severity index, PESI)　以区分中危和低危患者。因原始版 PESI 较为烦琐,建议采用简化版 sPESI(表 3-3-2)。

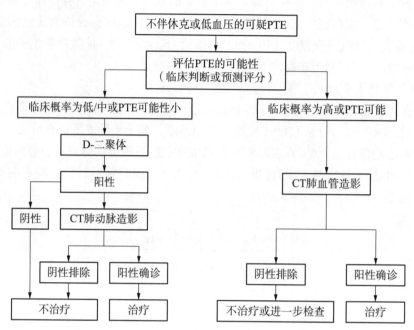

图 3-3-2 可疑非高危 PTE 患者的诊断流程图

表 3-3-2 肺栓塞严重指数(PESI)及其简化版本

项目	原始版本(分)	简化版本(分)
年龄	以年龄为分数	1(若年龄>80 岁)
男性	10	—
肿瘤	30	1
慢性心力衰竭	10	1
慢性肺部疾病	10	
脉搏≥110 次/分	20	1
收缩压<100 mmHg	30	1
呼吸频率>30 次/分	20	—
体温<36℃	20	—
精神状态改变	60	—
动脉血氧饱和度<90%	20	1

注:PESI 分级方法:≤65 分为Ⅰ级,66~85 分为Ⅱ级,86~105 分为Ⅲ级,106~125 分为Ⅳ级,>125 分为Ⅴ级。危险度分层:原始版本评分Ⅰ~Ⅱ级或简化版本评分 0 分为低危;原始版本评分Ⅲ~Ⅳ级或简化版本≥1 分为中危,原始版本评分Ⅴ级为高危。简化版本中存在慢性心力衰竭和(或)慢性肺部疾病评为 1 分。

(二)风险评估 对中危患者,需结合是否存在右心室功能障碍(right ventricular dysfunction,RVD)和有无心肌损伤标志物升高,分为中高危和中低危。如存在 RVD 及伴有心肌损伤标志物升高者为中高危,右心室功能和或心脏标志物正常者为中低危(图 3-3-3)。

【治疗】

(一)治疗策略制订 对于初始危险分层为高危的患者,立即进入紧急诊断流程,一旦确

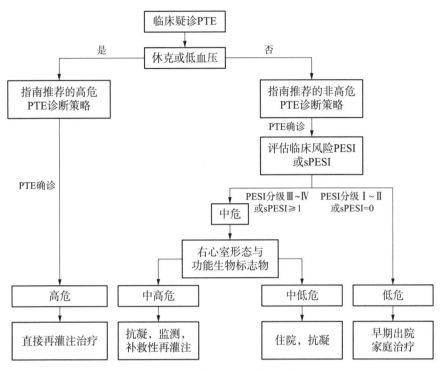

图 3-3-3　基于危险度的 PTE 分层

诊,迅速启动再灌注治疗。如存在 RVD 及伴有心肌损伤标志物升高者为中高危,对这类患者应进行严密监测,以早期发现血流动力学失代偿,一旦出现即启动补救性再灌注治疗。

(二) 一般支持治疗　急性右心衰竭及其导致的心排血量不足是 PTE 患者死亡的首要原因。因此,PTE 合并右心衰竭患者的支持治疗极其重要。去甲肾上腺素通过直接正性肌力作用改善右心室功能,同时通过刺激外周血管 α 受体升高体循环血压,也能改善右心室冠状动脉灌注,但仅限于低血压患者。多巴胺和或多巴酚丁胺对心脏指数低、血压正常的 PTE 患者有益,但超过生理范围的心脏指数可导致血流阻塞血管向未阻塞血管的进一步重新分配,从而加重通气/血流比例失调。肾上腺素兼具去甲肾上腺素和多巴酚丁胺的优点,而无体循环扩血管效应,可能对 PTE 伴休克患者有效。血管扩张剂降低肺动脉压力和肺血管阻力,但缺乏肺血管特异性,经循环给药后可能导致体循环血压进一步降低。吸入一氧化氮可能改善 PTE 患者的血流动力学状态和气体交换。左西孟旦在扩张肺动脉的同时增加右心室收缩力,有助于恢复急性 PTE 患者右心-肺动脉偶联。如合并低氧血症,应使用经鼻导管或面罩吸氧;当合并呼吸衰竭时,可采用经鼻/面罩无创机械通气或经气管插管行机械通气;当进行机械通气时,应注意避免其对血流动力学的不利影响,机械通气造成的胸腔内正压减少静脉回流,恶化血流动力学不稳定 PTE 患者的右心衰竭。因此,慎用呼吸末正压。应该采用低潮气量(6 mL/kg)使吸气末平台压＜30 cmH$_2$O(1 cmH$_2$O = 0.098 kPa);应尽量避免做气管切开,以免在抗凝或溶栓过程中发生局部大出血。

对于急性血流动力学稳定的 PTE 患者,在充分抗凝的基础上,建议尽早下床活动。对于近端 DVT 与高危 PTE 患者,考虑其血栓脱落及再次加重风险,建议在充分抗凝治疗之后尽早下床活动;对于远端 DVT 与低危 PTE 患者,建议尽早下床活动。

对于焦虑和惊恐症状的患者应予安慰,可适当应用镇静剂;胸痛者可用止痛剂;对于有发热、咳嗽等症状的患者,可予对症治疗以尽量降低耗氧量。对于合并高血压的患者,应尽快控制血压;另外,应注意保持大便通畅,避免用力,以防血栓脱落。

(三) 抗凝治疗 抗凝治疗为 PTE 的基础治疗手段。

1. **抗凝药物** · 目前应用的抗凝药物主要分为胃肠外抗凝药物和口服抗凝药物。

(1) 胃肠外抗凝药物

1) 普通肝素:通常首先静脉给予 $80 \, U/kg$ 负荷剂量,继之以 $18 \, U/(kg \cdot h)$ 持续静脉泵入,每 4~6 小时根据 APTT 调整剂量,使 APTT 维持在正常值的 1.5~2.5 倍。达到稳定治疗水平后,改为每日监测 APTT。对于每日应用较大剂量普通肝素(一般指剂量$>35\,000\,U/d$)仍不能达到治疗范围的 APTT 患者,推荐通过测定抗 Xa 因子水平以指导肝素剂量。普通肝素半衰期较短,抗凝易于监测,且鱼精蛋白可以快速逆转其作用,推荐用于拟直接再灌注的患者及严重肾功能不全(肌酐清除率$<30 \, mL/min$)、严重肥胖的患者。

普通肝素可引起肝素诱导的血小板减少症(heparin induced thrombocytopenia,HIT),在应用普通肝素的第 3~6 天内,至少每隔 2~3 天行血小板计数检测。如果血小板计数下降$>$基础值的 50% 和(或)出现动静脉血栓的征象,应停用普通肝素,并改用非肝素类抗凝药物。一般停用 10 天内血小板数量开始逐渐恢复。

2) 低分子肝素(low molecular weight heparin,LMWH):LMWH 半衰期较长(约 4 小时),皮下注射使用方便,一般无须检测凝血指标,HIT 发生率也显著低于普通肝素,目前已逐渐取代普通肝素。临床上按体重给药,每次 70~100 U/kg,1 次/12 小时。应用 LMWH 的疗程>7 天时,应注意监测血小板数量。

3) 磺达肝癸钠:为选择性 Xa 因子抑制剂,通过与抗凝血酶特异性结合,介导对 Xa 因子的抑制作用。磺达肝癸钠应根据体重给药,无须监测。对于中度肾功能不全(肌酐清除率 30~$50 \, mL/min$)患者,应减量 50% 使用;对于严重肾功能不全(肌酐清除率$<30 \, mL/min$)禁用。目前没有证据表明磺达肝癸钠可以诱发 HIT。

4) 阿加曲班:为精氨酸衍生的小分子肽,与凝血酶活性部位结合发挥抗凝作用,在肝脏代谢,药物清除受肝功能影响明显,可应用于 HIT 或怀疑 HIT 的患者。用法:$2 \, \mu g/(kg \cdot min)$,静脉泵入,监测 APTT 维持在 1.5~3.0 倍基线值(≤100 秒),酌情调整用量[≤$10 \, \mu g/(kg \cdot min)$]。

5) 比伐芦定:为一种直接凝血酶抑制剂,其有效抗凝成分为水蛭素衍生物片段,通过直接并特异性抑制凝血酶活性而发挥抗凝作用,作用短暂(半衰期 25~30 分钟)而可逆,可应用于 HIT 或怀疑 HIT 的患者。用法:肌酐清除率$>60 \, mL/min$,起始剂量为 0.15~$0.2 \, mg/(kg \cdot h)$,监测 APTT 维持在 1.5~2.5 倍基线值,肌酐清除率在 30~$60 \, mL/min$ 或$<30 \, mL/min$ 时,起始剂量分别为 $0.1 \, mg/(kg \cdot h)$ 与 $0.05 \, mg/(kg \cdot h)$。

(2) 口服抗凝药物:胃肠外初始抗凝治疗启动后,应根据临床情况及时转换为口服抗凝药物。

1) 华法林:最常用的口服抗凝药。通过减少凝血因子Ⅱ、Ⅶ、Ⅸ、Ⅹ的合成等环节发挥抗凝作用。只有所有依赖维生素 K 的凝血因子全部被抑制后才能发挥充分抗凝作用,因此华法林需要服用 4～5 天后达到最大疗效,停药 5～7 天后抗凝作用才完全消失。华法林最佳的抗凝强度为国际标准化比值(international normalized ratio,INR)维持在 2.0～3.0,此时出血和血栓栓塞的危险均最低。华法林初始剂量可为 1～3 mg,并根据 INR 结果调整剂量直至其达到目标值。治疗初期至少应每 3～5 天监测 INR,当 INR 达到目标值,且华法林剂量相对固定,可每 4 周检测 1 次。

对于口服华法林的患者,如果 INR 在 4.5～10.0,无出血征象,应将药物减量,不建议常规应用维生素 K;如果 INR>10,无出血征象,除将药物暂停使用外,可以口服维生素 K(5～10 mg);一旦发生出血事件,应立即停用华法林,并根据出血的严重程度,可立即静脉给予维生素 K 治疗(每次 5～10 mg)。除维生素 K 外,联合凝血酶原复合物浓缩物或新鲜冰冻血浆均可起到快速逆转其抗凝作用。

2) 新型口服抗凝药物(direct acting oral anticoagulants,DOAC):主要包括直接 Ⅹa 因子抑制剂与直接 Ⅱa 因子抑制剂。直接 Ⅹa 因子抑制剂的代表药物是利伐沙班、阿哌沙班和依度沙班等。直接 Ⅱa 因子抑制剂的代表药物是达比加群。如果选用利伐沙班或阿哌沙班,在使用初期需给予负荷剂量(利伐沙班 15 mg,2 次/天,3 周;阿哌沙班 10 mg,2 次/天,1 周),此后,予维持剂量维持(利伐沙班 20 mg,1 次/天;阿哌沙班 5 mg,2 次/天)。如果选择达比加群或依度沙班,应先给予胃肠外抗凝药物至少 5 天,后口服药物维持(达比加群 150 mg,2 次/天;依度沙班 60 mg,1 次/天)。由于目前国内尚缺乏 DOAC 特异性拮抗剂,因此患者一旦发生出血事件,应立即停药。

2. 抗凝治疗时程·因暂时性或可逆性危险因素诱发的 PTE,称为诱发型 PTE,如果暂时性危险因素已去除,推荐口服抗凝药物治疗 3 个月。无诱因 PTE 患者的复发风险高于诱发型 PTE,在 3 个月的抗凝治疗后,血栓危险因素持续存在,为降低其复发率,可长期抗凝治疗。值得注意的是,长期抗凝并非终生抗凝治疗,需定期评估,根据复发和出血风险,决定是否停用抗凝。如果患者拒绝抗凝治疗或无法耐受抗凝药物,尤其是既往有冠心病病史,并且曾因冠心病应用抗血小板治疗的患者,可考虑给予阿司匹林口服进行 VTE 二级预防。

(四)溶栓治疗 溶栓治疗可迅速溶解血栓,恢复肺组织再灌注,减少肺动脉阻力,降低肺动脉压,改善右心室功能,降低患者病死率和复发率。对于急性高危 PTE 患者,如无溶栓禁忌,推荐溶栓治疗。急性中高危 PTE 患者,建议先予抗凝治疗,并密切观察病情变化,一旦出现临床恶化,无溶栓禁忌,建议给予溶栓治疗。急性 PTE 起病 48 小时内即开始溶栓治疗,能够取得最大的疗效,但鉴于可能存在血栓的动态形成过程,对溶栓的时间窗不做严格规定。常用的溶栓药物有尿激酶(UK)和重组组织型纤溶酶原激活剂(rt‑PA)两种。

(1)尿激酶(UK):目前我国推荐的方案是 UK 2 万 U/(kg·2 h)静脉滴注,无大出血发生,方案安全、有效且简单易行。UK 溶栓时勿同时使用普通肝素。

(2)阿替普酶:推荐用法,50～100 mg 持续静脉滴注 2 小时,体重<65 kg 的患者给药剂量不应超过 1.5 mg/kg。密切观察患者反应,在溶栓开始后每 30 分钟做一次心电图,复查动脉血气,严密观察患者的生命体征。阿替普酶溶栓时对是否停用普通肝素无特殊要求,输注过程中可继续应用。

溶栓治疗的主要并发症为出血。用药前应充分评估出血风险,必要时应配血,做好输血准备。溶栓前宜留置外周静脉套管针,以方便溶栓中取血检测,避免反复穿刺血管。

溶栓禁忌证分为绝对禁忌证和相对禁忌证。对于致命性高危 PTE,绝对禁忌证亦应被视为相对禁忌证。绝对禁忌证:严重的活动性出血(脑、消化系统、泌尿系统或其他部位等);3 个月内发生脑血管事件(脑梗死、脑出血);严重的凝血功能障碍;肝功能衰竭;10 天以内消化道出血病史;3 个月内神经系统(颅内、脊髓)手术病史等。

(五) 经皮导管介入治疗 介入治疗可去除肺动脉及主要分支内的血栓,促进右心室功能恢复,改善症状和存活率。对于存在高出血风险或溶栓禁忌,或经溶栓治疗无效,在具备介入专业技术和条件的情况下,可行介入治疗。介入方法包括:猪尾巴导管装置或球囊导管进行血栓碎裂;液压导管装置进行血栓流变溶解;抽吸导管进行血栓抽吸;血栓旋切。对于没有溶栓禁忌证的患者,可同时经导管溶栓或者机械捣栓基础上药物溶栓。

(六) 急性 PTE 的手术治疗 急性高危 PTE,若有肺动脉主干或主要分支血栓,如存在溶栓禁忌、溶栓治疗或介入治疗失败、其他内科治疗无效,在具备外科专业技术和条件的情况下,可考虑行肺动脉血栓切除术。对于顽固性低氧,循环不稳定的高危 PTE,准备手术之前,可尝试用 ECMO 以加强生命支持。ECMO 对高危 PTE 患者来说是一项有效治疗措施,但 ECMO 治疗效果仍有待进一步研究探讨。

【最新进展】

急性肺栓塞病情复杂、治疗方法多样,早期救治涉及多个学科,亟须探索高效的团队救治新模式。2012 年,美国麻省总医院建立了全球第一个肺栓塞救治团队(pulmonary embolism response team,PERT),引入 PERT 机制以提高肺栓塞的救治效率。参与急性肺栓塞救治的 PERT 组织架构通常≥3 个学科,PERT 的规模和结构可根据医院条件、学科设置、患者数量进行调整。PERT 的核心理念是"快速反应、联合行动、正确决策"。国外多中心的研究数据显示,建立 PERT 机制以后急性肺栓塞的诊疗模式、救治质量和临床结局得到了不同程度改善。主要表现为高危或中高危患者的评估更加规范,就医知晓率提升(诊疗延误改善、住院时间缩短),接收高级别治疗(导管介入、外科取栓和 ECMO 等)的患者比率升高。

姜洪斌　王珊梅　同济大学附属上海市肺科医院

参考文献 ────────────────────────────────────

[1] Konstantinides S V,Meyer G,Becattini C,et al. 2019 ESC Guidelines for the diagnosis and management of acute pulmonary embolism developed in collaboration with the European Respiratory Society (ERS):the task force for the diagnosis and management of acute pulmonary embolism of the European Society of Cardiology (ESC)[J]. Eur Respir J,2020,41(4):543 - 603.

[2] Rosovsky R,Chang Y,Rosenfield K,et al. Changes in treatment and outcomes after creation of a pulmonary embolism response team (PERT),a 10-year analysis [J]. J Thromb Thrombolysis,2019,47(1):41.

第四节·高血压急症

高血压急症是指血压短时间内严重升高,通常收缩压(SBP)>180 mmHg 和(或)舒张压(DBP)>120 mmHg 并伴发进行性靶器官损害。主要表现为:①急性脑血管病:脑出血、脑动脉血栓形成、脑栓塞、蛛网膜下腔出血等;②主动脉夹层动脉瘤;③急性左心衰竭伴肺水肿;④急性冠脉综合征(不稳定型心绞痛、急性心肌梗死);⑤先兆子痫、子痫;⑥急性肾衰竭;⑦血管病性溶血性贫血。

需要特别注意的是:①若患者 SBP≥220 mmHg 和(或)DBP≥140 mmHg,则无论有无症状亦应视为高血压急症;②对于妊娠期妇女或某些急性肾小球肾炎患者,特别是儿童,高血压急症的血压升高可能并不显著,但对脏器损害更为严重;③某些患者既往血压显著增高,已造成相应靶器官损害,未进行系统降压治疗或降压治疗不充分,而在就诊时血压未达到 SBP>180 mmHg 和(或)DBP>120 mmHg,但检查明确提示已经并发急性肺水肿、主动脉夹层、心肌梗死或急性脑卒中者,即使血压仅为中度升高,也应视为高血压急症。

【病因】

高血压急症的促发因素很多,最常见的是在长期原发性高血压患者中血压突然升高,占40%～70%。另外,25%～55%高血压危象患者有可查明原因的继发性高血压,肾实质病变占其中的 80%。高血压急症继发性原因主要包括:①肾实质病变:原发性肾小球肾炎、慢性肾盂肾炎、间质性肾炎等;②涉及肾脏的全身系统疾病:系统性红斑狼疮、系统性硬皮病、血管炎;③肾血管病:结节性多动脉炎、肾动脉粥样硬化等;④内分泌疾病:嗜铬细胞瘤、库欣综合征、原发性醛固酮增多症等;⑤药品:可卡因、苯异丙胺、环孢素、可乐定撤除效应、苯环利定等;⑥主动脉狭窄;⑦子痫和先兆子痫。

【发病机制】

各种高血压急症的发病机制不尽相同,但均与下列共同机制有关。各种诱因如应激因素(严重精神创伤、情绪过于激动等)、神经反射异常、内分泌激素水平异常等作用下,使交感神经亢进和缩血管活性物质(如肾素、血管紧张素 II 等)激活释放增加,诱发短期内血压急剧升高。同时,全身小动脉痉挛导致压力性多尿和循环血容量减少,反射性引起缩血管活性物质激活导致进一步的血管收缩和炎症因子(如 IL-6)的产生,形成病理性恶性循环。升高的血压导致内皮受损,小动脉纤维素样坏死,引发缺血、血管活性物质进一步释放,继而形成恶性循环。再加上肾素-血管紧张素系统、压力性利钠作用等因素的综合作用,导致高血压急症时终末器官灌注减少和功能损伤,最终诱发心、脑、肾等重要脏器缺血。另外,高血压急症患者血栓形成,纤溶和炎症相关的标志物如 P 选择素升高,提示血小板激活可能参与早期的病理生理过程。

【诊断思路】

(一) 症状

1. **病史采集**·高血压急症患者,简洁且完整的病史收集有助于了解其高血压的持续时间、严重程度、合并症、药物使用情况,以及是否有心血管、肾脏、神经系统疾病病史。应注意此次有无导致血压快速升高的诱因,包括突然停止降压治疗、急性感染、急性尿潴留、急慢性疼痛、惊恐发作、服用拟交感神经药品或限制降压治疗效果的药物等。

2. **常见临床表现**·包括短时间内血压急剧升高,同时出现明显的头痛、头晕、眩晕、视物模糊与视力障碍、烦躁、胸痛、心悸、呼吸困难等表现,此外,还可能出现一些不典型的临床表现,如胃肠道症状(腹痛、恶心、厌食等)(表 3 - 4 - 1)。

表 3 - 4 - 1 高血压急症患者的临床表现

项目	临床表现
血压	通常大于(210~220)/(130~140) mmHg
眼底检查	视乳头水肿、出血、渗出
心脏系统	心尖搏动增强、心脏增大、心力衰竭
神经系统	头晕、头痛、视觉丧失、精神错乱、嗜睡、昏迷
胃肠症状	恶心、呕吐
肾脏改变	蛋白尿、血尿、少尿、氮质血症

(二) 体征
合并心力衰竭者可见颈静脉怒张、双肺湿啰音、病理性第三心音或奔马律;神经系统体征包括意识状态、脑膜刺激征、视野改变及病理征等;眼底镜检查发现新发的出血、渗出、视乳头水肿均提示高血压急症可能。

(三) 实验室检查及辅助检查

1. **常规检查项目**·包括血常规、尿常规、血液生化、凝血功能、D-二聚体、血气分析和心电图,以及心肌损伤标志物、脑钠肽(BNP/NT-proBNP)等项目。对患者靶器官损伤应进行动态评估,必要时复查相关项目。

2. **影像学检查**·包括胸部 X 线、超声心动图、头颅 CT/MRI、胸部/腹部 CT、血管造影术等。

【病情评估】

1. **评估**·可根据以下三个方面指标评估高血压急症病情程度:①影响短期预后的脏器受损的表现:肺水肿、胸痛、抽搐及神经系统功能障碍等;②基础血压值:了解基础血压可以反映血压急性升高的程度,以评估对脏器损害存在的风险;③急性血压升高的速度和持续时间:血压缓慢升高和(或)持续时间短的严重性较小,反之则较为严重。

2. **整体评价流程**·高血压急症治疗前必须关注血压急性升高导致的关键靶器官损伤范围与程度,更重要的是及时发现并识别已经出现的靶器官损伤和正在发生的靶器官损伤(图 3 - 4 - 1)。

3. **其他评估工具**·目前临床上被用于评估、分析危重患者病情的工具主要为各类评分表格,如格拉斯哥昏迷评分(GCS)、急性生理和慢性健康状况评分(APACHE II)和多器官障碍综合征(MODS)评分等。

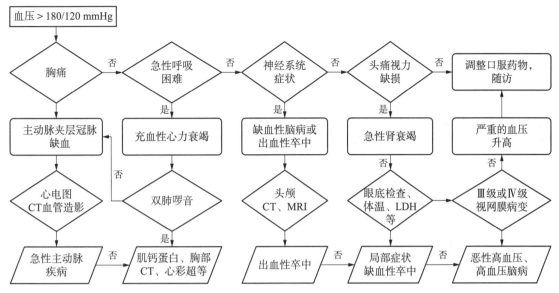

图 3-4-1　高血压急症患者的整体评价流程图

【治疗】

(一) 治疗原则

1. 高血压急症治疗的基本原则·查找引起患者血压急性升高的临床情况和诱因;评估患者是否有靶器官损害、损害的部位及程度;给予紧急有效的降压治疗;降压应遵循迅速平稳降低血压、控制性降压、合理选择降压药物的原则。

2. 血压控制节奏和降压目标·高血压急症的血压控制需要对患者充分评估,制订个体化治疗方案。

(1) 降压治疗第一目标:高血压急症降压治疗的第一目标是在 30～60 分钟将血压降低到一个安全水平。除特殊情况外,建议第 1～2 小时使平均动脉血压迅速下降但不超过 25%。防止血压急骤降低后缩小血管床的自身调节空间,导致组织灌注不足和(或)梗死。

(2) 降压治疗第二目标:降压治疗后 2～6 小时将血压降至约 160/100 mmHg,根据患者的具体病情适当调整。在达到第一目标后,加用口服降压药物,逐步减慢静脉给药的速度,逐渐将血压降至第二目标。

(3) 降压治疗第三目标:若第二目标的血压水平可耐受且临床情况稳定,在以后 24～48 小时逐步降低血压达到正常水平。合并不同靶器官损害者降压目标详见表 3-4-2。

(二) 处理方法

1. 急性冠脉综合征(acute coronary syndrome,ACS)·ACS 患者应当严格控制血压和心率,主要目的是降低心脏后负荷,减少心肌耗氧量,改善心肌缺血。建议 ACS 患者血压控制在 130/80 mmHg 以下,但维持 DBP>60 mmHg。硝酸酯类是 ACS 治疗的首选扩血管药物,当合并血压升高或心率偏快时,需要在控制心率的情况下降低后负荷,减少心肌耗氧量,而不影响舒张期充盈时间,如果能除外急性左心衰竭,建议硝酸酯类联合应用 β 受体阻滞剂。如果在硝酸酯类联合 β 受体阻滞剂的情况下血压仍难以控制,可以选用乌拉地尔降压,也可联合使用血管紧张素转化酶抑制剂/血管紧张素 Ⅱ 受体拮抗剂及利尿剂。ACS 不推荐应用硝普钠降压,因为其可能引起冠脉缺血,并诱发反射性心动过速,增加心肌耗氧。ACS合并难以控制的心绞痛时,在使用β受体阻滞剂无效情况下可应用地尔硫䓬。

2. **急性心力衰竭** · 急性心力衰竭常常表现为充血性急性左心衰竭,并伴有肺水肿的发生。大部分急性心力衰竭患者血压往往升高(SBP>140 mmHg),部分患者血压正常或降低。急性心力衰竭发作时降低心脏前、后负荷,减轻心脏负担是治疗关键所在。主要是静脉给予袢利尿剂和血管扩张药。急性心力衰竭合并血压升高时应尽快降压,但在初始1小时内平均动脉压的降低幅度不超过治疗前水平的25%,目标血压SBP降至140 mmHg以下,但为保证冠脉灌注血压,目标血压应不低于120/70 mmHg。推荐扩血管药物:硝酸酯类、硝普钠、乌拉地尔,并联合ACEI/ARB等药物。严重心力衰竭发作合并血压升高时建议应用硝普钠扩张血管。如果硝普钠有禁忌,可以选择乌拉地尔。

3. **急性缺血性卒中** · 一般情况下,缺血性卒中后24小时内血压升高的患者降压时应谨慎。但当血压持续升高,SBP>220 mmHg或DBP>120 mmHg,或伴有其他高血压急症,或需要溶栓治疗伴有血压>180/110 mmHg可给予降压治疗,但SBP不低于160 mmHg。降压目标为1小时内MAP降低不超过15%,急性缺血性卒中准备溶栓者血压应控制在<180/110 mmHg。药物优先选择拉贝洛尔、尼卡地平,次选硝普钠。

4. **急性脑出血** · 急性脑出血降压治疗的主要目的是在保证脑组织灌注的基础上,避免再次出血。SBP在150～220 mmHg且没有急性降压治疗禁忌证的脑出血患者,急性期降低SBP到140 mmHg是安全的,能有效地改善功能结局。对于SBP>220 mmHg的脑出血患者,持续静脉输注降压药物进行强化降压,同时严密监测血压可能是比较合理的措施。可选用拉贝洛尔、尼卡地平、乌拉地尔,也可联合甘露醇等脱水治疗。

5. **高血压脑病** · 高血压脑病的诊断必须要除外出血性、缺血性卒中。高血压脑病的降压策略是控制性降压,避免血压下降过快导致脑灌注不足。第1小时将MAP降低20%～25%,初步降压目标(160～180)/(100～110) mmHg,等病情平稳后逐渐降至正常水平。推荐降压药物:拉贝洛尔、尼卡地平、硝普钠,可以联合使用脱水降颅压药物甘露醇、利尿剂等。

6. **主动脉夹层** · 高血压是促进主动脉夹层进展的重要原因。治疗目标为扩张血管、控制心室率、抑制心脏收缩、降低血压及左心室射血速度以降低血流对动脉的剪切力,急性近端剥离及出现并发症者应尽快手术治疗。降压原则是在保证脏器足够灌注的前提下,迅速(20～30分钟)将血压降低并维持在尽可能低的水平,SBP至少降至120 mmHg,在保证器官灌注的基础上,能够降至100 mmHg左右则更理想,心率控制在60次/分以下。降压药物可以选用β受体阻滞剂加血管扩张剂如乌拉地尔、硝普钠等。血压的快速下降易引起交感神经兴奋,使心肌收缩力反射性增加,而血压的急剧变化及左心室收缩力的增加可加剧主动脉破裂风险,因此应联合应用β受体阻滞剂降低心肌收缩力和减慢心率,且β受体阻滞剂应在降压药物使用之前应用,对于β受体阻滞剂存在禁忌的患者,可应用非二氢吡啶类钙拮抗剂(CCB)如地尔硫䓬控制心率。作为兼有α、β受体阻滞作用的拉贝洛尔,对主动脉夹层动脉瘤治疗效果良好。

7. **子痫前期和子痫** · 是妊娠期高血压的严重表现类型,治疗目的是降低围产期发病率和病死率。子痫前期的处理原则包括预防抽搐、有指征地降压、镇静、密切监测母胎情况、预防和治疗严重并发症、适时终止妊娠;子痫的处理原则为控制抽搐、控制血压、预防再抽搐,以及适时终止妊娠。对于子痫前期和子痫患者,SBP>160 mmHg或DBP>110 mmHg时,宜给予降压药物,需降低血压≤160/100 mmHg。孕妇并发器官功能损伤时,则血压应控制在<140/90 mmHg,不可低于130/80 mmHg,避免血压过快下降,影响胎儿血供。目前最常用于治疗妊娠高血压急症的药物包括拉贝洛尔、肼屈嗪、硝苯地平、尼卡地平、乌拉地尔。静脉注射拉贝洛尔和肼屈嗪是妊娠期严重高血压急性发作的一线治疗药物,口服硝苯地平也可以作为一线降压药物,尤其是静脉通路不可用时。

8. **嗜铬细胞瘤危象**·嗜铬细胞瘤是一种起源于肾上腺嗜铬细胞过度分泌儿茶酚胺,引起持续性或阵发性高血压和多个器官功能及代谢紊乱的肿瘤。嗜铬细胞瘤危象目前没有明确的降压目标和降压速度,但周期性释放的儿茶酚胺半衰期短,导致嗜铬细胞瘤患者血压波动较大,降压时一定要进行严密监测,避免低血压的发生。嗜铬细胞瘤危象时控制血压首选 α 受体阻滞剂如酚妥拉明、乌拉地尔,也可选择硝普钠、尼卡地平。当合并心动过速和心律失常时,可以联合应用 β 受体阻滞剂,但不推荐单独使用 β 受体阻滞剂。手术切除肿瘤是根本的治疗方法。

9. **围手术期高血压处理**·关键要判断产生血压高的原因并去除诱因,去除诱因后血压仍高者,再进行降压处理。降压药物应维持到手术前1天或手术日晨,长效制剂降压药宜改成短效制剂,以便麻醉管理。对于术前血压高的患者,麻醉前含服硝酸甘油、硝苯地平,也可用艾司洛尔 $300\sim500\,\mu g/kg$ 静脉滴注,随后 $25\sim100\,\mu g/(kg\cdot min)$ 静脉滴注,或者用乌拉地尔首剂 $12.5\sim25\,mg$,$3\sim5$ 分钟,随后 $5\sim40\,mg/h$ 静脉滴注。拔管前用乌拉地尔或艾司洛尔,剂量同前。

(三) 高血压急症的降压目标 见表 3-4-2。

表 3-4-2 高血压急症的降压目标

疾病种类	降压目标
急性冠脉综合征	降压目标为 SBP<130/80 mmHg,但治疗需个体化,尤其是针对老年人人群的降压需综合评估
急性心力衰竭	早期数小时应迅速降压,降压幅度在 25% 以内,没有明确的降压目标,以减轻心脏负荷、缓解心力衰竭症状为主要目的,SBP<90 mmHg。禁用扩管药
脑卒中	缺血性脑卒中:准备溶栓的患者,血压应控制 SBP<180 mmHg,DBP<110 mmHg 不溶栓患者 24 小时内降压需谨慎 自发性脑出血:收缩压 150~220 mmHg 的自发性脑出血患者且没有急性降压治疗的禁忌证,急性期降低收缩压到 140 mmHg 是安全的 蛛网膜下腔出血:高于基础血压的 20% 左右,避免低血压。动脉瘤处理前可将收缩压控制在 140~160 mmHg;处理动脉瘤后,应参考患者的基础血压,合理调整目标值,避免低血压造成的脑缺血
高血压脑病	给药开始 1 小时内将 SBP 降低 20%~25%,不能大于 50%
主动脉夹层	迅速将 SBP 降至 100~120 mmHg,心率≤60 次/分
子痫前期和子痫	<160/110 mmHg,孕妇并发器官功能损伤者血压应<140/90 mmHg,且不低于 130/80 mmHg
嗜铬细胞瘤	术前 24 小时血压<160/90 mmHg,不低于 80/45 mmHg
围手术期高血压	围手术期血压控制目标一般认为,对于年龄≥60 岁的患者,血压控制目标 SBP<150/90 mmHg;患者年龄<60 岁的患者,血压控制目标<140/90 mmHg;糖尿病和慢性肾病患者,血压控制目标<140/90 mmHg;术中血压波动幅度不超过基础血压的 30%
急诊应激高血压	去除诱因,不应急于药物降压,加强动脉血压监测

(四) 后续管理 高血压急症经静脉降压治疗后血压达到目标值,且靶器官功能平稳后,

应考虑逐渐过渡到口服用药。口服用药应依据具体药物起效时间与静脉用药在一定时间内重叠使用,而不应等待静脉用药撤除后才开始应用。静脉用药停止后,可适当保持静脉通道,以防止血压反弹而需再次静脉使用降压药物。降压药物剂型改变过渡期间应严密监测各项生命体征及靶器官功能变化。

【最新进展】

沙库巴曲缬沙坦是全球首个血管紧张素受体脑啡肽酶抑制剂(ARNI)。ARNI 是一种同时作用于 RAAS 和利钠肽系统、通过增强利钠肽系统的血压调节作用同时抑制 RAAS 而实现多途径降压的创新型药物。

由北京大学第一医院霍勇教授牵头的一项 Ⅲ 期多中心、随机、双盲、阳性对照研究共纳入了 1 438 例 18 岁及以上的亚洲轻中度原发性高血压患者(140 mmHg≤平均坐位收缩压<180 mmHg),其中中国患者占 85%,并选取了 ARB 类药物中降压效果最好的奥美沙坦作为对照药。结果显示,治疗 8 周后,沙库巴曲缬沙坦的降压效果显著优于奥美沙坦,且能明显改善患者的血压应答率和达标率。多项研究显示,无论高血压患者血压水平高低、是否合并危险因素或心肾损害,沙库巴曲缬沙坦均表现出普适的降压疗效。与传统的五大类降压药物相比,沙库巴曲缬沙坦降压机制更为先进,可全面作用于血管扩张、排钠利尿、RAAS 抑制及交感神经抑制等多个靶点,在抑制升压系统的同时,还能增强降压系统,发挥"1 + 1>2"的降压效应和更强的靶器官保护作用。

参考文献

[1] 中华急诊医学教育学院,北京市心肺脑复苏重点实验室,首都医科大学附属北京朝阳医院临床研究中心,等.中国高血压急症诊治规范[J].中华急救医学,2020,29(09):1154-1161.
[2] 中国医师协会急诊医师分会,中国高血压联盟,北京高血压防治协会.中国急诊高血压诊疗专家共识(2017 修订版)[J].中国急救医学,2018,38(1):1-13.
[3] Unger T, Borghi C, Charchar F, et al. 2020 International society of hypertension global hypertension practice guidelines [J]. Hypertension, 2020,75(6):1334-1357.
[4] 高血压联盟(中国),中国医疗保健国际交流促进会高血压分会,中国高血压防治指南修订委员会,等.中国高血压防治指南(2018 年修订版)[J].中国心血管杂志,2019,24(1):33.
[5] 张文武.急诊内科学[M].4 版.北京:人民卫生出版社,2017.
[6] Williams B, Mancia G, Spiering W, et al. 2018 ESC/ESH Guidelines for the management of arterial hypertension [J]. Kardiol Pol, 2019,77(2):71-159.

第五节 · 急性冠脉综合征

急性冠脉综合征(acute coronary syndrome，ACS)是指冠状动脉内不稳定的粥样硬化斑块破裂，或糜烂继发新鲜血栓形成所导致的心脏急性缺血综合征。急性冠脉综合征涵盖了 ST 段抬高型心肌梗死(ST-segment elevation myocardial infarction，STEMI)、非 ST 段抬高型心肌梗死(non-ST-segment elevation myocardial infarction，NSTEMI)和不稳定型心绞痛(unstable angina，UA)，其中 NSTEMI 和 UA 合称"非 ST 段抬高型急性冠脉综合征(NSTE-ACS)"。

【病因】

急性冠脉综合征常见于老年、男性及绝经后女性、吸烟、高血压、糖尿病、高脂血症、腹型肥胖及有早发冠心病家族史的患者。绝大多数 ACS 是由于冠状动脉粥样硬化，斑块不稳定导致斑块破裂或侵蚀，继发完全或不完全闭塞性血栓所致。少数 ACS 是由动脉的炎症、外伤、主动脉夹层、血栓栓塞、血管先天异常、滥用可卡因等或心脏介入诊疗并发症所致。

冠状动脉粥样硬化的主要危险因素包括：①年龄和性别；②血脂异常；③高血压；④吸烟；⑤糖尿病和糖耐量异常；⑥其他危险因素；⑦新近发现的危险因素有血同型半胱氨酸增高、胰岛素抵抗、血纤维蛋白原及凝血因子增高、病毒、衣原体感染、慢性炎症等。

【发病机制】

当冠状动脉血流量不能满足心肌代谢的需要，引起心肌缺血缺氧，便出现心绞痛症状。如果冠脉血供急剧减少或中断的情况持续，心肌严重而持久地缺血达 20 分钟以上，便可发生缺血性坏死，即急性心肌梗死。ACS 根据发病机制分为 4 类。

1. 斑块破裂伴随炎症 · 斑块破裂伴随炎症的病理特点为斑块内大量富含脂质的核心、巨噬细胞及其演变的泡沫细胞浸润，胶原纤维稀少，纤维帽通常薄弱，斑块不稳定易发生破裂，继发富含纤维蛋白的红血栓。血清炎症标志物高敏感性 C 反应蛋白(hs-CRP)≥2 mg/L，再发急性缺血事件的风险比不伴炎症者更高，预后更差。

2. 斑块破裂不伴炎症 · 斑块破裂不伴炎症的病理特点为斑块内缺乏巨噬细胞浸润，富含胆固醇结晶，斑块破裂后易继发红色血栓形成。临床特点为 hs-CRP<2 mg/L，hs-CRP 水平正常的 ACS 患者心血管事件复发率低，预后更好。不伴炎症的斑块破裂具体形成机制尚未完全阐明，但研究发现斑块破裂与胆固醇结晶有关，斑块中沉积的胆固醇结晶可以诱发局部炎症，增加斑块不稳定性。

3. 斑块侵蚀 · 斑块侵蚀病理特点为内皮细胞凋亡剥脱，基底膜裸露，斑块内缺乏脂质核心，几乎无巨噬细胞浸润，富含平滑肌细胞、纤维蛋白、蛋白聚糖和透明质酸，大量中性粒细胞浸润，纤维帽完整，通常继发富含血小板的白色血栓。关于斑块侵蚀的形成机制，Libby 首次提出了二次打击模型假设,Toll 样受体(Toll-like receptor,TLR)介导固有免疫激活可视为第一次打击,随后释放的 IL‐8 等炎症因子可以募集大量中性粒细胞至病变部位,进一步加速内皮细胞的凋亡剥脱并参与血栓的形成,形成第二次打击。

4. **冠状动脉痉挛**·冠状动脉和微循环痉挛可导致管腔一过性狭窄或闭塞,临床特点表现为冠状动脉痉挛诱发的心绞痛。血管舒张功能受损和血管平滑肌细胞对收缩刺激反应过度均会导致冠状动脉痉挛。吸烟、躯体或心理应激、镁元素缺乏、过量饮酒、过度换气、瓦尔萨尔瓦动作、拟交感药物、拟副交感药物、β受体阻滞剂和麦角生物碱等因素均可诱发冠状动脉痉挛。

【诊断思路】

(一) 症状 胸痛或胸部不适是 ACS 患者最常见的临床表现。典型的 ACS 胸痛症状是胸骨后压榨样疼痛,或呈现胸前区压迫、紧缩、烧灼等感觉,疼痛范围累及胸前区,并可向左上臂、下颌、颈部、背或肩部等部位放射。但部分患者,尤其是老年人、女性、糖尿病、慢性肾脏疾病、痴呆症等患者的症状可不典型,部分患者无胸痛或表现为上腹部疼痛、类似消化不良症状和孤立性呼吸困难。还有部分患者以突然出现的心力衰竭、心源性休克、严重心律失常等来就诊。

1. **不稳定型心绞痛**·不稳定型心绞痛胸痛的部位及性质与稳定型心绞痛相似,但呈现发作频率增加,胸痛程度加重和持续时间延长等表现。运动量无明显增加的情况下也可以出现,休息或舌下含服硝酸酯类药物后通常可以缓解,症状一般持续数分钟至数十分钟,多数不超过 30 分钟。临床状态介于稳定型心绞痛和急性心肌梗死之间。临床常用加拿大心血管学会(Canadian Cardiovascular Society,CCS)劳累型心绞痛的分级标准进行评价,见表 3‐5‐1。其临床特点包括:长时间(>20 分钟)静息性心绞痛;新发(最近 1 个月内发生的)心绞痛,表现为自发型心绞痛或劳累型心绞痛(CCSⅡ或Ⅲ级);稳定型心绞痛最近 1 个月内症状加重,且具有至少 CCSⅢ级的特点(恶化性心绞痛);心肌梗死后 1 个月内发生的心绞痛。

表 3‐5‐1 加拿大心血管学会劳累型心绞痛的分级标准

分级	标 准
Ⅰ	一般日常活动不引起心绞痛。用力、速度快、长时间的体力活动引起发作
Ⅱ	日常体力活动稍受限,饭后、情绪激动时受限更明显
Ⅲ	日常体力活动明显受限,以一般速度在一般条件下平地步行 1 km 或上一层楼即可引起心绞痛发作
Ⅳ	轻微活动即可引起心绞痛,甚至休息时也有发作

2. **急性 ST 段抬高型心肌梗死和非 ST 段抬高型心肌梗死**·多数患者在发病前数日有乏力、胸部不适,活动时心悸、气急、烦躁、心绞痛等前驱症状,或心绞痛较以往发作频繁、疼痛加剧、持续时间明显延长、硝酸甘油疗效差等先兆症状。胸痛的部位、性质与 UA 相似,但程度较重,胸骨后或心前区剧烈的压榨性疼痛(通常超过 10~20 分钟),常伴有恶心、呕吐、大汗和呼吸困难等,部分患者可发生晕厥。休息或含服硝酸酯类药物不能完全缓解,并可伴有面色苍白、恶心、呕吐、大汗、呼吸困难、心悸、黑矇、昏厥等急性循环功能障碍和心律失常的表现,甚至发生猝死。须警惕部分疼痛位于上腹部的易被误诊为急腹症,疼痛放射至下颌、颈部、肩背部的不典型患者容易被漏诊和误诊。

3. **并发症**·ACS 常可以出现心律失常、心力衰竭、低血压、心源性休克等并发症。

（1）心律失常：各种心律失常都可以发生，最常见的是室性心律失常。前壁心肌梗死时常可以出现频发室性期前收缩和室性心动过速，如果出现房室或室内传导阻滞，常提示梗死范围广泛，完全性房室传导阻滞多见于下壁心肌梗死。严重时可以出现窦性停搏、持续性室性心动过速、心室扑动、心室颤动等，甚至猝死。

（2）心力衰竭：多数是急性左心衰竭，在起病最初几天内即可出现，为梗死后心脏收缩和舒张功能显著减弱或心肌活动不协调所致。临床表现为呼吸急促、难以平卧、咳嗽、发绀、烦躁等症状，严重时可以出现呼吸困难、咳粉红色泡沫痰等肺水肿的表现；右室心肌梗死或急性左心衰竭累及右心室可出现颈静脉怒张、肝大、下肢水肿等右心衰竭的表现，常伴低血压下降，甚至休克症状。心功能评估采用 Killip 分级法，见表 3-5-2。

表 3-5-2　Killip 心功能分级法

分级	症状与体征
Ⅰ	无明显的心力衰竭
Ⅱ	有左心衰竭，肺部啰音<50%肺野，奔马律，窦性心动过速或其他心律失常，静脉压升高，有肺淤血的 X 线表现
Ⅲ	肺部啰音>50%肺野，可出现急性肺水肿
Ⅳ	心源性休克，有不同阶段和程度的血流动力学障碍

（3）低血压和休克：疼痛时血压可有下降，但如果疼痛缓解后血压仍持续低于 80 mmHg，并伴有烦躁不安、皮肤湿冷、面色苍白、大汗淋漓、尿量减少（<20 mL/h）等症状，是心源性休克的表现，通常提示梗死范围较大。

（二）体征　胸痛发作较重时，可有面色苍白、皮肤湿冷；严重心肌缺血引起心功能不全时可出现口唇发绀；累及右心时，可见颈静脉怒张、下肢水肿；出现心律失常时，可闻及心律不齐；急性左心衰竭时，肺部可闻及湿啰音，心尖部有时可闻及奔马律；也可出现乳头肌供血不全所致的二尖瓣关闭不全的一过性收缩期杂音。

（三）实验室检查及辅助检查

1. 心肌肌钙蛋白 I/T(cTnI/T)·cTnI/T 是急性心肌梗死诊断高特异性和敏感性的生物学标志物。高敏感方法检测的 cTn 称为高敏肌钙蛋白（hs-cTn），与标准 cTn 检测相比，hs-cTn 检测对于急性心肌梗死有较高的预测价值，hs-cTnT 和 hs-cTnI 的诊断准确性相当，但 hs-cTnT 对预后的判断价值更大。

cTn>99th 正常参考值上限提示心肌损伤，有诊断意义。但 cTn 升高也见于以胸痛为表现的主动脉夹层和急性肺栓塞，以及非冠状动脉性心肌损伤，如慢性和急性肾功能不全、严重心动过速和过缓、严重心力衰竭、心肌炎、卒中、骨骼肌损伤及甲状腺功能减退等，应注意鉴别。

2. 心电图(ECG)·NSTE-ACS 特征性的心电图异常包括 ST 段下移、一过性 ST 段抬高和 T 波改变。STEMI 的特征性心电图表现为至少 2 个相邻导联 J 点后新出现 ST 段弓背向上抬高，呈单相曲线，伴或不伴病理性 Q 波、R 波减低（正后壁心肌梗死时，ST 段变化可以不明显），常伴对应导联镜像性 ST 段压低。但 STEMI 早期多不出现这种特征性改变，而表现为超急性 T 波（异常高大且两支不对称）改变和(或)ST 段斜直型升高，并发展为 ST-T 段融合，伴对应导联的镜像性 ST 段压低。对有持续性胸痛症状但首份心电图不能明确诊断的患者，需在 15～30 分钟内复查心电图，对症状发生变化的患者随时复查心电图，与既往心电图进行比较有助于诊断。

某些情况下，STEMI 心电图诊断可能有困难，需结合临床情况仔细判断。包括：①左束支传导阻滞（LBBB）：存在 LBBB 的情况下，心电图诊断心肌梗死是困难的；②右束支传导阻滞（RBBB）：可能影响早期缺血、损伤性 ST-T 段改变；③心室起搏：起搏信号和其引起的心肌除极、复极异常也可干扰 STEMI 的心电图诊断，建议与既往心电图进行比较；④轻微 ST 段抬高型心肌梗死：ST 段抬高幅度<0.1 mV，常伴对应导联镜像性轻度 ST 段压低正常。

左主干病变的心电图改变、Wellens 综合征和 de Winter 综合征应视为 STEMI 的等同心电图改变。有典型缺血性胸痛或等同症状患者，心电图出现以下表现应高度疑诊 STEMI：左主干或多支冠脉病变：静息 U 波倒置；心电图上≥6 个导联存在 ST 段压低，同时伴有 aVR 和（或）V1 导联 ST 段抬高，特别是患者出现血流动力学改变者。①Wellens 综合征：表现为胸痛发作时心电图正常，无病理性 Q 波或 R 波振幅下降或消失，V2～V3 导联（偶可延伸至 V1～V6 导联）ST 段在等电位线或轻度抬高，胸痛缓解期间 V2～V3 导联 T 波呈对称性倒置或双向，提示左前降支近段严重狭窄。②de Winter 综合征：心电图 V1～V6 导联 J 点压低 1～3 mm，ST 段呈上斜型压低，随后 T 波对称高尖，QRS 波通常不宽或轻度增宽；部分患者胸前导联 R 波递增不良，多数患者 aVR 导联 ST 段轻度抬高，提示前降支近段可能有重度狭窄。

3. **冠状动脉造影和其他入侵性检查** · 冠状动脉造影是诊断的"金标准"。考虑血运重建手术的患者，尤其是经药物治疗症状控制不佳或高危患者，应尽早行冠状动脉造影明确病变情况以助预后评价和治疗指导。

4. **超声心动图** · 超声心动图评估心脏结构、运动与心功能，同时具有确诊或鉴别诊断意义，能识别出心肌缺血或坏死（即心肌节段性运动减弱或运动障碍）。TTE 也可以检测与胸痛相关的其他疾病，如急性主动脉夹层、心包积液、主动脉瓣狭窄、肥厚型心肌病，二尖瓣脱垂或右心室扩张提示急性肺栓塞。

5. **心脏磁共振成像（CMR）** · 可以同时评估心肌灌注和室壁运动异常。使用晚期钆增强剂，CMR 也可以检测瘢痕组织；通过使用 T2 加权成像辨别心肌水肿，可以与新发的梗死区分开。CMR 还可以帮助鉴别心肌梗死、心肌炎或 Takotsubo 综合征及其他心脏疾病。

6. **其他辅助检查** · 无创性 ECG 负荷试验、放射性核素显像、冠脉 CT 血管成像等在早期药物治疗控制症状后，可根据病情需要选择进行检查，为进一步明确诊断或下一步诊治提供参考。

（四）诊断 ACS 的诊断标准见表 3-5-3。

表 3-5-3　ACS 的诊断标准

ACS 分类	诊断
STEMI	cTn>99th 正常参考值上限（ULN）或 CK-MB>99th ULN，心电图表现为 ST 段弓背向上抬高，伴有下列情况之一或以上者：持续缺血性胸痛；超声心动图显示节段性室壁活动异常；冠状动脉造影异常
NSTEMI	cTn>99th ULN 或 CK-MB>99th ULN，并同时伴有下列情况之一或以上者：持续缺血性胸痛；心电图表现为新发的 ST 段压低或 T 波低平、倒置；超声心动图显示节段性室壁活动异常；冠状动脉造影异常
UA	cTn 阴性，缺血性胸痛，心电图表现为一过性 ST 段压低或 T 波低平、倒置，少见 ST 段抬高（血管痉挛性心绞痛）

（五）鉴别诊断   应与主动脉夹层、急性心包炎、急性肺动脉栓塞、气胸和消化道疾病（如反流性食管炎）等引起的胸痛相鉴别（表3-5-4）。

表3-5-4   ACS鉴别诊断的主要疾病

器官系统	主要疾病
心脏	心肌心包炎、心肌病、快速性心律失常、急性心力衰竭、高血压急症、主动脉瓣狭窄、Takotsubo综合征、冠状动脉痉挛、心脏外伤
肺	肺栓塞、（张力性）气胸、支气管炎、肺炎、胸膜炎
血管	主动脉夹层、症状性主动脉、动脉瘤、卒中
胃肠	食管炎、食管反流或痉挛、消化性溃疡、胰腺炎、胆囊炎
骨骼肌肉	肌肉骨骼疾病、胸部外伤、肌肉受伤/发炎、肋软骨炎、颈椎病
其他	焦虑症、带状疱疹、贫血

【病情评估】

（一）评分标准   尽管多个危险因素和预后相关，但单个危险因素预测价值不高，而联合多个危险因素的综合评分系统可以有效评估ACS患者心血管事件的风险。主要有TIMI评分和GRACE评分，TIMI评分使用简单，但评估精度不如GRACE和GRACE 2.0评分风险计算，GRACE优于TIMI评分，目前被推荐临床应用。GRACE评分是目前国际公认的缺血危险评估（表3-5-5）。GRACE评分纳入的指标包括：年龄、心率、收缩压、血清肌酐、初始心脏标志物阳性、ST段改变、就诊时心搏骤停和Killip分级。按GRACE风险评分分别将患者分为低危（<109分）、中危（109~140分）和高危（>140分）来预测院内死亡风险。在此基础上，还有多个针对不同患者人群的GRACE风险评分。GRACE 2.0版能直接评估住院、6个月、1年和3年的死亡率，同时能提供1年死亡或心肌梗死联合风险。

表3-5-5   全球急性冠状动脉事件注册（GRACE）风险评分

项目	得分(分)	项目	得分(分)	项目	得分(分)	项目	得分(分)	项目	得分(分)
年龄(岁)		心率(次/分)		收缩压(mmHg)		肌酐(mg/dL)		Killip分级	
<30	0	<50	0	<80	58	0~	1	Ⅰ	0
30~	8	50~	3	80~	53	0.4~	4	Ⅱ	20
40~	25	70~	9	100~	43	0.8~	7	Ⅲ	39
50~	41	90~	15	120~	34	1.2~	10	Ⅳ	59
60~	58	110~	24	140~	24	1.6~	13	危险因素：	
70~	75	150~	38	160~	21	2.0~	21	入院时心搏骤停	39
80~90	91	≥200	46	≥200	0	≥4.0	28	心电图ST段改变	28
								心肌损伤标志物升高	14

（二）风险评估   ACS患者的危险评估是一个连续的过程，需根据临床情况动态考量。除了胸痛持续时间长、疼痛程度重、不易缓解、伴随收缩压低或血流动力学不稳定等临床症状和体征，高龄、合并心力衰竭、合并严重心律失常等都是患者存在较高死亡风险的因素。STEMI患者强调尽早再灌注治疗恢复冠脉血供。所有STEMI患者均应尽早评估短期危险，包括心

肌损伤的程度、再灌注治疗是否成功及是否存在不良心血管事件高风险的临床特征。NSTE - ACS 患者应根据缺血危险评估选择合适的治疗策略。

【治疗】

（一）治疗原则　STEMI 的患者，早期、快速并完全地开通梗死相关动脉（infarct related artery，IRA）是改善预后的关键，直接影响患者的预后、死亡率和生存质量。再灌注治疗包括：经皮冠状动脉介入治疗（PCI）、经静脉溶栓治疗，少数患者需要紧急 CABG。NSTE - ACS 患者应根据缺血危险评估，按危险分层选择保守治疗或 PCI 治疗策略；除溶栓药物以外，主要药物治疗包括抗血小板、抗凝、抗心肌缺血、抑制心肌重构等。

（二）一般急诊处理　包括卧床休息、持续心电监护、开放静脉通道。注意保持大便通畅，必要时使用缓泻剂，避免用力排便导致心脏破裂、心律失常或心力衰竭。

（三）氧疗　动脉血氧饱和度（arterial oxygen saturation，SaO_2）＞90% 的患者不推荐常规吸氧。当患者合并低氧血症，SaO_2＜90% 或 PaO_2＜60 mmHg 时应吸氧。

（四）对症治疗和维持生命体征稳定　ACS 伴剧烈胸痛且无禁忌证的患者，可考虑静脉给予阿片类药物缓解疼痛，如静脉注射吗啡 2～4 mg，必要时间隔 5～10 分钟重复一次，总量不宜超过 15 mg，注意低血压和呼吸功能抑制的不良反应。严重焦虑者可考虑给予中效镇静剂，如苯二氮䓬类。

（五）急诊 PCI 治疗

1. STEMI 的 PCI 治疗策略·对首诊可开展直接 PCI 的医院应全天候开放导管室，要求入院至球囊扩张（door to balloon，D2B）时间≤90 分钟。如果不具有开展 PCI 治疗的条件，对于发病≤12 小时的患者，应立即评估能否将患者在就诊后 120 分钟内转运至可行 PCI 的医院并开通 IRA，如果能，则应在患者就诊后 30 分钟内启动转运流程，将患者尽快转运至可行 PCI 的医院实施直接 PCI。如果不能，则应立即评估患者是否存在溶栓禁忌证。如果"有溶栓禁忌证"，则应在患者就诊后 30 分钟内启动转运流程，将患者尽快转运至可行 PCI 的医院实施直接 PCI。如果"无溶栓禁忌证"，则应在患者就诊后 30 分钟内开始溶栓治疗。

对于发病＞12 小时的患者，如果存在临床不稳定情况，如进行性心肌缺血症状、心力衰竭、心源性休克、恶性心律失常等，则应立即实施直接 PCI 治疗，或在患者就诊后 30 分钟内启动转运流程，将患者尽快转运至可行 PCI 的医院实施直接 PCI。

对于接受溶栓治疗的患者，应评估溶栓是否成功。如果"溶栓成功"，则应在溶栓后 2～24 小时常规行冠状动脉造影，再根据病变特点决定是否干预 IRA。在不具备开展 PCI 条件的医院，在给予溶栓药物后应尽快将其转运至可行 PCI 的医院，并在溶栓开始后 60～90 分钟评估溶栓是否成功。如果"溶栓失败"，则应立即行补救性 PCI。

2. NSTE - ACS 的 PCI 治疗·对于 NSTE - ACS 首先应进行评估，准确进行危险分层，早期识别高危患者。对于极高危或高危患者，建议采取积极的早期介入策略（图 3 - 5 - 1）。

（1）极高危缺血患者：对于有以下情况的极高危患者，推荐在 2 小时内行紧急冠脉 PCI 再灌注治疗。包括：①心源性休克或血流动力学不稳定；②危及生命的心律失常或心搏骤停；③心肌梗死机械性并发症；④急性心力衰竭；⑤药物治疗无效的反复发作或持续性胸痛；⑥反复 ST - T 段动态改变，尤其是伴有间歇性 ST 段抬高。

（2）高危缺血患者：存在有以下情况的高危患者，推荐在 3～24 小时内行冠脉 PCI 再灌注治疗。包括:①GRACE 评分为高危(>140 分)心肌梗死相关的 cTn 上升或下降;②心肌梗死相关的 cTn 上升或下降;③ST‐T 段动态改变。

(3) 中危缺血患者:存在以下情况的中危患者,推荐在 72 小时内行冠脉 PCI 再灌注治疗。包括:①糖尿病;②肾功能不全,估算肾小球滤过率(eGFR)<60 mL/(min·1.73 m²);③左心室功能下降(左心室射血分数 LVEF<40%)或慢性心力衰竭;④早期心肌梗死后心绞痛;⑤PCI 史;⑥既往行 CABG 治疗;⑦GRACE 评分 109~140 分。

(4) 低危患者:症状不明确或无反复发作,不具备极高危、高危和中危标准中相关情况的患者,建议先行无创性检查(如负荷试验、心脏超声等),寻找缺血证据,再决定是否需要采用冠脉介入治疗。

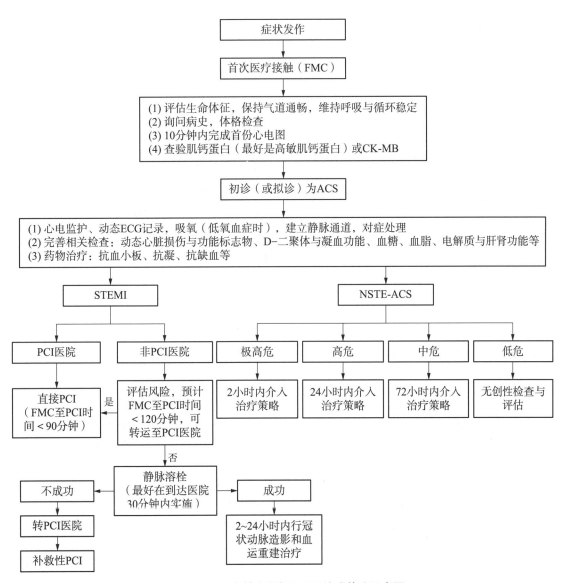

图 3‐5‐1　急性心肌梗死 PCI 治疗策略示意图

(六) 溶栓治疗

1. 溶栓治疗原则

(1) STEMI:不具备 PCI 条件的医院或因各种原因使 FMC 至 PCI 时间明显延迟时,对有适应证的 STEMI 患者,静脉内溶栓仍是好的选择。期望到院至溶栓(door to needle,D2N)时间小于 30 分钟。对发病 3 小时内的患者,溶栓治疗的即刻疗效与直接 PCI 相似,因此,有条件时可在救护车上开始溶栓治疗;发病 3~12 小时行溶栓治疗,其疗效虽不及直接 PCI,但仍能获益。发病 12 小时以内的患者,预期 FMC 至 PCI 时间延迟大于 120 分钟,无禁忌证者应行溶栓治疗;发病超过 12 小时,症状已缓解或消失的患者不行溶栓治疗;发病 12~24 小时仍有持续或反复缺血性胸痛和持续 ST 段抬高,溶栓治疗仍然有效;拟行直接 PCI 者,PCI 前不行溶栓治疗。

(2) NSTE-ACS:患者不行溶栓治疗。

2. 溶栓适应证·①急性胸痛发病未超过 12 小时,预期 FMC 至导丝通过 IRA 时间>120 分钟,无溶栓禁忌证;②发病 12~24 小时仍有进行性缺血性胸痛和心电图至少相邻 2 个或 2 个以上导联 ST 段抬高>0.1 mV,或血流动力学不稳定的患者,若无直接 PCI 条件且无溶栓禁忌证,应考虑溶栓治疗。

3. 溶栓禁忌证·对于不能及时接受 PCI 治疗的 STEMI 患者,溶栓治疗是一种有效的再灌注方法,但须注意禁忌证,见表 3-5-6。

表 3-5-6　STEMI 患者溶栓治疗的禁忌证

绝对禁忌证	相对禁忌证
既往颅内出血史或未知部位的脑卒中史	近 6 个月内发生短暂性脑缺血发作
近 6 个月内有缺血性脑卒中发作	口服抗凝药物治疗中
中枢神经系统损伤、神经系统肿瘤或动静脉畸形	妊娠或产后 1 周
近 2 个月内出现过重大创伤、外科手术或头部损伤	难治性高血压[收缩压>180 mmHg 和(或)舒张压>110 mmHg]
近 1 个月内有胃肠道出血	晚期肝脏疾病
已知原因的出血性疾病(月经除外)	感染性心内膜炎
明确、高度怀疑或不能排除主动脉夹层	活动性消化性溃疡
24 小时内接受过不可压迫的穿刺术(如肝活检、腰椎穿刺术)	长时间或有创性心肺复苏

4. 溶栓药物的使用方法·临床应用的主要溶栓药物包括特异性纤溶酶原激活剂(阿替普酶、瑞替普酶、替奈普酶和重组人尿激酶原)和非特异性纤溶酶原激活剂(尿激酶等)两大类,前者的溶栓再通率高,更适合溶栓治疗使用,后者再通率较低,出血风险高,现已渐少用(表 3-5-7)。

表 3-5-7　不同溶栓药物特征的比较

项目	阿替普酶	瑞替普酶	替奈普酶	尿激酶	尿激酶原
剂量	90 分钟内不超过 100 mg(根据体重)	1 000 万 U×2 次,每次>2 分钟	30~50 mg(根据体重)	150 万 U(30 分钟)	50 mg(30 分钟)
负荷剂量	需要	弹丸式静脉推注	弹丸式静脉推注	无须	需要

（续表）

项目	阿替普酶	瑞替普酶	替奈普酶	尿激酶	尿激酶原
抗原性及过敏反应	无	无	无	无	无
全身纤维蛋白原消耗	轻度	中度	极小	明显	极少
90分钟血管开通率(%)	73~84	84	85	53	78.5
TIMI 3级血流(%)	54	60	63	28	60.8

（1）阿替普酶：是目前常用的溶栓剂，可以选择性激活纤溶酶原，对全身纤溶活性影响较小。一般采取全量90分钟加速给药法：先静脉推注15 mg，随后在30分钟内静脉滴注0.75 mg/kg（最大剂量不超过50 mg），其后60分钟内再给予0.5 mg/kg（最大剂量不超过35 mg）静脉滴注。半量给药法：50 mg溶于50 mL专用溶剂，首先静脉推注8 mg，其余42 mg于90分钟内滴完。优点是再通率高，脑出血发生率低。

（2）瑞替普酶：10 MU缓慢静脉注射（2分钟以上），间隔30分钟同等剂量重复给药一次。使用单独的静脉通路，不能与其他药物混合给药。优点是2次静脉注射，使用较方便。

（3）替奈普酶：30~50 mg溶于10 mL生理盐水中，静脉推注。体重<60 kg，剂量为30 mg；体重每增加10 kg，剂量增加5 mg，最大剂量为50 mg。优点是再通率高，一次静脉注射，使用方便。

（4）重组人尿激酶原：5 mg/支，一次用50 mg，先将20 mg（4支）用10 mL生理盐水溶解后，3分钟静脉推注完毕，其余30 mg（6支）溶于90 mL生理盐水，于30分钟内静脉滴注完毕。优点是再通率高，脑出血发生率低。

（5）尿激酶：150万U溶于100 mL生理盐水，30分钟内静脉滴注。尿激酶不具有纤维蛋白选择性，再通率低。

溶栓药物的作用机制是将纤维蛋白降解为纤维蛋白片段而溶解血栓，并不降解循环中的纤维蛋白原。STEMI早期体内凝血系统活性很高，凝血及纤溶系统处于动态平衡之中，在溶栓药物溶解的同时或之后仍然不断有新的血栓形成。因此，溶栓治疗期间及之后必须联合使用抗凝和抗血小板治疗，以抑制新的血栓形成，防止IRA再闭塞。

5. 溶栓成功（血管再通）的判断·典型的溶栓治疗成功标准是抬高的ST段回落≥50%的基础上，伴有胸痛症状明显缓解和（或）出现再灌注性心律失常。临床评估溶栓成功的指标包括60~90分钟内：①抬高的ST段回落≥50%；②胸痛症状缓解或消失；③出现再灌注性心律失常，如加速性室性自主心律、室性心动过速甚至心室颤动、房室传导阻滞、束支传导阻滞突然改善或消失，或下壁心肌梗死患者出现一过性窦性心动过缓、窦房传导阻滞，伴或不伴低血压；④心肌坏死标志物峰值提前，如cTn峰值提前至发病后12小时内，肌酸激酶同工酶峰值提前至14小时内。

具备上述4项中的2项或2项以上者，考虑再通；但第2项和第3项两项组合不能判定为再通。

冠状动脉造影判断标准：心肌梗死溶栓（thrombolysis in myocardial infarction，TIMI）2级或3级血流表示血管再通，TIMI 3级为完全性再通，溶栓失败则梗死相关血管持续闭塞（TIMI 0~1级）。

6. 溶栓出血并发症及其处理·溶栓治疗的主要风险是出血,尤其是颅内出血(发生率0.9%~1.0%)。高龄、低体重、女性、既往脑血管疾病史、入院时血压高是颅内出血的主要危险因素。一旦怀疑颅内出血,应立即停用溶栓、抗血小板和抗凝治疗;进行急诊 CT 或 MRI 检查;测定血红蛋白、血细胞比容、凝血酶原时间、活化部分凝血活酶时间、血小板计数和纤维蛋白原、D-二聚体,并检测血型进行交叉配血;维持生命体征,启动降低颅内压等急救措施;对于4 小时内使用过普通肝素的患者,推荐用鱼精蛋白中和(1 mg 鱼精蛋白中和 100 U 普通肝素);对出血时间异常的患者可酌情输注血小板。

(七)抗血小板和抗凝治疗

1. 抗血小板治疗·常用的药物有环氧化酶抑制剂(阿司匹林)、P2Y12 受体拮抗剂(替格瑞洛、氯吡格雷等)、血小板膜糖蛋白(GP)Ⅱb/Ⅲa 受体拮抗剂(替罗非班、阿昔单抗、依替巴肽等)。阿司匹林联合一种 P2Y12 受体抑制剂的双联抗血小板治疗(dual antiplatelet therapy, DAPT)是抗栓治疗的基础。

阿司匹林是抗血小板治疗的基石。如果患者没有禁忌证,NSTE-ACS、STEMI 患者均应立即服用阿司匹林首剂负荷量 150~300 mg(未服用过阿司匹林的患者),继以 75~100 mg/d 的剂量长期维持。同时在服用阿司匹林的基础上,应再联合应用一种 P2Y12 受体拮抗剂,对于接受溶栓治疗的患者也不例外,并维持至少 12 个月。

国内常用的口服 P2Y12 受体抑制剂包括氯吡格雷和替格瑞洛。

推荐首选替格瑞洛(180 mg 负荷量,以后 90 mg/次,2 次/日),不能使用替格瑞洛的患者,可应用氯吡格雷(300~600 mg 负荷量,以后 75 mg/次,1 次/日)。年龄>75 岁的老年患者,建议应用氯吡格雷,不用负荷量,服用 75 mg,1 次/日。

GPⅡb/Ⅲa 受体拮抗剂替罗非班、依替巴肽等作为静脉及冠状动脉用药,其药效相对稳定,作用于血小板聚集的终末环节,是强效抗血小板药物之一。与阿昔单抗相比,小分子替罗非班具有更好的安全性,大出血发生率处于同类研究的低水平。在有效的双联抗血小板治疗及抗凝治疗情况下,不推荐 STEMI 和 NSTE-ACS 患者 PCI 前早期常规应用 GPⅡb/Ⅲa 受体拮抗剂。

2. 抗凝治疗·抗凝治疗可以抑制凝血酶的生成与活化,减少血栓相关的事件发生。确诊为 ACS 时,应尽快启动肠道外抗凝治疗,并与抗血小板治疗联合进行,同时须注意警惕和观察出血风险。常用的药物有普通肝素、低分子肝素、磺达肝癸钠、比伐芦定。

(1)抗凝药物的用法:NSTE-ACS 患者可用肝素进行短期抗凝。STEMI 检测患者需要在 48 小时内接受介入性治疗的,建议选用普通肝素或比伐芦定。需要进行静脉溶栓治疗的患者,应使用普通肝素或低分子肝素抗凝治疗至少 48 小时,直至血运重建,但最多不宜超过 8天。如果患者拟行非介入性治疗,宜先用磺达肝癸钠或低分子肝素,其中对于出血风险高的患者,宜选用磺达肝癸钠。低分子肝素(如依诺肝素)皮下注射使用方便,无须实验室检测,且肝素诱导血小板减少症的发生率更低。磺达肝癸钠是有效性和安全性综合评估最佳的凝血因子Ⅹa 抑制剂,一般 2.5 mg,1 次/日,皮下注射。比伐芦定静脉注射 0.75 mg/kg,继而 1.75 mg/(kg·h)静脉滴注维持 4 小时。

(2)溶栓治疗中肝素的使用

1)普通肝素:在特异性纤溶酶原激活剂(阿替普酶、瑞替普酶、替奈普酶和重组人尿激酶原)溶栓前推荐给普通肝素 60 U/kg 静脉弹丸式注射,最大剂量 4 000 U。溶栓结束后以 12 U/

(kg·h)静脉滴注,最大剂量 1 000 U/h,维持至少 48 小时,维持部分凝血酶原时间(APTT),在正常值的 1.5~2.0 倍(50~70 秒),其后可改为低分子肝素皮下注射,1 次/12 小时,连用 3~5 天;非特异性纤溶酶原激活剂(如尿激酶)溶栓后,12 小时皮下注射普通肝素 7 500 U 或低分子肝素,共 3~5 天。

2)依诺肝素:对于年龄<75 岁的患者,给予 30 mg 静脉推注,15 分钟后开始 1 mg/kg 皮下注射,1 次/12 小时(前 2 次皮下注射,每次最大剂量不超过 100 mg);对于年龄≥75 岁的患者,不给予静脉推注,直接给予 0.75 mg/kg 皮下注射,1 次/12 小时(前 2 次皮下注射,每次最大剂量不超过 75 mg);对于估算的肾小球滤过率(estimated glomerular filtration rate,eGFR)<30 mL/(min·1.73 m²)的患者,不论年龄,均不给予静脉推注,直接给予 1 mg/kg 皮下注射,1 次/24 小时。

3)磺达肝癸钠:对于使用链激酶溶栓的患者,给予 2.5 mg 静脉推注,之后 2.5 mg 皮下注射,1 次/天,使用时间不超过 8 天。对于 eGFR<30 mL/(min·1.73 m²)的患者,不推荐使用磺达肝癸钠。

3. 肾功能不全患者的抗血小板与抗凝治疗·ACS 患者中大约有 30%合并肾功能不全,对于肾功能不全的患者,抗血小板药物通常无须调整剂量,但抗凝药物的类型和剂量应基于肾功能的评估进行相应调整。应尽早评估肾小球滤过率,并根据肾功能考虑抗栓药物的类型和剂量(表 3-5-8)。

表 3-5-8　慢性肾脏病患者急诊使用抗栓药物的推荐剂量

药物	肾功能正常或 CKD 1~3 期 [eGFR≥30mL/(min·1.73 m²)]	CKD4 期 [eGFR 15~30mL/ (min·1.73 m²)]	CKD5 期 (eGFR<15mL/ min/1.73 m²)
阿司匹林	负荷剂量 150~300 mg 口服,维持剂量 75~100 mg/d	无须调整剂量	无须调整剂量
氯吡格雷	负荷剂量 300~600 mg 口服,维持剂量 75 mg/d	无须调整剂量	无须调整剂量
替格瑞洛	负荷剂量 180 mg 口服,维持剂量 90 mg,2 次/日	无须调整剂量	不推荐
依诺肝素	皮下注射 1 mg/kg,2 次/日;年龄≥75 岁的患者:皮下注射 0.75 mg/kg,2 次/日	皮下注射 1 mg/kg,1 次/日	不推荐
普通肝素	冠状动脉造影之前:静脉推注 60~70 U/kg(最大剂量 5 000 U),随后静脉滴注[12~15 U/(kg·h)],最大剂量 1 000 U,控制 APTT 为 1.5~2.0 倍正常值;PCI 治疗期间:静脉推注 70~100 U/kg(联合使用糖蛋白Ⅱb/Ⅲa 受体拮抗剂时剂量为 50~70 U/kg)	无须调整剂量	无须调整剂量
磺达肝癸钠	皮下注射 2.5 mg,1 次/日	eGFR<30 mL/(min·1.73 m²)或透析时不推荐	不推荐
比伐芦定	静脉推注 0.75 mg/kg,随后静脉滴注 1.75 mg/(kg·h);若 30 mL/(min·1.73 m²)≤eGFR<60 mL/(min·1.73 m²),静脉滴注剂量减至 1.4 mg/(kg·h)	不推荐	不推荐
阿昔单抗	静脉推注 0.25 mg/kg,随后静脉滴注 0.125 μg/(kg·min)(最大剂量 10 μg/min)	考虑出血风险	考虑出血风险
依替巴肽	静脉推注 180 μg/kg,随后静脉滴注 20 μg/(kg·min)至少 18 小时;若 eGFR<50 mL/(min·1.73 m²),滴注剂量减至 1.0 μg/(kg·min)	不推荐	不推荐
替罗非班	静脉推注 25 μg/kg,随后 0.15 μg/(kg·min)静脉滴注	滴注剂量减少 50%	不推荐

注:CKD 为慢性肾脏病;eGFR 为估算的肾小球滤过率;APTT 为活化的部分凝血活酶时间。

当 eGFR<30 mL/(min・1.73 m²)时,建议将皮下注射或静脉注射抗凝药调整为持续静脉滴注普通肝素,并且根据活化部分凝血酶时间调整剂量。

4. 血小板减少患者的抗栓治疗・ACS 患者接受抗栓治疗时,若出现血小板减少<100×10⁹/L(或者较血小板计数基础值下降>50%),应暂停使用肝素及 GPⅡb/Ⅲa 受体拮抗剂,观察病情变化。如治疗前血小板减少至(30~40)×10⁹/L,抗栓治疗要慎重,并在治疗过程中密切监测血小板计数和出血倾向。

(八) 抗心肌缺血和抑制心肌重构 常用药物包括硝酸酯类、β 受体阻滞剂、血管紧张素转化酶抑制剂(ACEI)/血管紧张素Ⅱ受体阻滞剂(ARB)、醛固酮受体拮抗剂、钙通道阻滞剂、他汀类等。

1. 硝酸酯类药物・硝酸酯是非内皮依赖性血管扩张剂,具有扩张外周血管和冠状动脉的效果。推荐舌下或静脉使用硝酸酯类药物缓解心绞痛。若患者有反复缺血性胸痛、难以控制的高血压或心力衰竭,则建议静脉应用。对于收缩压<90 mmHg 或较基础血压降低>30%、拟诊右心室梗死的 STEMI 患者不推荐使用硝酸酯类药物。

2. β 受体阻滞剂・无禁忌证的 NSTEMI、STEMI 患者均推荐在发病后 24 小时内早期开始口服 β 受体阻滞剂,并长期服用,争取达到静息目标心率 50~60 次/分。建议口服美托洛尔,从低剂量开始,逐渐增加至患者最大耐受剂量。若患者耐受良好,2~3 天后换用相应剂量的长效缓释制剂。

以下情况需暂缓或减量使用 β 受体阻滞剂:①心力衰竭或低心排血量,心功能 Killip 分级Ⅲ级或以上;②进行性心源性休克;③其他相对禁忌证:PR 间期>0.24 秒、二度或三度房室传导阻滞、活动性哮喘或反应性气道疾病。另外,怀疑冠状动脉痉挛或可卡因诱发的胸痛患者,也应当避免使用。

3. 血管紧张素转化酶抑制剂(ACEI)/血管紧张素Ⅱ受体阻滞剂(ARB)・ACEI 通过阻断肾素-血管紧张素系统,影响心肌重塑、减轻心室过度扩张发挥心血管保护作用。可使用卡托普利或依那普利这类短效 ACEI。伴有肾功能不全的患者,应明确肾功能状况及是否有 ACEI 或 ARB 的禁忌证。ARB 可替代 ACEI,生存率获益相似。不推荐联合使用 ACEI 和 ARB,因可能增加不良事件的发生。

ACEI/ARB 禁忌证包括:STEMI 急性期动脉收缩压<90 mmHg、严重肾功能不全[血肌酐水平>265 μmol/L(2.99 mg/dL)]、双侧肾动脉狭窄、移植肾或孤立肾伴肾功能不全、对ACEI/ARB 过敏、血管神经性水肿或导致严重咳嗽者及妊娠期/哺乳期女性等。

4. 醛固酮受体拮抗剂・STEMI 和 NSTEMI 后已接受 ACEI 和(或)β 受体阻滞剂治疗,但仍存在左心室收缩功能不全(LVEF≤40%)、心力衰竭或糖尿病,且无明显肾功能不全[血肌酐男性≤221 μmol/L(2.5 mg/dL),女性≤177 μmol/L(2.0 mg/dL)、血钾≤5.0 mmol/L]的患者,应给予醛固酮受体拮抗剂治疗。

5. 钙通道阻滞剂(CCB)・二氢吡啶类 CCB,如硝苯地平和氨氯地平,主要引起外周血管明显扩张,对心肌收缩力、房室传导和心率几乎没有直接影响。非二氢吡啶类 CCB,如地尔硫䓬和维拉帕米有显著的负性变时、负性变力和负性传导作用。所有 CCB 均能引起冠状动脉扩张,可用于变异型心绞痛。短效硝苯地平可导致剂量相关的冠状动脉疾病死亡率增加,不建议常规使用。

6. 他汀类药物·所有无禁忌证的 STEMI 患者入院后均应尽早开始高强度他汀类药物治疗,无须考虑胆固醇水平,并长期维持。

（九）冠状动脉搭桥手术（CABG） 紧急 CABG 也是再灌注治疗的一种手段,仅在少部分患者中考虑实施:①溶栓治疗或 PCI 后仍有持续的或反复的缺血;②冠状动脉造影显示血管解剖特点不适合行 PCI 且存在大面积受损心肌、严重心力衰竭或心源性休克风险;③出现心肌梗死相关机械并发症,如室间隔穿孔、乳头肌功能不全或断裂等。

（十）并发症的处理

1. **ACS 合并心力衰竭**·肺水肿且 $SaO_2 < 90\%$ 的患者推荐吸氧,维持 $SaO_2 \geqslant 95\%$;呼吸频率 >25 次/分,且 $SaO_2 < 90\%$ 的呼吸窘迫患者在不伴低血压时可考虑使用无创通气支持。患者出现导致低氧血症、高碳酸血症或酸中毒的呼吸衰竭且无法耐受无创通气支持时,建议有创通气治疗。阿片类药物可以缓解呼吸困难及焦虑症状,使用时需注意监测呼吸状态。

肺水肿伴呼吸困难的 STEMI 患者,采用静脉注射袢利尿剂作为一线药物(如呋塞米、布美他尼和托拉塞米)。

血压 >90 mmHg 的患者可应用血管扩张剂硝酸酯类药物以缓解症状及减轻肺淤血;硝普钠也可用于控制收缩压升高患者的血压及缓解症状,常从小剂量($10\,\mu g/min$)开始,根据血压逐渐增加至合适剂量。

严重心力衰竭伴有难以纠正的低血压的 STEMI 患者可以考虑使用正性肌力药物。伴有难治性心力衰竭且对利尿剂反应不佳的 STEMI 患者,可行超滤或血液净化治疗。存在持续性心肌缺血的患者应早期行冠状动脉血运重建治疗。

除上述处理措施外,尽早行超声心动图检查,必要时行血流动力学监测,以评价左心功能的变化、指导治疗及监测疗效。

2. **ACS 合并心源性休克**·STEMI 和 NSTE - ACS 合并心源性休克的患者宜尽早行冠脉造影,以期对冠脉行血运重建。其他治疗措施参见休克章节。

3. **ACS 合并心律失常**·48 小时内复杂的室性心动过速(VT)和心室颤动(VF)相对较常见。STEMI 患者心律失常的发生率高于 NSTEMI 患者,以多形性室性心动过速为主,并常演进为心室颤动,易导致猝死。

（1）再灌注前的心律失常:ACS 可引发室上性、室性快速心律失常和缓慢心律失常。对于STEMI 患者,紧急再灌注是最重要的治疗方法。

（2）再灌注引起的心律失常:再灌注引起的持续性室性心动过速、心室颤动常在冠状动脉血流恢复即刻或之后最初的数分钟出现。加速性室性心律失常和非持续性室性心动过速是最常见的再灌注性心律失常,属良性室性心律失常,无须特殊的抗心律失常治疗。

对于持续性室性心动过速或心室颤动伴血流动力学不稳定的患者,应立即进行心脏电复律或除颤。胺碘酮具有抑制室性心动过速、心室颤动等严重室性心律失常反复发作的效用。无禁忌证的患者早期静脉给予 β 受体阻滞剂也有助于预防室性心动过速、心室颤动的反复发作。

（3）ACS 合并电风暴:ACS 易诱发室性心律失常甚至交感电风暴,可导致血流动力学不稳定,是心源性猝死的常见原因。因此,早期识别和筛查 ACS 电风暴的高危人群,及时诊断并规范治疗十分重要。

【最新进展】

（一）溶栓治疗 溶栓药物发展分为四代。第一代溶栓剂以非选择性的尿激酶和链激酶为代表，其优点在于具有很强的溶栓作用，同时因其无特异性，亦可能造成全身性的纤溶状态，导致患者严重的出血等不良反应；第二代溶栓剂以阿替普酶为代表，其特点为在使纤溶酶原活化为纤溶酶，而后溶解纤维蛋白过程中具有较高的选择性，但由于其半衰期较短，在临床使用中需要掌握好药物的用量，以及溶栓后需要抗凝治疗；第三代溶栓药物包括瑞替普酶、替奈普酶等，其中大部分是在第二代的基础上加以改进，半衰期及选择性均优于第二代，在临床上可单次给药，具有较高的安全性；第四代溶栓药物是从海洋微生物中提取的 PAI－1 合成抑制剂，包括 XR5118 和 PUW 等，其溶栓作用是通过提升血浆中纤溶酶原激活剂的浓度实现的，不良反应与前几代相比最小，并且可以口服，但是目前尚缺少临床观察与应用。

（二）抗血小板治疗 目前国内外常用的口服 P2Y12 受体拮抗剂包括氯吡格雷、替格瑞洛和普拉格雷，其中替格瑞洛和普拉格雷被称为新型 P2Y12 受体拮抗剂。

普拉格雷也需要经过肝脏代谢，起效快，抑制血小板活性较氯吡格雷高，但出血风险较高。对比以上两种药物，替格瑞洛为非前体药物，无须经肝脏代谢，起效快，效果可逆，个体差异小。替格瑞洛因治疗效果和风险系数等优势，近年来被指南予以强烈推荐。关于普拉格雷的结论尚不统一，有研究证实该药在减少缺血事件的同时，出血风险较高。而也有研究提示，普拉格雷显著降低不良终点事件发生率，且未增加出血风险。相比替格瑞洛或氯吡格雷，普拉格雷改善血管功能方面优于氯吡格雷和替格瑞洛，但目前国内暂未上市。此外，研究发现对于 70 岁及以上的老年患者，氯吡格雷的原发性出血率明显低于替格瑞洛组，但临床获益却不劣于替格瑞洛。

ACS 合并慢性肾脏病（CKD）的患者因基础肾脏疾病，可能存在血小板功能障碍及异常凝血级联反应，造成出血或血栓风险较高，同时在抗血小板药物治疗时效果不理想。目前指南对于轻中度 CKD 患者推荐使用替格瑞洛或氯吡格雷，重度 CKD 患者推荐使用氯吡格雷。

（三）院前抗凝治疗 LMWH 和 UFH 均存在肝素诱导性血小板减少症（HIT）的风险，而新型抗凝药物比伐芦定是一种具有抗血小板作用，特异和直接抑制凝血酶，半衰期 25 分钟，并且不引起免疫介导的血小板减少症。比伐芦定不仅不激活血小板，反而可以抑制胶原和凝血酶诱导的血小板激活，众多临床试验研究都证实了比伐芦定相对于普通肝素在 PCI 中使用的安全性。ACS 患者特别是接受 PCI 治疗的患者中，比伐芦定在预防缺血性事件方面至少拥有与肝素这一经典抗凝药物相似的疗效，而出血事件的风险则显著降低，凸显了它在抗凝治疗领域卓越的安全性。

虽然目前比伐芦定在急诊 PCI 抗凝治疗中的地位尚存质疑，但其在急诊 PCI 中可以减少出血、抗凝迅速及效果确切、花费较低、无诱导血小板减少不良反应，特别是对于急诊 PCI 术前血小板减少的 STEMI 患者是最佳选择，在急诊 PCI 治疗中的地位仍是不可替代的。

（四）调脂治疗 前蛋白转化酶枯草杆菌蛋白酶/kexin 9 型（proprotein convertase subtilisin-kexin type 9，PCSK9）抑制剂。研究表明，PCSK9 抑制剂在 ACS 临床应用实践中，在不增加临床不良事件的基础上，可显著减少患者心血管和非心血管因素的死亡率。有研究显示，PCSK9 抑制剂治疗糖尿病合并 ACS 患者获益更大，而且对机体糖代谢影响小。

李剑　上海中医药大学附属第七人民医院

参考文献

［1］ 中国医师协会急诊医师分会,国家卫健委能力建设与继续教育中心急诊学专家委员会,中国医疗保健国际交流促进会急诊急救分会.急性冠脉综合征急诊快速诊治指南(2019)［J］.临床急诊杂志,2019,20(4):253-262.

［2］ 中华医学会心血管病学分会,中华心血管病杂志编辑委员会.急性 ST 段抬高型心肌梗死诊断和治疗指南(2019)［J］.中华心血管病杂志,2019,47(10):766-783.

［3］ Ibanez B, James S, Agewall S, et al. 2017 ESC Guidelines for the management of acute myocardial infarction in patients presenting with ST-segment elevation: the Task Force for the management of acute myocardial infarction in patients presenting with ST-segment elevation of the European Society of Cardiology (ESC)［J］. Eur Heart J, 2018, 39(2):119-177.

［4］ 中国医师协会心血管内科医师分会血栓防治专业委员会,中华医学会心血管病学分会冠心病与动脉粥样硬化学组,中华心血管病杂志编辑委员会.急性冠状动脉综合征非血运重建患者抗血小板治疗中国专家共识(2018)［J］.中华心血管病杂志,2019,47(6):430-442.

［5］ Schupke S, Neumann F J, Menichelli M, et al. Ticagrelor or prasugrel in patients with acute coronary syndromes ［J］. N Engl J Med, 2019,381(16):1524-1534.

［6］ Collet J P, Thiele H, Barbato E, et al. 2020 ESC Guidelines for the management of acute coronary syndromes in patients presenting without persistent ST-segment elevation ［J］. Eur Heart J, 2021,42(14):1289-1367.

［7］ Stiermaier T, Jensen J O, Rommel K P, et al. Combined intrahospital remote ischemic perconditioning and postconditioning improves clinical outcome in ST-elevation myocardial infarction ［J］. Circ Res, 2019,124(10):1482-1491.

［8］ Mathias W, Tsutsui J M, Tavares B G, et al. Sonothrombolysis in ST-segment elevation myocardial infarction treated with primary percutaneous coronary intervention ［J］. J Am Coll Cardiol, 2019,73(22):2832-2842.

［9］ Kapur N K, Alkhouli M A, De Martini T J, et al. Unloading the left ventricle before reperfusion in patients with anterior st-segment-elevation myocardial infarction ［J］. Circulation, 2019,139(3):337-346.

第六节 · 主 动 脉 夹 层

主动脉夹层(aortic dissection，AD)是一种由各种原因导致的主动脉壁内膜、中膜发生分离，造成血液流入，形成真假腔的疾病。发生夹层通常会伴有不连续内膜撕裂，但也可能没有撕裂。如果病程未超过 14 天，则为急性主动脉夹层。

【病因】

目前认为 AD 发病主要和以下危险因素有关。

1. 增加主动脉壁张力的各种因素·如高血压、主动脉缩窄、外伤等。

2. 导致主动脉壁结构异常的因素·如动脉粥样硬化、遗传性结缔组织疾病(如马方综合征、Loeys-Dietz 综合征、Ehlers-Danlos 综合征等)、家族性遗传性 AD 或主动脉瘤、大动脉炎等。

3. 其他因素·如妊娠、医源性 AD 等。国内多中心研究表明，高血压、马方综合征、吸烟、饮酒、主动脉瓣二叶畸形(BAV)、动脉粥样硬化等是我国人群 AD 发病的主要独立危险因素。文献报道，我国 AD 患者高血压发生率为 50.1%～75.9%。

【发病机制】

内膜撕裂是初始事件，之后主动脉壁的中间层发生病变。然后血液流过中间层，延伸到远端或近端，从而形成假腔。随着夹层扩散，血流通过假腔可能阻塞血流通过主动脉分支，包括冠状动脉、头臂动脉、肋间动脉、内脏和肾动脉或髂血管。夹层的内膜撕裂最常发生在窦管接合部位正上方或左锁骨下动脉正远端。不管撕裂发生在主动脉的什么位置，都可能有夹层的逆行性和顺行性延伸。源自升主动脉的逆行性夹层可能因使主动脉瓣与主动脉根分离而造成主动脉瓣关闭不全。

当夹层血管与起源血管相交，且主动脉血肿已扩散到血管壁中而导致分支血管狭窄或阻塞时，发生分支血管静态性缩窄。当游离皮瓣位于分支血管起源的相反侧上时，发生动态性压缩。当真腔塌陷且内膜瓣在分支血管口上闭合时，分支血管在心脏舒张期发生阻塞，在心脏收缩期血流回流。分支血管的静态或动态性压缩或两者的组合都可导致总血流阻塞和终末器官缺血。随后的临床表现取决于夹层累及的范围和随后的器官灌注不良情况。

【诊断思路】

(一) 症状

1. 疼痛·疼痛是 AD 最常见的临床表现，多为主动脉走行或映射区域突发剧烈疼痛，往往持续且难以忍受。疼痛性质通常为撕裂样或刀割样，且不同于其他病症引起的疼痛。

2. 心脏并发症表现·AD 患者多伴发心脏并发症。AD 累及主动脉瓣常导致瓣膜关闭不全,舒张期可闻及主动脉瓣区杂音,重者会有心力衰竭表现。累及冠状动脉开口可导致心肌缺血、急性心肌梗死、恶性心律失常,常被误诊为急性冠脉综合征。部分累及升主动脉的 AD 患者可出现心包积液,重者还可发生心脏压塞。

3. 脏器灌注不良表现·AD 累及主动脉的重要分支血管可导致脏器缺血或灌注不良的临床表现:①累及无名动脉或左颈总动脉可导致中枢神经系统症状,表现出淡漠、嗜睡、晕厥或意识障碍;累及脊髓动脉灌注时,脊髓缺血可导致下肢轻瘫或截瘫。②累及一侧或双侧肾动脉可有血尿、无尿、严重高血压,甚至肾衰竭。③累及腹腔干、肠系膜上及肠系膜下动脉时可引起胃肠道缺血表现,如肠麻痹和肠坏死,部分患者表现为黑便或血便,听诊可发现肠鸣音异常,重者可表现出腹膜刺激症状,有时腹腔动脉受累引起肝脏或脾脏梗死。④累及下肢动脉时,可出现急性下肢缺血症状,如疼痛、无脉,甚至下肢缺血性坏死等。

(二) 体征　除上述症状外,疑似 AD 的患者出现以下体征有助于临床诊断。

1. 血压异常·AD 常可引起远端肢体血流减少,导致四肢血压差别较大。若测量的肢体是夹层受累一侧,将会误诊为低血压,从而导致误诊和错误治疗。因此,对于 AD 患者,应常规测量四肢血压。50.1%～75.9% 的 AD 患者合并高血压,但也有部分患者就诊时表现为低血压,此时应考虑心脏压塞可能。

2. 主动脉瓣区舒张期杂音·患者既往无心脏病史,则提示夹层所致急性主动脉瓣反流可能。

3. 胸部体征·AD 大量渗出或破裂出血时,可出现气管向右侧偏移,左胸叩诊呈浊音,左侧呼吸音减弱;双肺湿啰音提示急性左心衰竭。

4. 腹部体征·AD 导致腹腔脏器供血障碍时,可造成肠麻痹甚至坏死,表现为腹部膨隆,叩诊呈鼓音,广泛压痛、反跳痛及肌紧张。

5. 神经系统体征·脑供血障碍时出现淡漠嗜睡、昏迷或偏瘫;脊髓供血障碍时,可有下肢肌力减弱甚至截瘫。

(三) 实验室检查及辅助检查

1. 实验室检查·对于入院的胸痛和高度怀疑 AD 的患者,应完善常规检查,如血常规及血型、C 反应蛋白、尿常规、肝肾功能、血气分析、血糖血脂、免疫 5 项,以及传染病筛查、心肌损伤标志物、凝血功能 5 项(包括 D-二聚体)、淀粉酶等,这些检查有助于鉴别诊断或发现相关并发症,减少术前准备的时间。D-二聚体阴性有助于排除急性 AD。

2. 影像学检查·全主动脉计算机断层扫描血管造影(CTA)诊断 AD 具有较高的敏感性和特异性,可作为可疑 AD 患者首选的影像学检查手段。X 线胸片检查诊断 AD 疾病的作用有限。经胸超声心动图(transthoracic echocardiography, TTE)并非评估主动脉的首选技术,但最常用于评估近端升主动脉及主动脉根部。MRI 能显示血液流动与血管壁之间的内在对比,适合诊断主动脉疾病,但成像时间较长、扫描过程中无法监测危重患者、检查禁忌较多,不适用于 AD。血管造影技术为有创检查,可以动态显示主动脉腔、分支和侧支循环及任何异常情况,可在无创检查结果不明确或不完整时应用。

(四) 诊断　诊断或排除主动脉夹层需结合患者的家族史、症状、体征、实验室检查结果及影像学检查等,对于 AD 的诊断与评估应注意以下问题:①疑似 AD 患者应完善床旁心电图检查;②将 TTE 作为拟诊 AD 患者必要的初步影像学评估手段;③全主动脉 CTA 应作为拟诊

AD的首选确诊影像学检查手段；④患者因碘过敏、严重肾功能损害、妊娠、甲状腺功能亢进或医疗机构无CT设备而不能行全主动脉CTA检查时，可行MRI检查明确诊断；⑤非紧急情况下，建议完善肾功能、妊娠状态评估及造影剂过敏史，便于选择辐射剂量暴露最小的主动脉最佳成像方式；⑥对于年轻和需要反复接受造影检查的患者，应评估患者放射线暴露的风险；⑦建议按照不同的主动脉节段报告主动脉直径和异常情况，直径测量应取与主动脉长径垂直的平面。

基于患者入院时病史询问、体格检查对疾病确诊极为重要。急性胸痛疑似AD的患者诊断参考AD诊断流程图（图3-6-1）。另外，该诊断流程仅适用于AD，以胸腹部疼痛为表现的疾病众多，具体诊断决策应根据医师的经验和医疗机构条件综合考虑。

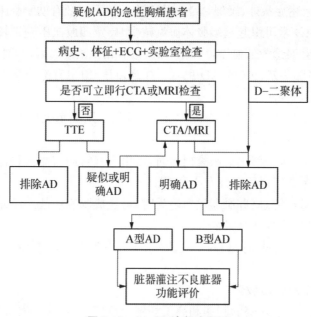

图3-6-1 AD诊断流程图

【病情评估】

（一）分型

1. 国际分型·AD分型的目的是指导临床治疗和评估治疗的预后。国际上，主要根据夹层发生部位、内膜破口起源及夹层累及范围进行分型。

1965年，DeBakey首次根据AD原发破口位置及累及范围提出了DeBakey分型：①Ⅰ型：原发破口位于升主动脉或主动脉弓，夹层累及大部或全部胸升主动脉、主动脉弓、胸降主动脉、腹主动脉。②Ⅱ型：原发破口位于升主动脉，夹层累及升主动脉，少数可累及主动脉弓。③Ⅲ型：原发破口位于左锁骨下动脉以远，夹层范围局限于胸降主动脉为Ⅲa型，向下同时累及腹主动脉为Ⅲb型。

1970年，Daily根据夹层累及范围提出了Stanford分型，凡是夹层累及升主动脉者为Stanford A型，相当于DeBakeyⅠ型和Ⅱ型，适合急诊外科手术；夹层仅累及胸降主动脉及其远端为Stanford B型，相当于DeBakeyⅢ型，可先内科治疗，再开放手术或腔内治疗。其他分型有 Lansman 改良分型、Penn 分型、TEM 分型等。目前，DeBakey 分型和 Stanford 分型应用最为广泛。

2. 国内分型·国内学者根据我国患者的临床特征及临床实践提出了相应的分型方案。2005 年，孙立忠等在 Stanford 分型的基础上提出 AD 细化分型（孙氏分型）。对于医师评估风险、制订治疗方案、选择手术方式和初步判断预后具有很好的指导作用。Stanford A 型 AD 的孙氏细化分型：根据主动脉根部受累情况细分为 A1 型、A2 型和 A3 型。根据病因和弓部病变情况分为 C 型（复杂型）和 S 型（简单型）。C 型（符合以下任意一项者）：①原发内膜破口在弓部或其远端，夹层逆行剥离至升主动脉或近端主动脉弓；②弓部或其远端有动脉瘤形成（直径大于 5.0 cm）；③头臂血管有夹层或动脉瘤形成；④胸主动脉覆膜支架置入术（TEVAR）术后逆撕 A 型夹层；⑤套筒样内膜剥脱和广泛壁内血肿；⑥主动脉根部或升主动脉术后残余夹层或新发夹层；⑦病因为遗传性结缔组织病，如马方综合征。S 型：原发内膜破口位于升主动脉且不合并上述任何一种 C 型病变。临床诊断时根据实际情况组合分型，如 A1C 型。

Stanford B 型 AD 的孙氏细化分型：根据降主动脉的扩张部位分为 B1 型、B2 型和 B3 型。根据病因和弓部有无夹层累及分为 C 型和 S 型。C 型（符合以下任意一项者）：①夹层累及左锁骨下动脉开口或远端主动脉弓；②合并心脏疾病，如瓣膜病、冠心病等；③合并近端主动脉病变，如主动脉根部瘤、升主动脉或主动脉弓部瘤等；④病因为遗传性结缔组织疾病，如马方综合征。S 型为不合并上述任何一种情况者。临床诊断时根据实际情况组合分型，如 B1C 型（图 3-6-2）。

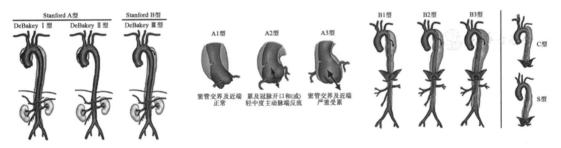

图 3-6-2 主动脉夹层分型（引自 2017 年《主动脉夹层诊断与治疗规范中国专家共识》）

（二）分期 2014 年 ESC 指南和 2017 年《主动脉夹层诊断与治疗规范中国专家共识》将 AD 分为：发病时间≤14 天为急性期，发病时间 15～90 天为亚急性期，发病时间＞90 天为慢性期。

（三）风险评估 对于急性胸痛的患者，2010 年 AHA 指南中提出疑诊 AD 的高危易感因素、胸痛特征和体征（表 3-6-1）。国际急性主动脉夹层注册研究（IRAD）基于上述高危因素提出 AD 危险评分，根据患者符合危险因素分类（高危易感因素、高危疼痛特征及高危体征）的类别数计 0～3 分（0 分为低危，1 分为中危，≥2 分为高危）；该评分≥1 分诊断 AD 的敏感度达 95.7%。因此，对存在上述高危病史、症状及体征的初诊患者，应考虑 AD 可能并安排合理的辅助检查以明确诊断。

表 3-6-1　主动脉夹层的风险评估(引自 2017 年《主动脉夹层诊断与治疗规范中国专家共识》)

高危病史	高危胸痛症状	高危体征
(1) 马方综合征等结缔组织病	(1) 突发疼痛	(1) 动脉搏动消失或无脉
(2) 主动脉疾病家族史	(2) 剧烈疼痛,难以忍受	(2) 四肢血压差异明显
(3) 已知的主动脉瓣疾病	(3) 撕裂样、刀割样尖锐痛	(3) 局灶性神经功能缺失
(4) 已知的胸主动脉瘤	(4) 新发主动脉瓣杂音	(4) 低血压或休克
(5) 曾行主动脉介入或外科操作		

【治疗】

(一) 初步治疗原则　AD 初步治疗的原则是有效镇痛、控制心率和血压,减轻主动脉剪应力,降低主动脉破裂的风险。

1. **镇痛**·适当肌注或静脉应用阿片类药物(吗啡、哌替啶)可降低交感神经兴奋性,提高控制心率和血压的效果。

2. **控制心率和血压**·主动脉壁剪应力受心室内压力变化率(dp/dt)和血压的影响。静脉应用短效 β 受体阻滞剂(如美托洛尔、艾司洛尔等)是药物治疗方法的基础,但应保证能维持最低的有效终末器官灌注。对于降压效果不佳者,可在 β 受体阻滞剂的基础上联用降压药物。药物治疗的目标为控制收缩压至 100~120 mmHg、心率 60~80 次/分。需注意的是,若患者心率未得到良好的控制,不要首选硝普钠降压。因硝普钠可引起反射性儿茶酚胺释放,使左心室收缩力和主动脉壁切应力增加,加重夹层病情。进一步治疗方案应根据 AD 的类型、合并症、疾病进展等因素综合考虑。

(二) Stanford A 型 AD 治疗　Stanford A 型 AD 一经确诊,均应积极手术治疗。长期的随访结果表明,Stanford A 型 AD 外科手术的效果明显优于药物保守治疗。但目前诸多的外科治疗策略仍存在争议。其他手术治疗方法有杂交手术、全腔内修复术等。

(1) 外科治疗急诊开放手术是急性 A 型主动脉夹层首选的治疗方法。对于 Stanford A 型 AD 患者,若无明显禁忌证,原则上均应积极手术治疗。外科手术注意以下几点。

1) 年龄不是急性 Stanford A 型 AD 外科手术的禁忌证。但对于高龄患者的治疗策略应进行充分评估。

2) 急性 Stanford A 型 AD 合并脏器灌注不良综合征是影响其治疗策略及预后的主要危险因素,但不应作为外科手术禁忌证。如持续昏迷的 Stanford A 型 AD 患者不适合进行外科手术;但对头臂血管受累所致的短暂性脑缺血发作、一过性肢体或者语言功能障碍则不作为外科手术禁忌。另外,严重的肠道缺血(如血便、黑便等)不适合单纯实施外科手术治疗。对于急性 A 型 AD 合并肠道缺血患者,单纯的胸主动脉手术不能有效改善患者术后生存率。有研究报道,采用腹主动脉介入支架开窗术/分支血管支架置入(改善肠道缺血)加二期行外科手术治疗策略可改善此类患者预后。

(2) 杂交手术:杂交手术是治疗累及主动脉弓部 AC 型 AD 的重要策略。Stanford A 型 AD 杂交手术的主要方法为升主动脉/主动脉根部置换并头臂血管去分支加主动脉全弓覆膜支架腔内修复术(Hybrid Ⅱ型)。推荐高龄(>60 岁)、术前合并症多而不能耐受低温停循环手术的 AC 型 AD 患者可考虑行杂交手术,但其远期预后有待进一步随访。

(3) 全腔内修复术:目前不推荐将全腔内修复术作为 Stanford A 型 AD 患者的常规治疗手段。经心外科、血管介入科、麻醉科等多学科团队充分评估后认为不能耐受外科或杂交手术者,为挽救生命可考虑行全腔内修复术。

(4) 常见术后并发症及处理:Stanford A 型 AD 的术后并发症主要有呼吸系统并发症、神经系统并发症、急性肾损伤、出血、脏器功能不全、感染等。急性期手术死亡和并发症发生率更高。既往脑血管病史、脏器灌注不良[脑、肾脏、脊髓和(或)其他脏器]、体外循环时间长等是住院死亡的危险因素。

1) 急性呼吸功能不全:急性呼吸功能不全是 Stanford A 型 AD 术后最为常见的并发症,发生率为 5%～15%。长期吸烟或合并慢性肺疾病、肥胖、年龄、体外循环、输注大量库存血、术前血肌酐浓度增高等是患者术后早期发生呼吸功能不全的主要危险因素。术后早期采取肺保护性通气策略,保持适当的呼吸末正压($3～12\,cmH_2O$),维持良好的循环。另外,对于此类患者应警惕医院感染的发生,防止呼吸道感染,必要时行早期气管切开。

2) 神经系统并发症:Stanford A 型 AD 术后神经系统并发症发生率为 4%～30%,包括脑部并发症和脊髓损伤。①脑部并发症主要有一过性脑功能损害、卒中、脑出血等。术中严格采取上述脑保护措施是减少术后脑部并发症的关键;术后常规应用甘露醇脱水(每次 125～250 mL,每 6 小时 1 次)、激素、脑神经营养药、对症支持治疗等有助于患者恢复。②脊髓损伤:发生率为 2%～7%,患者主要表现为轻瘫或截瘫,主要肋间动脉发自假腔是术后发生脊髓损伤最直接的危险因素。术后无特殊情况应使患者尽早苏醒,观察下肢运动情况,若出现异常应早期积极干预。术后出现截瘫后应提高组织灌注压,并尽早行脑脊液穿刺引流,将脑脊液压力控制在 10 mmHg 以下,有助于改善预后。

3) 肾衰竭:Stanford A 型 AD 术后肾衰竭的发生率为 5%～12%。术前肾功能不全、围手术期大量输血、体外循环时间长、术后急性呼吸功能不全等是患者术后发生急性肾衰竭的主要危险因素。术后维持有效循环血量及灌注压,避免使用肾毒性药物,减少血制品的应用。一旦出现术后少尿、无尿或血肌酐浓度迅速升高,应尽早干预。连续肾脏替代治疗(CRRT)是急性肾衰竭的有效治疗措施,部分患者经治疗后肾功能可逐渐改善或恢复正常。

4) 出血:术中及术后大量出血或输血与 Stanford A 型 AD 围手术期诸多并发症及近远期预后不良密切相关,甚至可直接危及患者生命。术中确切缝合、主动脉根部-右心房分流(Cabrol 分流术)可有效减少外科性出血。另外,采取适宜的血液保护措施,如术前自体血液分离与回输、术中自体血回收等技术,有助于减少手术出血量及输血量。

5) 感染:感染是主动脉外科手术后院内死亡的危险因素之一。Stanford A 型 AD 术后医院感染的发生率约为 12%,以呼吸道感染为主。患者手术切皮前(30 分钟内)、术中(手术超过3 小时)及术后常规静脉预防性使用抗生素。术后发生感染应根据病原菌药敏试验在专科医师指导下合理应用抗菌药物。

(三) Stanford B 型 AD 治疗　Stanford B 型 AD 治疗的方法包括药物治疗和手术治疗。药物治疗是 Stanford B 型 AD 的基本治疗方式,部分患者甚至可获得良好的远期预后。手术治疗可进一步降低 Stanford B 型 AD 主动脉事件发生风险,包括胸主动脉腔内修复术(TEVAR)、开放性手术和 Hybrid 手术等。

1. 药物治疗 · Stanford B 型 AD 药物治疗同 Stanford A 型 AD。

2. 胸主动脉腔内修复术 · 胸主动脉腔内修复术（TEVAR 治疗）目的是以覆膜支架封闭原发内膜破口，扩张真腔、压缩假腔，促进假腔血栓化及主动脉重构，达到防止夹层破裂、改善远端缺血。

3. 直视支架象鼻手术 · 对合并主动脉根部病变、升主动脉病变或需要外科治疗干预的心脏疾病（如先天性心脏病、心瓣膜病、冠心病等）的 Stanford B 型 AD（BC 型）患者，以及锚定区不足且能耐受开放性手术的 Stanford B 型 AD 患者，推荐采用直视支架象鼻手术治疗。

4. Stanford B 型 AD 介入治疗新技术 · "两段式"覆膜支架置入术：有研究表明，应用"两段式"覆膜支架置入术，即采用两枚支架长度的不同组合，延长支架长度覆盖更多的 AD 破口，有助于提高 TEVAR 术后的远期效果。该技术的优势是：①可以尽可能多地封闭远端破口；②总体假腔血栓形成率高，主动脉重塑效果好；③改善主动脉远端血流灌注，预防重要脏器灌注不良综合征；但需注意覆膜支架延长导致急性脊髓缺血损伤发生。

【最新进展】

1. 生物标志物的诊断价值 · 目前除了 D-二聚体，也有不少被发现的潜在的 AD 生物学标志物：①反映内皮或平滑肌细胞受损的特异性标记蛋白，如平滑肌肌球蛋白重链和弹性蛋白降解产物。平滑肌存在于主动脉壁中层，当发生夹层或夹层持续进展时，受损的平滑肌细胞使细胞蛋白释放入血，肌球蛋白重量及相关产物在血液循环中含量明显增加；Suzuki 等发现 AD 患者在发病后 3 小时内平滑肌肌球蛋白重链升高，与健康人相比，敏感性为 90.9%，特异性为 98.0%。可见其具有良好的鉴别和诊断准确性，但因升高时间窗短，下降较快，可用于症状发生早期的诊断。②反映血管间质受损的钙调蛋白和基质金属蛋白酶。基质金属蛋白酶为锌依赖性金属内肽酶家族，可由成纤维细胞、血管平滑肌细胞及白细胞分泌。任何原因增加主动脉内皮细胞、平滑肌细胞和浸润性炎症细胞的活性，都会使循环血液中基质金属蛋白酶释放增加。Li 等发现，与对照组相比，MMP-1 和 MMP-9 的组织表达在 AD 患者中有所增加。③反映炎症活动的 C 反应蛋白等。

2. 影像学检查在诊断 AD 中的应用 · AD 的诊断目前主要依赖于影像学检查。临床上常用的筛查、诊断手段有超声心动图、计算机断层扫描、磁共振成像和血管造影术。影像学检查的目的是对全主动脉进行综合评价，包括病变范围、形态、主动脉直径、主动脉瓣及各分支受累情况、与周围组织的关系，以及了解 AD 对其他脏器的影响情况如心包积液、胸腔积液等。

超声心动图包括经胸超声心动图（transthoracic echocardiography，TTE）和经食管超声心动图（transoesophageal echocardiography，TEE）两种，其对 AD 的早期急诊诊断有很大的优越性。对于怀疑急性 AD 的患者而言，TTE 因其无创、操作方便可作为急诊初步筛查首选的影像学检查。TTE 诊断 Stanford B 型 AD 的灵敏度较低，但 TEE 可明显提高其诊断的准确性。当 TTE 受患者体形、胸壁、肺部疾病等因素影响时，TEE 则可提高 AD 诊断的准确性。但作为一种侵入性操作，TEE 对急性 AD 患者具有一定的风险，一般非全麻状态下不建议常规实施。TTE 诊断 Stanford A 型 AD 的敏感性可达 88%～98%，特异性可达 90%～95%。对于 Stanford A 型 AD，TEE 可便捷、快速评价患者心功能、主动脉瓣膜功能及主动脉窦受累情况，从而为制订手术方案提供帮助。

主动脉增强 CT 和磁共振血管造影（MRA）都是目前诊断 AD 重要的影像学诊断方法。主动脉增强 CT 可清晰显示内膜片将主动脉管腔分为真腔和假腔，对夹层类型、范围、破口位置及主要分支血管或腹腔器官的受累情况等进行全面评价,为临床治疗方案的选择及患者预后的评价提供帮助,是现阶段诊断 AD 的金标准。

3. 治疗·目前 AD 治疗方法及原则仍在不断研究中更新。针对 A 型主动脉夹层,目前公认的经典治疗方法为开放手术,但开放手术创伤较大,高龄、内科合并症较多的患者难以耐受,因此杂交手术及全腔内技术在一定程度上解决了这些难题。而针对 TBAD 治疗的争论焦点在于保守治疗和外科治疗之间的权衡。

(1) A 型主动脉夹层(type A aortic dissection,TAAD):该型发病急,病情重,一旦发现,原则上均应行手术治疗,发病后 48 小时内病死率每小时增加 1%,1 周内达 70% 左右,2 周内可达 90%。TAAD 合并脏器灌注不良综合征是影响其治疗策略及预后的主要危险因素。目前对于合并严重脏器灌注不良者是否应进行外科手术尚存在争议。指南指出术前昏迷、休克、卒中、冠状动脉及周围脏器灌注不良等是影响 TAAD 患者预后的危险因素,但不应作为外科手术禁忌证。

随着主动脉外科的发展,手术式种类众多,目前主张根据内膜破口位置、数量和夹层累积范围制订个性化手术策略。传统上,TAAD 的手术策略是升主动脉置换达到预防或治疗升主动脉夹层的致命并发症。目前认为,当内膜撕裂延伸至根部或足弓时,或当主动脉弓明显长有动脉瘤(>4.5 cm)时,就需要进行主动脉根部重建或弓部重建术。TAAD 常累及主动脉根部,如冠状动脉、主动脉瓣和主动脉窦等重要解剖结构。外科处理主动脉根部病变的基本原则是尽可能彻底切除撕裂的内膜、纠正主动脉瓣关闭不全及保护冠状动脉开口。孙氏细化分型指导的 TAAD 主动脉弓部处理策略为:S 型病变采用升主动脉替换加部分主动脉弓替换术;C 型病变采用全主动脉弓替换加支架象鼻手术(孙氏手术)。近年来,孙氏手术已成为治疗复杂型 TAAD 的标准术式。

杂交手术是将开放手术和腔内技术结合的方法,可同期处理主动脉根部和弓部病变,避免了深低温停循环,减少手术创伤,适用于高龄合并症多的患者。国内 TAAD 的手术死亡占 3.1%~15.1%,术后早期并发症主要有呼吸系统并发症、急性肾衰竭、神经系统并发症、出血、感染等,急性期手术死亡和并发症发生率更高。

(2) B 型主动脉夹层(type B aortic dissection,TBAD):药物治疗是 TBAD 患者的基本治疗方式。一般而言,TBAD 患者急性期药物保守治疗的病死率较低,部分患者可获得长期良好的预后。保守治疗的主要目的是控制血压及心率,减少 AD 进一步进展,预防 AD 的破裂。血压控制目标是收缩压 100~120 mmHg。静脉应用 β 受体阻滞剂是最基础的药物治疗方法,但应注意,一定要保证能维持最低的有效终末器官灌注。对于降压效果不佳者,可在 β 受体阻滞剂的基础上联用一种或多种降压药物。镇痛治疗是主动脉夹层药物治疗中的辅助环节,可以减轻由疼痛的交感神经反射造成的难以控制的高血压。

TBAD 手术治疗的方法主要有 TEVAR、开放性手术和 Hybrid 手术治疗等。TEVAR 主要目的是封闭原发破口,扩张真腔,改善远端脏器、肢体血供,促进假腔血栓化和主动脉重塑。TEVAR 适用于锚定区充足(>1.5 cm)、非遗传性结缔组织疾病性 TBAD 患者。

研究发现,89% 的急性非复杂性 TBAD 患者可仅通过最佳药物治疗出院,但超过 3/4 的患者会在夹层后发展成需手术干预的动脉瘤。因此,TEVAR 是否应作为非复杂性 TBAD 的首选治疗有待研究。ADSORB 多中心随机对照试验对急性 TBAD 患者 1 年的研究结果表明,TEVAR 能够改善患者主动脉重塑,但 TEVAR + 药物治疗组手术死亡和并发症发生率并不优于药物治疗组。INSTEAD 随机对照试验 2 年的研究结果得出相同的结论。因此可以认为,TEVAR 治疗非复杂性 TBAD 的远期效果值得肯定,但需更多的前瞻性随机对照研究证据支持。事实上,考虑到某些危险因素,目前建议采用急性非复杂性 TBAD 患者个体化治疗方法。

对于急性复杂 TBAD,开放手术的手术死亡率超过 20%,TEVAR 治疗效果明显优于药物或者开放手术治疗。有研究发现,TEVAR、开放手术和药物治疗急性复杂 TBAD 患者的住院死亡率分别为 4%、40% 和 33%。Moulakakis 等发现,与开放手术相比,急性复杂 TBAD 患者 TEVAR 术后 30 天的死亡率、卒中发生率和脊髓损伤发生率显著降低。

费爱华 上海交通大学医学院附属新华医院

参考文献

[1] 中国医师协会心血管外科分会大血管外科专业委员会.主动脉夹层诊断与治疗规范中国专家共识[J].中华胸心血管外科杂志,2017,33(11):14.

[2] 中国医师协会心血管外科分会大血管外科专业委员会.急性主动脉综合征诊断与治疗规范中国专家共识(2021 版)[J].中华胸心血管外科杂志,2021,37(5):13.

[3] S. Christopher M, Wilson Y S, Monika H, et al. 2021 The American Association for Thoracic Surgery expert consensus document:surgical treatment of acute type A aortic dissection [J]. The Journal of thoracic and cardiovascular surgery,162(3):735 - 758.

[4] MacGillivray T E, Gleason T G, Patel H J, et al. The Society of Thoracic Surgeons/American Association for thoracic surgery clinical practice guidelines on the management of type B aortic dissection [J]. Annals of Thoracic Surgery,2022,113(4):1073 - 1092.

[5] Cc A, Cc B, Jja C, et al. Society for Vascular Surgery (SVS) and Society of Thoracic Surgeons (STS) reporting standards for type B aortic dissections [J]. The Annals of Thoracic Surgery,2020,109(3):959 - 981.

[6] 刘宏宇,孟维鑫,孙博,等.急性 Stanford A 型主动脉夹层的治疗策略——2014 年欧洲心脏病学会《主动脉疾病诊断和治疗指南》详细解读[J].中华心血管杂志,2015,31(6):321 - 324.

[7] 吴昭瑜,仇鹏,黄群,等.主动脉夹层药物治疗目标的研究进展[J].中国血管外科杂志:电子版,2021,13(1):4.

[8] 陈庆良,李博.主动脉夹层诊疗进展[J].天津医药,2018,046(005):458 - 461.

第七节 · 糖尿病酮症酸中毒

糖尿病酮症酸中毒(diabetic ketoacidosis，DKA)是由胰岛素分泌相对或绝对不足、升血糖激素不适当分泌引起的糖、蛋白质和脂肪代谢严重紊乱综合征。DKA 是糖尿病的急性并发症之一，也是内科常见的急危重症。DKA 发病一般较急，临床上以高血糖、高血酮和代谢性酸中毒为主要表现。部分糖尿病患者以 DKA 为首发表现，或因消化道症状就诊，临床上应注意通过询问病史、查体和辅助检查及时明确诊断。

【病因及诱因】

1 型糖尿病患者有自发 DKA 的倾向，2 型糖尿病患者可在某些诱因下发生 DKA。常见的诱因包括急性感染、胰岛素使用不当或中断、饮食过量、饮酒、消化道疾病和各类急性应激刺激等。

【发病机制】

1. 血糖的调节 · 机体对细胞外葡萄糖浓度的调节，主要由两种激素来实现：胰岛素和胰高血糖素。随着血清葡萄糖浓度的升高，葡萄糖进入胰腺 β 细胞，通过一系列反应导致胰岛素释放，减少糖原分解和糖异生，使肝脏葡萄糖生产减少，同时增加骨骼肌和脂肪组织对葡萄糖的摄取，胰岛素还能直接抑制胰腺 α 细胞的胰高血糖素的分泌，减少肝脏葡萄糖的输出，从而达到使血糖下降、恢复至正常的目的。

2. 酮体的生成及酸中毒 · 糖尿病患者胰岛素缺乏时，高血糖的原因主要有 3 个：糖异生增加、糖原分解加速及外周组织对葡萄糖的利用受损。脂肪组织中激素敏感的脂肪酶激活，分解三酰甘油为甘油和游离脂肪酸，后者在肝脏中被氧化最终生成乙酰乙酸和 β 羟基丁酸，少量乙酰乙酸可脱羧形成丙酮。乙酰乙酸和 β 羟基丁酸这两种酮酸均为强酸，早期经过组织利用、体液缓冲系统、肾脏和肺呼吸调节等尚能代偿，维持血 pH 正常。随着代谢紊乱进一步加重、酮酸生产继续增多超过机体代偿能力时，血 pH 降低，出现失代偿性酸中毒。当 pH<6.8 时，机体将发生不可逆性损害，出现神经功能障碍和呼吸中枢麻痹，甚至昏迷或死亡。

3. 失水 · 血糖和血酮增加时，血浆渗透压升高，细胞外液高渗，细胞内液向细胞外转移，导致细胞脱水。葡萄糖和酮体自小便排出时有渗透性利尿作用。部分患者在酸中毒时可有明显消化道症状，包括食欲减退、恶心、呕吐和腹泻等，导致水分摄入量减少或消化道丢失过多。当患者酸中毒明显、出现深大呼吸时，从呼吸道丢失的水分亦会增加。脱水严重时，患者可出现循环血容量不足、休克、组织灌注不足和肾衰竭等并发症。

4. 电解质紊乱 · 酸中毒时细胞外的氢离子与细胞内钾离子交换，导致细胞内钾减少，细胞外钾离子浓度可呈偏高表现。但由于大量排尿和脱水，导致 DKA 患者细胞外钾离子丢失，故其体内总体钾的含量是不足的，在治疗时应注意及时补钾，以免发生严重低钾血症。DKA

患者血钠一般正常或偏低,早期由于细胞内液外移,可出现稀释性低钠,进而因多尿导致血钠丢失,可出现缺钠性低钠。如失水大于失钠,血钠可升高。

5. 携氧异常·酸中毒时血 pH 下降,氧解离曲线右移,血红蛋白与氧亲和力下降,能一定程度上缓解组织缺氧。治疗时若血 pH 上升过快,可能加重组织缺氧,诱发脑水肿。

6. 其他并发症·循环衰竭、肾衰竭或中枢神经系统功能障碍等。

【诊断思路】

（一）临床表现　DKA 通常急性起病,主要症状和体征如下。

1. 高血糖的典型症状·多尿、多饮和体重减轻。

2. 消化道症状·如恶心、呕吐、腹痛和腹泻等。常有 DKA 患者以首发的消化道症状就诊,腹痛一般可在酮体和酸中毒减轻后缓解。

3. 烂苹果气味与昏迷·酸中毒明显时,患者常有深大呼吸,呼吸时丙酮自肺排出,可有烂苹果气味。严重酸中毒时可出现昏迷。

4. 循环功能异常·机体失水量大,循环血容量减少,患者可出现皮肤或黏膜干燥、尿少、心率加快和血压下降,甚至休克。

5. 其他相关症状·成人糖尿病中,DKA 的诱因通常包括急性感染、胰岛素使用不当或中断、饮食过量、饮酒、消化道疾病和各类急性应激刺激等。应注意询问相关病史,仔细查体。DKA 患者较为常见的诱因为感染,注意勿遗漏患者感染相关的症状及体征。

（二）实验室检查及辅助检查

1. 血糖和血酮·血糖常升高,多在 $19.4\sim27.8\,mmol/L$。血酮检测多为指末血酮快速检测,主要检测毛细血管中的 β 羟基丁酸,条件允许时可每 2 小时检测一次。

2. 尿酮·尿酮检测的是尿液中的乙酰乙酸,该检测可用于 DKA 的初始诊断,但不推荐该法监测 DKA 缓解的情况。因为在积极治疗 DKA 过程中,β 羟基丁酸会向乙酰乙酸转化,所以在疾病缓解过程中可能出现尿酮阳性程度越来越高的情况,出现与血酮检测水平相反的结果。

3. 血气分析·血 pH 减低,碱剩余负值增大,常伴有 $PaCO_2$ 下降,二氧化碳结合力降低,阴离子间隙增大。

4. 其他实验室检查·血尿素氮和肌酐可升高,血浆渗透压可轻度升高,血乳酸正常或升高,血钠和血氯正常、减低或升高。血钾可正常、减低或升高。但 DKA 患者整体钾水平实际是缺乏的,治疗后如不及时补钾,容易出现低钾血症,严重者甚至会危及生命。血常规可伴有白细胞总数和中性粒细胞比例升高。同时,DKA 患者应完善 C 肽、胰岛素、糖化血红蛋白、胰岛素抗体和抗胰岛β细胞抗体等检查,以更全面地评估患者胰岛功能和近期血糖情况及预后。

5. 辅助检查·心电图和胸部影像学等,意识障碍患者需完善头颅 CT 或 MRI 检查排除脑血管意外。

【病情评估】

如血酮体≥$3\,mol/L$,或尿糖、尿酮++以上,伴血糖升高大于 $13.9\,mmol/L$,血 pH<7.3 和（或）二氧化碳结合力降低（碳酸氢根浓度$<18\,mmol/L$）,无论既往是否有糖尿病病史,均可诊断 DKA。美国、英国和我国的指南中,一般根据病情将 DKA 患者分为轻度、中度和重度三个级别,其分级标准如下。

（一）评分标准　不同程度 DKA 诊断标准（ADA, 2009 年）如下（表 3-7-1）。

表 3-7-1　不同程度 DKA 患者诊断标准

	ADA, 2009	UK, 2013	CHN, 2020
血糖(mmol/L)	>13.9	>11	>13.9
血 pH	轻度:7.25~7.30 中度:7.0~7.24 重度:<7.0	<7.3 重度:<7.0	轻度:7.25~7.30 中度:7.0~7.24 重度:<7.0
碳酸氢根(mmol/L)	轻度:15~18 中度:10~14.9 重度:<10	<15 重度:<5	轻度:15~18 中度:10~15 重度:<10
尿酮	阳性	阳性	阳性
血酮(mmol/L)	>3.0	≥3 重度:>6	≥3
阴离子间隙(mmol/L)	轻度:>10 中度:>12 重度:>12	重度>16	轻度:>10 中度:>12 重度:>12
意识状态	轻度:清醒 中度:清醒或嗜睡 重度:昏迷	未描述	轻度:清醒 中度:清醒或嗜睡 重度:木僵或昏迷

（二）风险评估　接诊高度怀疑 DKA 的患者后，在完善血糖、血酮、尿酮、血气分析和血清电解质等检查的同时，应当动态评估患者的意识水平和血流动力学状态。

【治疗】

（一）治疗原则　尽快补液恢复血容量，胰岛素降低血糖，纠正电解质及酸碱平衡紊乱，针对诱因进行治疗及防止并发症等。

（二）治疗措施

1. 循环血容量的恢复·DKA 治疗的第一步是补充等张盐水，尽快恢复血容量，保证心和肾等重要脏器灌注，同时降低渗透压，降低血糖和血酮。对于合并低血容量性休克的 DKA 患者，应尽快补充盐水，纠正休克。对于有血容量不足但无休克的患者，补液速度宜先快后慢，可按照去脂体重 15~20 mL/(kg·h)补液，第 1 小时输液量在 1 000~1 500 mL，第 2 小时起一般按照 250~500 mL/h 补充，前 4 小时补液量尽量控制在 50 mL/kg 以内，注意根据患者脱水程度、循环血压和尿量等调整。部分轻度和中度 DKA 患者在积极补液扩容后，血糖、血酮即有明显下降。当血糖≤11.1 mmol/L 时，应将静脉输注的盐溶液改为葡萄糖溶液，并继续胰岛素治疗。

2. 胰岛素治疗·推荐使用静脉胰岛素治疗，在给予 DKA 患者静脉补液的同时应进行胰岛素静脉输注。首先以 0.1 U/(kg·h)的固定速度静脉输注胰岛素，胰岛素输注过程中，应严密监测血糖，根据血糖下降速度调整胰岛素输注速度，使血糖下降速度在每小时 2.8~4.2 mmol/L。若第 1 小时血糖下降不足 10%，则之后可以增加到 0.14 U/(kg·h)。当患者血糖下降至 11.1 mmol/L 时，可使用葡萄糖溶液补液，胰岛素输注速度可降至 0.02~0.05 U/(kg·h)，使血糖维持在 7.8~11.1 mmol/L。DKA 缓解后，如患者能正常饮食，可将静脉胰岛素改为皮下胰岛素治疗。DKA 缓解标准包括：血糖<11.1 mmol/L，血酮<0.3 mmol/L，血清碳酸氢根≥15 mmol/L，血 pH>7.3，阴离子间隙≤12 mmol/L。

3. 电解质紊乱的纠正·尽管 DKA 患者在就诊时，血钾水平可能出现偏低或正常，甚至升高，但患者体内总的钾是缺乏的，所以 DKA 患者在开始胰岛素及补液治疗后，如果尿量正常，血钾<5.2 mmol/L 即应开始静脉补钾,而不是等到血钾水平低于正常后才开始补钾,这可能会导致严重的低钾血症,从而出现恶性心律失常危及生命。如果患者血钾<3.3 mmol/L,则应暂停使用胰岛素,而是优先补钾治疗,待血钾>3.3 mmol/L 再开始胰岛素治疗。

4. **酸中毒的纠正** · DKA 患者在补液及胰岛素治疗后血容量恢复,脂肪分解抑制,酸中毒通常能被纠正。所以指南仅推荐在血 pH≤6.9 时给予适当补碱治疗,并推荐每 2 小时复查一次血 pH,至其维持在 7.0 以上。

5. **潜在诱因的治疗** · DKA 患者的常见诱因包括感染、依从性差、脑血管意外、胰腺炎、酗酒和外伤等。在积极补液、胰岛素治疗和纠正电解质代谢紊乱的同时,应积极寻找诱因,针对诱因治疗。

6. **加强动态监测** · DKA 患者的各项生化指标需动态监测,起初应每小时监测血糖直至稳定,有条件监测指末血酮的应每小时监测血酮。对于血清电解质、尿素氮、肌酐和 pH 等,应根据疾病严重程度每 2~4 小时复查一次。

(三)并发症处理 在成人 DKA 的并发症中,最常见的是低钾血症和低血糖。其他常见的包括急性肾损伤、胰酶升高、急性胰腺炎、横纹肌溶解症、无症状低磷血症和脑水肿等。急性肾损伤通常由循环血容量不足和肾灌注减少等肾前性因素所致。儿童 DKA 患者出现 2 期或 3 期 AKI,可能合并有肾小管损伤。DKA 患者合并脑水肿在成人患者中极少见,几乎所有患者均不到 20 岁。其他并发症根据检验和影像学检查等诊断并做相应处理。

【最新进展】

近几年来,随着新的糖尿病药物进入临床应用,正常血糖性糖尿病酮症酸中毒逐渐引起了临床的关注,如钠-葡萄糖协同转运蛋白 2(sodium-dependent glucose transporters 2,SGLT-2)抑制剂和胰高血糖素样肽-1(Glucagon-like peptide 1,GLP-1)受体激动剂有关的糖尿病酮症酸中毒。接诊使用 SGLT-2 抑制剂的患者,即使血糖正常或低于 DKA 诊断的阈值,亦要警惕酮症酸中毒的可能,特别是伴有酮症酸中毒症状的,需进一步检测血酮、尿酮和血气分析等,以防漏诊。

GLP-1 受体激动剂作为糖尿病治疗的另一类新药,疗效瞩目。2019 年 6 月,英国药品和健康产品管理局(MHRA)发布信息称,使用艾塞那肽、利拉鲁肽或度拉糖肽后出现酮体生成相关反应,且有与药物相关的严重危及生命的 DKA 病例报道,部分患者可能与使用 GLP-1 受体激动剂后胰岛素减量过快或停药有关。临床上应警惕,以免延误治疗。

徐敏丹　宋艳丽　同济大学附属同济医院

参考文献

[1] 中华医学会糖尿病分会.中国 2 型糖尿病防治指南(2020 年版)[J].中华糖尿病杂志,2021,13(4):95.
[2] 葛均波,徐永健,王辰.内科学[M].9 版.北京:人民卫生出版社,2018.
[3] Esra Karslioglu French, Mary T Korytkowski, Amy C Donihi. Diabetic ketoacidosis and hyperosmolar hyperglycemic syndrome: review of acute decompensated diabetes in adult patients [J]. BMJ, 2019,365(1):I1114.
[4] Somagutta M R, Agadi K, Hange N, et al. Euglycemic diabetic ketoacidosis and sodium-glucose cotransporter-2 inhibitors: a focused review of pathophysiology, risk factors, and triggers [J]. Cureus, 2021,13(3):e13665.
[5] Wang L, Voss E A, Weaver J, et al. Diabetic ketoacidosis in patients with type 2 diabetes treated with sodium glucose co-transporter 2 inhibitors versus other antihyperglycemic agents: an observational study of four US administrative claims databases [J]. Pharmacoepidemiol Drug Saf, 2019,28(12):1620-1628.

第八节 · 高血糖高渗状态

高血糖高渗状态(hyperglycemic hyperosmolar status，HHS)又称高渗高血糖综合征，是糖尿病的严重急性并发症之一，临床以严重的高血糖、高血浆渗透压、脱水和不同程度的意识障碍为特征，部分患者可伴有酮症。HHS与DKA，以前被认为是一个疾病的两个极端，但在高糖危象中约有1/3患者重叠发病，病情更加危重，其死亡率也明显升高(HHS+DKA>HHS>DKA)。

【病因及诱因】

DKA与HHS都是由胰岛素绝对或相对缺乏而引起的糖尿病急性并发症，HHS最常见于2型糖尿病及伴随并发症的老年人，但并非唯一。HHS多是胰岛素相对缺乏、升糖激素相对较低。最常见的诱发因素是胰岛素治疗不足和急性感染，其次是新发糖尿病、外伤、手术、脑血管疾病、心肌梗死等应急状态及使用糖皮质激素、利尿剂、甘露醇等药物，水摄入不足或失水，透析治疗，静脉高营养疗法等。有时在病程早期因口渴而摄入大量含糖饮料可诱发本病或使病情恶化。

【发病机制】

HHS的发病机制与糖尿病酮症酸中毒不同，HHS由于渗透性利尿而出现更严重程度的脱水，且没有明显的酮症/酮血症。较高的循环中胰岛素浓度可能是HHS患者没有明显酮症的部分原因。与糖尿病酮症酸中毒患者相比，HHS患者的游离脂肪酸、皮质醇、生长激素和胰高血糖素浓度较低。HHS患者可因肾衰竭和脱水而出现轻度代谢性酸中毒。

【诊断思路】

临床上，凡遇到原因不明的脱水、休克、意识障碍及昏迷均应考虑本病的可能，尤其是血压低而尿量多者，不论有无糖尿病病史均应进行有关检查来肯定或排除本病。

(一)临床表现　HHS起病隐匿，一般从开始发病到出现意识障碍需要1～2周，偶尔急性起病，30%～40%的患者无糖尿病病史。常先出现口渴、多尿和乏力等糖尿病症状，或原有症状进一步加重。病情逐渐加重出现典型症状，主要表现为脱水和神经系统两组症状和体征。通常患者的血浆渗透压>320 mOsm/L时，即可出现精神症状，如淡漠、嗜睡等；当血浆渗透压>350 mOsm/L时，可出现定向力障碍、幻觉、上肢拍击样粗震颤、癫痫样发作、偏瘫、偏盲、失语、视觉障碍、昏迷和病理征阳性。

(二)实验室检查及诊断的不同标准　见表3-8-1。

表3-8-1　成人HHS诊断标准

标准	ADA(2009年)	UK(2015年)	CHN(2020年)
血糖(mmol/L)	>33.3	≥30	33.3

（续表）

标准	ADA(2009 年)	UK(2015 年)	CHN(2020 年)
pH	>7.30	>7.30	≥7.30
[HCO_3^-]	>18	>15	≥18
阴离子间隙(mmol/L)	—	—	<12
尿酮	阴性或弱阳性	—	阴性或弱阳性
血酮(mmol/L)	—	<3	阴性或弱阳性
渗透压(mOsm/L)	>320(有效)	>320(总)	>320(有效)

注:ADA,美国糖尿病协会;UK,英国糖尿病协会;ADA 有效渗透压公式 = 2×Na$^+$ + G(mmol/L);UK 总渗透压式 = 2× Na$^+$ + G(mmol/L) + BUN(mmol/L);中国有效渗透压公式 = 2×([Na$^+$]+[K$^+$])(mmol/L) + G(mmol/L)。

其他辅助检查可按病情需要参考本书 DKA 提示的相关检查。

【治疗】

（一）治疗原则　HHS 病情危重、并发症多,病死率高于 DKA,强调早期诊断和治疗。治疗原则主要包括在保持有效渗透压适当下降的同时积极补液,小剂量胰岛素静脉输注控制血糖;纠正脱水、电解质紊乱、酸碱平衡,解除诱因,防治并发症。

（二）各种治疗措施

1. 补液 · HHS 失水比 DKA 更严重,推荐 0.9%氯化钠溶液作为首选。补液速度:第 1 小时给予 1.0～1.5 L,随后补液速度按 250～500 mL/h,根据脱水程度、电解质水平、血浆渗透压,以及心、肾功能等进行调整,一般 4 小时内<3 000 mL(<50 mL/kg)。治疗开始时,应每小时检测或计算血浆渗透压,并据此调整输液速度以使血浆渗透压下降的速度为每小时 3～8 mOsm/L。在初始液体复苏中血浆渗透压和血糖下降到平台期时,建议从生理盐水换到 0.45%氯化钠溶液,无禁忌证的轻、中度非昏迷患者,也可早期给予口服或鼻饲补液。HHS 患者补液本身即可使血糖下降,液体复苏初期(1 小时)可不用胰岛素,除非血酮>1.0～1.5 mmol/L,当血糖下降至 16.7 mmol/L 时,需补充 5%或 10%含糖液,直到高渗纠正、血糖得到控制。

临床须注意以下几点。

（1）高血糖是维持患者血容量的重要因素,如果血糖迅速降低(一般每小时<2.8～3.9 mmol/L 为宜,即每小时 50～70 mg/dL)而补液不足将导致血容量和血压进一步下降。

（2）目前多主张液体复苏时用等渗溶液如 0.9%的氯化钠。因为大量输入等渗溶液不会引起溶血,有利于恢复血容量,纠正休克,改善肾血流量,恢复肾脏调节功能。

（3）HHS 常合并血钠异常,随着胰岛素、补液治疗,纠正高血糖通常伴有血钠升高,这可能是代偿血浆渗透压的迅速下降。如果过快矫正高渗,可能会加重低灌注,增加循环系统损伤和血栓形成的风险,严重者加重脑水肿,尤其合并 DKA 的患者。当校正钠与实测钠基本相等时才考虑用 0.45%氯化钠或无电解质水,此时要注意避免钠离子的下降过快,防止渗透脱髓鞘作用。

（4）校正血钠公式,校正的[Na$^+$] = 测得的[Na$^+$](mmol/L) + 1.6×[血糖(mmol/L) - 5.6]/5.6(1973 年)。目前推荐的校正钠公式 = 测得的[Na$^+$](mmol/L) + 2.4×[血糖(mmol/L) - 5.6]/5.6(1999 年)。为了方便计算 UpToDate,取校正系数 1.6～2.4 的中间整

数值2。

2. 胰岛素治疗·胰岛素使用原则与治疗DKA大致相同,在HHS管理中,静脉注射胰岛素的最佳时间、剂量尚未确定,多数文献推荐的开始注射胰岛素的条件:①在初始液体复苏后,当血糖下降小于5 mmol/(L·h)和纠正血钾>3.0 mmol/L;②在初始液体复苏时,如果患者血β羟基丁酸浓度>1.0~1.5 mmol/L,也可早期注射胰岛素治疗。

一般来说,HHS患者对胰岛素较为敏感,胰岛素用量相对较小。推荐以0.05~0.1 U/(kg·h)持续静脉输注。当血糖降至16.7 mmol/L时,应减慢胰岛素的滴注速度至0.02~0.05 U/(kg·h),同时续以葡萄糖溶液静脉滴注,并不断调整胰岛素用量和葡萄糖溶液浓度,使血糖维持在13.9~16.7 mmoL/L,直至HHS高血糖危象缓解,其缓解主要表现为血渗透压水平降至正常,患者意识状态恢复正常。

临床需注意,由于胰岛素治疗促进细胞内钾离子转移,建议如果血钾浓度为<3 mmol/L(<3 meq/L)时不要使用胰岛素,以避免低钾血症的恶化。此外,胰岛素诱导的低血糖和低钾血症可导致致命的心律失常。

3. 补钾·HHS患者存在缺钾,补钾原则与DKA相同。HHS患者有钾缺乏,必须在充分评估肾功能(尿量)后进行补充。血钾为<5.5 mmol/L且患者正常排尿时,给予含氯化钾1.5~3 g/L的溶液治疗。以维持血钾水平在4~5 mmol/L。

4. 连续性肾脏替代治疗(CRRT)·早期给予CRRT治疗,能有效减少并发症的出现,减少住院时间,降低患者病死率,其机制为CRRT可以平稳有效地补充水分和降低血浆渗透压。鉴于过快矫正渗透压可导致诸多不利因素,透析液的最佳处方、透析的最佳速率还有待进一步实践。另外,CRRT可清除循环中的炎性介质、内毒素,减少多器官功能障碍综合征等严重并发症的发生。但CRRT治疗HHS仍是相对较新的治疗方案,还需要更多的研究以明确CRRT的治疗预后。

5. 其他治疗·包括去除诱因,纠正休克,防治低血糖和脑水肿,预防压疮等。

【最新进展】

由于HHS合并DKA病情更加危重,死亡率高,救治更加困难。高渗与急性认识改变、预后相关,有学者建议将这部分人群的血浆渗透压>300 mOsm/kg为高渗,提早采用标准化的方案进行干预,改善预后。此外,合并DKA的代酸与死亡率升高独立相关,液体复苏和胰岛素治疗方案也将酸中毒作为治疗的主要目标,而不仅仅是降低血糖水平。以适当降低渗透压、抑制酮酸治疗为核心,结合各自的治疗原则、密切监测相关指标,恰当地指导治疗,尤其注意矫正更不能过快,否则不仅仅是恶化循环,可增加脑水肿,还加重酸中毒、增加胰岛素抵抗。对于HHS+DKA同时合并休克的患者,不能因担心矫正过快导致不良并发症,而耽误早期抗休克的治疗。目前尚无HHS合并DKA的最佳管理策略,未来需要更多这方面的临床实验证据更好地指导临床实践。

孙跃喜　戴国兴　吴先正　同济大学附属同济医院

参考文献 ───

［1］ Daniel Varela，Natalie Held，Stuart Linas. Overview of cerebral edema during correction of hyperglycemic crises ［J］. Am J Case Rep, 2018,19:562 - 566.

［2］ Esra Karslioglu French，Mary T Korytkowski，Amy C Donihi. Diabetic ketoacidosis and hyperosmolar hyperglycemic syndrome：review of acute decompensated diabetes in adult patients［J］. BMJ, 2019,365(1):I1114.

［3］ Ketan K. Dhatariya，Priyathama Vellanki. Treatment of diabetic ketoacidosis（DKA）/hyperglycemic hyperosmolar state（HHS）：novel advances in the management of hyperglycemic crises（UK Versus USA）［J］. Curr Diab Rep, 2017,17:33.

［4］ Kamel S. Kamel，M. D.，Mitchell L. Halperin, et al. Acid-base problems in diabetic ketoacidosis［J］. N ENGL J MED，2015,372:6.

［5］ Tara T. T. Tran，Anthony Pease，Anna J. Wood, et al. Clinical outcomes in patients with isolated or combined diabetic ketoacidosis and hyperosmolar hyperglycemic state：a retrospective，hospital-based cohort study［J］. diabetes care, 2020,43:349 - 357.

［6］ Schmitt J，Rahman A K M F，Ashraf A. Concurrent diabetic ketoacidosis with hyperosmolality and/or severe hyperglycemia in youth with type 2 diabetes［J］. Diabetes & Metabolism，2020.

［7］ 中华医学会糖尿病分会. 中国 2 型糖尿病防治指南（2020 年版）［J］. 中华糖尿病杂志,2021,13(4):95.

［8］ 葛均波,徐永健,王辰. 内科学［M］. 9 版. 北京:人民卫生出版社,2018.

第九节·低血糖昏迷

低血糖昏迷(hypoglycemic coma)是一组由多种病因引起的血浆(或血清)葡萄糖水平降低,并足以引起相应症状和体征的临床综合征。低血糖时常出现流汗、饥饿、震颤、心悸、焦虑等症状,也可出现头晕、无力、嗜睡、谵妄,甚至出现抽搐和昏迷。一般以血浆葡萄糖浓度低于 3.0 mmol/L(54 mg/dL)作为低血糖的标准,而接受药物治疗的糖尿病患者只要血糖水平≤3.9 mmol/L(70 mg/dL)就属于低血糖范畴。

典型的低血糖昏迷具有 Whipple 三联征特点,包括:①低血糖症状;②发作时血糖低于 2.8 mmol/L(或 3.0 mmol/L);③血糖水平升高后低血糖症状迅速缓解。低血糖昏迷最常见于糖尿病患者,在无糖尿病的人群中不常见。

【病因】

1. 药物·药物是引起低血糖的常见病因之一。最常见于胰岛素、磺酰脲类和格列奈类口服降糖药物,其他药物也可能引起低血糖,如喹诺酮类、喷他脒、奎宁、β 受体阻滞剂、ACEI 和胰岛素样生长因子-1(IGF-1)。

2. 乙醇·乙醇会抑制糖异生,但不抑制糖原分解。因此,通常在多日大量饮酒且进食有限时导致肝糖原耗竭后发生低血糖。

3. 危重疾病·发生低血糖的独立危险因素包括糖尿病、脓毒性休克、肾功能不全、机械通气等严重病情。

4. 营养不良·营养不良可以引起低血糖,其原因为糖异生的底物缺乏和糖原储备不足。

5. 皮质醇缺乏·低血糖也可发生于皮质醇缺乏的患者,如艾迪生病、垂体功能减退患者等。

6. 非胰岛细胞肿瘤·目前已在少数非胰岛细胞肿瘤患者中发现低血糖,通常是临床上明显的较大间质细胞型或上皮细胞型肿瘤。

7. 内源性高胰岛素血症·对于成年人,内源性高胰岛素血症导致的低血糖可由以下原因引起:①β 细胞促泌剂,如磺酰脲类;②β 细胞肿瘤;③β 细胞功能性疾病;④胰岛素自身免疫性低血糖,胰岛素抗体、胰岛素受体抗体、胰岛 β 细胞抗体异位胰岛素分泌。

【发病机制】

1. 胰岛素·在许多糖尿病患者中,抑制胰岛素释放是对低血糖的第一道防御,而在 β 细胞衰竭的患者中不能产生第一道防御,胰岛素持续生成,使得肝糖原合成受到抑制,最终造成低血糖发生。

2. 胰高血糖素·尽管在糖尿病早期,胰高血糖素对低血糖的应答是正常的,但是糖尿病病程逐渐延长,随着胰岛素对低血糖应答的丧失,胰高血糖素对低血糖的应答也丧失,因此发生低血糖。

3. 肾上腺素·在缺乏胰岛素和胰高血糖素应答时,患者依赖肾上腺素来防御低血糖。然而,许多患者体内肾上腺素对低血糖的应答也减弱,肾上腺素应答减弱导致葡萄糖反向调节受损,使得重度低血糖风险增高。此外,交感肾上腺(主要为交感神经)应答减弱会造成无知觉性低血糖,这会使重度低血糖的风险增至 6 倍。

4. 夜间低血糖·大部分重度低血糖发生在睡眠期间。夜间低血糖发作频繁,即使患者使用了持续皮下胰岛素输注(continuous subcutaneous insulin infusion,CSID)或胰岛素类似物的基础-餐时给药方案。夜晚通常为最长的两餐间隔时间和最长的自我血糖监测(self-monitoring of blood glucose,SMBG)间隔时间,也是机体对胰岛素最敏感的时候。

5. 锻炼·锻炼可增加肌肉对葡萄糖的利用,因此可导致胰岛素缺乏型糖尿病患者发生低血糖。

【诊断思路】

典型的低血糖昏迷通过 Whipple 三联征可确定,少数空腹血糖降低不明显或处于非发作期的患者,应多次检测有无空腹或吸收后低血糖,必要时采用 48～72 小时禁食试验。

(一)**症状** 低血糖可以导致自主神经症状和神经低血糖症状。

1. 自主神经症状·包括震颤、心悸和焦虑/觉醒(儿茶酚胺介导的肾上腺素能症状),以及发汗、饥饿和感觉异常(乙酰胆碱介导的胆碱能症状)。

2. 神经低血糖症状·包括头晕、无力、嗜睡和意识模糊或神志改变。

(二)**体征** 出汗和苍白是低血糖的常见体征。心率和收缩压上升,但幅度不会很大。常有神经低血糖表现,如认知损害、行为改变和精神运动性异常。偶尔会发生短暂性神经功能缺失。永久性神经功能损害罕见,但如果发生,则更可能见于存在长期严重低血糖的糖尿病患者。

(三)**实验室检查及辅助检查**

1. 血浆胰岛素测定·低血糖发作时,应同时测血浆胰岛素水平。血糖<3.0 mmol/L 时相应的胰岛素浓度≥36 pmol/L(6 mU/L)(放射免疫法,灵敏度为 5 mU/L)或胰岛素浓度≥18 pmol/L(3 mU/L)(ICMA 法,灵敏度≤1 mU/L)提示低血糖为胰岛素分泌过多所致。

2. 血浆胰岛素原和 C 肽测定·可参考 Marks 和 Teale 诊断标准:血糖<3.0 mmol/L,C肽>300 pmol/L(0.9 ng/mL),胰岛素原>20 pmol/L,应考虑胰岛素瘤。胰岛素瘤患者血浆胰岛素原比总胰岛素值应大于 20%,可达 30%～90%,说明胰岛素瘤可分泌较多胰岛素原。

【病情评估】

(一)**评分标准**

1. 重度低血糖(severe hypoglycemia)·需要他人协助给予糖类、胰高血糖素或实施其他复苏治疗。此类患者可能无法测量血糖,当血糖正常可恢复神经功能,可视为低血糖佐证。

2. 有症状性低血糖(documented symptomatic hypoglycemia)·具有低血糖的典型症状,且测得血糖水平≤3.9 mmol/L(70 mg/dL)。

3. 无症状性低血糖(asymptomatic hypoglycemia)·不伴低血糖典型症状但测得血糖水平≤3.9 mmol/L(70 mg/dL)。

4. 低血糖可能(probable symptomatic hypoglycemia)·具有低血糖典型症状但没有血

糖检测值(但推测该事件是由低血糖引起)。

5. **低血糖反应(hypoglycemia reaction)** · 糖尿病患者报告低血糖的典型症状,但测得血糖水平>3.9 mmol/L(70 mg/dL)。

6. **假性低血糖(pseudo hypoglycemia)** · 目前实验室血糖测定应用较广的是 GOD - PAP 法和己糖激酶(HK)法,其中 GOD - PAP 法所需葡萄糖氧化酶和过氧化物酶易得到,成本低,准确度、精密度都能达到临床要求,是一般实验室常规方法。但一些还原性物质如尿酸、还原型谷胱甘肽(GSH)、维生素 C、胆红素等可抑制呈色反应,会造成假性低血糖,临床上要注意大剂量应用上述还原剂致假性低血糖情况。

(二) 风险评估　在年龄较大的成人中,重度低血糖与痴呆风险增加相关。而且发生痴呆的老年糖尿病患者具有更高的低血糖风险。

由于脑组织的能量代谢依靠血液中的葡萄糖功能,而脑组织储存的葡萄糖非常有限,仅够维持 5～10 分钟脑细胞功能,所以发生低血糖时,脑组织非常容易受伤害,如果低血糖昏迷持续 6 小时以上,脑细胞将受到不可逆损害,可导致痴呆,甚至死亡。另外,低血糖还易诱发心律失常、心绞痛及急性心肌梗死等。

【治疗】

(一) 治疗原则　治疗低血糖的目标是通过提供膳食或胃肠外糖类(即葡萄糖)来升高血糖浓度至正常或稍高水平,或在院外发生重度低血糖的情况下,通过使用胰高血糖素刺激内源性葡萄糖生成。

(二) 治疗措施

(1) 轻者口服糖水、含糖饮料,或进食糖果、饼干、面包、馒头等即可缓解。

(2) 疑似低血糖昏迷的重症患者,应及时测定毛细血管血糖,无须静脉血糖结果,及时给予 50% 葡萄糖液 60～100 mL 静脉注射,继以 5%～10% 葡萄糖液静脉滴注,密切监测血糖,直至血糖稳定 24 小时以上。

(3) 必要时可加用氢化可的松 100 mg 静脉滴注和(或)胰高血糖素 0.5～1 mg 肌内或静脉注射。

(4) 神志不清者,切忌喂食以避免呼吸道窒息。

(5) 对于低血糖患者要积极寻找低血糖原因,及时清除病因,避免低血糖再次发生。

(三) 监测　静脉给予葡萄糖和胰高血糖素引起的升血糖反应是短暂的。因此,有效的低血糖初始治疗后常常需要持续监测血糖。瞬感血糖监测仪能有效监测血糖,降低低血糖再发的风险。

【最新进展】

低血糖引起症状的阈值受近期低血糖发生次数及基础血糖值等的影响,各指南对低血糖诊断的具体参考值尚未一致。糖尿病患者的低血糖防御机制受损,需定义一个预警值以引起患者和医护人员注意。ADA、加拿大糖尿病学会和欧洲药品管理局的标准一致将引发交感肾上腺应答的触发点上限值 3.9 mmol/L 作为诊断 1 级低血糖标准。非糖尿病性低血糖发生较少见,具体诊断参考值并未统一,大多以≤2.8(或 3.0)mmol/L 为标准,此参考值与糖尿病性低血糖中 2 级低血糖诊断参考值相一致。因此,我们认为综合各指南低血糖分级标准及低血糖的调控机制,无论是糖尿病相关或者非糖尿病相关的低血糖症,诊断参考值应该统一,以静脉血浆血糖 2.8 mmol/L 为统一诊断参考值。由于全血(指尖)血糖检测值低于静脉血浆血糖,可将 3.0 mmol/L 作为自我血糖监测(self-monitoring of blood glucose,SMBG)筛查判断低血糖切点。针对糖尿病相关性低血糖的特殊性,可将静脉血浆血糖 2.8 mmol/L 上调 1.1 mmol/L 所得 3.9 mmol/L 为临界值,以增强其预警性。至于严重低血糖或 3 级低血糖,临床上常基于"需要他人帮助的精神和(或)身体状况发生变化的严重事件"来判断,未明确具体血糖参考值。有研究认为,以静脉血浆血糖 2.8 mmol/L 为基点下调 1.1 mmol/L,所得 1.7 mmol/L 可作为临界值,以预警脑功能不可逆损伤风险。

章玺臣　胡佳文　同济大学附属同济医院

参考文献

[1] Workgroup TADA. Defining and reporting hypoglycemia in diabetes: a report from the American diabetes association workgroup on hypoglycemia [J]. Diabetes Care, 2005,28(5):1245 - 1249.

[2] 中华医学会内分泌学分会.中国糖尿病患者低血糖管理的专家共识[J].中华内分泌代谢杂志,2012,28(8):619 - 623.

[3] Clayton D, Woo V, Yale J. Hypoglycemia [J]. Canadian Journal of Diabetes,2013,37:S69 - S71.

[4] Namba M, Iwakura T, Nishimura R, et al. The current status of treatment-related severe hypoglycemia in Japanese patients with diabetes mellitus: a report from the committee on a survey of severe hypoglycemia in the Japan Diabetes Society [J]. Diabetology International,2018,9(2):84 - 99.

第十节 · 重症急性脑血管疾病

脑血管疾病(cerebrovascular disease)已成为严重威胁人类健康的非传染性疾病。脑血管疾病的致残率和病死率高,超过 20% 的脑卒中患者出院时需要转入康复机构,而 30% 的患者遗留永久残疾,需要长期护理,给社会、家庭和个人带来沉重的负担。在我国,脑血管疾病已超过缺血性心脏病成为头号死亡病因,同时也是导致成人残疾的首要病因。

一、脑血管疾病分类

脑血管疾病的分类是指对所有脑血管疾病(包括急性和非急性、动脉和静脉系统疾病)进行的系统全面的分类,如国际疾病分类(ICD)- 10、美国卒中与神经疾病研究所分类和中国脑血管疾病分类等。中国脑血管疾病分类主要根据脑血管疾病的病因和发病机制、病变血管、病变部位及临床表现等因素将脑血管疾病归为 13 类(表 3 - 10 - 1),每大类下面包括相关疾病,各疾病下面根据病因或发病机制或病变部位又分成不同亚型,包括了几乎所有相对常见的脑血管疾病。

表 3‑10‑1　中国脑血管疾病分类

缺血性脑血管病	颅内血管畸形	无急性局灶性神经功能缺损症状的脑血管病
出血性脑血管病	中枢神经系统血管炎	脑卒中后遗症
头颈部动脉粥样硬化、狭窄或闭塞(未导致脑梗死)	其他脑血管病	血管性认知障碍
高血压脑病	颅内静脉系统血栓形成	脑卒中后情感障碍
颅内动脉瘤		

脑卒中(stroke)属于急性脑血管疾病,是急性发生的局灶性血管源性神经功能缺损综合征,症状持续 24 小时以上或死亡,排除其他非血管病因。分为缺血性脑血管疾病和出血性脑血管疾病,前者为脑梗死所致,后者包括脑出血和蛛网膜下腔出血所引起的神经功能障碍。短暂性脑缺血发作属于急性脑血管疾病范围(表 3 - 10 - 2)。

表 3‑10‑2　主要脑血管疾病(脑卒中)分类

缺血性脑血管病	出血性脑血管病
短暂性脑缺血发作	脑出血
脑梗死(急性缺血性脑卒中)	蛛网膜下腔出血
脑动脉盗血综合征	其他颅内出血

二、常用评估量表

（一）格拉斯哥昏迷量表（Glasgow coma scale，GCS）　GCS 是目前应用最广泛的意识评估量表，也是昏迷评分的金标准。广泛用于描述多种疾病状态下的神经系统状态和预测预后。通过检查患者的睁眼动作、语言反应和运动反应等对其意识障碍程度做出综合评估。其中语言反映可以针对时间、地点、人物等定向问题提问。满分为 15 分，8 分以下提示意识障碍程度较重，3 分为最低分。对脑损伤患者做动态、连续的 GCS 评分有助于了解其脑损伤的程度，并进行适宜的分级诊疗。GCS 是连续评估意识状态的首选方法，可发现患者的一些微妙变化趋势（表 3-10-3）。

表 3-10-3　格拉斯哥昏迷量表（GCS）

体征	反应	评分
睁眼反应	自动睁眼	4
	呼唤后睁眼	3
	疼痛刺激后睁眼	2
	无反应	1
语言反应	回答正确	5
	回答模糊	4
	言语错乱	3
	言语难辨	2
	无反应	1
运动反应	按指令做动作	6
	疼痛刺激能定位	5
	疼痛刺激能躲避	4
	疼痛刺激肢体过屈反应	3
	疼痛刺激肢体过伸反应	2
	无反应	1

注：总分 3～15 分。最低 3 分，8 分以下提示意识障碍程度较重。

（二）美国卫生研究院卒中量表（the National Institutes of Health Stroke Scale，NIHSS）　NIHSS 是国际上临床应用最广泛的用于脑血管疾病患者病情评估、预后判断的一种评分方法，初步评估使用此量表来评估临床情况的严重程度。其涵盖了意识、眼球运动、视野、面肌运动、肢体运动、共济失调、感觉、构音障碍、语言功能、忽视等内容，可全面评估患者病情现状（表 3-10-4）。

表 3-10-4　美国卫生研究院卒中量表（NIHSS）

项目	内容	反应与得分
1A	意识水平	0—觉醒 1—嗜睡 2—昏睡/反应迟钝 3—昏迷/无反应

（续表）

项目	内　　容	反应与得分
1B	意识水平提问（两个） 定向力问题	0—都正确 1—正确回答一个 2—两个问题均不能正确回答
1C	意识水平指令（两个） 对指令反应	0—都正确 1—正确执行一个 2—均不能正确执行
2	凝视	0—正确 1—部分凝视麻痹 2—完全凝视麻痹
3	视野	0—无视野缺损 1—部分偏盲 2—完全偏盲 3—双侧偏盲
4	面瘫	0—正常 1—轻微面瘫 2—部分面瘫 3—完全的一侧麻痹
5	运动功能（上肢） A. 左侧 B. 右侧	0—坚持 10 秒无下落（没有偏移） 1—5 秒之内出现偏移 2—10 秒之内出现回落 3—不能抵抗重力运动 4—无任何运动
6	运动功能（下肢） A. 左侧 B. 右侧	0—坚持 5 秒无下落（没有偏移） 1—5 秒之内出现偏移 2—10 秒之内出现回落 3—不能抵抗重力运动 4—无任何运动
7	共济失调	0—无共济失调 1—一个肢体共济失调 2—两个肢体共济失调
8	感觉	0—无感觉减退 1—轻度感觉减退 2—重度感觉减退
9	语言	0—正常 1—轻度失语 2—重度失语 3—缄默状态或完全失语
10	发音清晰度（构音）	0—正常 1—轻度构音障碍 2—重度构音障碍
11	感觉缺失或忽视	0—不存在 1—轻度（失去一种感觉形式） 2—重度（失去两种感觉形式）

（三）改良 Rankin 量表（mRS）　　用来衡量脑卒中后患者的神经功能恢复的状况，是脑卒中发生后的症状。如患者无须外界帮助，可借助辅助装置行走，则被视为能够独立行走。如果两个级别对患者似乎同样适用，并且进一步提问亦不太可能做出绝对正确的选择，则应选择较为严重的一级（表 3 - 10 - 5）。

表 3-10-5　改良 Rankin 量表(mRS)

状　况	评分
完全无症状	0
尽管有症状,但无明显功能障碍,能完成所有日常工作和生活	1
轻度残疾,不能完成病前所有活动,但不需要帮助能照料自己的日常事务	2
中度残疾,需部分帮助,但能独立行走	3
重度残疾,不能独立行走,日常生活需别人帮助	4
严重残疾,卧床,二便失禁,日常生活完全依赖他人	5
死亡	6

注:评分 4～6 分提示预后不良。

(四) 中国脑卒中患者临床神经功能缺损程度评分量表　见表 3-10-6。

表 3-10-6　中国脑卒中患者临床神经功能缺损程度评分量表

项　目		评分
一、意识(最大刺激,最佳反应)		
两项提问:年龄,现在几月份(相差 2 岁或 1 个月都算正确)	都正确	0
	一项正确	1
	都不正确,做以下检查	
两项指令(可以示范):握拳,伸拳;睁眼,闭眼	均完成	3
	完成一项	4
	都不能完成,做以下检查	
强烈局部刺激(健侧肢体)	定向退让(躲避动作)	6
	定向肢体回缩(对刺激的反射性动作)	7
	肢体伸直	8
	无反应	9
二、水平凝视功能	正常	0
	侧视运动受限	2
	眼球侧凝视	4
三、面肌	正常	0
	轻瘫,可动	1
	全瘫	2
四、语言	正常	0
	交谈有一定困难,借助表情动作表达,或言语流利但不易听懂,错语较多	2
	可简单对话,但复述困难,语言多迂回,有命名障碍	5
	词不达意	6
五、上肢肌力	Ⅴ级,正常	0
	Ⅳ级,不能抵抗外力	1
	Ⅲ级,抬臂高于肩	2

(续表)

项　目		评分标准
	Ⅲ级,平肩或以下	3
	Ⅱ级,上肢与躯干夹角>45°	4
	Ⅰ级,上肢与躯干夹角≤45°	5
	0级,不能动	6
六、手肌力	Ⅴ级,正常	0
	Ⅳ级,不能紧握拳	1
	Ⅲ级,握空拳,能伸开	2
	Ⅲ级,能屈指,不能伸	3
	Ⅱ级,屈指不能及掌	4
	Ⅰ级,指微动	5
	0级,不能动	6
七、下肢肌力	Ⅴ级,正常	0
	Ⅳ级,不能抵抗外力	1
	Ⅲ级,抬腿45°以上,踝或趾可动	2
	Ⅲ级,抬腿45°左右,踝或趾不能动	3
	Ⅱ级,抬腿离床不足45°	4
	Ⅰ级,水平移动,不能抬高	5
	0级,不能动	6
八、步行能力	正常行走	0
	独立行走5米以上,跛行	1
	独立行走,需扶杖	2
	有人扶持下可以行走	3
	自己站立,不能走	4
	坐不需支持,但不能站立	5
	卧床	6

注:最高45分,最低0分,轻型0~15分,中型16~30分,重型31~45分。

三、重症脑血管疾病

　　缺血性脑血管疾病是最常见的重症脑血管疾病类型,大面积半球脑梗死(large hemispheric infarction,LHI)是重症疾病。重症脑出血通常是根据其血肿大小来判断,临床通常将血肿大小超过30 mL(小脑幕上)定义为重症脑出血。蛛网膜下腔出血起病急骤,病死率高,通常出现较严重的并发症,临床上通常将蛛网膜下腔出血纳入危重症管理。脑静脉血栓形成可导致颅内压显著增高,严重时可致重度功能残疾及死亡,临床上通常根据颅内压增高的程度、血栓形成的部位及范围、颅内病变的部位及范围等指标来判断病情的严重程度。这类疾病的演变发展的共同点,就是可导致患者严重的功能残疾甚至死亡。因此,重症脑血管疾病的基本定义是:导致患者神经功能重度损害,可出现呼吸、循环等多系统功能严重障碍的脑血管疾病。

（一）重症监护单元（ICU） 重症脑血管疾病患者通常必须收住 ICU 或卒中单元进行管理。入住后应对患者进行全面评估，包括基线心电图、超声心动图和影像学，以及相关实验室检查，结合患者的临床表现、影像学改变及监测指标对病情的严重程度进行评估，识别重症脑血管疾病患者，进行重症脑血管疾病管理模式。

（二）入住 ICU 的患者标准

1. **临床指征** 急性意识障碍（GCS 评分≤8 分）；严重神经功能障碍（NIHSS 评分≥17 分）；需要气管插管和（或）机械通气；血流动力学不稳定；全面强直阵挛发作和（或）癫痫持续状态；全身脏器功能障碍，需要支持治疗。

2. **影像学指征** LHI（>145 cm³）；早期出现超过 50%完全性大脑中动脉（MCA）区域的 CT 低密度征，伴有其他血管分布区受累等；幕上血肿超过 30 mL；小脑半球出血超过 10 mL 及大脑深部静脉血栓形成等。

3. **接受特殊治疗后** 脑血管疾病患者在接受专科治疗后可能出现病情变化，常需要密切监护观察，如急性缺血性脑卒中溶栓、血管内取栓或血管介入治疗、去骨瓣减压术及颅内血肿清除或抽吸术。

四、重症脑血管疾病总体管理

首先应建立静脉通路，有条件时可开通二路。卧床休息，保持安静，避免情绪激动。对意识不清的患者应及时清除口腔和鼻腔的分泌物或呕吐物，头偏向一侧，或侧卧位，以防止呕吐误饮。留置导尿管。

（一）气道管理 是重症脑血管疾病治疗方案的重要部分。应保持呼吸道通畅，必须定时通过血气分析等检查监测血氧饱和度等重要指标。若 PaO_2<60 mmHg 或 $PaCO_2$>50 mmHg 应给予吸氧，维持血氧饱和度>94%，在患者出现呼吸功能严重障碍及急性意识障碍时，应行气管插管，当患者病情稳定后应再次进行评估，及时拔除气管插管。当患者拔管失败或插管超过 14 天，应选择时机进行气管切开。必要时行呼吸机辅助通气。有时也可以直接行气管切开。

（二）心电监测 是重症脑血管疾病必需的持续监测项目，可通过心电监测及时发现患者心脏电生理的变化并及时给予处理。尤其是当出现不同程度的心肺功能障碍时，它可检测到从轻微的心电图改变到严重的应激性心肌病和神经源性肺水肿。

脑梗死后 24 小时内应常规进行心电图检查，根据病情，进行持续心电监测 24 小时或以上，以便早期发现阵发性心房颤动或严重心律失常等心脏病变。

SAH 的严重程度是心肺损伤的独立预测因子，提示心肺损伤是神经介导的。SAH 患者存在的神经源性心肌损伤，可能与急性脑损伤后交感神经系统激活有关。必要时可根据患者病情检测心肌酶、肌钙蛋白、脑钠肽等指标进一步评估病情以指导治疗。高达 30%的患者可见肌钙蛋白升高。某些心电图变化可以预测死亡。

肺水肿的发生，可能是急性左心室功能障碍引起的结果，也可能是交感神经激增引起的肺毛细血管压力显著增加引起的神经源性肺水肿。SAH 后的心肺并发症通常是短暂的，并在几天至 2 周内消失。在此期间，必须严密监测患者病情，比如避免或慎用增加心脏负担的药物，以防止缺氧和脑灌注减少造成的继发性脑损伤。

（三）血压管理　重症脑血管疾病患者通常出现血压升高，在治疗过程中应分析血压升高的原因，综合评估患者病情再确定个性化的具体控制血压方案。应激、疼痛、颅内压增高等多种因素会导致急性脑出血患者的血压升高。血压升高与血肿扩大和预后不良相关。

降压的目的是防止出血灶扩大，预防再出血，预防脑水肿（持续异常高血压，增加脑肿胀，增强脑水肿）等。应根据临床表现实施降压治疗，160/90 mmHg 为降压目标值。

脑出血急性期血压高，可首先给予脱水降颅压，脱水后若血压仍过高，再使用药物治疗。缺血性脑卒中后 24 小时内血压升高的患者应谨慎处理。应先处理紧张焦虑、疼痛、恶心、呕吐及颅内压增高等情况。血压持续升高至收缩压≥200 mmHg 或舒张压≥110 mmHg，或伴有严重心功能不全、主动脉夹层、高血压脑病的患者，可予降压治疗，并严密观察血压变化。接受溶栓治疗及桥接血管内取栓，或直接进行动脉内治疗的患者，血压应维持在 180/100 mmHg 以内。蛛网膜下腔出血患者必须评估缺血性脑卒中与再出血风险及维持脑灌注压的利弊。已发生动脉瘤破裂的患者血压应保持在收缩压<160 mmHg，同时避免低血压发生，平均动脉压应>90 mmHg。

在使用降压药物时，应使血压较缓慢地下降，避免血压下降过快、过低。可以静脉使用短效降压药降压。卒中后病情稳定，若血压持续≥140/90 mmHg，无禁忌证，可恢复使用发病前服用的降压药物或开始启动降压治疗。降压可选用拉贝洛尔、尼卡地平、乌拉地尔、非诺多泮等静脉药物，建议使用微量输液泵给予降血压药，避免使用引起血压急剧下降的药物。在脑出血急性期，脑循环自动调节障碍被观察到，脑血流是血压依赖性的，因此应避免过度降压。在降压治疗期间应严密观察血压水平的变化，避免血压波动，每隔 5～15 分钟进行一次血压监测。

出现低血压时应积极寻找和处理原因，必要时可采用扩容升压措施。可静脉输注 0.9% 氯化钠溶液纠正低血容量，处理可能引起心排血量减少的心脏问题。

（四）体温管理　发热是脑卒中患者预后不良的危险因素，入院 72 小时内患者的发热持续时间与临床转归相关。因此，应加强对重症脑血管疾病患者的体温监测。体温升高（>38 ℃）时应全面寻找原因并鉴别，尤其是发病 3 天后，患者会因感染等原因引起发热，此时应针对病因给予治疗。在治疗病因的同时可以考虑降温治疗，可采用降温药物与物理降温结合的方式降低体温。常用的头枕冰袋、冰帽可起到一定的作用。冬眠疗法配合使用冰毯、冰帽可使全身的体温下降至 35 ℃，起到脑保护的作用，但影响意识状态，不利于疾病病情的观察，可根据具体情况酌情使用。

亚低温治疗可能改善预后。在充分沟通及评估后对某些重症脑血管疾病患者可考虑亚低温治疗。亚低温治疗可以降低细胞的代谢率，抑制脑单胺和兴奋性氨基酸递质的合成和释放，对损伤的脑组织有确切的保护作用。

（五）疼痛管理　疼痛管理的原则是在明确病因的前提下可以配合对症治疗。重症脑血管疾病患者出现疼痛症状时，可根据病情选择止痛药物。止痛治疗不仅可解决患者的痛苦，也可以在一定程度上降低颅内压。由于导致疼痛的原因复杂多样，应先明确疼痛的病因，避免因止痛治疗而掩盖病情变化，延误诊治，同时应避免由过度止痛导致的不良反应，如低血压、免疫抑制、血栓事件等。明显头痛且过度烦躁不安者，可适当应用镇静止痛剂；便秘者可用缓泻剂。

出血性疾病应慎用阿司匹林等抗血小板药物，密切监测药物的不良反应。蛛网膜下腔出血可选择的止痛药物是对乙酰氨基酚，但在破裂动脉瘤未闭塞之前避免应用阿司匹林，如疼痛严重，可选用可待因、曲马多（栓剂或静脉制剂）。SAH 后因脑膜化学刺激而引起的头痛不可以常规使用糖皮质激素。

（六）血糖监测 重症脑血管疾病患者会发生高血糖，血糖升高也是转归不良的独立危险因素。无论患者既往是否有糖尿病病史，入院时高血糖预示患者的死亡和不良转归风险增大。高血糖和低血糖都可增加缺血性脑卒中的病死率和残疾率。严格控制血糖可改善其预后。因此，应密切监测血糖水平，及早发现，及时纠正，避免血糖过高或过低。血糖超过 10 mmol/L 时给予胰岛素治疗，血糖值应控制在 7.7～10.0 mmol/L。血糖过低可导致脑缺血损伤及脑水肿，严重时导致不可逆损害。血糖低于 3.3 mmol/L 时，可给予 10% 或 20% 葡萄糖口服或注射治疗，目标是达到正常血糖水平。

（七）血钠管理 低钠血症是最常见的电解质紊乱，必须重视监测血钠浓度，分析低钠血症的原因，根据不同病因纠正低钠血症，同时注意纠正低钠过程中出现的不良反应。还应积极治疗高钠血症。低钠血症的原因最常见的是抗利尿激素分泌异常综合征和脑耗盐综合征，前者也称稀释性低钠血症，在脑出血当中约有 10% 的患者会发生，在蛛网膜下腔出血患者当中通常不常见。后者在 SAH 中可发生在高达 30% 的患者中。两种原因不同的区别在于血容量：抗利尿激素分泌异常综合征患者是正血容量甚至高血容量，而脑耗盐综合征是一种低血容量状态。正确区分这两种综合征是至关重要的，因为治疗是相反的。抗利尿激素分泌异常综合征因经尿排钠增多，血钠降低，加重脑水肿。应限制水摄入量在 800～1 000 mL/d，有时可以使用利尿剂进行利尿，同时补钠 9～12 g/d。低钠血症宜缓慢纠正，否则可致脑桥中央髓鞘溶解症。脑耗盐综合征系因心钠素分泌过高所致的低钠血症，治疗时应输液补钠，可持续输注 1.5%～3% 高渗盐水。

在动脉瘤性蛛网膜下腔出血（aSAH）患者当中，会因渗透性利尿降低血容量而导致症状性脑血管痉挛（symptomatic cerebral vasospasm，SCV），从而加重脑水肿，使颅内压增高，继发癫痫发作和神经损害。因此，必须密切关注血钠和血容量的状况。

（八）血红蛋白水平 贫血与重症脑血管疾病患者的预后不良有关，应监测血常规，重视纠正重症脑血管疾病患者的低血红蛋白水平。部分 SAH 患者会在病程中出现贫血，并且可能因为脑血流量和氧输送受限导致迟发性脑缺血（DCI）。红细胞输注对脑生理功能有积极作用。

（九）营养支持 卒中后由于呕吐、吞咽困难可引起脱水及营养不良，卒中患者营养状况与预后密切相关。应重视卒中后营养风险评估，入院后及早制订营养支持方案，给予必要的补液和营养支持。保持水、电解质平衡。提倡肠内营养支持，如因胃肠功能不全导致胃肠营养不能提供所需的全部热量，可考虑肠内、肠外营养结合或肠外营养支持。有意识障碍、消化道出血者，宜禁食 24～48 小时，并适当静脉输液，每日入液量可按尿量 + 500 mL 计算，如有高热、多汗、呕吐或腹泻者，可适当增加入液量。48 小时后，如果患者意识好转，且吞咽无障碍，可尝试进食流质，少量多餐。在进行肠内营养支持前，可以采用饮水试验进行吞咽功能评估，急性期伴吞咽困难者，应在发病 7 天内接受肠内营养支持。吞咽困难短期内不能恢复者可早期放置鼻胃管，吞咽困难长期不能恢复者可行胃造瘘置管。

五、重症脑血管疾病专科管理

（一）重症脑血管疾病的监测　主要包括临床神经功能评估、神经影像学及电生理检查、多参数神经生理评估及颅内压监测等。

1. **临床神经功能监测**·应重视对重症脑血管疾病患者生命体征及神经系统体征的监测。意识程度的改变、瞳孔的异常变化（单侧瞳孔散大）及神经功能损害程度加重是病情恶化的重要体征。

2. **神经影像及电生理监测**·头颅 CT/MRI 在预测和评估 LHI 的预后中具有重要价值。CT 上 MCA 区域低密度区域超过 50% 预测临床预后不良的敏感性和特异性高。发病 6 小时内 MRI 的 DWI 测量梗死病灶体积≥80 mL 可预测病情严重。梗死体积、中线移位等也是脑水肿和脑疝的有效预测指标，中线移位超过 3.9 mm 则提示恶性脑梗死。

神经电生理检查包括脑电图和诱发电位检测等。脑电图检查和监测对惊厥发作、癫痫持续状态的管理有重要作用。诱发电位检测（脑干诱发电位和感觉诱发电位等）在重症患者脑功能评估中具有重要价值。

经颅多普勒超声在蛛网膜下腔出血患者的监测中，有助于发现脑血管痉挛，对选择治疗和评估疗效具有较重要的价值。

3. **多模式神经生理功能监测**·为及时得到与继发脑损伤相关的更为直接的病理生理状态，如脑组织氧张力、颈静脉氧饱和度、脑血流量及乳酸/丙酮酸浓度比等。由于脑损伤涉及复杂的病理生理机制，在分析判断时需要通过多模式生物信息监测将众多信息进行处理与整合。

（二）神经功能恶化/意识障碍　在重症脑血管疾病病情恶化/意识障碍的进展中，绝大多数情况存在共同的病理过程——颅内压增高。对颅内压的管理是 ICU 的核心工作之一。

1. **颅内压（ICP）监测**·临床上主要开展有创颅内压监测。颅内压增高与病死率和预后不良有关，最主要的原因就是脑水肿。氧自由基增加，导致脂质过氧化反应增强，引起神经细胞结构破坏；另外，缺血性损伤导致大量钠进入细胞，这些通道在损伤开始后 2~3 小时开放，并由 ATP 降低触发导致细胞毒性脑水肿。钙离子超载，血脑屏障结构与功能的损害，血脑屏障通透性增加，大分子进入细胞外间隙，从而使该水平的液体体积增大，导致血管源性脑水肿；同时，神经细胞的损害加重血管源性脑水肿。

与颅内压增高相比，临床上神经功能恶化与大脑中线结构移位的关系更为密切，如临床常见的大脑镰下疝、海马沟回疝及枕骨大孔疝，导致丘脑或脑干受压，严重时可危及生命。LHI后早期颅内压并没有增高，在恶性梗死患者中，即使颅内压在正常范围，患者也可表现出瞳孔异常及严重的脑干受压体征。

颅内压超过 30 mmHg 是患者预后不良（死亡或神经功能残障）的独立预测指标，在脑出血或脑室内出血患者中可实行颅内压监测，但需告知患者有关并发症的相关风险。因此，应密切监测患者的临床症状及体征的变化，尤其是意识状态和瞳孔的变化，更能反映患者颅内压的变化情况。

2. **颅内压管理**·临床上对颅内压增高患者采取综合治疗的方法，包括一般治疗、药物治疗及手术治疗等。如渗透压治疗（脱水）、高通气、镇痛、镇静、巴比妥类药物、全身麻醉、神经肌肉阻滞剂、抬高头位、低温及手术治疗等，具体采用何种方法，应结合患者病情及医疗条件综合决定。

一般的治疗方法降低颅内压效果有限,如高通气、止痛、镇静和巴比妥类药物及抬高头位等,对于重症患者,常常需要结合其他方法来降低颅内压。

调整渗透压为管理颅内压的主要措施。甘露醇和高渗盐水是最常用的药物。甘露醇是目前脱水降低颅内压的首选药物,它可减轻脑水肿,短期降低颅内压,需重复使用。高渗盐水有助于降低颅内压、减轻灶周水肿,效果优于甘露醇,适用于并发低钠血症的颅内压增高患者。

(1)20%甘露醇:通常 125~250 mL,每 6~8 小时使用 1 次,疗程 7~10 天。如有脑疝形成征象可快速加压静脉滴注或静脉推注。冠心病、心肌梗死、心力衰竭和肾功能不全者宜慎用。但应该注意其不良反应,尤其是在使用较长时间时。

(2)3%高渗盐水:200 mL,15~20 分钟快速静脉滴注,具体取决于症状(快速使用)。作用持续时间较甘露醇更长。

(3)呋塞米、甘油果糖和白蛋白也常用于降低颅内压,可酌情个体化应用。

1)利尿剂:常用呋塞米每次 20~40 mg,每天 2~4 次肌注或静注;布美他尼(丁尿胺)每次 0.5~1 mg 肌注或静注,必要时 30 分钟后重复使用一次。常与甘露醇交替使用可增强脱水效果。

2)甘油果糖注射液:每瓶 250 mL 和 500 mL。成人一次 250~500 mL 静滴,每天 1~2 次,儿童用量为 5~10 mL/kg,每 500 mL 静滴需 2~3 小时,连续用 1~2 周。其脱水、降颅内压的作用较甘露醇缓和,用于轻症患者、重症患者的病情好转期和肾功能不全患者。和甘露醇联合应用,既可迅速降颅压,改善症状,又可减轻肾脏负担,保护肾功能,还克服了甘露醇的颅内压反跳现象。

3)人血白蛋白:对血容量不足、低蛋白血症的颅内高压、脑水肿患者尤为适用。因其增加心脏负荷,有心功能不全者须慎用。用法:10%人血白蛋白 50~100 mL 静滴,每天 1 次。

在使用渗透治疗时,应注意药物的不良反应。甘露醇可导致急性肾功能障碍,使用甘露醇时应监测肾功能,急性肾功能不全时慎用。使用高渗盐水应监测血清渗透压和血钠浓度,评估患者的容量负荷状况,心功能不全、肝硬化等患者慎用。

低温治疗可能是具有神经保护的治疗方法,但可能会出现颅内压增高。而糖皮质激素并不能有效地降低颅内压,反而会增加并发症的风险。因此,不建议采用低温、糖皮质激素等治疗缺血性脑卒中患者出现的脑水肿。

抬高患者头位可以改善脑静脉回流及减轻颅内压增高的程度,但对于高度的选择,要考虑到过高会引起脑灌注压降低,头平卧位时可保持最大的脑灌注压,但同时也可以增高颅内压,增加误吸的风险。建议对颅内压增高患者采用抬高头位的方式,抬高床头大于 30°是比较合适的高度。

血栓形成导致静脉循环障碍是脑静脉血栓形成颅内压增高主要原因,抗凝治疗可有效改善静脉回流,降低颅内压。

对积极药物等治疗后病情仍加重的患者,可考虑行手术治疗,如脑积水引流和脑脊液引流、去骨瓣减压(伴或不伴血肿清除)等。

(三)惊厥与癫痫 缺血性脑卒中惊厥的发生率低于 10%,脑出血后早期惊厥的发生率高达 16%,7%的动脉瘤性蛛网膜下腔出血患者在发病时出现惊厥发作,约 10%的患者在发病后

1 周出现,惊厥持续状态的发生率约为 0.2%,而脑静脉窦血栓(CVST)发生惊厥的发生率为 37%～71%。由于惊厥发作可增加脑部缺氧损伤的风险,对幕上病变并有 1 次惊厥发作的 CVST 患者,应早期使用抗癫痫药物,并维持一定疗程,建议如果没有幕上病变,但仅有 1 次惊厥发作,也应尽早使用抗癫痫药物。可静脉注射地西泮 10～20 mg,或苯妥英钠 15～20 mg/kg 缓慢静脉推注以控制发作。

抗癫痫药物仅在发生惊厥的情况下使用,且应尽早使用。药物的应用可能继发不同程度的药物不良反应,且不能降低惊厥发作的发生率,还可能增加致死或致残风险,因此,不建议预防性使用抗癫痫药物。

疑为痫性发作者,应考虑持续脑电图监测;如检测到痫样放电,或脑电图提示癫痫改变伴有意识状态明显下降的患者,应给予抗癫痫药物治疗。孤立发作一次或急性期痫性发作控制后,不建议常规长期使用抗癫痫药物,但对于有迟发性癫痫危险因素的患者,若先前曾有癫痫、脑出血、脑梗死、大脑中动脉动脉瘤破裂等,可考虑长期使用抗癫痫药物。

出血性脑卒中尤其脑叶出血更易引起痫性发作,出血后 2 周内的发生率为 2.7%～17%。早发痫性发作(<7 天)由脑出血所致的组织损伤所致,应给予 3～6 个月抗癫痫药物治疗。对于晚发痫性发作(>7 天)的抗癫痫药物治疗原则与其他癫痫患者相同。

由于重症脑血管疾病病情更为严重,病灶范围更大,皮质受累的概率增加,脑卒中相关癫痫发生的风险也会显著增加,必须有针对重症脑血管疾病患者癫痫的防治措施。

缺血性脑卒中后癫痫早期发生率为 2%～33%,晚期发生率为 3%～67%。卒中后癫痫持续状态,按癫痫持续状态治疗原则处理。卒中后 2～3 个月再发的癫痫,建议按癫痫常规治疗进行长期药物治疗。

癫痫及 DCI 是 SAH 患者常见的严重并发症。aSAH 后非惊厥癫痫持续状态是临床预后不良的最主要预测因子。在昏迷的 SAH 患者中,非惊厥癫痫持续状态的发生率约为 8%,因此,对于高风险,比如不明原因的昏迷和(或)意识改变的 SAH 患者应进行持续的脑电图监测,有助于发现非惊厥癫痫持续状态。同样,持续脑电监测也有助于预测迟发性脑缺血发生。

抗癫痫药物治疗仅限于固定动脉瘤前的治疗时间范围。一旦动脉瘤被固定,临床检查被认为是安全可靠的,应停用抗癫痫药物。预防用药时间不要超过 3～7 天,除非患者出现癫痫发作。

急性脑梗死

急性脑梗死通常指急性缺血性脑卒中(acute ischemic stroke,AIS),是最常见的卒中类型,在世界范围内,它占所有脑卒中的 87%。在我国,占脑卒中的 69.6%～70.8%。它是导致死亡和严重残疾的主要原因。我国住院急性缺血性脑卒中患者发病后 1 个月内病死率为 2.3%～3.2%;3 个月时病死率为 9%～9.6%,致死/残疾率为 34.5%～37.1%;1 年病死率为 14.4%～15.4%,致死/残疾率为 33.4%～33.8%。鉴于急性缺血性脑卒中的高残疾率、病死率和复发率,给家庭和社会带来了巨大的负担,预防和急性管理是至关重要的。

【病因】

急性缺血性脑卒中的病因主要分为脑血栓形成和脑栓塞两种。

动脉粥样硬化最常见。其形成过程决定于三个因素：动脉壁病变、血液成分的变化和灌注压的改变。其中以血管壁病变为发病的基本条件，在血管壁病变的基础上再出现血液黏稠度改变或血流动力学改变则更易促进脑梗死的形成。

1. 动脉壁病变·脑动脉粥样硬化可见于颈内动脉和椎-基底动脉系统任何部位，以动脉分叉处多见。主要病变是动脉内膜损伤破裂形成溃疡后，内膜下层脂肪变性和胆固醇沉积，进而纤维组织增生，动脉变硬、迂曲，管壁厚薄不匀；血小板、红细胞及纤维素等血中有形成分在内膜上黏附、聚集，形成血栓。血栓逐渐扩大造成管腔闭塞。当管腔狭窄达 80%～90% 可导致脑梗死。血栓也可向远、近端延伸，使梗死范围逐渐扩大，可解释某些临床症状从起病到高峰可达数日之久。最后，根据梗死附近的侧支循环条件而决定梗死面积的大小及其严重程度。高血压常是促进动脉硬化的重要因素，使动脉壁发生玻璃样变、增厚、管腔狭窄；糖尿病也常是动脉壁病变的另一重要原因。

2. 血液成分的变化·动脉粥样硬化患者血液成分中脂蛋白、胆固醇、纤维蛋白原等含量的增加，可使血液黏稠度增高和红细胞表面电荷降低，致血流速度减慢。血黏稠度增高（如红细胞增多症、脱水、高脂血症、巨球蛋白血症等）与高血凝状态（妊娠、产后、服用避孕药等）导致血流缓慢均是动脉硬化性脑梗死形成的重要因素。

3. 灌注压的改变·正常范围的脑灌注压是维持正常稳定的脑血流所必需的条件。因此，血压的改变是影响脑局部血流量的重要因素。高血压、动脉粥样硬化患者的压力感受器失灵，其大脑自我调节功能不能代偿脑灌注压的改变。其他如心力衰竭、心律失常、心肌梗死等引起心排血量降低而造成血压急骤降低，导致灌注压下降，诱发血栓形成。

其他不太常见的原因，如结缔组织病、抗磷脂抗体综合征及细菌、病毒、螺旋体感染均可导致动脉炎症，使管腔狭窄或闭塞。如红细胞增多症、血小板增多症、血栓栓塞性血小板减少性紫癜、DIC、抗凝血酶Ⅲ缺乏、高凝状态和镰状细胞病等血液系统疾病，以及动脉夹层、血管痉挛（如 SAH 并发症）、血管病变（如烟雾病）、蛋白 C 和蛋白 S 异常、脑淀粉样血管病等。

【发病机制】

脑梗死发生在颈内动脉系统约占 80%，椎-基底动脉系统约占 20%。局部血液供应中断引起的脑梗死多为白色梗死，大面积脑梗死常可继发红色梗死（即出血性梗死）。脑缺血、缺氧性损害表现为神经细胞坏死和凋亡两种形式。

（一）脑栓塞　脑栓塞的栓子来源可分为心源性、非心源性和来源不明性三大类。

1. 心源性脑栓塞·占脑栓塞的 60%～75%，心脏来源的血栓形成导致血栓栓塞。主要有：①心房颤动（AF）：是心源性脑栓塞最常见的原因，其中瓣膜病性 AF 占 20%，非瓣膜病性 AF 占 70%，其余 10% 无心脏病；②心脏瓣膜病：是指先天性发育异常或后天疾病引起的心瓣膜病变，可以影响血流动力学，累及心房或心室内膜即可导致附壁血栓的形成；③心肌梗死：面积较大或合并慢性心功能衰竭，即可导致血液循环淤滞形成附壁血栓；④其他：心房黏液瘤、二尖瓣脱垂、先心病或瓣膜手术均可形成附壁血栓。

2. 非心源性脑栓塞·指源于心脏以外的栓子随血流进入脑内造成脑栓塞。常见有：①动脉粥样硬化斑块脱落性栓塞：颅外动脉（主动脉弓或颈动脉）粥样硬化斑块脱落形成栓子，随后血栓远端栓塞到颅内血管（颈内动脉或椎-基底动脉）；也可能斑块发生在颅内血管内，形成原位血管闭塞；②脂肪栓塞：见于长骨骨折或手术后；③空气栓塞：主要见于静脉穿刺、潜水减压等;④癌栓塞:浸润性生长的恶性肿瘤,可以破坏血管,瘤细胞入血形成癌栓;⑤其他:感染性脓栓、寄生虫栓和异物栓等也可引起脑栓塞。

3. 来源不明性脑栓塞·是指对影像学表现提示栓塞而无明确病因的患者的分类。脑栓塞引起的脑组织坏死以出血性梗死最常见,占 30%～50%。继发性心源性脑栓塞常为多发性与出血性梗死。除脑梗死外,还可有身体其他部位如肺、脾、肾、肠系膜、四肢、皮肤和巩膜等栓塞证据。

(二) 单发梗死与多发梗死　根据 MRI 弥散加权成像(DWI)上梗死的数目可以将脑梗死分为单发梗死和多发梗死。单发梗死主要根据病灶的位置和大小进行分类,多发梗死主要根据血管的供血范围进行分类,不同梗死模式分别与不同的病因和发病机制相关。临床上可以通过缺血性脑血管疾病的梗死模式快速识别卒中的病因和发病机制指导救治。

1. 单发皮质梗死可能与隐源性卒中、大动脉粥样硬化性卒中或心源性卒中相关·单发皮质下直径≤1.5 cm 的梗死,即腔隙性脑梗死,主要与大动脉粥样硬化斑块堵塞穿支口或小血管疾病相关(微小动脉粥样硬化或者纤维素样坏死)。直径>1.5 cm 的单发皮质下梗死可能与隐源性卒中相关,也可能与大动脉粥样硬化斑块阻塞载体动脉的穿支口或与心源性栓塞和动脉到动脉栓塞相关。单发皮质-皮质下梗死可能与大动脉粥样硬化、心源性栓塞、隐源性卒中等相关。

2. 多发梗死的主要机制是栓塞·位于单循环的多发梗死具有较高风险的心源性栓塞、大动脉粥样硬化、椎动脉或颈动脉夹层。位于多循环的多发梗死提示心源性栓塞或颅内外大血管的动脉粥样硬化所致栓塞。位于多循环的多发梗死经常逐步发生,存在多种病因,其中心源性栓塞性疾病占一半,也包括血液系统疾病和血管炎。多发皮质下梗死可能代表多个分离的小血管同时缺血。伴有移动的主动脉弓动脉粥样硬化斑块的急性缺血性卒中患者并不常见。伴有移动的主动脉弓动脉粥样硬化斑块的患者最易发生位于多个血管分布区域多发梗死。位于多血管区域的多发小的梗死与主动脉弓易损斑块独立相关。

多发梗死也可由反常栓塞引起。位于双侧分水岭区、半卵圆中心、基底节区及丘脑的多发点状梗死,表现为"满天星"现象,病因可能为脂肪栓塞。多发点状梗死,且并不局限于单一血管分布区域,可能为癌症相关的卒中。皮质多发梗死灶或分水岭梗死病因可能为空气栓塞。累及双侧前后循环及左右循环的散在皮质及皮质下的多发梗死可能为心房黏液瘤所致。多发梗死也可见于脓毒性栓塞,病灶也符合其他栓塞性卒中的多发和分布特点。

3. 位于分水岭区域的梗死与低灌注和栓塞相关·位于后循环的多发梗死提示栓塞机制,栓子主要来源于动脉源性和心源性栓塞。卵圆孔未闭所致卒中通常为单个的皮质梗死或多发小的散在的梗死,常见于基底动脉供血范围内。在急性幕下梗死的患者中,DWI 上多发梗死伴有前循环临床静息性梗死提示病因为心源性栓塞。

(三) 缺血半暗带和治疗时间窗　中枢神经系统正常功能状态的维持有赖于充分的血液供应,不断提供足够量的氧和葡萄糖。当脑血流减少到每分钟 15～20 mL/100 g(脑组织)时,突触传递受阻,脑自发电和诱发电消失,脑功能出现障碍,此时的脑血流值称为功能损伤性缺血阈值。只要增加脑血流量,脑功能仍可以恢复,损害是可以逆转的。如若脑血流继续减少到每分钟 10 mL/100 g(脑组织),细胞膜的离子泵受损,细胞内外离子平衡遭破坏,就会引起细胞水肿、坏死等一系列不可逆损伤,此时的脑血流值称为形态损伤性缺血阈值。局部脑缺血区可分为中心区和周边区,周边区的脑血流往往介于功能损害性和形态损害性缺血阈值之间,称为缺血半影区或半暗(影)带(ischemic penumbra)。缺血中心区由于供血动脉阻塞,中断血液供给,治疗药物也难以到达,如短时间内不能去除阻塞,神经细胞的死亡在所难免。但半影区仍可以从非阻塞动脉得到部分血液供给。神经细胞仅功能受损,但其形态结构尚完整,只要轻度增加该区血流量,超过功能损伤性缺血阈值,就有可能恢复其功能。此外,治疗药物也能随血流进入半影区起治疗作用。这种在缺血性半影区脑细胞发生不可逆死亡之前,存在有一段时间可供抢救缺血性脑组织,即为所谓的"治疗时间窗"(therapeutic timewindow,TTW)概念。脑缺血超早期治疗时间窗一般不超过 6 小时。如果脑血流再通超过 TTW,脑损伤可继续加剧,甚至产生再灌注损伤。再灌注损伤主要是通过引起自由基过度产生及其"瀑布式"连锁反应、神经细胞内钙超载及兴奋性氨基酸细胞毒性作用等一系列变化,导致神经细胞损伤。缺血半影区和治疗时间窗概念的提出,更新了脑梗死的临床治疗观念,抢救缺血半影区的关键是超早期溶栓治疗。

(四)脑缺血性病变的病理分期

1. **超早期(1~6 小时)**·病变脑组织变化不明显,可见部分血管内皮细胞、神经细胞及星形胶质细胞肿胀、线粒体肿胀空化。

2. **急性期(6~24 小时)**·缺血区脑组织苍白和轻度肿胀,神经细胞、胶质细胞及内皮细胞呈明显缺血改变。

3. **坏死期(24~48 小时)**·大量神经细胞消失,胶质细胞坏变,中性粒细胞、淋巴细胞及巨噬细胞浸润,脑组织明显水肿。

4. **软化期(3 天~3 周)**·病变区脑组织液化变软。

5. **恢复期(3~4 周后)**·液化坏死脑组织被格子细胞清除,脑组织萎缩,小病灶形成胶质瘢痕,大病灶形成卒中囊,此期持续数月至 2 年。

(五)完全性大脑中动脉(MCA)闭塞 这是一种常见的重症脑血管疾病,称为恶性脑梗死(MCI),也称恶性大脑中动脉综合征。常因严重的脑水肿、颅内压增高而最终发生脑疝。MCI 发生率约占所有卒中的 10%,内科治疗的死亡率为 80%。恶性脑梗死是一种大的 MCA 梗死,伴有或不累及同侧大脑前和(或)后动脉区域。它表现为脑卒中后 48~72 小时的急性脑肿胀,颅内压明显增高,并有发生脑疝的潜在风险。恶性脑梗死的发展可通过缺血影响超过 2/3 的 MCA 区域来预测,其敏感性为 91%,特异性为 94%。

【诊断思路】

(一)临床表现 体征和症状取决于病变的位置和程度。相关动脉损害如下。

1. **前循环**·包括大脑前动脉、大脑中动脉和颈内动脉。

(1)双侧损伤大脑前动脉:对侧偏瘫和对侧感觉减退,构音障碍,尿失禁,冷漠,嗜睡,脱抑制和腺泡性缄默症。

(2)大脑中动脉:①M1:对侧偏瘫和感觉减退,同名偏盲,强迫眼睛偏离,意识状态改变及主导半球受影响时的失语。②M2-M3:对侧偏瘫和感觉减退,构音障碍,主导半球受累时的失语,以及 M2 受累时的同名偏盲。③M4:具有相同的体征和症状,但不太严重,具有更多的皮质功能受损,如语言,以及痛风、脱臼、脂肪感觉,失语或首次出现危象。

2. **后循环**·包括大脑后动脉、基底动脉和椎动脉。

（1）大脑后动脉：对侧视野受累，视觉失认症，或皮质盲或视力障碍。

（2）椎基底动脉区域：根据受影响的动脉，它们可能累及小脑或脑干。基底尖端有损伤，表现为意识状态、瞳孔或动眼神经障碍，小脑损伤会表现运动协调障碍。如果未被识别和治疗，可在几小时内死亡。

（二）实验室检查及选择

（1）对疑似卒中患者应进行常规实验室检查，以便排除类卒中或其他病因。所有患者都应完成：①血糖、肝肾功能和电解质；②心肌缺血标志物；③全血计数，包括血小板计数；④凝血酶原时间（PT）/国际标准化比值（INR）和活化部分凝血活酶时间（APTT）；⑤血氧饱和度。

（2）部分患者必要时可选择的检查：①毒理学筛查；②血液乙醇水平检测；③妊娠试验；④动脉血气分析（若怀疑缺氧）；⑤腰椎穿刺（怀疑蛛网膜下腔出血而 CT 未显示或怀疑卒中继发于感染性疾病）；⑥脑电图（怀疑痫性发作）；⑦胸部 X 线检查。

（三）诊断标准 ①急性起病；②局灶神经功能缺失（一侧面部或肢体无力或麻木，语言障碍等），少数为全面性神经功能缺损；③影像学检查出现责任病灶（脑部相应梗死灶）或症状/体征持续 24 小时以上，或在 24 小时内死亡；④排除非血管性病因；⑤排除脑出血。

急性期的评估和诊断如下。

（1）病史和体格检查：询问症状出现的时间最为重要，若于睡眠中起病，应以最后表现正常的时间作为起病时间。其他包括：神经症状发生及进展特征；血管及心脏病危险因素；用药史、药物滥用、偏头痛、痫性发作、感染、创伤及妊娠史等。评估气道、呼吸和循环功能及神经系统检查。

（2）脑病变检查：①平扫 CT：是疑似脑卒中患者首选的影像学检查方法。可准确识别绝大多数颅内出血，并帮助鉴别非血管性病变（如脑肿瘤）。②多模式 CT：对指导急性脑梗死溶栓治疗及血管内取栓治疗有一定参考价值。灌注 CT 可区别可逆性与不可逆性缺血改变，因此可识别缺血半暗带。③常规 MRI：常规 MRI（T1 加权、T2 加权及质子相）在识别急性小梗死灶及后循环缺血性脑卒中方面明显优于平扫 CT。但有患者本身的禁忌证（如有心脏起搏器、金属植入物或幽闭恐怖症等）局限。④多模式 MRI：包括弥散加权成像（DWI）、灌注加权成像（PWI）、水抑制成像和梯度回波、磁敏感加权成像（SWI）等。DWI 在症状出现数分钟内就可发现缺血灶并可早期确定大小、部位与时间，对早期发现小梗死灶较常规 MRI 更敏感。梯度回波序列/SWI 可发现 CT 不能显示的无症状性微出血，不建议在静脉溶栓治疗前常规进行 MRI 检查来排查颅内微出血。PWI 可显示脑血流动力学状态。CT 灌注及 MR 灌注和弥散成像可为选择适合再灌注治疗（如静脉溶栓、血管内取栓及其他血管内介入方法）的患者提供更多信息。不建议对发病 6 小时内的缺血性脑卒中患者运用灌注检查来选择适于机械取栓的患者，必要时对于距最后正常时间 6~24 小时的前循环大动脉闭塞患者，根据起病时间及临床特征进行包括 CT 灌注、MRI－DWI 或 MRI 灌注成像在内的多模影像学检查辅助患者的评估、决定是否进行血管内机械取栓治疗。

（3）血管病变检查：在起病早期，应注意避免因此类检查而延误溶栓或血管内取栓治疗的时机。因此，在不影响溶栓或取栓的情况下，应行血管病变检查，有助于了解卒中的发病机制及病因，指导选择治疗方法。

常用检查包括颈动脉超声、经颅多普勒（TCD）、磁共振脑血管造影（MRA）、CT 血管造影

（CTA）、高分辨磁共振成像（HRMRI）和数字减影血管造影（DSA）等。①颈动脉超声对发现颅外颈部血管病变，特别是狭窄和斑块很有帮助；②TCD可检查颅内血流、微栓子及监测治疗效果；③MRA和CTA可提供有关血管闭塞或狭窄信息，可显示颅内大血管近端闭塞或狭窄；④HRMRI血管壁成像在一定程度上可显示大脑中动脉、颈动脉等动脉管壁特征，可为卒中病因分型和明确发病机制提供信息；⑤DSA的准确性最高，仍是当前血管病变检查的金标准，但它是有创操作，具有一定的风险。

（四）诊断流程 包括以下5个步骤：①第一步，是否为脑卒中？排除非血管性疾病。②第二步，是否为缺血性脑卒中？进行脑CT/MRI检查排除出血性脑卒中。③第三步，卒中严重程度？采用神经功能评价量表评估神经功能缺损程度。④第四步，能否进行溶栓治疗？是否进行血管内机械取栓治疗？核对适应证和禁忌证。⑤第五步，结合病史、实验室检查、脑病变和血管病变等资料进行病因分型（多采用TOAST分型）。

（五）病因分型 国际广泛使用急性卒中Org 10172治疗试验（TOAST）病因/发病机制分型，该分型依据临床表现、神经影像（CT或MRI）和其他辅助检查（包括颈部双功超声、心脏超声、脑血管造影及血液学检查等）3个方面将急性缺血性脑卒中分为：大动脉粥样硬化型（LAA）、心源性栓塞型（CE）、小动脉闭塞型（SAO）、其他明确病因型（OE）和不明原因型（UND）5型。其分类有利于优化每位患者的特定治疗。有助于判断预后、指导治疗和选择二级预防措施。

当临床、影像和辅助检查三方面结果一致、排除了其他病因时，称为很可能诊断；当临床表现与影像所见一致而未行其他检查时，称为可能诊断。由于多种因素的限制，许多患者不可能完成所有检查，临床医师应用"很可能诊断"和"可能诊断"可以进行亚型诊断。

【病情评估】

常用的量表有：美国卫生研究院卒中量表（NIHSS）、中国脑卒中患者临床神经功能缺损程度评分量表、斯堪的纳维亚卒中量表（SSS）。

【治疗】

（一）建立脑卒中急诊救治体系 急性脑卒中的诊疗是一项系统工程，需要多部门、多环节的配合协调，最终实现对脑卒中的有效救治。卫生主管部门可以发挥主导优势，统筹医疗资源分配，建立区域脑卒中分级救治体系，不同级别的医院针对脑卒中患者实施相应的救治。各级医疗机构医务人员具备开展脑卒中适宜诊治技术的能力，如静脉溶栓、血管内取栓、围手术期管理、并发症防治等规范化综合处理，并逐步建立脑卒中分级救治系统的认证和考核系统和急性脑卒中诊治质量改进体系，及时发现救治过程中的不足，并及时整改。

急救转运系统与脑卒中救治医疗机构建立有效联系及转运机制，避免院前延误，实现快速、有效转运患者。各级医疗机构建立多学科合作的脑卒中诊治团队，制订急性脑卒中诊治预案，建立院内脑卒中诊治绿色通道，有效提高救治效率。有条件的医院逐步建立规范的远程卒中诊治系统和远程影像评估系统，对急性缺血性脑卒中患者的诊治方案及分流途径提出指导意见及合理建议，对急性静脉溶栓提供有效支持，对符合急性机械取栓患者进行合理分流。此外，卫生主管部门应指导开展全社会预防脑卒中科普教育，让公众提高对脑卒中的认识，能及时识别卒中，并到医院就诊。

（二）院前处理 院前处理的关键是迅速识别疑似脑卒中患者并尽快送到医院，目的是尽快对合适的急性缺血性脑卒中患者进行溶栓治疗或血管内取栓治疗。

1. 院前脑卒中的识别 · 若患者突然出现以下任一症状时,应考虑脑卒中的可能:①一侧肢体(伴或不伴面部)无力或麻木;②一侧面部麻木或口角歪斜;③说话不清或理解语言困难;④双眼向一侧凝视;⑤单眼或双眼视力丧失或模糊;⑥眩晕伴呕吐;⑦既往少见的严重头痛、呕吐;⑧意识障碍或抽搐。

2. 尽快进行简要评估和必要的急救处理 · 主要包括:①处理气道、呼吸和循环问题;②心脏监护;③建立静脉通道;④吸氧;⑤评估有无低血糖。应避免:①非低血糖患者输含糖液体;②过度降低血压;③大量静脉输液。

(三) 卒中单元(stroke unit)　是一种组织化管理住院脑卒中患者的医疗模式。以专业化的脑卒中医师、护士和康复人员为主,进行多学科合作,为脑卒中患者提供系统综合的规范化管理,包括药物治疗、肢体康复、语言训练、心理康复、健康教育等。收治脑卒中患者的医院应尽可能建立卒中单元,所有急性缺血性脑卒中患者应尽早、尽可能收入卒中单元或重症监护单元接受治疗。

(四) 急诊处理　由于急性缺血性脑卒中存在治疗时间窗,及时评估病情和快速诊断至关重要,医院应建立脑卒中诊治快速通道,尽可能优先处理和收治脑卒中患者。按诊断流程对疑似脑卒中患者进行快速诊断,尽可能在到达急诊后 30 分钟内完成脑成像[头颅平扫 CT 或 MRI(T1/T2/DWI)检查]。所有患者都应在 60 分钟内完成常规实验室检查。应行心电图检查(12 导联),有条件时应持续心电监测。排除类卒中或其他病因,完成基本评估并开始治疗,有条件应尽量缩短检查所需时间(DNT)。所有这些处理都不应影响到静脉注射重组组织型纤溶酶原激活剂(rt - PA)的启动,也就是说,对于大多数患者来说,只有血糖评估的结果必须在静脉溶栓开始之前得到。

一般人群中血小板异常和凝血功能障碍的发生率较低,当没有理由怀疑检测结果异常时,在等待血小板计数结果时,不应延迟静脉溶栓。少数患者出现血小板异常和凝血功能异常,但临床特点及病史判断没有显著出血倾向时,在征得患者知情同意后,在血液化验结果回报之前,就应开始静脉溶栓治疗。

(五) 特异性治疗　是缺血性脑卒中的救治核心。特异性治疗包括改善脑血循环(静脉溶栓、血管内介入治疗、抗血小板、抗凝、降纤、扩容等方法)、他汀治疗及神经保护等。

1. 静脉溶栓 · 静脉溶栓是目前最主要的恢复血流措施,药物包括重组组织型纤溶酶原激活剂(rt - PA,阿替普酶)、尿激酶(UK)和替奈普酶。rt - PA 和尿激酶是我国目前使用的主要溶栓药。对有相对禁忌证的患者选择是否进行 rt - PA 静脉溶栓时,需充分沟通、权衡利弊,对可能获益的程度及承担的风险充分交代,以保障医疗安全。静脉溶栓治疗是实现血管再通的重要方法,对于在时间窗内无禁忌证的患者,应尽快进行静脉溶栓,尽可能减少时间延误,在 DNT 60 分钟的时间内,尽可能缩短时间。遵循静脉阿替普酶溶栓优先原则,静脉溶栓是血管再通的首选方法。

在临床工作中,阿替普酶静脉溶栓适应证尚不能包括所有的情况,原则上无禁忌证均可接受阿替普酶静脉溶栓治疗,但需对患者情况进行个性化评估。

(1)适应证、禁忌证和相对禁忌证(表 3 - 10 - 7)

表 3-10-7　急性缺血性脑卒中静脉溶栓的适应证、禁忌证和相对禁忌证

适应证
1. 有缺血性脑卒中导致的神经功能缺损症状
2. 使用 rt-PA：发病 3 小时内和 3～4.5 小时，年龄≥18 岁
3. 使用尿激酶：发病在 6 小时内，年龄 18～80 岁；意识清楚或嗜睡；脑 CT 无明显早期脑梗死低密度改变
4. 患者或家属签署知情同意书

禁忌证
1. 有颅内出血（包括脑实质出血、脑室内出血、蛛网膜下腔出血、硬膜下/外血肿等）
2. 既往有颅内出血史
3. 有颅内肿瘤、巨大颅内动脉瘤
4. 近 3 个月有严重头颅外伤史或卒中史
5. 近 3 个月有颅内或椎管内手术
6. 近 3 周内有胃肠或泌尿系统出血
7. 近 2 周内有过大型外科手术
8. 近 1 周内存在不易压迫止血部位的动脉穿刺
9. 48 小时内使用凝血酶抑制剂或 Xa 因子抑制剂，或各种实验室检查异常（如 APTT、INR、血小板计数、ECT、TT 或 Xa 因子活性测定等）
10. 24 小时内接受过低分子肝素治疗
11. 头 CT 或 MRI 提示大面积梗死（梗死面积>1/3 大脑中动脉供血区）
12. 有主动脉弓夹层
13. 有活动性内脏出血
14. 急性出血倾向：包括血小板计数低于 100×10^9/L 或其他情况
15. 血压升高：收缩压>180 mmHg 或舒张压>100 mmHg
16. 血糖<2.8 mmol/L 或>22.2 mmol/L
17. 使用抗凝剂且 INR>1.7 或 PT>15 秒

相对禁忌证（3 小时内及 3～4.5 小时）
需谨慎考虑和权衡溶栓的风险与获益（即虽然存在一项或多项相对禁忌证，但并非绝对不能溶栓）
1. 轻型非致残性卒中
2. 症状迅速改善的卒中
3. 惊厥发作后出现的神经功能损害（与此次卒中发生相关）
4. 颅外段颈部动脉夹层
5. 近 2 周内严重外伤（未伤及头颅）
6. 近 3 个月内有心肌梗死史
7. 孕产妇
8. 痴呆
9. 既往疾病遗留较重神经功能残疾
10. 未破裂且未经治疗的动静脉畸形、颅内小动脉瘤（<10 mm）
11. 少量脑内微出血（1～10 个）
12. 使用违禁药物
13. 类卒中
14. 使用抗凝剂，INR≤1.7，PT≤15 秒（发病 3～4.5 小时）
15. 严重卒中（NIHSS 评分>25 分）（发病 3～4.5 小时）

注：rt-PA，重组组织型纤溶酶原激活剂；INR，国际标准化比值；APTT，活化部分凝血活酶时间；ECT，蛇静脉酶凝结时间；TT，凝血酶时间；PT，凝血酶原时间。

　　（2）溶栓药物的用法：①rt-PA 0.9 mg/kg（最大剂量 90 mg）静脉滴注，其中总量的 10% 在最初的 1 分钟内静脉推注，其余 90%静脉持续滴注 1 小时；②尿激酶 100 万～150 万单位，溶于生理盐水 100～200 mL，持续静脉滴注 30 分钟；③小剂量 rt-PA 静脉溶栓（0.6 mg/kg）出血风险低于标准剂量，可以减少病死率，但不降低残疾率，可结合患者病情严重程度、出血风险等因素进行个体化决策。

　　在 AIS 发病后 4.5 小时内，对有潜在出血事件高风险的患者可给予低剂量 IV rt-PA。用法：rt-PA 0.6 mg/kg（最大剂量 60 mg），其中总量的 15% 在最初的 1 分钟内静脉推注，其

余85%静脉持续滴注1小时。

（3）注意事项：静脉单剂量注射替奈普酶(0.4 mg/kg)治疗轻型卒中的安全性及有效性与rt-PA相似，但不优于rt-PA，对于轻度神经功能缺损且不伴有颅内大血管闭塞的患者，可以考虑应用替奈普酶；静脉溶栓治疗过程中，医师应充分准备应对紧急的不良反应，包括出血并发症和可能引起气道梗阻的血管源性水肿；患者在接受静脉溶栓治疗后尚需抗血小板或抗凝治疗，应推迟到溶栓24小时后开始，且使用之前应复查头颅CT/MRI；使用rt-PA期间及用药24小时内应严密监护患者；使用尿激酶期间应严密监护患者。

（4）静脉溶栓的监护及处理：①尽可能将患者收入重症监护病房或卒中单元进行监护；②定时进行血压和神经功能评估，溶栓最初2小时内（治疗中及治疗结束后），每15分钟进行1次血压测量和神经功能评估；然后每30分钟1次，持续6小时；之后每小时1次，直至治疗后24小时；③如出现严重头痛、高血压、恶心或呕吐，或神经症状体征恶化，应立即停用溶栓药物并行脑CT检查；④治疗后24小时内，血压应为<180/100 mmHg，如收缩压≥180 mmHg或舒张压≥100 mmHg，应增加血压测量次数，并给予降压药物；⑤鼻饲管、导尿管及动脉内测压管在病情许可的情况下应延迟安置。

（5）静脉溶栓的并发症：①梗死灶继发性出血或身体其他部位出血；②致命性再灌注损伤和脑水肿；③溶栓后再闭塞。

2. **血管内介入治疗** · 包括血管内机械取栓和动脉溶栓。

（1）血管内机械取栓：AIS后6小时内，在符合以下标准后进行机械取栓：脑卒中前mRS评分0~1分；颈内动脉(ICA)或大脑中动脉(MCA)(M1)段的闭塞；年龄≥18岁；NIHSS评分≥6分；急性前循环卒中的标准评分(ASPECTS)≥6分。①如果该患者同时符合静脉溶栓和血管内机械取栓指征，应该先接受阿替普酶静脉溶栓治疗，再行机械取栓（桥接）；②对发病时间未明或超过静脉溶栓时间窗或溶栓后症状未缓解的急性缺血性脑卒中患者，如果符合血管内取栓治疗适应证，应尽快启动血管内取栓治疗；如果不能实施血管内取栓治疗，可结合多模影像学评估是否进行静脉溶栓治疗；③对存在静脉溶栓禁忌的部分患者可以使用机械取栓；④缩短发病到接受血管内治疗的时间，有利于显著改善预后，在治疗时间窗内应尽早实现血管再通，不应等待观察其他治疗的疗效而延误机械取栓；⑤应结合发病时间、病变血管部位、病情严重程度综合评估后决定患者是否接受血管内机械取栓治疗；⑥对发病后不同时间窗内的患者（发病后6小时内可以完成股动脉穿刺者、距最后正常时间6~16小时及距最后正常时间16~24小时者），经严格临床及影像学评估后，可进行血管内机械取栓治疗；⑦如果患者接受了血管内取栓治疗，尚需抗血小板或抗凝治疗，应评估获益与风险后决定是否使用。

（2）动脉溶栓：动脉溶栓是使溶栓药物直接到达血栓局部，但目前一线的血管内治疗是血管内机械取栓治疗，而不是动脉溶栓。①发病6小时内由大脑中动脉闭塞导致的严重卒中且不适合静脉溶栓或未能接受血管内机械取栓的患者，经过严格选择后可在有条件的医院进行动脉溶栓；②由后循环大动脉闭塞导致的严重卒中且不适合静脉溶栓或未能接受血管内机械取栓的患者，经过严格选择后可在有条件的医院进行动脉溶栓，应尽早进行，避免时间延误。③对于静脉溶栓或机械取栓未能实现血管再通的大动脉闭塞患者，发病6小时内可以进行补救性动脉溶栓。

动脉溶栓的适应证、禁忌证及并发症与静脉溶栓基本相同。

3. 抗血小板治疗 · 抗血小板药物通过抑制血小板聚集过程中的一个或多个位点,可以预防血栓形成。不同类型的患者采用不同的种类、剂量和持续时间的抗血栓治疗方案,以获得最佳的个体化治疗。AIS 抗血小板首选单药治疗,特定情况下可以采用双重治疗。常用药物为阿司匹林(50~300 mg/d)和氯吡格雷(75 mg/d)。

(1) 单药抗血小板聚集性治疗:①AIS 患者发病后 24~48 小时内使用阿司匹林。接受静脉溶栓治疗者,应在溶栓 24 小时后开始使用。如果患者存在其他特殊情况(如合并疾病),在评估获益大于风险后可以考虑在溶栓 24 小时内使用抗血小板药物;②对不能耐受阿司匹林者(胃肠道不良反应或过敏等),可考虑选用氯吡格雷、吲哚布芬等抗血小板治疗,氯吡格雷(75 mg/d),吲哚布芬(每次 100 mg,2 次/d);③对于不符合静脉溶栓或血管内机械取栓适应证且无禁忌证的缺血性脑卒中患者应在发病后尽早给予口服阿司匹林 150~300 mg/d 治疗,急性期后可改为预防剂量(50~300 mg/d);④替格瑞洛不能代替阿司匹林用于轻型卒中的急性期治疗,但可以作为有使用阿司匹林禁忌证的替代药物;⑤如果没有阿司匹林或氯吡格雷,西洛他唑可用于 AIS 患者,作为阿司匹林的替代品;⑥血管内机械取栓后 24 小时内使用抗血小板药物替罗非班的治疗,可结合患者情况个体化评估后决策(是否联合静脉溶栓治疗等)。建议剂量为 0.1~0.2 μg/(kg·min),持续输液应限制在 24 小时内。

(2) 双重抗血小板聚集性治疗:对于未接受静脉溶栓治疗的轻型卒中患者(NIHSS 评分≤3 分)和高危短暂性脑缺血发作患者,在发病 24 小时内尽早启动双重抗血小板治疗:阿司匹林 100 mg/d,氯吡格雷 75 mg/d(第一次),持续 21 天,然后氯吡格雷 75 mg/d。在此期间应密切观察出血风险。

4. 抗凝治疗 · ①对大多数急性缺血性脑卒中患者,不建议无选择地早期进行抗凝治疗;②少数特殊患者(如放置心脏机械瓣膜)是否进行抗凝治疗,需综合评估(如病灶大小、血压控制、肝肾功能等),如出血风险较小,致残风险高,可在充分沟通后谨慎选择使用;③特殊情况下溶栓后还需抗凝治疗的患者,应在 24 小时后使用抗凝剂。

5. 降纤治疗 · 缺血性脑卒中急性期血浆纤维蛋白原和血液黏滞度增高,降纤制剂可显著降低血浆纤维蛋白原,并有轻度溶栓和抑制血栓形成作用。对不适合溶栓并经过严格筛选的急性缺血性脑卒中患者,特别是高纤维蛋白原血症者可选用降纤治疗。急性期有效的药物有巴曲酶和降纤酶。巴曲酶首次剂量 10 BU,以后隔日 5 BU,静脉注射,共 3~4 次。其他降纤制剂:如蚓激酶、蕲蛇酶、安克洛酶等临床也有应用。用药过程中监测纤维蛋白原,防止出血的发生。

6. 扩容治疗 · ①对大多数缺血性脑卒中患者,不建议扩容治疗;②对于低血压或脑血流低灌注所致的急性脑梗死如分水岭型梗死可考虑扩容治疗,但应注意可能加重脑水肿、心力衰竭等并发症,对有严重脑水肿及心力衰竭的患者不建议使用扩容治疗。常用制剂为低分子右旋糖酐 500 mL 静脉滴注,每天 1 次,10~14 天为一疗程。

7. 扩张血管治疗 · 对大多数缺血性脑卒中患者,不建议扩血管治疗。

8. 丁苯酞 · 可阻断缺血性脑卒中所致脑损伤的多个病理环节,具有较强的抗脑缺血作用,明显缩小局部脑缺血的梗死面积,减轻脑水肿,改善脑代谢和缺血脑区的微循环和血流量,抑制神经细胞凋亡,并具有抗脑血栓形成和抗血小板聚集作用。用法:成人 0.2 g 口服,3 次/天,10 天为一疗程;静脉滴注:每次 25 mg,2 次/天,疗程 14 天。应在发病后 48 小时内开始给药。

9. 人尿激肽原酶(尤瑞克林) · 有 2 个突出于其他药物的作用:①在临床剂量下,选择性扩张缺血部位细小动脉,改善梗死灶内供血,对一般动脉影响不大(不扩张正常动脉,不引起缺血区盗血);②促进损伤部位新生血管的生成。此外,人尿激肽原酶尚有改善红细胞变形能力和氧解离能力、促进组织对葡萄糖的利用、抑制血小板聚集等作用。

(六)其他治疗

1. 他汀类药物 · ①急性缺血性脑卒中发病前服用他汀类药物的患者,可继续使用他汀治疗;②在急性期应根据患者年龄、性别、卒中亚型、伴随疾病及耐受性等临床特征,确定他汀治疗的种类及强度。

2. 依达拉奉 · 是一种抗氧化剂和自由基清除剂,能改善急性缺血性脑卒中的功能结局并安全,还可改善接受阿替普酶静脉溶栓患者的早期神经功能。胞二磷胆碱是一种细胞膜稳定剂,治疗急性缺血性卒中临床获益有限。神经保护剂可根据具体情况个体化使用。

(七)传统医药 中成药和针刺治疗急性缺血性脑卒中应根据具体情况结合患者意愿决定是否选用针刺或中成药治疗。中成药能改善神经功能缺损。注射液疗程一般 10 天左右。常用的中成药有:①清开灵注射液:20～40 mL 加入液体中静脉滴注,每天 1 次;②丹参注射液:10～20 mL 加入液体中静脉滴注,每天 1 次;③川芎嗪注射液:80～120 mg 加入 250～500 mL 液体中静脉滴注,每天 1 次;④灯盏花素注射液:20～30 mL 加入液体中静脉滴注,每天 1 次;⑤脉络宁注射液:10～20 mL 加入 250～500 mL 液体中静脉滴注,每天 1 次;⑥血塞通注射液:200～400 mg 加入液体中静脉滴注,每天 1 次;⑦醒脑静注射液:5～10 mL 加入 250～500 mL 液体中静脉滴注,每天 1 次;⑧银杏达莫注射液:240 mg 加入液体中静脉滴注,每天 1 次。

(八)急性期并发症及其他情况的预防与处理

1. 脑水肿与颅内压增高 · 严重脑水肿和颅内压增高是急性缺血性脑卒中的常见并发症,是死亡的主要原因之一。应对患者包括年龄、临床症状、梗死部位、病变范围、颅内压增高的程度及系统性疾病等在内的多种因素综合分析,确定脑水肿与颅内压增高的处理原则。

具体为:①应避免和处理引起颅内压增高的因素,如头颈部过度扭曲、激动、用力、发热、癫痫、呼吸道不通畅、咳嗽、便秘等。②对于发病 48 小时内、60 岁以下的恶性大脑中动脉梗死伴严重颅内压增高患者,经积极药物治疗病情仍加重,尤其是意识水平降低的患者,可请脑外科会诊考虑是否行减压术,手术治疗可降低病死率,减少残疾率,提高生活自理能力。60 岁以上患者手术减压可降低死亡和严重残疾,但独立生活能力并不会显著改善。因此,应慎重,可根据患者年龄及患者或家属对这种可能结局的价值观来选择是否手术。③压迫脑干的大面积小脑梗死患者,可请脑外科会诊协助处理。

2. 梗死后出血性转化 · 脑梗死出血转化发生率为 8.5%～30%,其中有症状的为1.5%～5%。心源性脑栓塞、大面积脑梗死、影像学显示占位效应、早期低密度征、年龄大于70 岁、应用抗栓药物(尤其是抗凝药物)或溶栓药物等会增加出血转化的风险。目前对无症状性出血转化者尚无特殊治疗建议。处理原则同脑出血的治疗。

3. 卒中后情感障碍 · 应评估患者心理状态,注意卒中后焦虑与抑郁症状,必要时请心理专科医师协助诊治。对有卒中后焦虑、抑郁症状的患者应该行相应干预治疗。

(九)早期康复 卒中康复是脑卒中整体治疗中不可或缺的关键环节,可预防并发症,最大限度地减轻功能残疾,改善预后。应具有经过规范培训的卒中康复专业人员负责实施康复治疗。康复专业人员与临床医师合作,对患者病情及神经功能缺损综合评估,确定康复治疗开始时间,制订康复治疗方案及疗程。在病情稳定的情况下,应尽早开始康复治疗,对轻到中度神经功能障碍的缺血性脑卒中患者可在发病后 24 小时后进行床边康复、早期离床期的康复训练,包括坐、站、走等活动。卧床者病情允许时应注意良姿位摆放。

（十）二级预防 急性期卒中复发的风险很高,为降低卒中复发率,应尽早启动卒中二级预防。控制血压和血糖、抗血小板、抗凝、他汀类药物等治疗见《中国缺血性脑卒中和短暂性脑缺血发作二级预防指南 2014》。

脑出血

脑出血(intracerebral hemorrhage,ICH)是指非创伤性脑内血管破裂,导致血液在脑实质内聚集,形成脑实质内出血,其在脑卒中各亚型中的发病率仅次于缺血性脑卒中,位居第二。在西方国家中,脑出血占所有脑卒中的 10%～15%,我国脑出血占脑卒中的 18.8%～47.6%(23.4%)。脑出血的特征是发病迅速、神经功能恶化、预后差,急性期死亡率为 30%～40%,发病 30 天的死亡率高达 35%～52%,约 46% 的患者在 1 年内死亡或有严重残疾,仅有约 20% 的患者在 6 个月后能够恢复生活自理能力,给社会和家庭都会带来沉重的负担。

脑出血是中老年常见的脑血管急症,是脑血管疾病中死亡率最高的临床类型。脑水肿、颅内压增高和脑疝形成是致死的主要原因。脑出血的预后与出血量、出血部位及有无并发症有关。脑干、丘脑和大量脑室出血预后较差。

【病因】

最常见的病因是高血压动脉硬化性脑出血,故又称为高血压脑出血。出血源往往不能通过脑血管成像等临床检查来识别。在老年人中,淀粉样血管病引起的脑出血很常见。其他原因包括颅内动脉瘤破裂,脑动静脉畸形破裂,脑肿瘤出血,脑梗死及各种血液疾病,脑动脉炎,淀粉样血管病,抗凝治疗并发症,可卡因、安非他明、乙醇等药物等。

脑出血的主要危险因素有高血压、抗凝药物的使用、大量饮酒、脑出血家族史、个人缺血性卒中史、低教育水平、APOE ε2 或 ε4 基因型。

【发病机制】

高血压脑出血不是由单一因素引起,而可能是几种因素综合所致。单纯血压升高不足以引起脑出血,脑出血多在高血压所引起的慢性动脉病变的基础上发生。主要有以下 5 种机制。

1. *微动脉瘤形成与破裂* 微动脉瘤又称粟粒状动脉瘤,高血压使一些承受高压部位的动脉,尤其是位于小动脉的分叉处的动脉,承受了持久不断的压力冲击,造成损害扩张,形成微动脉瘤。微动脉瘤在血压突然升高时易破裂出血。微动脉瘤形成与破裂是高血压脑出血的主要发病机制。

2. *小动脉壁受损出血* 高血压患者的动脉,无论是颈内动脉还是椎-基底动脉系统,都有不同程度的动脉硬化。长期高血压对供应深部脑组织的穿支动脉的内膜及管壁起到损害作用,尤其是从大脑前、中动脉发出的豆纹动脉和从基底动脉发出的丘脑穿支动脉受累更为严重。这些硬化动脉的血液供应深部脑组织的内膜下,使内膜通透性增加,血浆和脂肪等其他成分积聚在血管壁内,形成脂质透明样变、纤维蛋白样坏死和节段性的动脉结构破坏,最后导致管壁坏死。当血压或血流急剧变化时容易破裂出血。

3. 脑淀粉样血管病 · 脑淀粉样血管病是一种选择性发生在脑血管的病变,主要侵犯软脑膜动脉和皮质动脉,并可波及脑实质的小动脉,使受累血管的中层和外膜出现淀粉样物质沉积,导致颅内小动脉管壁发生淀粉样变性,受累的动脉失去收缩功能,在血流动力学改变时,容易发生破裂出血。一般认为,脑淀粉样血管病与高血压无明显关系,但可与高血压并存,应注意鉴别。

4. 脑软化后出血 · 高血压引起的小动脉痉挛和动脉粥样硬化斑块脱落导致的脑动脉栓塞,可使脑组织发生缺血性软化和继发性脑血管壁坏死。致使血管周围支持力减弱发生出血。

5. 脑动脉的外膜和中层在结构上薄弱 · 大脑中动脉与其发生的穿支-豆纹动脉呈直角分叉,这种解剖结构在用力、激动等使血压骤然升高的因素作用下,该血管容易破裂出血。

【诊断思路】

脑出血多发生于 50 岁以上伴有高血压的患者,尤其是 60～70 岁更多见。近年来,50 岁以下的患者有增加的趋势,性别差异不大,一年四季皆可发病,以寒冷或气温骤变时节发生较多;发病通常在情绪激动、精神紧张、剧烈活动、用力过度、咳嗽、排便等情况下,引起血压升高而发病,也可在安静无活动状态下发病;多发生于体型肥胖、面色潮红、颈短肩宽的患者,部分患者可有家族遗传史。起病常较突然,出血前多数无前驱症状,出血后临床表现与出血的部位、出血量、出血速度及代偿能力有很大的关系,表现为患者突然或逐渐意识障碍加深和血压持续升高。

(一) 临床症状 典型的脑出血首先表现为头痛、恶心、呕吐,经过数分钟至数小时后,出现意识障碍及局灶神经障碍体征,脉搏缓慢有力、面色潮红、大汗淋漓、大小便失禁、血压升高,甚至出现抽搐、昏迷程度加深、呈现鼾性呼吸,重者呈潮式呼吸,进而呼吸不规则或间停等,若出现脑疝则病情进一步恶化,可以出现脉快、体温高、血压下降、呕血等危险症状。

1. 前驱期 · 部分患者在出血前数小时或数天可有头痛、头晕、短暂意识模糊、嗜睡、精神症状、一过性肢体运动不便、感觉异常或说话不清等脑部症状,也可出现视网膜出血或鼻出血等其他症状。

2. 发病期 · 大多数患者起病急骤,常在数分钟或数小时内病情发展到高峰,也可在数分钟内即陷入昏迷,表现为:①头痛:常为首发症状,表现为突发头痛,先位于患侧颞部,随后遍及整个头部或后枕部,是血液刺激颅内疼痛敏感结构及颅内压增高所致。失语患者仅能以手抚摸头部表示头痛;少量幕上脑出血和部分高龄患者仅有轻度头痛或不出现头痛。②头晕:可伴发于头痛,亦可为主要表现,多在后颅凹幕下出血时发生。③恶心与呕吐:是早期症状之一,呕吐多因颅内压增高或脑干受损所致。头痛剧烈时表现更明显,但在幕下血肿时,头痛虽不剧烈,呕吐仍可非常频繁。④意识障碍:轻者意识混浊,嗜睡,重者昏迷,去大脑强直、高热。⑤血压增高:绝大多数患者血压在(170～250)/(100～150)mmHg,这是由原有高血压或由颅内压增高、脑干缺血而导致血压代偿性增高所致。⑥瞳孔改变:一般大脑半球出血量不大时,瞳孔大小正常,对光反应良好,有时患侧瞳孔较对侧小;如出现头痛、动眼神经受压时,出现同侧瞳孔散大,对光反应迟钝或消失,边缘不齐;如病情继续加重,则对侧瞳孔也散大;如脑干脑桥出血或脑室出血进入蛛网膜下腔,瞳孔常呈针尖样缩小。⑦其他:眼底检查可见动脉硬化、视网膜出血及视乳头水肿;出血进入蛛网膜下腔可出现脑膜刺激征;血肿占位与破坏脑组织可导致偏瘫、失语及眼位的改变等。

(二) 定位性临床症状

1. **壳核-内囊出血** · 临床最常见,约占脑出血的 60%。最常见的是病灶对侧出现偏瘫、偏身感觉障碍。部分出现偏瘫、偏身感觉障碍与偏盲的"三偏综合征"。急性期伴有两眼向血肿侧凝视,位于优势半球病变可出现失语;非优势半球可出现失用和失认,视野忽略和结构性失用。如果出现意识障碍、对侧中枢性面瘫及肢体瘫痪,感觉障碍和同向性偏盲,两眼向病灶侧凝视,呈"凝视病灶",则表明血肿较大。如血肿破入脑室,或影响脑脊液循环时昏迷加深、偏瘫完全、头痛、呕吐、瞳孔不等大、中枢性高热、消化道出血等。

2. **丘脑出血** · 占脑出血的 20%～25%,多见于 50 岁以上,有高血压动脉硬化的病史。几乎都有眼球运动障碍,如下视麻痹、瞳孔缩小等。少量出血临床上以偏身感觉障碍为主,无意识障碍或有轻微意识障碍,可有轻偏瘫、不自主运动,预后良好。出血破入脑室表现有明显的意识障碍,甚至昏迷、对侧肢体完全性瘫痪、颈项强直等脑膜刺激征表现。丘脑内侧或下部出血,出现双眼内收下视鼻尖,上视障碍,这是丘脑出血的典型体征。如出血少量破入脑室者,临床症状可出现缓解,大量出血破入脑室或造成梗阻性脑室扩张者使病情加重,如抢救不及时,可引起中枢性高热、四肢强直性抽搐及脑-内脏综合征,甚至头痛的表现。优势半球病变可出现各种类型的语言障碍,可为运动性或感觉性失语。有的病例缄默不语,语言错乱,句法错误,重复语言或阅读错误等;偏身感觉障碍常较运动障碍为重,深感觉障碍比浅感觉障碍为重。出血后很快出现昏迷者提示出血严重,所以丘脑出血的临床表现常呈多样性。

3. **尾状核出血** · 多见于尾状核头部,极易破入脑室,所以最多见的临床表现为急性发病时头痛、呕吐、颈项强直等脑膜刺激征,并伴有一定程度意识障碍,短暂性近记忆力障碍,临床上难与蛛网膜下腔出血鉴别。另外,还可出现短暂性对侧凝视麻痹,对侧轻偏瘫和短暂性偏身感觉缺失。偶可见同侧 Horner 综合征,这些症状于出血向下和外向扩延时多见。偶可见出血从尾状核头部扩延至丘脑前部,临床表现为突出的短暂性近记忆力障碍。

4. **脑室出血** · 分为原发性和继发性两种。原发性脑室出血是指出血来源于脑室脉络丛,脑室内和脑室壁的血管,以及室管膜下 1.5 cm 以内的脑室旁区的出血。临床表现主要是血液成分刺激引起的脑膜刺激征和脑脊液循环梗阻引起的颅内压增高症状。临床上见到的脑室出血绝大多数是继发性脑室出血。继发性脑室出血除具有上述原发性脑室出血的临床特征外,还同时伴有原发性出血灶导致的神经功能障碍症状。因此,轻者仅有头痛、恶心、呕吐、颈项强直等脑膜刺激征,无局灶性神经损害症状;重者表现为意识障碍、抽搐、肢体瘫痪、肌张力增高、瞳孔缩小或大小不定,双侧病理反射阳性等。血凝块堵塞室间孔、中脑导水管及第四脑室侧孔者,可因急性脑积水而致颅内压急剧增高,迅速发生脑疝而死亡。当尾核出血和脑室穿破时,没有出现巢部症状,可出现蛛网膜下出血的症状。

5. **脑叶出血** · 又称皮质下出血,占脑出血的 13%～18%,除慢性高血压是其主要病因外,多为脑动脉淀粉样变性和动静脉畸形等疾病所致。绝大多数呈急性起病,多先有头痛、呕吐或抽搐,甚至尿失禁等临床表现;意识障碍少而轻;偏瘫较基底节出血少见,而且较轻,有昏迷者多为大量出血压迫脑干所致。脑叶出血因受累部位不同可出现相应的神经功能缺损症状和体征:①颞顶叶出血可造成对侧 1/4 象限的视野缺失。可出现血肿侧耳前或耳周为主的头痛,偶可出现激越性谵妄。优势半球可导致 Wernicke 失语。血肿波及左颞-顶区可造成传导性失语或完全性失语。非优势半球出血可有意识模糊和认知障碍。可造成对侧偏身感觉缺失和对侧视野忽略,可出现对侧同向偏盲、偏瘫等。②额叶出血可出现智力障碍、前额痛,以血肿侧为重,对侧偏瘫、双眼向血肿侧凝视、尿失禁、意识障碍及癫痫等。③枕叶出血则可有血肿同侧眼眶部疼痛和对侧同向偏盲,一过性黑矇和视物变形等。与其他脑出血相比,症状呈局部的。时有感觉缺失,时会引起癫痫发作。

6. **小脑出血** · 约占10%,好发于小脑半球,特别是齿状核部位,临床上可分为小脑半球和蚓部出血。多表现为突然发作的枕部头痛、眩晕、呕吐、肢体或躯干共济失调(站立、不能行走)及眼球震颤等,当出血量较大锥体束受压迫时,可出现肢体瘫痪,当血肿影响到脑干和脑脊液循环通路,出现脑干受压和急性梗阻性脑积水,表现为双瞳孔缩小、眼球分离、患侧注视麻痹、患侧四肢失调、末梢性面部神经麻痹和外转神经麻痹。双侧锥体束征阳性及脑神经损害症状,部分患者出现强迫头位、颈项强直等。小而局限的出血,多无意识障碍,只有CT检查方可确诊;重者短时间内迅速昏迷,发生小脑扁桃体疝等致突然死亡。也有部分患者呈现出进行性加重,逐渐出现昏迷和脑干受压的体征,如不能得到及时正确的治疗,多在48小时内死亡。由于第四脑室阻塞经常伴有急性脑积水,因此急性期需要持续监测。

7. **原发性脑干出血** · 是最严重的出血。90%以上的高血压所致的原发性脑干出血发生在脑桥,少数发生在中脑。脑干出血一直被认为是发病急骤、死亡率很高、预后很差的疾病。①中脑出血:侵犯一侧大脑脚则同侧眼球神经麻痹,伴对侧肢体瘫痪(韦伯综合征)。②脑桥出血:症状取决于出血灶的部位和大小,常突然剧烈头痛、恶心、呕吐、头晕或眩晕,一侧或双侧肢体乏力,偏身或半侧面部麻木。大量出血常迅速出现深昏迷,瞳孔明显缩小呈针尖样,但对光反射存在;四肢瘫痪,双侧锥体束体征阳性,高热,呼吸不规则,血压不稳;头眼和前庭反射消失,部分患者并发消化道出血,病情进行性恶化,多在短时间内死亡。出血量少者症状较轻,临床上较易与腔隙性梗死混淆,可有核间型眼球运动麻痹、外展麻痹、面神经麻痹、偏瘫、交叉性麻痹或四肢瘫、双下肢瘫等。③延髓出血:一经出现即迅速死亡。

(三) 实验室检查及辅助检查　常规检查通常包括:血常规、血糖、肝肾功能和电解质;心电图和心肌缺血标志物;凝血酶原时间、国际标准化比值(INR)和活化部分凝血活酶时间;血氧饱和度等。必要时应进行特殊检查,如疑似脑血管淀粉样变(CAA),可行APOE基因检测。疑似毒药物滥用时应行毒药物检查。

1. 脑出血检查

(1) CT平扫:脑CT检查是诊断早期脑出血的"金标准"。CT平扫可迅速、准确地显示血肿的部位、出血量、占位效应、是否破入脑室或蛛网膜下腔及周围脑组织受损等情况,是疑似急性脑出血患者首选的检查方法。必要时还应多次检查,观察血肿的动态变化。

急性期(血肿形成期)是发病后1周内,血液溢出血管外形成血肿,其内含有大量血红蛋白、血浆白蛋白、球蛋白,因这些蛋白对X线的吸收系数高于脑质,故CT呈现高密度阴影,最初高密度灶呈非均匀一致性,中心密度更高,新鲜出血灶边缘不清。①形态及大小:基底节区血肿多为"肾"型,内侧凹陷,外侧膨隆,因外侧裂阻力较小,故向外凸,其他部位血肿多呈尖圆形或不规则形,通常用 $\pi/6 \times 长(cm) \times 宽(cm) \times 高(cm) = 出血量(mL)$ 计算出血量。②周围水肿带:一般于出血后第1天开始出现水肿带,呈均匀低密度区,环绕于血肿周围,起初范围较小,第1周范围较大,出现率达95%以上,以后逐渐减轻,持续1个月左右消退。③占位表现:由于血肿及周围水肿,邻近脑室受压移位,甚至完全闭塞,中线结构亦向对侧移位,这种占位效应的出现及严重程度与脑出血量及速度有关,可见于 75% 以上的病例。④破入脑室:大约 25% 的病例血肿破入脑室,使脑室密度增高,完全充满血液者形成高密度的脑室铸形;未完全充满脑室者血液多沉积于脑室后角,以同侧最明显,可见一高密度影。

(2)增强 CT 和灌注 CT:增强 CT 扫描发现造影剂外溢的"点征"(spot sign)是提示血肿扩大高风险的重要证据。

(3)标准 MRI:急性期血肿的典型表现是 T2 加权像上呈短 T,低信号。急性血肿周围的脑水肿在发病后 24~48 小时即可在 MRI 上显示。以 T2 加权像最有意义,即 T2 加权像上的低信号区相当于 CT 上的高密度影。标准 MRI 在发现血管畸形方面优于 CT。

(4)多模式 MRI:包括弥散加权成像、灌注加权成像、FLAIR 和梯度回波序列(GRE)等,其有助于提供脑出血更多的信息,但不作为急诊检查手段。磁敏感加权成像(SWI)对微出血十分敏感。

2. 脑血管检查

(1)CTA 和 MRA:两者是快速、无创性评估颅内外血管的可靠方法,可用于筛查可能存在的脑血管畸形或动脉瘤,但阴性结果不能完全排除病变的存在。与 CTA 早期(动脉期)发现的"点征"相比,延迟 CTA 显示的"渗漏征"预示血肿扩大风险的敏感性和特异性更高;多时相 CTA(包括动脉晚期、静脉早期以及延迟像)也更易检出"点征"。如果血肿部位、组织水肿程度或颅内静脉窦内异常信号提示静脉血栓形成,应该考虑行 MRV 或 CTV 检查。

(2)脑血管造影(DSA):是当前脑血管病变检查的"金标准"。临床上怀疑有血管畸形、血管炎或 Moyamoya 病又需外科手术或血管介入治疗时可以进行。能清晰显示脑血管各级分支及动脉瘤的位置、大小、形态及分布,畸形血管的供血动脉及引流静脉,了解血流动力学改变,为血管内栓塞治疗或外科手术治疗提供可靠的病因病理解剖。

(四)诊断标准 ①急性起病;②局灶神经功能缺损症状(少数为全面神经功能缺损),常伴有头痛、呕吐、血压升高及不同程度意识障碍;③头颅 CT 或 MRI 显示出血灶;④排除非血管性脑部病因。

(五)病因分型 SMASH-U 是常用的病因分型,可行性强、接受度高,与脑出血后短期、长期生存率和致死率一致相关。此分类在排除外伤和肿瘤所致脑出血后,将所有脑出血病因中某几个发病机制类似的病因归为一类后,分为 6 型(表 3-10-8)。

表 3-10-8 脑出血 SMASH-U 分型

病因/分型	定 义
脑血管结构病变(S)	影像或病理学证实脑出血部位的结构性血管畸形,包括动脉瘤、动静脉畸形和海绵状血管瘤等
药物(M)	发病前 3 天内使用过抗凝药物华法林,INR≥2.0,静脉注射全剂量肝素治疗,或非缺血性卒中进行了系统性溶栓
淀粉样脑血管病(A)	脑叶、皮质或皮质下出血,年龄≥55 岁
全身性疾病(S)	除抗凝血、高血压或淀粉样血管病外的全身性疾病或其他明确病因引起的脑出血
高血压(H)	深部或幕下脑出血或发病前有高血压病史,定义为: (1)发病前血压≥160/100 mmHg (2)在患者、亲属或医疗记录中提到脑出血前的血压升高,并以左心室肥厚作为高血压的生物标志物 (3)在脑出血前使用控制血压药物
原因不明(U)	以上都不是

以上部分特殊病因所致脑出血的诊断如下。

1. **淀粉样脑血管病相关脑出血**·①发病年龄≥55岁,一般无高血压病史;②急性发病的脑叶或小脑受损表现,有全面性神经功能缺失,易复发;③影像学检查显示点、片或大块状的多灶性脑叶或小脑出血,可发现脑叶多发微出血灶;④排除其他病因;⑤基因检测可发现20号染色体半胱氨酸蛋白酶抑制剂基因突变或21号染色体淀粉样前体蛋白基因突变,或病理检查见脑血管淀粉样物质沉积,可作为确诊依据。

2. **药物相关脑出血**·①临床或影像学证实为脑实质出血;②有明确的溶栓、抗凝、抗血小板药物或其他致出血药物使用史,血液学检查可发现不同程度凝血功能障碍;③排除其他病因。

3. **瘤卒中**·①临床或影像学证实为脑出血;②影像学检查显示脑内不均匀出血灶,周围水肿明显,并证实原发或转移脑肿瘤内出血;③可发现身体其他部位原发肿瘤或转移瘤;④排除其他病因。

(六)诊断流程　脑出血的诊断流程应包括以下步骤:第一步,是否为脑卒中? 第二步,是否为脑出血? 行脑 CT 或 MRI 以明确诊断。第三步,脑出血的严重程度? 可根据 GCS 或 NIHSS 等量表评估病情的严重程度。第四步,脑出血的分型。

中老年患者在活动中或情绪激动时突然发病,迅速出现局灶性神经功能缺损症状及头痛、呕吐等颅内高压症状应考虑 ICH 的可能,结合头颅 CT/MRI 检查,可以迅速明确诊断。鉴别诊断方面:①首先应与脑梗死、蛛网膜下腔出血等鉴别。②颅内肿瘤出血:颅内肿瘤,特别是原发性肿瘤,多因生长速度快而致肿瘤中心部位的缺血、坏死,易与脑出血相混。但肿瘤患者,病程较长,多在原有症状的基础上突然加重,也可为首发症状。增强的头颅 CT 和 MRI 对肿瘤出血具有诊断价值。③对发病突然、迅速昏迷且局灶体征不明显者,应注意与引起昏迷的全身性疾病如中毒(酒精中毒、镇静催眠药物中毒等)及代谢性疾病(低血糖、肝性脑病、肺性脑病等)鉴别。④对有头部外伤史者应与外伤性颅内血肿相鉴别。

【病情评估】

常用的量表有:格拉斯哥昏迷量表(GCS)、美国卫生研究院卒中量表(NIHSS)和改良 Rankin 量表(mRS)。脑出血相关的常用量表有:脑出血评分量表和脑出血预后预测评分量表。

(一)脑出血评分量表　最常用的评分是 ICH 评分(表 3-10-9)。

表 3-10-9　脑出血评分量表

自变量	标准	评分
GCS	3~4	2
	5~12	1
	13~15	0
血肿体积(cm³)	≥30	1
	<30	0
脑室出血(IVH)	是	1
	否	0

（续表）

自变量	标准	评分
幕下出血	是	1
	否	0
年龄（岁）	≥80	1
	<80	0

注：总分 0～6 分，分值越大，患者预后越差。GCS 表示初始表现（或复苏后）的评分；初始 CT 体积计算采用"血肿长径（cm）×血肿宽径（cm）×高度（cm）/2"的算法；IVH 为初始 CT 存在任何 IVH。

脑出血评分量表的分值与 30 天病死率呈正相关。根据评分，脑出血的规模及预后如下：0 分，死亡率 0%；1 分，死亡率 13%；2 分，死亡率 26%；3 分，死亡率 72%；4 分，死亡率 97%；5～6 分，死亡率 100%。

需要注意的是，虽然有这个预测，但病情会变化，在运用这个量表的时候，至少应在 24 小时之后，才可以决定是否终止抢救。

（二）脑出血预后预测评分量表（表 3-10-10）

表 3-10-10　脑出血预后预测评分量表

自变量	标准	评分
年龄	≤50	0
	>50	3
NIHSS	≤11 分	0
	>11 分	3
GCS	≥12	0
	<12	1.5
脑疝	无	0
	有	1.5
尿毒症	无	0
	有	2
血肿扩大	无	0
	有	2
脑实质出血破入脑室	无	0
	有	1

注：总分 14 分。

【治疗】

脑出血的病程分为急性期、恢复期及后遗症期。急性期指发病后的 3 周内，此期脑组织受到破坏、水肿严重、脑功能紊乱，机体处于应激状态，死亡率高。因此，急性期的治疗极其重要。主要包括内科治疗和外科治疗，大多数的患者均以内科治疗为主，如果病情危重或发现有继发原因，且有手术适应证者，则应该进行外科治疗。急性治疗包括血压管理、凝血功能障碍逆转、血肿清除的神经外科干预、脑室外引流（EVD）和颅内压监测。

院前处理的关键是：对突然出现脑卒中症状的患者，急救人员应进行简要评估、迅速识别和急救处理，并尽快送往附近有救治条件的医院。

（一）急诊处理 尽早对脑出血患者进行全面评估，包括病史、一般检查、神经系统检查和有关实验室检查，特别是血常规、凝血功能和影像学检查。

1. 血肿扩张的识别和治疗 · 脑出血后数小时内常出现血肿扩大，加重神经功能损伤，应密切监测。CTA 和增强 CT 的"点征"有助于预测血肿扩大风险，如果可能的话，应考虑 CTA 来评估血肿扩张的风险。在脑出血的急性期，早期强化降低血压的治疗可以降低血肿的生长速度。

2. 脑出血相关血管异常的急诊处理 · 如怀疑血管病变（如血管畸形等）、肿瘤或 CAA 者，可根据需要选择行 CTA、CTV、增强 CT、增强 MRI、MRA、MRV、DSA、GRE‑T；或 SWI 检查，以明确诊断。对于危及生命的继发性脑出血，可考虑进行手术治疗。在手术切除血肿时，治疗策略要与挽救患者生命和消除主要原因的相对益处和风险相权衡。

（二）内科治疗 急性期内科治疗原则是制止继续出血和防止再出血，减轻和控制脑水肿，预防和治疗各种并发症，维持生命体征。治疗的主要目的是挽救患者生命，降低残疾率，防止复发。

1. 一般治疗 · 脑出血患者在发病后的最初数天病情往往不稳定，应常规予以持续生命体征监测、神经系统评估、持续心肺监护，包括血压监测、心电图监测、血氧饱和度监测。对于意识水平下降的脑损伤的患者，建议使用持续脑电图（EEG）监测。其中最重要的是急性期的血压控制。

2. 相关脑出血的特殊治疗

（1）口服抗凝药物（OAC）相关脑出血治疗：脑出血是服用华法林的患者最严重的并发症，12%～14% 的脑出血患者发病时正接受 OAC 治疗。OAC 相关脑出血较自发性脑出血血肿体积更大、预后更差。一般使用维生素 K 及新鲜冰冻血浆（FFP）来治疗华法林相关的脑出血。维生素 K 使 INR 正常化需数小时，FFP 的效果受过敏、输血反应和纠正 INR 时所需容量等的限制。浓缩型凝血酶原复合物（PCC）和重组人凝血因子Ⅶa（rFⅦa）可作为新鲜冰冻血浆（FFP）的替代治疗药物，因为它的并发症更少，作用更快，可以更快纠正 INR 且血肿扩大概率更小，效果更高，同时静脉应用维生素 K。rFⅦa 不能补充所有的维生素 K 依赖的凝血因子，不建议常规使用 rFⅦa 以对抗华法林的作用。也不建议 rFⅦa 单药治疗口服抗凝药物相关性脑出血。

对新型口服抗凝药物（达比加群、阿哌沙班、利伐沙班）相关脑出血，有条件者可应用特异性拮抗药物（如依达赛珠单抗）。对于使用Ⅹa 因子抑制剂（利伐沙班、阿哌沙班、伊多沙班）或凝血酶抑制剂（达比加群）的脑出血患者，治疗方案包括 PCC、抗抑制剂凝集复合物（FEIBA）或 rFⅦa。FEIBA 或 rFⅦa 用于达比加群，PCC 用于利伐沙班和阿哌沙班。如果服用新的口服抗凝药物后 2 小时内发生脑出血，可使用活性炭。对于服用达比加群的患者，可以进行 2 次剂量的依达赛珠单抗 5 g 静脉注射或血液透析，但服用利伐沙班和阿哌沙班的患者不适用血液透析治疗。

（2）肝素相关脑出血治疗：可以用硫酸鱼精蛋白中和，使活化的部分凝血酶原时间恢复正常。低分子肝素可以用硫酸鱼精蛋白或 rFⅦa 逆转。可以给予硫酸鱼精蛋白(在 2~3 小时内每 100 U 给予肝素 1 mg),最大剂量为 50 mg。不建议使用 PCC 和 FFP。

(3)溶栓治疗相关的脑出血治疗:对缺血性脑卒中患者,采用静脉重组组织型纤溶酶原激活剂(rt - PA)溶栓治疗时,症状性脑出血的发生率为 3%~9%;采用动脉、静脉同时溶栓时为 6%;而采用动脉尿激酶溶栓时为 10.9%。因血肿有持续增大倾向且呈多位点出血,溶栓治疗相关脑出血一般预后差。治疗方法:输注血小板(6~8 个单位)和氨甲环酸(10 mg/kg,3~4 次/天),以快速纠正 rt - PA 造成的系统性纤溶状态。

(4)抗血小板药物相关脑出血治疗:抗血小板药物可能增加脑出血的发生。老年人尤其是未经治疗的高血压患者中大剂量阿司匹林引起脑出血的风险进一步增加。长期联合使用阿司匹林和氯吡格雷可能增加脑出血的风险。在治疗这类脑出血的过程当中,常规输注血小板是无效的。对无凝血功能障碍的脑出血患者使用止血药物已被证明无效。

3. 其他药物治疗

(1)神经保护剂:自发性脑出血 6 小时内应用自由基清除剂 NXY - 059 治疗是安全、可耐受的。一些神经保护剂,如依达拉奉,在脑出血中对改善患者神经功能起到一定积极作用。脑出血后,出血灶周边的脑组织受压迫,导致血液循环障碍,继发脑水肿、脑缺血;如血液破入脑室或蛛网膜下腔还可引起脑血管痉挛;另外,颅内压增高可引起全脑受损,因此有必要给予脑保护治疗。常用的药物有尼莫地平、维生素 E、维生素 C,甘露醇也有清除自由基的作用,地塞米松有稳定细胞膜、清除自由基、保护脑细胞的作用。

(2)中药制剂:中药制剂在我国也较多应用于治疗出血性脑卒中。

4. 并发症治疗·常见的并发症有癫痫、深静脉血栓和肺栓塞等。另外,颅内压增高常由脑水肿引起。脑出血后脑水肿约在 48 小时达高峰,维持 3~5 天后逐渐消退,可持续 2~3 周或更长,脑水肿可使颅内压增高,并致脑疝形成,是影响 ICH 死亡率及功能恢复的主要因素,积极控制脑水肿、降低 ICP 是 ICH 急性期治疗的重要环节。

(三)外科治疗 外科手术以其快速清除血肿、缓解颅高压、解除机械压迫的优势成为高血压脑出血治疗的重要方法。

手术适应和手术方法:脑出血的治疗首先必须确定是否需要手术治疗。必须根据患者的年龄、全身状况、神经功能损伤严重程度、出血量、出血部位、血肿的延伸方向和范围、手术距离出血的时间,以及可能的并发症和产生的预后等重要因素。同时,必须考虑到手术的目的,设定手术在整个疾病治疗过程中的定位目标,比如针对重症患者,手术治疗应该有助于康复治疗计划的实施。

1. 以出血量来选择手术治疗

(1)以 CT 的出血范围来选择治疗原则:壳核出血量大于 30 mL,发展到内囊前后肢破入或不破入脑室;丘脑出血量大于 15 mL,累及丘脑或丘脑下部,破入或不破入脑室;小脑出血大于 10 mL,伴有神经功能恶化,脑干受压和(或)脑室梗阻致脑积水者,均应考虑手术治疗。

(2)按意识障碍的程度及临床症状的轻重来选择:患者处于昏睡、浅昏迷但无脑疝或脑疝早期、意识状态呈进行性加重,内科治疗无好转,应考虑手术。患者处于深昏迷、濒死状态、呼吸骤停、双侧瞳孔散大,有这些情况之一者应暂缓手术。

　　常用的手术方法：①开颅血肿清除术：是传统术式，对血肿很大或已出现脑疝的危重患者，开颅在直视下彻底清除血肿、止血，并行减压术仍是一种可行的手术方法。②微创手术：近年来，显微外科技术的应用可使手术更为安全精细。包括神经内镜治疗技术和定向软管血肿吸引术，也称方体定向软管吸引术。③去骨瓣减压术：脑出血患者行单纯去骨瓣减压或可降低病死率。

　　2. **按出血部位划分的手术治疗**

　　(1) 脑实质出血：手术方法有开颅手术、微创手术和去骨瓣减压术。针对脑实质出血，不建议无选择地常规使用开颅血肿清除手术。借助精准立体定向穿刺设备的应用（如立体定向仪等）、手术通道建立后局部溶栓药物应用及监测等，可以选择微创手术。微创手术对功能预后有很好的帮助，是安全的、有助于降低病死率。微创手术创伤小、预后好、安全，有助于降低病死率，适用于不适应开颅手术的老年人和有开颅手术禁忌的患者及慢性期手术等。去骨瓣减压术或可降低病死率。

　　以下临床情况，可个体化考虑选择外科开颅手术或微创手术治疗：①对于幕上脑出血，如果患者处于昏迷状态，由于大血肿而有明显的中线移位或颅内压增高，可行颅骨减压切除术伴/不清除血肿。②对于小脑幕下（小脑或脑干）脑出血，出现神经功能进行性恶化或脑干受压，无论有无脑室梗阻致脑积水的表现，都应尽快清除血肿；有急性脑积水时应同时行脑室引流，不能单纯进行脑室引流。脑桥出血原则上不适用开颅血肿切除术，有急性脑积水时可以实施脑室引流。微创手术也有效。③由于脑叶出血靠近脑表，容易去除血肿，因此，对于超过30 mL且距皮质表面1 cm内的患者，可考虑标准开颅术清除幕上血肿或微创手术清除血肿。④发病72小时内、血肿体积20～40 mL、GCS≥9分的幕上高血压脑出血患者，在有条件的医院，经严格选择后可应用微创引流手术联合或不联合溶栓药物液化引流清除血肿。使用rt-PA的图像引导下的血肿抽吸可能是有效和安全的。rt-PA的用药方案为每8小时1 mg、总量≤9.0 mg，连续用药≤3天。微创手术＋rt-PA治疗是安全的，能够减轻灶周水肿，有助于降低病死率。⑤40 mL以上重症脑出血由血肿占位效应导致意识障碍恶化者，可考虑微创手术清除血肿。微创治疗应尽可能清除血肿，治疗结束时残余血肿体积应≤15 mL。病因未明确的脑出血患者行微创手术前应行血管相关检查（CTA/MRA/DSA）排除血管病变，规避和降低再出血风险。

　　(2) 脑室出血：可见于45%的自发性脑出血患者，可以是原发性或继发性的。由于难以保证引流管通畅，单纯脑室外引流（external ventricular drainage，EVD）可能会无效。可以针对脑室出血使用溶栓药物作为EVD的一种辅助手段。采用EVD联合rt-PA治疗脑室出血是安全的，有助于降低重症患者的病死率。rt-PA用药方案为每8小时1 mg、总量≤12.0 mg，连续用药≤4天。对于需要脑室穿刺和外引流的脑室出血患者，脑室注射rt-PA可降低死亡率。

　　EVD＋rt-PA联合腰椎穿刺置管引流有助于加速清除脑室出血、降低行脑室腹腔分流的风险，更快速地清除脑室出血，后续脑室腹腔分流的风险和再出血风险均显著降低。

　　3. **外科手术并发症的处理**·常见并发症包括颅内高压、继发性癫痫、心脏并发症、肺部感染和DVT。

（四）预防脑出血复发 脑出血患者的复发风险很高，年复发率为 1%～5%。高血压是脑出血复发的重要危险因素。降低血压可降低脑出血复发的风险，意味着降压治疗可以在脑出血发病后尽快启动。其他危险因素包括阻塞性睡眠呼吸暂停、肥胖和不良生活方式，也应该进行干预。频繁饮酒（每天＞2 次）和精神药物的使用与血压升高和脑出血相关联，应予避免。吸烟也与脑出血风险升高相关，应予戒烟。

（1）对患者脑出血复发风险分层评估将影响治疗策略，脑出血复发风险应考虑以下因素：①初发脑出血部位（脑叶）；②高龄；③MRI GRE － T_2，SWI 序列显示微出血病灶部位及其数量；④正在口服抗凝药物；⑤载脂蛋白 E ε2 或 ε4 基因型。

（2）所有脑出血患者均应控制血压，脑出血发生后应立即给予控制血压的措施。长期血压控制目标为 130/80 mmHg。

（3）生活方式的改变，包括戒烟，避免过度饮酒（每天超过 2 次），药物滥用，以及治疗阻塞性睡眠呼吸暂停等可能对预防脑出血复发有益。

（4）需要抗栓治疗时，对合并非瓣膜性心房颤动的脑叶出血患者建议避免长期服用华法林抗凝治疗以防增加出血复发风险。

（5）当具有抗栓药物的明显指征时，非脑叶出血患者可以应用抗凝药物，所有脑出血患者都可应用抗血小板单药治疗。

（6）当有明显的抗凝药物使用指征时，抗凝药物相关性脑出血重启抗凝治疗的最佳时间尚不明确。在非机械性瓣膜患者中，至少在 4 周内应避免口服抗凝药物。如果有使用指征，脑出血后数天可开始阿司匹林单药治疗。

（五）康复治疗 具体可参见《中国脑卒中早期康复治疗指南》，并根据脑出血患者的具体情况，遵循康复治疗总的原则：如有可能，应尽早开始适合的和安全性好的康复治疗，适度的强化康复治疗措施并逐步合理地增加幅度。建议对脑出血患者进行多学科综合性康复治疗。实施医院、社区及家庭三级康复治疗措施，并力求妥善衔接，以期使患者获得最大益处。

蛛网膜下腔出血

蛛网膜下腔出血（subarachnoid hemorrhage，SAH）是指脑底部或脑表面血管破裂后，血液流入蛛网膜下腔引起相应临床症状的一种脑卒中，占所有脑卒中的 5%～10%。SAH 多合并复杂严重的并发症，即便存活，患者通常仍易残留神经功能缺损，如永久性残疾、认知缺陷，特别是执行功能和短期记忆方面，以及诸如抑郁、焦虑等心理健康症状，严重影响日常生活质量。

国外报道非创伤性 SAH 的发病率为 7.2～9.0/（10 万·年）。我国的发病率为 2.0/（10 万·年）。女性动脉瘤性蛛网膜下腔出血（aneurysmal subarachnoid hemorrhage，aSAH）的发病率约为男性的 1.24 倍，其差异可能与激素水平相关。SAH 的发病率还与年龄有关，aSAH 好发于 40～60 岁（平均≥50 岁），儿童亦可发生，发病率随年龄增大而升高。

在患病率方面，国外报道有 5% 的脑血管疾病患者为 SAH，其中 aSAH 患者的患病率为 80/10 万。每年有 1%～2% 的动脉瘤患者经过治疗后仍有新的动脉瘤形成，而多发性颅内动脉瘤患者更容易形成新的动脉瘤。有动脉瘤家族史的人群患病率高达 9.5%,且超过 90% 的动脉瘤直径<10 mm,90% 位于前循环。

SAH 患者病死率较高。SAH 发病后 24 小时、48 小时、7 天和 28 天的病死率分别为 37%、60%、75% 和 41.7%。60 岁以上者的死亡风险较 60 岁以下者更高。而 SAH 的住院病死率为 30%,这得益于神经血管成像、神经介入和神经重症监护的发展。影响病死率的因素可分为 3 类:患者因素、动脉瘤因素和医疗机构因素。患者因素包括早期出血的严重程度(如发病后的神经功能状态,尤其是意识水平;出血量、脑水肿等)、年龄、性别、就诊时间及合并症(如高血压、心房颤动、充血性心力衰竭、冠状动脉病变、肾脏疾病等)。动脉瘤因素包括其大小、形态及位置。医疗机构因素包括是否开展介入治疗、SAH 患者接诊量及首选的检查。患者是决定 SAH 预后的最重要因素。

【病因】

常见原因是脑动脉瘤破裂(85%);血管畸形约占 10%,其中动静脉血管畸形(arteriovenous malformation,AVM)占血管畸形的 80%,多见于青年人,90% 以上位于幕上,常见于大脑中动脉分布区。其他病因有烟雾病(占儿童 SAH 的 20%)、颅内肿瘤、血液系统疾病和抗凝治疗并发症等。罕见原因包括产后子痫和可逆性脑血管收缩综合征。约 10% 患者病因不明。

危险因素分为 SAH 的危险因素和动脉瘤危险因素。SAH 的独立的危险因素主要有吸烟、过量饮酒和高血压。其中,吸烟是 SAH 最重要的独立危险因素。SAH 的另外一个独立危险因素是大量饮酒,且独立于吸烟、年龄和高血压病史。与吸烟和饮酒相比,高血压也是 SAH 的一个重要的危险因素。动脉瘤的危险因素可分为 3 类:动脉瘤发生的危险因素、动脉瘤增大及形态改变的危险因素、动脉瘤破裂的危险因素。

【发病机制】

动脉瘤好发于脑底动脉环的分叉处,最常见的部位为前交通动脉与大脑前动脉的接合处、后交通动脉与颈内动脉的接合处、大脑中动脉的分叉处、基底动脉的顶端、基底动脉及其主要分支的衔接处、椎动脉与小脑后下动脉的衔接处。85%～90% 发生于颅底动脉环的前半部。由于该处动脉内弹力层和肌层的先天性缺陷,在血液涡流的冲击下逐渐向外突而形成动脉瘤。多呈囊状,绿豆到黄豆般大小,多为单发,约 20% 为多发。动脉瘤出血常限于蛛网膜下腔,神经系统检查很少发现局灶体征,除非大脑中动脉动脉瘤。

AVM 是一种先天发育异常的动静脉瘘,小的仅数毫米;有的则随时间而长成一大堆迂曲、扩张的血管,动静脉分流量之大可使心排血量也增加。扩张、肥大的供血动脉从脑表面进入病损后,在皮质下分散为呈网状分布的薄壁血管,动脉血不经过正常的毛细血管网而直接输入引流静脉。动脉血的直接进入,使得这些管壁异常薄的血管增大、扩张,呈搏动性。AVM 可发生于脑和脊髓的任何部位,但以大脑额顶区较常见,呈楔形,基底位于皮质,顶朝向脑室,大的足以覆盖整个大脑半球。由于血管畸形,管壁变薄,最后终于破裂而致 SAH 或脑内出血,常两者兼有之。AVM 破裂常见局灶性异常。

炎症性动脉瘤是由动脉炎或颅内炎症引起的血管壁病变。脑动脉粥样硬化时,脑动脉中纤维组织替代了肌层,内弹力层变性断裂和胆固醇沉积于内膜,加上血液的冲击,逐渐扩张而形成动脉瘤,多呈梭形,常见于脑底部的较大动脉的主干。其他如肿瘤或转移癌直接侵蚀血管,引起血管壁病变,最终导致破裂出血。

SAH 能引起一系列病理生理改变:血液流入蛛网膜下腔刺激痛觉敏感结构引起头痛,颅内容积增加使颅内压增高可加剧头痛,导致玻璃体下视网膜出血。颅底或脑室内血液凝固使脑脊液回流受阻,30%～70%的患者早期会出现急性阻塞性脑积水,血红蛋白及含铁血黄素沉积于蛛网膜颗粒也可导致脑脊液回流受阻,出现交通性脑积水和脑室扩张。蛛网膜下腔血细胞崩解释放各种炎症物质引起化学性脑膜炎,促使脑脊液增多导致颅内压增高。血液及分解产物直接刺激引起下丘脑功能紊乱,如发热、血糖升高、急性心肌缺血和心律失常等。血液释放的血管活性物质如 5 - 羟色胺、血栓素 A_2 和组织胺等可刺激血管和脑膜,引起血管痉挛,严重者导致脑梗死。

【诊断思路】

(一) 临床症状 SAH 患者最突出的临床症状是突发头痛,无论在重体力活动时或情绪激动状态下还是正常活动期间均可发病,发病时可伴有恶心、呕吐、意识障碍、局灶性神经功能缺损、癫痫发作和脑膜刺激征阳性。头痛、脑膜刺激征阳性及头颅 CT 提示蛛网膜下腔高密度影是经典的诊断标准。

(二) 实验室检查及辅助检查

1. 影像学检查

(1) 头颅 CT 平扫:CT 是诊断 SAH 的首选检查。对于出现雷击样头痛和神经系统检查正常的患者,在发病后 6 小时内,CT 诊断 aSAH 的敏感度为 100%,发病 6 小时后敏感度为 85.7%。针对脑动静脉畸形(bAVM),头颅 CT 平扫可显示潜在的特征性血管改变,如等密度或局部稍高密度、迂曲的血管结构,病灶内可见散在分布的钙化灶。因此,若临床上怀疑 SAH 时,应尽快完善头颅 CT 平扫检查。另外,约 12%的症状不典型 SAH 患者(神经功能缺损不明显,Hunt-Hess Ⅰ～Ⅱ级)首次就诊时容易被临床医师误诊,其病后 12 个月病死率可以增加近 4 倍,其中最常见的误诊原因是未能及时接受头颅 CT 平扫,因此,对这类患者也要对其进行 CT 筛查。

(2) CTA:若患者病情许可,SAH 患者均需行 CTA 检查。CTA 诊断动脉瘤的整体敏感性约为 98%,特异性为 100%。CTA 具有快速成像、易普及等优势,还能显示动脉瘤形态、载瘤动脉与骨性结构的关系。CTA 可以作为 aSAH 主要的辅助诊断检查,帮助指导制订动脉瘤治疗方案,比如手术方案的制订。当动脉瘤直径≤3 mm 时,CTA 敏感性仅为 40%～90%。因此,对于 CTA 结果显示阴性时,特别是出血伴有意识丧失等临床状况欠佳时,需进行 DSA 检查以明确诊断。

CTA 对 bAVM 而言还是一种安全可靠的诊断工具,具有较好的临床诊断及临床决策指导应用价值。三维 CTA 除了可以完整清晰地显示 AVM 全貌、分辨引流静脉系统和供血动脉系统及对引流静脉导入静脉窦全程进行显影,还能帮助临床医师了解毗邻的三维影像,为临床制订最佳治疗方案提供更全面的影像学信息。

(3) MRI 和 MRA:MRI 也是确诊 SAH 的主要辅助诊断技术。在 SAH 急性期,MRI 的敏感性与 CT 相近,在疾病亚急性期及慢性期,其诊断敏感性优于 CT。三维时间飞跃法磁共振血管成像(3D - TOF - MRA)诊断颅内动脉瘤的敏感性为 89%,特异性为 94%;诊断敏感性与动脉瘤大小有关,与直径≤3 mm 相比,3D - TOF - MRA 对直径＞3 mm 动脉瘤敏感性更高。与 aSAH 患者相比,MRA 对未破裂的动脉瘤检出率更高。MRA 一般情况下无须碘造影、无离子辐射,适用于孕妇,可用于 SAH 的病因筛查。但 MRA 在判断动脉瘤颈与所属血管关系方面存在局限性。

MRI 和 MRA 在诊断 bAVM 方面也有一定参考价值。在 MRI 的 T1 加权像和 T2 加权像上,bAVM 患者的畸形血管团、供血动脉和引流静脉因血管流空效应而表现为混杂信号,MRI 还可清晰显示畸形团和毗邻结构的关系。MRA 显示血管畸形优于 MRI,能清楚显示异常畸形血管团、供血动脉和引流静脉以及提供血管的三维结构。然而,MRA 在显示更小的血管(直径<1 mm)、动脉瘤、更小的 bAVM 病灶(<10 mm)及静脉流出道解剖特点方面均存在局限性。

(4) DSA:DSA 是动脉瘤诊断的金标准。对于血管内治疗术前评估、复杂动脉瘤及 CTA 不能明确病因的 SAH 患者(典型的中脑周围性 aSAH 除外)均需要进行 DSA 检查。若颅脑 CT 平扫显示弥漫性动脉瘤样出血,则需进一步完善 DSA,若首次 DSA 结果阴性,则需延期复查。DSA 也是诊断 bAVM 最可靠、最重要的方法。无论是单独应用 CTA 检查还是 CTA 和 MRI/MRA 联合检查均容易漏诊 bAVM。经 CT 或 MRI 识别或怀疑为 bAVM 的患者,通常需要进一步行 DSA 检查。DSA 在显示微小的畸形血管团方面较 CTA 或 MRA 更有优势。DSA 还能明确 bAVM 患者的血管结构特征和血流动力学信息。由于邻近血肿的占位效应,DSA 在某些 bAVM 患者出血急性期可呈阴性,待血肿吸收后 DSA 可清楚显示畸形团,因此,此类患者血肿吸收后有必要复查血管造影。但 DSA 为有创检查,存在一定的风险,对于首次 DSA 阴性的 SAH 患者是否进行再次检查应视具体情况而定。有条件时可以选择高质量的旋转造影和 3D-DSA 检查以进一步明确出血病因。

动脉瘤增大会增加其破裂的风险,因此,须对未破裂动脉瘤进行定期随访。首次 CTA 或 DSA 未发现动脉瘤或其他责任病灶时,可以在发病后 2～4 周复查血管影像学检查。

2. 实验室检查和其他检查

(1) 腰椎穿刺:对于疑诊 SAH 但 CT 结果阴性的患者,需进一步行腰椎穿刺检查。无色透明的正常脑脊液可以帮助排除最近 2～3 周内发病的 SAH;均匀血性的脑脊液可确诊 SAH,但需排除穿刺过程中损伤出血的可能;脑脊液黄变提示陈旧性 SAH。

(2) 血液检查:包括血常规、血糖、凝血功能、血气分析、心肌酶谱、肌钙蛋白等,必要时应予毒物筛查。

(3) 心电图:SAH 后常常合并心肌损伤,异常心电(如 P 波高尖、QT 间期延长和 T 波增高等)常提示 SAH 患者合并心肌损伤。与单纯 SAH 患者相比,SAH 伴神经源性肺水肿患者发生心电图异常改变的可能性更大,心电图异常改变在某种程度上可预测 SAH 患者 24 小时内神经源性肺水肿的进展。

(三) 诊疗流程(表 3-10-11)

表 3-10-11　蛛网膜下腔出血诊疗流程

临床拟诊 SAH:①剧烈头痛;②短暂性意识丧失;③颈部僵硬癫痫,恶心、呕吐
头颅 CT 检查:阳性,诊断明确;阴性,腰椎检查
腰椎穿刺:阳性,诊断明确;阴性,排除诊断

(续表)

SAH(动脉瘤性出血):
CTA:阳性,治疗动脉瘤或责任病灶(介入或手术);阴性,DSA
DSA:阳性,治疗动脉瘤或责任病灶(介入或手术)
　　　阴性,数天或数周复查(CTA/DSA/MRI、MRA)
　　　复查阳性,治疗动脉瘤或责任病灶(介入或手术)
　　　复查阴性,无进一步检查,或延期再复查

SAH(非动脉瘤性中脑周围出血):
CTA,或直接 DSA
CTA:阳性,治疗动脉瘤或责任病灶(介入或手术);阴性,DSA
DSA:阳性,治疗动脉瘤或责任病灶(介入或手术)
　　　阴性,不必要进一步检查

SAH(非动脉瘤、非中脑周围出血):
CTA,或直接 DSA
CTA:阳性,治疗动脉瘤或责任病灶,如可逆性后部脑病综合征、静脉栓塞、血管炎(介入或手术)
　　　阴性,DSA
DSA:阳性,治疗动脉瘤或责任病灶,如可逆性后部脑病综合征、静脉栓塞、血管炎(介入或手术)
　　　阴性,进一步完善 MRI/MRA 及其他检查

注:CTA,CT 血管造影;DSA,数字减影血管造影;MRI/MRA,磁共振血管造影。

【病情评估】

目前常用的临床分级评分量表包括 Hunt-Hess 量表(表 3-10-12)、改良 Fisher 量表(表 3-10-13)和 GCS 量表等。这些量表各有侧重,急诊诊疗时需要采用至少一种以上量表对患者进行评分并记录。此外,下列量表常用于预测 SAH 患者的预后:格拉斯哥预后评分量表(Glasgow outcome scale,GOS)、世界神经外科医师联盟(world federation of neurological surgeons,WFNS)量表及 aSAH 入院患者预后(prognosis on admission of aneurysmal subarachnoid hemorrhage,PAASH)量表。这些量表有助于对患者采取不同的治疗手段。比如除了 SAH 早期应该使用 GCS 等工具进行评价,SAH 的初始临床严重程度和预后可以通过使用临床分级系统,如 Hunt-Hess 量表或 WNFS 量表进行评估。另外,Hunt-Hess 量表简单方便,临床常用于选择手术时参考。在预后评估方面,PAASH 量表比 WFNS 量表的效能更好。

表 3-10-12　Hunt-Hess 量表

临床表现	分数(分级)
无症状,或轻度头痛,轻度颈项强直	1
中等至重度头痛,颈项强直或脑神经麻痹	2
嗜睡或混乱,轻度局灶神经功能损害	3
昏迷,中等至重度偏瘫	4
深昏迷,去脑强直,濒死状态	5

注:对于严重的全身性疾病(如高血压肾病、糖尿病、严重动脉硬化、慢性阻塞性肺疾病)或血管造影发现严重血管痉挛者,加 1 分。

(一) Hunt-Hess 量表　目前广泛应用于临床,主要适用于非外伤性蛛网膜下腔出血患者的评估,基于患者临床表现对疾病严重程度进行分级,从而对手术风险和患者的预后进行评估,分级越高,预后越差。

（二）改良 Fisher 量表　为反映蛛网膜下腔积血程度与脑血管痉挛关系，改良的 Fisher 分级量表将蛛网膜下腔积血程度分为 0～4 级，分级的级别越高，并发脑血管痉挛的概率越大。此表可用于评估 SAH 患者发生迟发性脑梗死（DCI）和脑血管痉挛（CVS）的风险。

表 3-10-13　改良 Fisher 量表

CT 表现	分数（分）	血管痉挛风险（%）
未见出血或仅脑室内出血或实质内出血	0	3
仅见基底池出血	1	14
仅见周边脑池或侧裂池出血	2	38
广泛蛛网膜下腔出血伴脑实质出血	3	57
基底池和周边脑池、侧裂池较厚积血	4	57

【治疗】

SAH 的患者都应收住重症监护单元。急性期的监测和对症治疗以预防并发症为目标。在急性期的治疗中，最重要的是防止再出血，首先，在紧急运送时怀疑有蛛网膜下腔出血时，应迅速镇静。SAH 患者可出现呼吸、体温、血压和血糖异常、心电改变、电解质紊乱及其他影响预后的并发症，因此，在患者进入重症监护单元后，要对患者开展密切监测，并及时治疗。

蛛网膜下腔出血诊治的两个阶段包括：第一阶段：诊断和动脉瘤治疗（数分钟到数小时）：确认可能存在蛛网膜下腔出血；积极的血压控制（收缩压＜160 mmHg）；快速诊断；快速启动动脉瘤治疗；固定动脉瘤（夹闭或栓塞）。第二阶段：血管痉挛期和预防延迟性脑缺血（数天到数周）：患者入住 ICU，给予神经系统的专科护理；血流动力学和氧合监测；血管痉挛的临床检查和监测；如果有，每天经颅多普勒趋势评估及多模式脑监测，确定有症状性血管痉挛，药物和介入治疗。

（一）综合管理　包括呼吸管理、体温管理、血压管理、疼痛管理、血糖管理、心电监护、血钠监测、血常规监测及脑电图监测等。

（二）并发症处理　常见并发症包括如继发性癫痫、肺炎、深静脉血栓形成（DVT）、低血压、难治性低钠血症、低氧血症、急性肺水肿和急性心力衰竭等。

1. **神经系统并发症**·常见 SAH 相关的神经系统并发症有：颅内高压和脑积水、CVS 和 DCI。

（1）颅内高压：对于颅内压增高的患者，可以使用渗透性脱水剂（如甘露醇、高渗盐水、甘油果糖等）治疗，血浆渗透压应维持在 300～320 mOsm/kg。如果颅内压仍高于 20 mmHg，可以使用止痛和镇静治疗，如异丙酚、依托咪酯、咪达唑仑、吗啡、阿芬他尼，或者使用神经肌肉阻滞剂治疗。蛛网膜下腔出血后血管痉挛通常发生在病后 4～10 天，约 20% 的患者发生迟发性脑缺血水肿，导致颅内压增高，甘露醇可降低其颅内压。高渗盐水可增加脑血流量，改善患者的预后。

（2）脑积水：脑积水是 SAH 常见的严重并发症，20% 的 SAH 患者会出现急性症状性脑积水，通常发生在 SAH 发病后的几分钟至数天内。临床表现为意识水平下降、上视障碍、高血压和精神错乱。提示有急性颅内压增高、脑干受压、脑疝等，复查头颅 CT 检查提示有脑室系统阻塞的相关表现，可以诊断为脑积水。

脑积水分为急性脑积水（发病 3 天）、亚急性脑积水（4～14 天）、慢性脑积水（2 周后）。

SAH 患者脑积水的发生率为 20%～30%,其中早期脑积水(急性期、亚急性期)发生率为 20%,而慢性期脑积水发生率为 10%～20%。1/3 脑积水患者可无明显的症状,约 1/2 的患者在 24 小时内脑积水可自行缓解。不建议对急性脑积水患者立即采取脑室外引流治疗。因进展性脑积水可导致神经功能缺损、病情恶化甚至有脑疝形成的风险,仍应及时诊治。

对于 aSAH 伴发的急性症状性脑积水的患者,如果脑积水导致病情恶化或有脑疝风险,需要尽快行脑脊液分流术,如脑室外引流或腰椎穿刺放液治疗。但要注意感染和脑内或脑室内出血的风险。腰大池引流治疗 aSAH 相关性脑积水是安全的,且不增加再出血风险。在动脉瘤闭塞后,如果患者神经系统稳定,建议在引流后 48 小时内快速停用 EVD。

针对 aSAH 导致的慢性症状性脑积水患者,临床上通常采用永久性脑脊液分流术(包括脑室分流术、脑室腹膜分流术及椎管腹膜分流术等)进行治疗。该类手术主要适用于年龄较大、早期脑室扩大、脑室内出血及临床情况差(临床上撤除呼吸机失败等)的患者。

(3)脑血管痉挛(CVS)与迟发性脑缺血(delayed cerebral ischemia,DCI):脑血管造影检查发现有近 2/3 的 SAH 患者发生脑血管痉挛,约半数患者可以没有症状。血管痉挛常在动脉瘤破裂后 3～4 天内出现,7～10 天达到高峰,14～21 天逐渐缓解。脑大动脉痉挛的严重程度与神经功能缺损严重程度呈正相关,微小的脑血管痉挛患者不但会出现临床症状,甚至会进展为 DCI。DCI 是指持续超过 1 小时的任何神经功能恶化,不能用任何其他神经或全身疾病来解释,如发热、癫痫、脑积水、败血症、低氧血症、镇静和其他代谢原因,通常被定义为一种局灶性神经功能缺损综合征,是 SAH 术后最可怕的神经系统并发症之一,是导致 aSAH 患者死亡和残疾的主要原因之一。DCI 的主要病因是脑血管痉挛,此外,早期脑损伤、微循环痉挛、微血栓形成、皮质扩散去极化及脑自主调节障碍等因素亦被认为与 DCI 的发生有关。DCI 可发生于近 1/3 的 SAH 患者,且好发于动脉瘤破裂后 3～14 天。

1)CVS 与 DCI 的诊断与监测:预测发生迟发性脑缺血非常重要,但诊断迟发性脑缺血并不容易。如果 SAH 患者出现局灶性或全局性神经功能缺损,或 GCS 评分下降 2 分以上,持续至少 1 小时,不能用其他原因解释,则应怀疑迟发性脑缺血。神经学检查与影像学检查相结合,可以提高早期发现和适当的管理。

DSA 是诊断脑血管痉挛的"金标准"。CTA 具有高度的特异性,常应用于 DSA 前的血管痉挛筛查。CTA、CT 灌注成像(CTP)检查能更清晰准确地显示血管结构和低灌注区域,有助于明确 DCI 的诊断。

经颅多普勒(transcranial Doppler,TCD)对 CVS 和 DCI 均具有较高预测价值,较脑血管造影具有更高的诊断敏感性、特异性和阴性预测值,可以根据大脑中动脉和颈内动脉的血流速度监测,能更好地识别血管痉挛及预测 DCI,具有无创和操作简便的特点。对于高风险患者,比如昏迷的患者,可以运用 TCD 检查,也可以结合多模态监测(连续脑电图,甚至是皮质内深度脑电图、脑组织氧合、微透析、脑血流监测)的组合信息,在早期脑血管痉挛出现症状前和迟发性脑缺血发生前检测到早期脑血管痉挛,来确定是否可能发生低灌注或血管痉挛,必要时再使用 CTA/CTP 或 DSA 进行血管痉挛筛查。

SAH 患者应在就诊后的 6～12 小时内入住重症监护病房,并尽快固定(栓塞或夹闭)动脉瘤。所有 SAH 患者在动脉瘤治疗后 24～48 小时进行头部 CT 检查,以确定是否出现任何与治疗相关的脑梗死。必须每 1～2 小时进行一次神经系统监测,每天进行一次 TCD 监测。不应等到担心出现有症状的血管痉挛时才进行这些监测。如果患者在任何时候出现 TCD 平均脑血流速度升高和 CTA 异常表现,神经系统监测的频率必须提高。对于年龄大于 65 岁,WFNS 评分Ⅰ~Ⅲ,改良 Fisher 量表评分小于 3 分的患者,可以降低监测频率。

2) CVS 和 DCI 的处理:尼莫地平治疗血管痉挛可以改善 aSAH 患者的预后(口服,60 mg,每 4 小时 1 次,3 周),降低 aSAH 后迟发性脑缺血的发病率。

3H 疗法指的是治疗血管痉挛常用方法,即血液稀释、高血压和高血容量。也有用高血压和等血容量的方法治疗:先静脉输液(1 000~2 000 mL 生理盐水)维持正常血容量或轻度高血容量,再进行升血压治疗,α_1 受体激动剂(去甲肾上腺素或苯肾上腺素)是 SAH 的首选血管升压药。血压升高应逐步进行,每一步都要经常进行神经学评估。这些都应在排除了脑梗死和颅内高压,并已夹闭动脉瘤之后进行。

如果升高血压治疗后仍存在神经功能缺损,且证实仍存有脑血管痉挛,可以对患者进行 DSA 和血管内治疗。在介入治疗之前须进行头部 CT/CTA 以排除脑积水,同时确定存在迟发性脑缺血。如果脑积水和迟发性脑缺血等情况被排除,且 TCD 提示脑血管痉挛,则可以跳过 CTA 进行 DSA 治疗。

3) CVS 和 DCI 的预防措施:血容量减少和液体负平衡与迟发性脑缺血和神经功能预后不良的发生率呈正相关,充分维持体液平衡和正常循环血容量,可以预防脑血管痉挛和迟发性脑缺血。使用定点床边超声测量下腔静脉直径的脉压变化或呼吸变异性很容易执行,是对危重患者在内的液体反应性更可靠的监测技术。必须避免预防性高血容量,因为它会增加不良的心肺并发症。尼莫地平(每 4 小时 60 mg,连续 21 天)在预防脑血管痉挛和迟发性脑缺血方面同样具有作用,除了具有神经保护作用,还可以通过维持正常的血容量来预防迟发性脑缺血。常见的不良反应是低血压,可导致灌注不足和脑灌注压降低。因此,必要时需要减少剂量。法舒地尔在预防 CVS 方面优于尼莫地平。西洛他唑、依达拉奉、低分子肝素等药物对预防迟发性 CVS 也有好处。

2. 非神经系统并发症(内科并发症)· SAH 是一种全身性疾病,患者通常会经历额外的并发症。对这些并发症的预测会导致快速的识别和治疗。

(三) 手术治疗

1. 手术时机·对于大多数 aSAH 患者,应尽快考虑血管内栓塞或手术夹闭治疗(<72 小时),以减少再出血的风险。对于适合介入或显微手术治疗的动脉瘤患者,首选介入治疗。对于年龄>70 岁,且 Hunt-Hess 评分在 4~5 分的患者,首选血管内栓塞治疗。破裂的 bAVM 再出血风险及致残率和病死率较高,也应早期积极治疗。

2. 动脉瘤治疗方式·动脉瘤治疗的目标包括尽可能完全闭塞动脉瘤,以完全阻断瘤内血流、防止动脉瘤复发及减少并发症以改善预后。

(1) 血管内治疗:动脉瘤血管内治疗主要包括两类,一类为动脉瘤栓塞术;另一类为血流导向装置(flow diverter,FD)置入术。

(2) 外科手术夹闭治疗:动脉瘤夹闭术是指通过外科手术的方式,充分暴露经影像学检查明确位置的破裂动脉瘤,使用夹持装置夹闭瘤颈,从而达到阻断瘤内血流的目的。

(3) 治疗方式的选择:临床医师在为具体患者制订个性化的最佳治疗方案时,需综合考虑各治疗方式的特点、患者年龄、一般情况、动脉瘤特点(位置、形态及载瘤血管弯曲度和邻近的重要分支等)及治疗机构等因素。①栓塞术:年龄>70岁、不存在有占位效应的血肿、动脉瘤相关因素(后循环动脉瘤、窄颈动脉瘤、单叶形动脉瘤);②FD 置入术:FD 是治疗复杂动脉瘤的重要治疗方法;③动脉瘤夹闭术:年龄较轻、合并有占位效应的血肿、动脉瘤相关因素(大脑中动脉及胼周动脉瘤、瘤颈宽、动脉瘤体直接发出血管分支、动脉瘤和血管形态不适于血管内弹簧圈栓塞术)。

3. 脑动静脉畸形(bAVM)的治疗方式·治疗的首要目标是完全消除畸形血管团。对 bAVM 目前有3种主要的治疗方式,3种方式各有特点,临床医师应当结合患者具体病情,选择合适的治疗策略。

(1)外科切除术:可以完全消除畸形血管、立即消除出血风险并避免复发,其缺点在于创伤大、康复时间长且可引起神经功能缺损。

(2)立体定向放射治疗(stereotactic radiosurgery,SRS):主要是利用立体定向技术,对颅内靶点精确定位,将单次大剂量射线集中照射于靶组织,使之产生局灶性坏死,从而达到类似手术的效果。其治疗机制是促使血管内皮细胞增殖,血管壁进行性向心性增厚,最终造成管腔闭塞。单独采用 SRS 再出血风险大。存在辐射引起的不良反应。

(3)血管内治疗:包括术前栓塞、完全性栓塞、SRS 治疗前栓塞、靶向栓塞和姑息性栓塞。若 bAVM 不能单次完全消除,可考虑分次栓塞、靶向栓塞、姑息性栓塞。

4. 手术相关并发症

(1)术中动脉瘤再破裂:aSAH 患者术中动脉瘤再破裂可以导致病情迅速加重甚至死亡,造影过程中发现瘤周造影剂外渗是较可靠的征象。临床上常用方法包括立即血管内栓塞或外科夹闭术治疗,同时围手术期积极治疗血管痉挛和颅内压增高,必要时予脑脊液引流或手术清除血肿等。但要强调此并发症应以预防为主,充分的术前准备和熟练的手术操作可减少动脉瘤再破裂的发生。

(2)血栓栓塞:血管内操作、支架辅助栓塞及 FD 置入均可导致血栓形成,因此,需要在围手术期进行抗血小板治疗,可以在术前24小时内服用替格瑞洛或增加氯吡格雷用量。

(3)支架或栓塞材料异位:栓塞术过程中弹簧圈或其辅助支架移位是罕见的并发症,重在预防。在血管弯曲部位行弹簧圈栓塞术时,辅助支架贴壁不全与支架成角大、曲率半径小、血管管径大相关,与支架长度或固定的直径无明显相关性,操作时应综合考虑上述因素。

(四)预防再出血的药物和其他治疗 针对病因治疗是预防再出血的根本措施。再出血的可能性在发病后24小时内最高,至少有50%的患者在6个月内再次出血,卧床休息有助于减少再出血,但需结合其他治疗措施。其他治疗包括卧床休息、止痛、适当镇静、通便、平稳调控血压等。抗纤溶药物可能有助于在短期内降低 SAH 术后再出血的风险,对于需要推迟闭塞的动脉瘤,再出血风险较大且没有禁忌证的患者,早期、短时间(<72 小时)使用氨甲环酸或氨基己酸可显著降低 SAH 患者的再出血发生率,并可改善其3个月时的临床预后,但这些药物并不能改善长期的临床结果。同样,对于不明原因的 SAH、不愿意手术的患者也可以使用氨甲环酸或氨基己酸等止血药,但要谨防深静脉血栓形成,尤其是对于有深静脉血栓形成既往病史的患者。

胡祖鹏 复旦大学附属华山医院

参考文献

［1］ 王光耀,荆京,孟霞,等.缺血性脑血管病梗死模式的分类及病因、发病机制研究进展［J］.中国卒中杂志,2019,14(9)：950－954.

［2］ 中华医学会神经病学分会,中华医学会神经病学分会脑血管病学组.中国各类主要脑血管病诊断要点 2019［J］.中华神经科杂志,2019,52(9)：710－715.

［3］ 中华医学会神经病学分会,中华医学会神经病学分会脑血管病学组.中国重症脑血管病管理共识 2015［J］.中华神经科杂志,2016,49(3)：192－202.

［4］ 中华医学会神经病学分会,中华医学会神经病学分会脑血管病学组.中国急性缺血性脑卒中诊治指南 2018［J］.中华神经科杂志,2018,51(9)：666－682.

［5］ 中华医学会神经病学分会,中华医学会神经病学分会脑血管病学组.中国脑出血诊治指南(2019)［J］.中华神经科杂志,2019,52(12)：994－1005.

［6］ 中华医学会神经病学分会,中华医学会神经病学分会脑血管病学组.中国脑血管病分类 2015［J］.中华神经科杂志,2017,50(3)：168－171.

［7］ 刘鸣,刘峻峰,吴波.脑血管病分类分型进展与解读［J］.中华神经科杂志,2017,50(3)：161－167.

［8］ 张文武.急诊内科学［M］.4 版.北京：人民卫生出版社,2017.

［9］ Muehlschlegel. Subarachnoid Hemorrhage［J］. Neurocritical Care,2018,24(6)：1623－1657.

［10］ Liu L,Chen W,Zhou H,et al. Chinese Stroke Association guidelines for clinical management of cerebrovascular disorders：executive summary and 2019 update of clinical management of ischaemic cerebrovascular diseases［J］. Stroke and Vascular Neurology,2020,5：159－176.

［11］ Rocha E,Rouanet C,Reges D,et al. Intracerebral hemorrhage：update and future directions［J］. Arq Neuropsiquiatr,2020,78(10)：651－659.

第十一节 · 急性中枢神经系统感染

中枢神经系统感染即为各种病原侵犯中枢神经系统实质及被膜、血管等相关结构继发的炎症反应。由于病变部位特殊,病原微生物分布广泛,临床症状及体征差异大,可导致不同程度的后遗症,严重者可致死,故此类疾病是对人类健康的巨大威胁。

中枢神经系统感染可按感染部位分类(实质、被膜或合并感染)、按病原分类(病毒、细菌、真菌、螺旋体、寄生虫、朊蛋白等)、按感染来源分类(社区、医源性)等。中国疾病预防控制中心曾主持一项调查,社区获得性细菌性脑膜炎的人群发病率为(1.84~2.93)/10 000,儿童比例更高。结核病患者中有1%的比例并发中枢神经系统感染。由于创伤患者增加、神经外科手术技术的进步、各种植入物的出现,医源性神经系统感染得到越来越多的重视。

【病因与发病机制】

(一)单纯疱疹病毒性脑炎 单纯疱疹病毒性脑炎是最常见的中枢神经系统感染性疾病。单纯疱疹病毒(herpes simplex virus,HSV)属DNA类病毒,嗜神经。分为2种血清型,HSV-1和HSV-2。患者和健康携带者是主要传染源,HSV-1通过密切接触或飞沫传播,人类大约90%的单纯疱疹病毒性脑炎由HSV-1引起,HSV-2主要通过性接触和母婴传播。

单纯疱疹病毒首先在口腔、气道或生殖道造成原发感染,机体可产生免疫,但无法清除病毒,病毒可长期潜伏于神经节,当机体免疫力下降时,病毒经神经轴突进入颅内造成中枢感染。主要受累部位为额叶、颞叶和边缘脑组织,多双侧受累。受累部位表现为脑组织水肿、软化和出血坏死,脑实质出血坏死为主要病理特征。镜下改变为脑膜、软脑膜水肿,脑实质和脑膜血管周围可见大量淋巴细胞和浆细胞浸润,神经细胞弥漫性变性坏死,胶质细胞增生,神经细胞和胶质细胞核内可见特征性的嗜酸性包涵体。进一步电镜检查可见包涵体即为疱疹病毒的颗粒和抗原。

(二)化脓性脑膜炎 化脓性脑膜炎是细菌感染所致的中枢神经系统化脓性感染。其最常见的致病菌是脑膜炎双球菌、肺炎链球菌和流感嗜血杆菌B型,病原分布与年龄及感染途径相关,国内外存在一定差异。大肠埃希菌、无乳链球菌是新生儿脑膜炎最常见的致病菌,流感嗜血杆菌脑膜炎好发于6岁以下婴幼儿,儿童多见脑膜炎双球菌,成人及老年人肺炎链球菌多见,欧洲国家多发李斯特菌所致的脑膜炎。侵入性操作和神经外科术后继发中枢神经系统感染以革兰阳性菌多见,包括金黄色葡萄球菌和肺炎链球菌,但革兰阴性菌的发病率已逐年增加,鲍曼不动杆菌和各类肠杆菌如肺炎克雷伯菌等常见,且耐药率增加,多重耐药和泛耐药菌株发生率呈上升趋势。

化脓性脑膜炎的感染途径包括:①直接感染:邻近部位的感染扩散(如鼻窦炎、牙源性感染、颅脑开放性创伤等);②血流播散:来源于心内膜、肺等远隔部位的感染导致病菌入血,通过血脑屏障后进入颅内;③经脑脊液通路:多见于侵入性操作,包括腰椎穿刺、脑室外引流等手术。各种致病菌所致的化脓性脑膜炎基本病理改变是炎症细胞浸润,脑膜血管充血,大量脓性渗出物包括纤维蛋白原、血浆蛋白、成纤维细胞等覆盖脑实质表面,脑实质可形成脓肿。

(三)结核性脑膜炎　结核性脑膜炎主要致病菌为人型结核分枝杆菌,部分为牛型结核分枝杆菌。免疫抑制人群的扩大,耐药菌株的出现使得结核性脑膜炎的发病率有增加趋势。

结核菌可在人体免疫低下时经淋巴系统和血行播散进入脑膜,在脑膜和软脑膜形成结核结节,后期结节破溃,释放大量结核菌进入蛛网膜下腔,激活炎症反应,从而致病。结核菌亦可由椎旁入侵继发脊髓脊膜炎。结核性脑膜炎的主要病理特征是脑膜的弥漫性渗出性炎症,渗出物混浊,包含大量炎症细胞和纤维蛋白素,主要分布于颅底脑膜,包括脚间池、环池等,刺激产生炎症反应,血管内皮增生继发缺血性脑梗死,局部粘连影响蛛网膜颗粒重吸收脑脊液,继发脑积水。活检可见脑实质表面粟粒状结核病灶——上皮细胞和朗格汉斯细胞包绕的干酪样坏死组织。

(四)隐球菌性脑膜炎　隐球菌性脑膜炎是最常见的中枢神经系统真菌感染,其致病菌为新型隐球菌。隐球菌分布广泛,可见于水果、牛奶和正常人体的体表、口腔和粪便,易在干燥的碱性和富含氮质的土壤中繁殖,鸽子等其他鸟类可作为中间宿主将病原传播给人类。免疫抑制人群易感,既往多认为是种机会性感染,但研究发现中国 50%～77% 的非 AIDS 相关隐球菌脑膜炎患者为“免疫功能正常者”,有认为这部分人群可能存在潜在的遗传性免疫功能缺陷。

新型隐球菌经呼吸道进入肺部会形成胶冻样结节性病灶,也可经皮肤、黏膜或肠道进入人体,机体免疫力下降时经血行播散进入颅内,在脑膜和脑实质内进行快速增殖并释放毒性因子,形成炎性病灶。新型隐球菌产生多糖荚膜和黑素等致病因子,被认为可能与中枢易感相关。隐球菌性脑膜炎的大体表现可见脑膜充血并广泛增厚,蛛网膜下腔有胶冻状渗出物,脑实质表面、脑池可见肉芽肿性增生、囊肿或脓肿,病灶可深入脑实质。显微镜下病理表现为化脓性病灶和炎性肉芽肿。脑膜组织有炎症细胞浸润,成纤维细胞、巨噬细胞形成肉芽肿,有富含胶状物质的囊肿,可在病变组织内找到隐球菌。

(五)COVID-19 相关中枢神经系统疾病　COVID-19 是一种新型冠状病毒(SARS-CoV-2)导致的急性呼吸综合征,具备人传人的特性,冠状病毒属 RNA 病毒。传染源是新冠肺炎确诊病例和无症状感染者,目前认知到的传播途径包括:①呼吸道传播;②眼、鼻或口腔黏膜接触包含 SARS-CoV-2 的飞沫;③直接接触病毒污染的物品。人群普遍易感,越来越多的中枢神经系统并发症也逐步引起重视。危重症患者中枢神经系统受累的比例更高,部分可以中枢神经系统表现起病。

已经观察到的 COVID-19 相关神经系统疾病包括脑炎、脑膜脑炎、缺血性卒中、急性坏死性脑病、急性播散性脑脊髓炎等。有研究认为,其致病机制有 2 种可能:①直接病毒感染:冠状病毒具有神经侵袭性;②感染激活的免疫损伤。病理检查中发现的巨噬细胞迁移可能是神经系统脱髓鞘病变的直接原因。随病程进展,后续可出现脑组织的萎缩。

【诊断思路】

(一) 症状和体征

1. **单纯疱疹病毒性脑炎**·Ⅰ型疱疹病毒性脑炎为急性起病,前驱可有上呼吸道感染症状,如卡他症状、发热、头痛、咳嗽等,可有口唇疱疹。患者起病多表现为精神和行为异常、认知功能障碍,发生癫痫的比例较高,多为全身强直阵挛性发作,严重可呈癫痫持续状态,可出现不同程度意识障碍,可表现为谵妄或意识模糊、嗜睡,严重可昏迷,部分患者有头痛、呕吐的主诉。查体主要为高级皮层功能受累,可伴有局灶性神经系统定位体征和轻度脑膜刺激征。Ⅱ型疱疹病毒性脑炎患儿多为急性暴发性起病,表现为激惹、喂养困难、嗜睡或癫痫发作。新生儿发病母亲体检可能发现有生殖道疱疹。

2. **化脓性脑膜炎**·多急性起病,有发热、寒战、全身乏力、肌肉酸痛、呼吸道感染等非特异性症状,颅内压增高明显及脑膜刺激可表现为剧烈头痛、喷射性呕吐、视物模糊及意识障碍,部分患者可合并有局灶神经系统症状包括偏瘫、失语等。体检可见脑膜刺激征阳性,包括颈项强直、Kernig 征和 Brudzinski 征阳性,脑膜刺激征阴性不能排除脑膜炎诊断。脑膜炎双球菌脑膜炎患者部分可出现特征性的出血性皮疹,多见于结膜、口腔黏膜、躯干及下肢。皮疹在病后出现较早,可先为玫瑰疹,后迅速转为瘀点或瘀斑,病重者瘀斑扩大,可出现中央坏死或大疱。休克型的脑膜炎双球菌脑膜炎患者(华-佛综合征)可快速出现广泛皮肤黏膜瘀斑,迅速融合成大片皮下出现,同时伴有严重的循环衰竭,面色苍白、皮肤花斑发绀、四肢厥冷、脉细速、呼吸急促、血压下降等。脑疝患者出现呼吸深浅不一甚至停止,瞳孔散大对光反射消失,严重可导致死亡。此型多见于儿童。

3. **结核性脑膜炎**·起病较隐匿,可能没有明确的结核接触史,也可急性或亚急性起病。患者可表现有系统性的结核毒血症状,包括低热、盗汗、食欲减退、无力、精神萎靡等,累及中枢可出现头痛、呕吐、视物模糊等颅内高压表现,损伤脑实质可出现意识淡漠、谵妄、癫痫、面瘫或肢体瘫痪,随颅压进行性升高,患者可出现去大脑强直或去皮质状态。查体早期可有脑膜刺激征阳性。

4. **隐球菌性脑膜炎**·起病较隐匿,病程迁延。全身症状可表现为早期不规则低热,或轻度间歇性头痛。隐球菌性脑膜炎的颅内高压表现较其他中枢感染明显,头痛进行加重,可合并恶心呕吐、视物模糊,部分可出现不同程度的意识障碍。发生颅神经损害比例较高,可出现复视、视力减退、面瘫等。查体除脑膜刺激征外,可见相应颅神经损伤体征。

5. **COVID-19 相关中枢神经系统疾病**·COVID-19 患者经详细流调可以发现相关流行病学史及暴露史,一般症状包括发热、干咳、乏力、咽痛、腹泻等非特异性症状,症状加重可出现急性呼吸窘迫,进而出现呼吸、循环衰竭。神经系统症状中突发的嗅觉(味觉)减退比例高。脑膜脑炎病例以认知障碍及不同程度意识障碍常见,包括神经心理异常、易激惹、共济失调、锥体外系症状等,也可以癫痫或无动性缄默起病。气管插管患者可出现撤机延迟或持续性的谵妄。血管病变类型可表现为局灶性神经系统定位体征。

(二) 实验室检查及辅助检查

1. **脑脊液检查**·怀疑急性中枢神经系统感染患者建议及早完善脑脊液检查,但应在腰椎穿刺前评估排查操作禁忌证,主要是避免高颅压因突然释压造成的医源性脑疝。

(1) 常规检查:中枢神经系统感染性疾病累及软脑膜和蛛网膜下腔时,脑脊液细胞学常呈现炎症细胞反应,不同病原感染可造成不同的炎性反应(表3-11-1)。局限于脑实质或硬脑膜的炎性疾病,脑脊液细胞学检查可无明显异常。脑膜炎患者的脑室引流细胞学检查可正常。

表3-11-1　中枢神经系统感染脑脊液比较

分类	单纯疱疹病毒性脑炎	化脓性脑膜炎	结核性脑膜炎	隐球菌性脑膜炎
压力	正常或轻中度增高	增高	增高	增高明显
外观		混浊或脓性	无色透明或混浊呈毛玻璃状,放置数小时可有薄膜形成	
白细胞	$(10\sim100)\times10^6/L$	显著增高,$(1\,000\sim10\,000)\times10^6/L$	中度增高,$(100\sim500)\times10^6/L$	轻中度增高,$200\times10^6/L$以下多见
分类	淋巴细胞或单核细胞占优势	中性粒细胞占优势	病初中性粒细胞比例高,以后呈中性粒细胞与淋巴细胞并存,有效治疗后以淋巴细胞为主	淋巴细胞伴中性粒细胞的混合型细胞反应
红细胞	常伴红细胞增多和红细胞吞噬细胞			
蛋白质	轻中度增高,多低于$1.5\,g/L$	增高	中度增高,$1\sim2\,g/L$	轻中度增高
糖	多正常	下降明显,多低于$2.2\,mmol/L$	降低	降低明显
氯	多正常	降低	降低明显	降低

(2)病原学检查:病原学检查结果是中枢神经系统感染的主要诊断依据,包括对病原的直接检测和抗原、抗体的测定(表3-11-2)。脑脊液培养是诊断中枢神经系统感染的金标准并能够提供用药指导。不同的病原菌培养敏感性及培养时长存在很大差异,同时受脑脊液病原载量及抗生素使用影响。尽管结核杆菌抗酸染色的阳性率和培养的敏感性都不高,结核分枝杆菌的培养结果仍有重要意义。乳胶凝集试验是检测隐球菌多糖抗原,可用于新型隐球菌脑膜炎早期快速诊断,也可用于评价治疗效果和预后。

表3-11-2　脑脊液病原学检查

分类	单纯疱疹病毒性脑炎	化脓性脑膜炎	结核性脑膜炎	隐球菌性脑膜炎
常见检测项目	PCR抗原检测	细菌涂片	PCR-DNA测定	墨汁染色
	酶联免疫吸附试验	细菌培养	抗酸染色涂片	真菌培养
	HSV抗体测定		结核培养	乳胶凝集试验
			腺苷脱氨酶(ADA)测定	酶联免疫吸附试验
				抗体测定

基因检测通过分子生物学的方法检测脑脊液标本中是否存在病原体的核酸序列,以确诊中枢神经系统感染,其结果精准。二代测序用于感染性疾病的诊断首次就是报道于中枢神经系统感染患者,现在临床上的应用已相对普遍。操作时需注意避免污染,结合临床进行背景菌的解读。

2. 影像学检查

(1) 头颅 CT:单纯疱疹病毒性脑炎在出现症状早期头颅 CT 可能是正常的,后大约一半的患者可出现一侧或双侧颞叶和(或)额叶低密度灶,边界不清,若出现点状高密度灶,提示有出血可能。可见病灶不规则线状增强。结核性脑膜炎 CT 可见脑回增宽、脑沟变浅、脑积水及脑室旁低密度灶,造影后可见颅底脑膜增强。隐球菌性脑膜炎患者 CT 可见弥漫性脑膜强化、脑水肿及脑实质低密度灶,也可能无变化。

(2) 头颅 MRI:MRI 的诊断价值较 CT 高。单纯疱疹病毒性脑炎典型表现为颞叶内侧、额叶眶面、岛叶皮质和扣带回出现局灶水肿,T1 低信号,T2 高信号,FLAIR 成像明显。化脓性脑膜炎 MRI 的 T1 加权可见蛛网膜下腔高信号,可不规则强化,T2 加权脑膜和皮质信号增高,质子密度像基底池渗出液与邻近脑实质相比相对高信号,后期可显示弥散性脑膜强化和脑水肿。结核性脑膜炎疑诊患者行 MRI 检查应造影增强,颅底脑膜强化伴或不伴结核瘤的诊断特异性高,DWI 加权有助于发现新发梗死病灶。隐球菌性脑膜炎患者除脑膜强化外,部分 MRI 可见脑实质肉芽肿,T1 等信号或略低信号,T2 可从略低信号到高信号。

3. 脑电图检查 · 单纯疱疹病毒性脑炎早期即可出现脑电波异常,常表现为弥漫性高波幅慢波,可出现颞区的尖波和棘波。化脓性脑膜炎脑电图可无特征性改变,表现为弥漫慢波。脑电图不作为常规检测手段去诊断隐球菌性脑膜炎。

4. 其他检查 · 降钙素原、乳酸、血培养、尿抗原检测、鼻咽拭子测病毒核酸、皮肤或组织活检、脑活检等。

(三) 鉴别诊断 其他病原体造成的中枢神经系统感染,急性播散性脑脊髓炎,脑膜癌病,脑肿瘤,蛛网膜囊肿,自身免疫性脑炎,各种原因引起的脑血管疾病、痴呆、精神障碍。

【病情评估】

(一) 格拉斯哥昏迷评分量表(GCS) 急性中枢神经系统感染患者一般评估的内容包括病史、重点查体(包括气道、循环、意识及神经系统体征)和实验室检查。病情严重程度评分系统有 GCS 评分量表(表 3 - 11 - 3)。

表 3 - 11 - 3 GCS 评分量表

睁眼(E)		语言(V)		运动(M)	
自主睁眼	4	语言正常	5	遵嘱动作	6
呼唤睁眼	3	语言混乱	4	疼痛定位	5
痛刺激睁眼	2	用词不恰当	3	痛刺激回缩	4
不睁眼	1	无法理解	2	痛刺激屈曲	3
		无言语	1	痛刺激伸展	2
				无反应	1

(二) 中枢神经系统结核病的诊断标准 中枢神经系统感染病原不同,病种多样,目前没有任一评分系统适用于所有中枢感染性疾病(表 3 - 11 - 4)。

表 3-11-4　中枢神经系统结核病的诊断标准

临床诊断项目		评分标准(分)
临床表现 (最高 6 分)	症状持续≥5 天	4
	包含一个或多个结核中毒症状(体重减轻、盗汗、持续咳嗽≥2 周)	2
	1 年内有结核病患者的密切接触史(仅限于 10 岁以内儿童)	2
	脑神经以外的局部神经功能缺损	1
	脑神经麻痹	1
	意识状态改变	1
脑脊液 (最高 4 分)	外观透明	1
	细胞数 10~500/μL	1
	淋巴细胞占比>50%	1
	蛋白质>1 g/L	1
	糖<2.2 mmol/L 或低于血糖的 50%	1
影像学 (最高 6 分)	脑积水	1
	颅底脑膜强化	2
	结核瘤	2
	脑梗死	1
	增强示前颅底高密度/高信号	2
其他结核病 证据 (最高 4 分)	肺部活动性结核	2
	粟粒性肺结核	4
	CT/MRI/超声检查提示存在颅外结核	2
	痰、淋巴结、胃呕吐物、尿、血的抗酸染色或结核培养阳性	4
	脑脊液以外的结核 PCR 阳性	4

注:评分≥12 分或≥10 分(无法进行影像学检查时)为高度疑似病例,评分在 6~11 分或 6~9 分(无法进行影像学检查时)为疑似病例。缺乏颅内病原学诊断依据的情况下,临床症状符合诊断评分标准的相应分值,需考虑中枢神经系统结核病。

【治疗】

(一) 治疗原则　维持有效脑灌注,病因治疗、对症支持治疗及防治并发症,改善神经系统预后。

(二) 一般治疗　中枢神经系统感染患者多病情较重,即使发病隐匿,一旦病情进展可快速出现意识障碍、呼吸循环功能衰竭和肢体功能障碍。在接诊此类患者时,要先对其气道、循环等情况进行快速评估,早期识别有脑疝风险的患者,必要时需开放气道、抗休克、纠正 DIC 等生命支持治疗,在维持生命体征和有效组织灌注的情况下寻找病因学相关线索并及早干预,为后续治疗和较好的神经系统预后创造条件。

(三) 病因治疗

1. **单纯疱疹病毒性脑炎**・早期抗病毒治疗能有效降低病死率。阿昔洛韦是治疗首选药物,对 HSV-1 和 HSV-2 均有强烈的抑制作用,对水痘、带状疱疹病毒也有抑制作用,巨细胞病毒抑制作用较弱。可透过血脑屏障,常用剂量为 15~30 mg/(kg・d),分 3 次静脉滴注,连用 14~21 天。若病情较重,可延长疗程或重复疗程。更昔洛韦用于阿昔洛韦无效的单纯病毒性脑炎治疗及巨细胞病毒感染,用量是 5~10 mg/kg,每 12 小时一次,静脉滴注,疗程 14~

21 天。

2. 化脓性脑膜炎 · 对疑似诊断、临床诊断或确诊的化脓性脑膜炎均应坚持足疗程的抗菌药物治疗。药物选择易透过血脑屏障的杀菌剂。经验性治疗后定期复查重复评估。社区获得性化脓性脑膜炎常用抗生素治疗方案如下（表 3-11-5）。

表 3-11-5 化脓性脑膜炎治疗方案

病原菌	一线方案	可选	疗程
肺炎链球菌			
青霉素敏感（MIC＜0.1μg/mL）	青霉素或阿莫西林/氨苄西林	头孢曲松,头孢噻肟,氯霉素	10～14 天
青霉素耐药（MIC≥0.1μg/mL）三代头孢敏感（MIC＜2μg/mL）	头孢曲松或头孢噻肟	头孢吡肟,美罗培南,莫西沙星	10～14 天
三代头孢耐药（MIC≥2μg/mL）	万古霉素＋利福平,万古霉素＋头孢曲松/头孢噻肟,利福平＋头孢曲松/头孢噻肟	万古霉素＋莫西沙星,利奈唑胺	10～14 天
脑膜炎双球菌			
青霉素敏感（MIC＜0.1μg/mL）	青霉素或阿莫西林/氨苄西林	头孢曲松,头孢噻肟,氯霉素	7 天
青霉素耐药（MIC≥0.1μg/mL）	头孢曲松或头孢噻肟	头孢吡肟,美罗培南,环丙沙星或氯霉素	7 天
流感嗜血杆菌			
β-内酰胺酶阴性	阿莫西林或氨苄西林	头孢曲松,头孢噻肟,氯霉素	7～10 天
β-内酰胺酶阳性	头孢曲松或头孢噻肟	头孢吡肟,环丙沙星或氯霉素	7～10 天
β-内酰胺酶阴性,氨苄西林耐药	头孢曲松或头孢噻肟＋美罗培南	环丙沙星	7～10 天
金黄色葡萄球菌			
甲氧西林敏感	氟氯西林或萘夫西林或苯唑西林	万古霉素,利奈唑胺,利福平,磷霉素,达托霉素	至少 14 天
甲氧西林耐药	万古霉素	磺胺甲噁唑/甲氧苄啶,利奈唑胺,利福平,磷霉素,达托霉素	至少 14 天
耐万古霉素（MIC≥2μg/mL）	利奈唑胺	利福平,磷霉素,达托霉素	至少 14 天
无乳链球菌	青霉素 G,氨苄西林	头孢曲松,头孢噻肟,阿米卡星	14～21 天
大肠埃希菌			
三代头孢敏感	头孢曲松,头孢噻肟	头孢吡肟,美罗培南,氨曲南,磺胺甲噁唑/甲氧苄啶,阿米卡星	至少 21 天
三代头孢耐药	美罗培南	阿米卡星,氨曲南,磺胺甲噁唑/甲氧苄啶	至少 21 天
李斯特菌	阿莫西林或氨苄西林,青霉素 G	磺胺甲噁唑/甲氧苄啶,莫西沙星,美罗培南,利奈唑胺	至少 21 天

注:利福平、磺胺甲噁唑/甲氧苄啶、磷霉素避免单药治疗,耐甲氧西林的葡萄球菌脑膜炎选万古霉素可考虑加用利福平。

虽不提倡局部用抗生素,但临床上部分难治性中枢神经系统细菌感染的治疗可联合脑室内或鞘内给药,所用药物有万古霉素、阿米卡星、多黏菌素等。所用剂量可根据脑室大小和引流情况调整,注意缓慢给药,监测不良反应。常用剂量如下(表 3-11-6)。

表 3-11-6　成人脑室内/鞘注抗菌药物种类及剂量

种类	常用剂量	不良反应
庆大霉素	4～8 mg/24 h	暂时性听力丧失、癫痫、无菌性脑膜炎及脑脊液嗜酸性粒细胞增多
妥布霉素(不含防腐剂)	5 mg/24 h	同庆大霉素
阿米卡星	30(5～50)mg/24 h	同庆大霉素
链霉素	1 mg/[kg·(24～48)h]	暂时性听力丧失、癫痫、脊神经根炎、横贯性脊髓炎、蛛网膜炎及截瘫
美罗培南	10 mg/12 h	高浓度时可引起癫痫发作
万古霉素	10～20 mg/24 h	暂时性听力丧失
多黏菌素 B	5 mg/24 h	脑膜刺激症状,如发热、头痛、颈部僵硬、脑脊液白细胞计数和蛋白升高
黏菌素 E 甲磺酸钠 (1 mg = 1.25 万单位)	10(1.6～40.0)mg/24 h	脑膜炎性反应,大剂量可引起癫痫、食欲不振、躁动、水肿、疼痛及嗜酸性粒细胞增多
替加环素	1～10 mg/12 h	无报道
达托霉素	5～10 mg/24 h	发热

3. 结核性脑膜炎·抗结核药物的治疗原则是早期、联合、足量和长期用药。所有中枢神经系统结核病的强化期疗程不少于 2 个月,全疗程不少于 12 个月。强化期的抗结核方案应包括不少于 4 个有效的抗结核药物,异烟肼、利福平、吡嗪酰胺优先选择,乙胺丁醇、二线注射类药物(卡那霉素、阿米卡星、卷曲霉素等)可选。高剂量静脉使用的利福平、利奈唑胺和氟喹诺酮可能使重症患者获益。巩固期的治疗方案不少于 2 个有效的抗结核药物,推荐使用异烟肼和利福平。常规推荐剂量如下(表 3-11-7)。

表 3-11-7　中枢神经系统结核病治疗药物的推荐剂量

药物	成人每日剂量	儿童每日剂量
利福平	450～600 mg	10～20 mg/kg,最大 600 mg
异烟肼	300～600 mg	10～20 mg/kg,最大 600 mg
吡嗪酰胺	25 mg/kg	30～35 mg/kg
乙胺丁醇	15 mg/kg	15～20 mg/kg,最大 1 g
左氧氟沙星	10～15 mg/kg	—
莫西沙星	400～800 mg	
阿米卡星	15 mg/kg,最大 800 mg	15～30 mg/kg,最大 800 mg
卡那霉素	15 mg/kg,最大 800 mg	15～30 mg/kg,最大 800 mg
卷曲霉素	15 mg/kg,最大 800 mg	15～30 mg/kg,最大 800 mg
丙硫异烟胺	500～750 mg	4～5 mg/kg
环丝氨酸	10～15 mg/kg,最大 1 g	10～20 mg/kg,最大 1 g
利奈唑胺	600 mg,最大 1 200 mg	10 mg/kg,每 8～10 小时 1 次,最大 600 mg
多氨基水杨酸	200～300 mg/kg	200～300 mg/kg

4. 隐球菌性脑膜炎·强调合并用药、多途径给药和足疗程用药。如基础免疫功能低下、脑脊液隐球菌涂片持续阳性、隐球菌特异多糖荚膜抗原检测持续高滴度、MRI 提示脑实质有异常病灶均应延长疗程。抗真菌治疗方案如下(表 3-11-8)。

表 3-11-8　隐球菌性脑膜炎抗真菌药物治疗方案

患者分期	抗真菌方案		疗程
	首选	次选	
非 AIDS 患者诱导期	两性霉素 B[0.5～0.7 mg/(kg·d)]＋氟胞嘧啶[100 mg/(kg·d)]	两性霉素 B[0.5～0.7 mg/(kg·d)]＋氟康唑(400 mg/d)	≥4 周
		两性霉素 B[0.5～0.7 mg/(kg·d)]＋氟康唑(600～800 mg/d)±氟胞嘧啶[100 mg/(kg·d)]	
		伊曲康唑(第 1～2 天负荷量 200 mg q12 h,第 3 天起 200 mg qd 静滴)±氟胞嘧啶[100 mg/(kg·d)]	
		伏立康唑(第 1 天负荷量 6 mg/kg q12 h,第 2 天起 4 mg/kg q12 h)±氟胞嘧啶[100 mg/(kg·d)]	
非 AIDS 患者巩固期	氟康唑(600～800 mg/d)±氟胞嘧啶[100 mg/(kg·d)]	伊曲康唑(200 mg q12 h 口服)±氟胞嘧啶[100 mg/(kg·d)]	≥6 周
	两性霉素 B[0.5～0.7 mg/(kg·d)]±氟胞嘧啶[100 mg/(kg·d)]	伏立康唑(200 mg q12 h 口服)±氟胞嘧啶[100 mg/(kg·d)]	
AIDS 患者诱导期	同非 AIDS 患者诱导期	同非 AIDS 患者诱导期	≥4 周
AIDS 患者巩固期	同非 AIDS 患者巩固期	同非 AIDS 患者巩固期	≥6 周
AIDS 患者维持期	氟康唑 200 mg qd	伊曲康唑 200 mg qd	≥1 年

患者经积极规范抗真菌治疗效果仍差,临床症状进行加重,需考虑难治性隐球菌性脑膜炎。一旦确定需立即重新开始大剂量的诱导治疗。有文献报道脑室内或鞘内给两性霉素 B 联合静脉用药用于补救治疗,常用剂量 0.1～0.5 mg/d。

5. COVID-19 相关神经系统疾病·目前抗病毒治疗方案有:PF-07321332/利托那韦片,300 mg PF-07321332＋100 mg 利托那韦,同时口服,q12 h×5 d;安巴韦/罗米司韦单抗注射液,二药联用,剂量均为 1000 mg,稀释后序贯静滴;COVID-19 人免疫球蛋白和康复者恢复期血浆。

(四) 并发症治疗

1. 颅内高压·成人静息状态下正常颅内压为 5.26～15 mmHg(1 mmHg＝0.133 kPa),平卧位时颅内压持续超过 15 mmHg 定义为颅内压增高。颅内高压分级:轻度 15～20 mmHg;中度 21～40 mmHg;重度＞40 mmHg。合理控制颅内压是降低死亡率、改善神经系统预后的关键。具体方法包括药物治疗和非药物治疗。常用药物包括甘露醇、甘油果糖、联合应用利尿剂、高渗盐水、合理的降压治疗和镇静镇痛等。关于高渗盐水和甘露醇的疗效比较目前还没有足够的证据。关于激素的使用见后文。非药物处理包括床头抬高 30°,积极体温控制(物理降温或退热剂),保持气道通畅,必要时开放气道,维持正常二氧化碳水平,防止缺氧、误吸,低温治疗,脑脊液外引流,病灶清除及去骨瓣减压术。有创操作需评估操作风险,进行影像学、凝血功能评价,操作时严格无菌操作,控制降压速度,避免脑疝和继发感染。

2. 癫痫·临床发现患者癫痫发作时应注意保持呼吸道通畅,避免抽搐时咬伤、跌倒等创伤。除治疗原发病外,应采用规范化的药物治疗。苯二氮䓬类药物是控制癫痫发作的一线用药。其他常用药物包括苯妥英钠、丙戊酸钠、左乙拉西坦、卡马西平、奥卡西平、巴比妥、托吡酯等。用药的同时要观察患者呼吸节律和生命体征的变化。部分患者遗留癫痫后遗症,需长期用药治疗。

3. 脑积水·对原发病治疗和激素无效的严重脑积水可选择脑脊液引流,包括反复腰穿引流、置管持续外引流(侧脑室或腰大池)、Ommaya 囊植入引流、脑室-腹腔分流。但需要注意的是,植入物和手术操作增加了继发细菌性中枢神经系统感染的风险,术前应仔细评估利弊,围手术期严格无菌操作。

4. 水电解质代谢紊乱·中枢神经系统感染病程中发生水电解质代谢紊乱的比例高,主要原因包括:摄入减少、高热、神经内分泌调节障碍、治疗措施(尤其是脱水药、利尿剂)的干预等。低钠血症是较为常见的电解质紊乱,低钠会导致急性脑水肿,严重低钠的患者可出现意识障碍、呼吸停止和死亡。低钠血症的常见原因包括:抗利尿激素分泌失调综合征;脑耗盐综合征。治疗需监测临床表现,血、尿渗透压,出入液量及血钠纠正的速度。

【最新进展】

激素在中枢神经系统感染中的应用

肾上腺皮质激素在中枢神经系统感染中的使用存在争议且缺乏相对大规模的临床对照研究证据。不同病原感染的激素常用方案小结如下。

有认为激素能控制单纯疱疹病毒性脑炎的炎症反应和减轻水肿,对病情危重、头颅 CT 见出血性坏死病灶及脑脊液白细胞和红细胞明显增多者可酌情使用。多采用早期、大剂量和短期使用的方法。常用:地塞米松 10~15 mg,静脉滴注,每日 1 次,10~14 天,后改为口服泼尼松 30~50 mg,每日 1 次,稳定后每 3 日减 5~10 mg,直至停止;或甲泼尼龙 800~1 000 mg,静脉滴注,每日 1 次,3~5 日后改泼尼松口服,60 mg,每日 1 次,逐步减量。

化脓性脑膜炎新生儿不推荐激素治疗。化脓性脑膜炎的激素治疗用于降低神经后遗症,如听力丧失。推荐剂量:地塞米松,成人 10 mg q6 h,儿童或低体重或激素不良反应高危患者 0.15 mg/kg q6 h,静脉滴注 4 天。和第一剂抗生素同时或 4 小时内使用。病原明确后非流感嗜血杆菌和肺炎链球菌应停用。

结核性脑膜炎应用皮质激素可能减轻中毒症状,抑制炎症反应及脑水肿,同时抑制纤维化防止粘连。使用指征包括:颅内压增高明显;结核性脑膜炎合并脑积水、血管炎或蛛网膜炎;脑脊液蛋白计数高,继发粘连可能大。常用地塞米松 0.3~0.4 mg/kg,静脉滴注,每日 1 次,或氢化可的松 100 mg,静脉滴注,每日 1 次,逐渐减停,疗程为 4~8 周。

对 COVID-19 患者免疫过度激活的重型和危重型患者可酌情使用糖皮质激素,方案:地塞米松 5 mg/d 或甲泼尼龙 40 mg/d,不超过 10 天。

夏志洁　曹隽　复旦大学附属华山医院

参考文献

[1] 中华医学会结核病学分会结核性脑膜炎专业委员会.2019 中国中枢神经系统结核病诊疗指南[J].中华传染病学杂志,2020,38(7):400-408.

[2] 中华医学会感染病学分会.隐球菌性脑膜炎诊治专家共识[J].中华内科杂志,2018,57(5):317-323.

[3] 中华医学会神经外科分会,中国神经外科重症管理协作组.中国神经外科重症管理专家共识(2020 版)[J].中华医学杂志,2020,100(19):1443-1458.

[4] Aaron M. Cook, G. Morgan Jones, Gregory W. J. Hawryluk, et al. Guidelines for the acute treatment of cerebral edema in neurocritical care patients [J]. Neurocrit Care, 2020,32(3):647-666.

第十二节 · 癫痫持续状态

癫痫持续状态(status epilepticus，SE)是一种危及生命的神经科急症，需要紧急识别和救治。SE 的经典定义是指癫痫持续或反复发作至少持续 30 分钟以上或在两次发作间期意识未完全恢复。30 分钟是大家已公认的 SE 发作超过这个时间点，可能导致永久性神经损伤而界定的，但临床实际处置都早于 30 分钟。确切地说，SE 不是一种疾病，它是由多种病因引起的综合征。

依据 SE 发作时肢体有无节律性抽搐，SE 发作亚型分为全身性癫痫持续状态(convulsive status epilepticus，CSE)又称为全身性强直-痉挛性发作(generalized tonic-clonic seizure，GTCS)，以及非惊厥性癫痫持续状态(nonconvulsive status epilepticus，NCSE)。CSE 占 SE 发作80%以上，救治有其紧迫性，如发作持续 30 分钟以上会造成全身及神经系统损害，病死率达 10%～12%。NCSE 占 SE 发作的 30%，发作期间没有明显或仅有微妙的癫痫发作临床表现，但脑电图记录显示持续的癫痫放电活动。SE 具体分型见图 3 - 12 - 1。

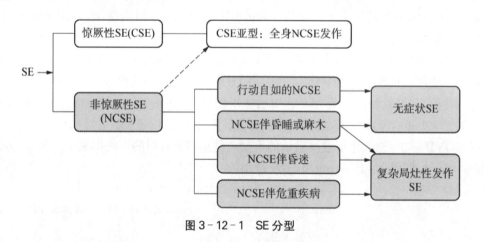

图 3 - 12 - 1　SE 分型

2015 年，国际抗癫痫联盟(ILAE)提出 SE 概念性定义:SE 是因终止癫痫发作的机制失效或因启动了癫痫发作异常延长的机制而导致的疾病状态(时间点 t1)，它是一种可以产生长期后果的疾病(时间点 t2)，导致神经元死亡、神经元损伤和神经元网络的改变，后果的产生取决于癫痫发作的类型和持续时间。这是一个具有两个操作时间维度的概念性定义。提示大多数癫痫发作 5 分钟内可自行终止，但发作时长超过 5 分钟不进行药物治疗终止癫痫发作，会导致神经细胞的损伤。这两个时间点对于临床处理和管理极其重要。t1 代表 SE 发作后开始治疗的时间，而 t2 代表应该实施或升级为更积极的治疗时间以防止长期后果的发生。这个定义解决了临床治疗应在明确的神经功能损害之前进行。为临床干预提供了明确的治疗时间点(表3-12-1),具有可操作性。

表 3-12-1 国际抗癫痫联盟 SE 发作治疗时间

SE 类型	t1 治疗时间,超过这个时间 癫痫会持续发作	t2 治疗时间,超过这个时间会 导致长期后果(神经损害、神经元死亡等)
强直-痉挛性发作(CSE)	5 分钟	30 分钟
局灶性 SE 伴意识损害	10 分钟	>60 分钟
无症状 SE	10~15 分钟	未知

这个概念性定义的治疗时间点涵盖了所有类型的 SE。惊厥性 SE 的治疗时间 t1 大约 5 分钟,伴有意识受损的局灶性 SE t1 大约 10 分钟,无症状 SE t1 10~15 分钟。t2 时间是指癫痫持续发作可能导致长期后果的大约时间点,惊厥性 SE t2 约 30 分钟,意识受损的局灶性 SE t2 约 60 分钟,无症状 SE 的时间未知。随着获得数据和知识的增加,这些时间点将继续修正,而不必改变基本概念。

根据 SE 发作持续时间和对抗癫痫药物(antiseizure drugs,AED)的治疗反应(表 3-12-2),SE 可分为 5 类:早期 SE、确定性 SE、难治性 SE(RSE)、超难治性 SE(SRSE)和新发难治性癫痫持续状态(new-onset refractory status epilepticus,NORSE)。此分类法有助于临床医师对 SE 患者进行临时紧急处置、诊断和管理。

表 3-12-2 癫痫持续状态分类(根据 SE 发作持续时间和对抗癫痫药物的治疗反应)

分类	SE 发作持续时间	对 AED 治疗反应
早期 SE	持续时间>5 分钟	一线药物苯二氮草类
确定性 SE	持续时间>30 分钟	苯二氮草类药物控制无效,需使用二线静脉 AED
难治性 SE	持续时间>60 分钟	二线静脉 AED 治疗无效,需用全身麻醉药和加强监测
超难治性 SE	持续时间>60 分钟	使用全身麻醉药仍然无法终止癫痫的发作
新发难治性癫痫持续状态	未知	未知

早期 SE 是癫痫发作的最初表现,癫痫发作可以自我缓解或可以用苯二氮草类药物治疗。确定性 SE 是指苯二氮草类药物不能控制癫痫发作,需要静脉使用 AED。RSE 是指尽管使用一线苯二氮草类药物和二线静脉抗癫痫药,癫痫仍持续发作,需要气管插管和全身麻醉药物治疗,并加强生命体征监测。RSE 因其较高的发病率和死亡率,应及时救治。研究表明,RSE 更易发生于长时间的癫痫持续状态患者中。全身惊厥性癫痫持续状态和非惊厥性癫痫持续状态中 RSE 的发病率分别为 26% 和 88%,多因素分析还表明非惊厥性癫痫持续状态和部分运动性癫痫持续状态起病是 RSE 的独立危险因素。SRES 是指静脉麻醉持续治疗 24 小时后 SE 仍持续发作或停用麻醉药后 SE 又复发。2011 年在英国牛津举办的第 3 届伦敦-因斯布鲁克 SE 研讨会上首次被提出。当麻醉药物治疗 SE 超过 24 小时,临床发作或脑电图痫样放电仍无法终止或复发时(包括维持麻醉剂或减量过程中),定义为 super-RSE。

新发难治性癫痫持续状态被定义为用一般生化监测方法无法查明病因的新发 RSE。大多数情况下,很难确切知道 SE 的持续时间,因为无法追溯到确切的发病时间。

SE 发病率在美国 41/(10 万·年),在欧洲 9.9～41/(10 万·年)。在亚洲,泰国 5.2/(10 万·年),中国台湾 4.61/(10 万·年)。SE 发病率呈双峰分布,1 岁以下儿童和 60 以上成人发病率最高。女性发病率高于男性。儿童 SE 的死亡率约在 3% 以上,成人 SE 患者的死亡率约为 30%,80 岁以上人群的死亡率高达 50%。难治性癫痫持续状态患者的死亡率高达 40%。

大多数 SE 病例都是在癫痫诊断不明确的情况下发生。已知癫痫病史的 SE 患者,常见于易感患者的突发性癫痫或抗癫痫药突然停药或剂量不够。在所有 SE 患者中,12%～43% 进展为难治性 SE,10%～15% 进展为超难治性 SE。癫痫的病因、SE 的持续时间、SE 的类别及患者的年龄与预后密切相关。其中全面性惊厥性癫痫持续状态(generalized convulsive status epilepticus,GCSE)具有潜在致死性。

【病因】

SE 的常见病因和诱因包括感染(全身性或颅内)、抗癫痫药物(AED)的突然停药和(或)AED 药物浓度下降,脑血管或心血管事件及酒精或兴奋性药物使用或戒断、内环境紊乱、潜在的结构性脑损伤和慢性脑膜脑炎等。临床背景的识别(有无癫痫病史的 SE)可能比病因更重要,可以更快地进行诊断评估和治疗。

SE 按病因分为原发性癫痫和继发性癫痫。原发性癫痫的病因不明确,可能与遗传有密切关系。家族性癫痫发作的风险在广泛性癫痫和局灶性癫痫分别比正常人高 2.5 倍和 2.6 倍。继发性癫痫的病因在不同年龄阶段病因各不相同。儿童和青少年期主要病因包括遗传、代谢障碍、中枢神经系统感染、热性惊厥、脑外伤等,其中遗传因素所占比例较高。热性惊厥在婴幼儿脑性癫痫最常见。成人癫痫主要与脑肿瘤、脑血管畸形、脑卒中、颅脑创伤、代谢异常或内分泌功能紊乱、全身或系统性疾病相关。老年患者的病因大部分继发于脑血管疾病、神经系统退行性疾病、脑外伤、脑肿瘤等。脑卒中和其他脑血管疾病是老年癫痫最重要的危险因素,癫痫的发作风险在脑卒中后的 1 年内将增加 20 倍。

SE 按病因引起的发作时间可分为急性症状性原因和远期症状性原因。前者较后者更常见。引起癫痫急性发作的病因中,脑卒中最常见,其次是急性颅脑创伤、急性颅内感染、急性全身性重症感染、急性电解质紊乱和内分泌紊乱(如低钠血症、低血糖/高血糖)、急性酒精中毒和(或)戒断等。而结构性脑损伤如肿瘤、卒中后遗症和创伤性脑损伤是常见的远期病因。其他重要原因包括缺氧或低氧损伤、自身免疫性脑炎等。

已知有癫痫史的 SE 发作,治疗性抗癫痫药物(AED)突然停药或 AED 药物浓度下降是最常见的病因。

难治性癫痫持续状态(RSE)的常见病因为中枢神经系统感染、卒中和代谢障碍。多因素分析显示中枢神经系统感染、代谢性脑病和缺氧是难治性癫痫持续状态最常见的危险因素。

【发病机制】

SE 的发病机制较复杂,目前主要认为与中枢性神经系统的兴奋性与抑制性失衡相关,而其与神经递质失衡、离子通道、神经胶质细胞、遗传及免疫的异常有密切关系。

与 SE 发生相关的神经递质主要有 γ 氨基丁酸（gamma-aminobutyric acid，GABA）、甘氨酸、谷氨酸、天冬氨酸等，其中 SE 的发作被认为与脑内 γ 氨基丁酸抑制失调，以及和谷氨酸介导的兴奋性毒性相关。文献报道，SE 发作可能是谷氨酸早期胞内合成增加、后期胞外大量释放的结果。癫痫患者脑脊液中 GABA 水平也有明显降低，抗癫痫药物可使癫痫患者脑脊液 GABA 水平提高。

与癫痫相关的离子通道主要包括钠、钾、钙离子通道，离子通道选择性允许相应离子通过，从而引起细胞膜电位变化，进而导致神经元兴奋或抑制，造成中枢神经系统电活动失衡，最终诱发异常同步化放电，引起痫性发作。

星形胶质细胞是调节脑细胞外神经递质的重要组件，主要是谷氨酸和 GABA。癫痫发作时，星形胶质细胞通过增加谷氨酸的摄取及调节神经元对谷氨酸的摄取，减少细胞外谷氨酸的浓度。可见，星形胶质细胞摄取 GABA 的能力异常也与癫痫发作有关，若摄取过多可导致癫痫发作。星形胶质细胞增生可能导致神经细胞外 Na^+/K^+ 浓度平衡失调，使神经细胞兴奋的阈值降低，神经兴奋过度而引发癫痫。动物实验及临床研究显示，中枢神经系统和外周产生的免疫介质共同参与癫痫的发生发展。强大的免疫反应可降低癫痫发作的阈值、增强神经兴奋性、促进突触重建、导致血脑屏障受损，进而引发癫痫。炎症细胞因子的失调和过度产生会导致神经元变性，可以诱导癫痫发作。

难治性癫痫持续状态的发生可能与下列因素有关：GABA 受体结构的改变和苯二氮䓬类有效性的丢失，过量的谷氨酸兴奋，以及耐药基因的激活。此外，还有 GABA 类抑制受体介导的神经递质的缺乏和天冬氨酸类兴奋性受体介导的递质过量参与有关。

随着 SE 发作时间的持续，会导致患者神经元损伤和全身生理异常发生，包括高碳酸血症、缺氧、吸入性肺炎、心律失常、低血压、横纹肌溶解、低血糖、电解质紊乱、脑灌注减少、脑水肿和神经元损伤。

【诊断思路】

对 SE 发作的病史询问、临床症状和体征的评估、辅助检查有助于快速诊断和鉴别是不是 SE 的发作。尤其重要的是了解患者既往有无癫痫发作和抗癫痫药物（AED）的服用情况。脑电图（EEG）动态监测可记录癫痫放电模式能够影响临床治疗方式、治疗力度和预后，尽管多数情况下 EEG 监测无法立即获得，但尽可能早进行 EEG 监测。

根据国际抗癫痫联盟（ILAE），SE 可依据症状学、病因学、脑电图、年龄四个轴进行诊断和管理。

（一）症状和体征 首先根据 SE 发作时肢体有无节律性抽搐的症状尽快区分是 CSE 还是 NCSE。其次评估患者的意识程度（定性或定量），伴有昏迷或不伴有昏迷。

1. CSE·是 SE 最常见的类型，占 80% 以上，需要紧急救治。表现为意识受损和双侧紧张性僵直，随后四肢节律性抽搐（阵挛）。如发作持续 30 分钟以上会造成全身及神经系统损害。具有明显运动症状的其他形式 SE 包括局灶性运动 SE（如局部持续癫痫）、肌阵挛性 SE 和强直性 SE。

NORSE 在 SE 中罕见，通常有临床前驱症状，有一半病例病因不明。最常见的病因是自身免疫性脑炎所伴随的症状和体征。采用目标体温管理（targeted temperature management，TTM）治疗的患者在低温或复温期间经常表现为非惊厥或肌阵挛发作。脑电图显示癫痫和其他恶性发作模式,常见于心搏骤停后的患者,伴有或无 TTM 管理,预示预后不良。

2. NCSE·约占 30%。NCSE 发作时不表现出明显的惊厥体征,以意识障碍、反应迟钝、运动减少、精神症状等多种临床表现为主(表 3-12-3)。患者脑电图显示癫痫放电状态。非惊厥性癫痫的诊断主要依赖于脑电图(局灶性与广泛性)。

表 3-12-3 非惊厥持续状态的临床特征和体格检查

非惊厥持续状态的临床特征	
先兆(躯体感觉),意识混乱,嗜睡,凝视,昏迷	肌阵挛抽搐,咬紧牙关
执拗,妄想,幻觉,精神症状	仿说,虚构,紧张症
眨眼,虹膜震颤,眼球震颤,眼球偏移	恶心或呕吐,躁动,腹部胀气,失语,多动症

其次,判断 NCSE 是否伴有昏迷。无昏迷的 NCSE 患者可进一步分为全身性无肢体抽搐和局灶性(伴有或不伴有认知障碍)两种亚型,脑电图显示癫痫样活动导致患者认知或行为相对轻微的改变。部分昏迷患者表现出微妙的体征,如抽搐、眨眼和眼球震颤。如果观察到其他原因不明的麻木或意识混乱,特别是在老年人,应考虑诊断为 NCSE。有昏迷的 NCSE 之后常跟随全身性惊厥发作(CSE)或有急性脑损伤,以严重的意识改变和脑电图上持续广泛性或局灶性癫痫样为特征。NCSE 之后可能是全身性强直-痉挛性发作(GTCS)或 CSE(图 3-12-1)。

NCSE 诊断相对困难,需要依赖于一些重要的线索。即使使用 EEG 和持续视频脑电图监测(continuous video EEG, cvEEG),应请神经内科会诊协助诊断 NCSE。

(二) 实验室检查及辅助检查

1. 常规生化筛查·包括快速指末血糖、血气分析、电解质、肝肾功能、心肌酶谱、尿常规、抗癫痫药物浓度(已知患者正在服用抗癫痫药)、尿药检等。进一步检查包括全套风湿免疫项目、全套神经内分泌项目等。必要时可做腰穿送检脑脊液。AED 药物浓度检测和头颅 CT 平扫可以尽快找出部分 SE 发作原因。而头颅 MRI 检查可进一步为 SE 的病因学诊断提供可靠的诊断依据。质子磁共振波谱分析结合视频脑电图(video EEG),能够显著提高致痫病灶定位的准确性。

2. 脑电图(EEG)监测·目前尚无循证依据明确脑电图诊断 SE 的标准。SE 脑电图癫痫发作无特异性。ILAE 提出脑电图描记的发作模式分类可以从部位(广泛的,包括双侧同步模式;单侧性的;双侧独立;多病灶)、模式类型(周期性放电,节律性 δ 活动或尖峰-波浪亚型),形态(锐度,相位数,绝对和相对振幅,极性)、时间相关特征(流行率、频率、持续时间、每日模式持续时间和指数、发作和动态)、调节(刺激诱导 vs. 自发)、干预(药物)对脑电图的影响。形态学、脑电图的多种状态模式与死亡率独立相关。脑电图描记的发作性单侧周期性放电的 SE 患者死亡率较高。

2013 年,ILAE 制订的 Salzburg 协议上指出 NCSE 患者 EEG 应符合以下标准:癫痫样放电(棘波、多棘波、尖波、尖慢复合波)>2.5 Hz,或<2.5 Hz,或节律性 δ/θ 活动(>0.5 Hz),并有以下情况之一:①静脉使用抗癫痫药后 EEG 和临床症状改善;②上述 EEG 改变伴微小发作;③伴有典型的时空演变过程。2015年,ILAE对Salzburg协议进行修订并指出:要将脑电与临床密切结合,注重脑电-临床的相关性。

(三)鉴别诊断 重症患者SE诊断相对困难,需要依赖于一些重要的线索。收住监护室的患者尤其是一些使用了镇静镇痛药物的患者癫痫发作症状不典型,且容易和其他症状相混淆,如晕厥、寒战、震颤、肢体僵硬或肌张力障碍。及时使用EEG和cvEEG,请神经内科会诊协助诊断NCSE。SE还需要与以运动症状为急性主要表现的心因性非癫痫样发作(psychogenic nonepileptic seizures,PNES)相鉴别,既往被称为"假癫痫",最容易被误诊SE。PNSE常伴有潜在的精神疾病如抑郁、焦虑和(或)创伤后应激障碍有关。但相当大比例的患者共存癫痫,使临床评估进一步复杂化。PNES本质上是心因性,其特征是意识变化或行为或运动活动异常,EEG无相应的"癫痫模式"。应明确患者的癫痫发作史(包括精神性的和非精神性的)。

【病情评估】

对于SE患者,发作状态下的生命体征评估是非常迫切的。对于首选药物治疗无效的患者需评估进入ICU治疗的指征:①首选药物治疗无效;难治性癫痫持续状态或由急性疾病导致的症状性癫痫持续状态;病因不明的非惊厥性癫痫持续状态;有威胁生命或可带来明显后果的并发症。②需要机械通气;需要治疗导致癫痫持续状态的潜在原因;需要积极治疗终止癫痫持续状态的发作。

目前有几个常用于SE预后评估的量表,包括癫痫持续状态严重程度评分(status epilepticus severity score,STESS)、改良癫痫持续状态严重程度评分(modified STESS,mSTESS)、基于流行病学死亡率的癫痫持续状态评分(epidemiology based mortality score in SE,EMSE)及END-IT评分等。

(一)STESS 是针对SE预后的第一个评分表,操作简便,可在入院时完成评估,能很好地识别可生存患者(表3-12-4)。STESS最高分值6分,对于其拐点的研究很多,一般认为3分区别是否死亡预后相对优化。还可联合其他神经系统评分共同评价,加入改良的Rankin评分(表3-12-5)即为mTESS,mTESS的年龄节点为70岁。

表3-12-4 癫痫持续状态严重程度评分

项目	内容	分值
意识	清醒、嗜睡、意识模糊	0
	昏迷、昏睡	1
最严重的发作情况	部分性发作、失神发作、肌阵挛发作	0
	全面惊厥性发作	1
	非惊厥性SE发作伴昏迷	2
年龄	<65岁	0
	≥65岁	2
既往癫痫发作史	有	0
	无或不知道	1

表 3-12-5 改良 Rankin 评分量表

患者状况	分值
完全无症状	0
有症状但无明显功能障碍,能完成所有日常工作和生活	1
轻度残疾,不能完成病前所有活动,但可不需帮助照料自己日常事务	2
中度残疾,需部分帮助,但能独立行走	3
中重度残疾,不能独立行走,日常生活需别人照料	4
重度残疾,卧床,二便失禁,日常生活完全依赖他人	5

(二) EMSE 评分 是根据流行病学研究提供的死亡率对每个指标进行赋值最终得出的一个临床评分(图 3-12-2),分层更细,其阴性预测值和阳性预测值相对理想。但评分较复杂,赋值存在动态变化,可能需不断更正。有研究对其亚组进行拆分组合,能得到更优化的预测结论。

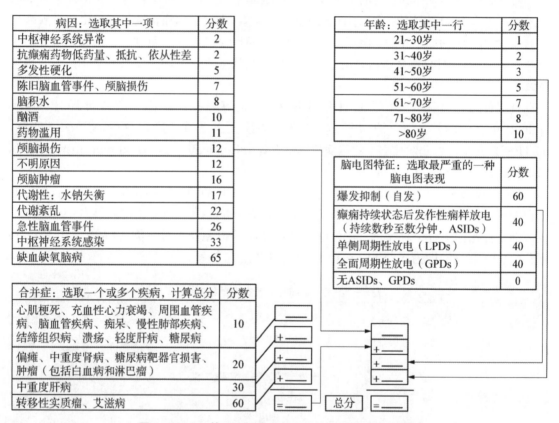

图 3-12-2 基于流行病学死亡率的癫痫持续状态评分

(三) END-IT 评分 是目前唯一预测 SE 患者出院 3 个月后肢体功能恢复情况的评分(表 3-12-6),通过多因素回归分析得到的 5 个独立危险因素构成评分内容,节点值为 3 分。其中地西泮抵抗是指两次静脉给予足量地西泮(0.2 mg/kg,一剂最高剂量 10 mg,间隔 5 分钟)仍不能缓解发作。

表 3 - 12 - 6 END - IT 评分

项目	分类	分值
脑炎	有	1
	无	0
合并非惊厥性癫痫持续状态	是	1
	否	0
地西泮抵抗	有	1
	无	0
神经影像学特征	双侧责任病灶或广泛脑水肿	2
	单侧责任病灶	1
	无责任病灶	0
气管插管	有	1
	无	0

【治疗】

(一) 治疗原则　迅速控制 SE 发作,寻找病因和诱发因素,维护重要脏器功能,减少病死率和死亡率。条件许可,尽早进行 EEG 监测。

(二) 治疗措施　SE 发作时,根据患者肢体有无节律性抽动尽快识别是 CSE 还是 NCSE 或 SE 的其他类型,因 CSE 治疗有其紧迫性。而局灶性运动 SE 和 NCSE 亚型,处理措施相对温和。

1. CSE 治疗·CSE 发作时的处理措施分为癫痫持续状态的早期治疗或阶段 I、确立性 SE 治疗或阶段 II、RSE 治疗或阶段 III、SRES 治疗或阶段 IV,以及新超难治性癫痫持续状态治疗。

(1) 癫痫持续状态的早期(阶段 I):SE 发作早期或阶段 I,癫痫发作可以自我缓解,或可以用癫痫持续状态的一线药物苯二氮䓬类药物治疗。癫痫发作时,首先评估患者的气道和生命体征,包括血氧饱和度、心率和血压。根据临床评估决定是否开放气道。快速开通静脉,指末血糖检查快速排除低血糖,送检基本的生化检查项目包括血常规、动脉血气、电解质、肝肾功能、心肌酶谱、代谢项目和抗癫痫药物 AED 浓度(已知患者正在服用抗癫痫药)、尿常规和尿药检。

SE 在紧急处置时,同时需要积极寻找病因和诱发因素。排除可治疗的 SE 诱因。症状在 7 天内发生的急性 SE 患者是否由卒中、中毒、全身感染或颅内感染、自身免疫性脑炎、代谢紊乱、突然的药物或酒精戒断等引起;症状在 1 周以后发生的 SE 患者是否因亚急性脑损伤、脑炎、卒中后遗症等引起;SE 患者有逐步进展的病因如脑瘤、痴呆等。而部分患者病因不明,属于隐源性 SE。

低血糖、非酮症高血糖、药物中毒、AED 药物的突然停服或剂量不足、毒品和酒精成瘾突然停用和其他代谢紊乱是急诊比较常见的诱发因素。如酒精中毒者,在葡萄糖治疗之前先静脉注射硫胺素(维生素 B₁),以免诱发韦尼克脑病。有颅脑外伤病史的患者,快速进行头部 CT 检查。评估潜在的感染源,一旦癫痫停止和患者稳定,诊断性腰椎穿刺,如有确切指征,早期使用抗生素。而头颅 MRI 检查可进一步明确病因。寻找癫痫发作的原因和用 AED 控制 ICU

癫痫发作一样重要。

CSE 发作持续 5 分钟后需要开始药物治疗控制癫痫发作。2015 年,ILAE 工作组推荐不同类别的 SE 治疗开始时间有差别。

苯二氮草类是治疗癫痫持续状态的一线药物。通过增强 GABA 受体的功能,能迅速终止癫痫发作,并降低 SE 复发风险。根据 RAMPART(双盲随机试验)结果显示急救 SE 患者,肌注咪达唑仑(10 mg,有效率 73.4%)安全性和有效性优于静脉注射劳拉西泮(4 mg IV,有效率 63.4%),此外,咪达唑仑无须冷藏,可在无静脉通路的情况下肌注。因此建议作为紧急救治的主要治疗方案。

但苯二氮草类药物在大剂量使用时,可产生过度镇静、低血压和呼吸驱动减弱,因此需要注意推注速度,密切观察患者,尤其是老年患者。

(2) 确定性 SE(阶段Ⅱ):苯二氮草类药物治疗后癫痫仍持续发作,则认为患者存在确定性 SE,应开始静脉使用适当负荷剂量的二线抗癫痫药物 AED。在这个阶段,苯妥英钠、丙戊酸钠、左乙拉西坦和苯巴比妥是常用药物。

1) 苯妥英钠(phenytoin):是一种传统的药物,其终止 SE 的机制是通过阻断电压门控钠通道,从而阻止电痉挛脉冲的传播。苯妥英钠负荷剂量 15~20 mg/kg,最高达 2000 mg。肥胖患者剂量可根据理想体重调整。苯妥英钠输注速度不超过 50 mg/min。苯妥英钠生物利用度受到经鼻饮食、抗酸剂和钙的显著影响。常见不良反应是心律失常和明显的低血压。

2) 丙戊酸钠(valproic acid):是一种常见的 AED,抗癫痫机制尚不清楚,但被认为是通过电压门控制钠通道、增强 GABA 活性和阻断 t 型钙通道起作用。它也可能参与了天冬氨酸(NMDA)受体的拮抗。丙戊酸钠是对大剂量耐受性很好的药物之一,没有很强的镇静作用,是治疗 SE 的合适药物,特别避免气管插管时可选用。不良反应包括高氨血症、血小板功能障碍、血小板减少症、低钠血症、肝毒性和急性出血性胰腺炎。

3) 左乙拉西坦(levetiracetam):其作用机制通过与突触囊泡糖蛋白 2A (SV2A)结合来调节神经递质的释放。由于左乙拉西坦在注射 15 分钟后达到峰值,半衰期为 6~9 小时,因此特别有助于处置 SE。它没有显著的药物相互作用,也不通过肝脏清除。但是左乙拉西坦通过肾脏清除,如果患者有慢性肾病或急性肾损伤,需要按照肾功能调整剂量。常见的不良反应包括焦虑、头晕、抑郁、精神混乱和头痛。通常用于癫痫的维持治疗。

4) 苯巴比妥(phenobarbital):自 1912 年使用以来,苯巴比妥通过增强氯离子电流对细胞膜的超极化,作用于 GABA-A 受体。它还通过阻断谷氨酸发挥抗惊厥作用。它经肝脏代谢,是细胞色素 P450 酶诱导剂,需注意其他合用药是否经 P450 系统代谢,尤其是苯巴比妥半衰期为 80~100 小时。主要不良反应有呼吸抑制、长时间镇静、史蒂文·约翰逊综合征和血液系统紊乱。严重呼吸功能不全、肝功能衰竭、妊娠和哺乳期、急性间歇性卟啉症患者禁用。

总之,选择二线 AED 需考虑药代动力学和潜在的不良事件。有明确心脏疾病时,影响心脏传导的药物(如苯妥英钠/苯妥英钠)或影响心力衰竭的药物如拉科酰胺(lacosamide)不太合适。肾功能障碍并不影响经肾排除的 AED 使用(如左乙拉西坦)。但需延长给药间隔,并调整剂量。肝功能障碍导致强效酶诱导的 AED(如苯妥英钠/苯妥英钠、苯巴比妥)使肝脏代谢恶化的风险更高。丙戊酸钠(VPA)作为一种酶抑制剂,在肝脏疾病中并非禁忌证,但与蛋白结合具有高度变异,尤其是 ICU 患者,随着血清水平的升高,可导致血小板中度下降。

(3) RSE(阶段Ⅲ):在使用苯二氮䓬类药物和一种二线静脉注射 AED 的情况下癫痫仍然持续发作,时间持续大于 60 分钟,则认为患者进入阶段Ⅲ,难治性 SE,该阶段需要开放气道插管,连续使用静脉(cIV)麻醉药,在 ICU 加强生命体征监测,维护脑和其他脏器功能的稳定。目前指南建议 RSE 管理根据临床情况个体化定制方案,如清醒的局灶性 RSE 患者可保守治疗。而对于全身惊厥发作 SE,建议尽早用药物诱导昏迷。在这个阶段,异丙酚、咪达唑仑或巴比妥酸钠盐是最常用的药物。

1) 异丙酚(propofol):通常用于全身麻醉和程序性镇静,也是 RSE 患者最常用的药物之一。作用机制主要是通过增强 GABA,抑制 NMDA 受体,并调节钙内流起效。异丙酚快速起效,作用时间短。它经肝脏代谢和肾脏排泄。肝肾损害患者无须调整剂量。不良反应包括镇静、失忆、低血压和呼吸抑制。异丙酚输注综合征比较少见,但是严重的不良事件,儿科人群中更常见。

2) 咪达唑仑(midazolam):咪达唑仑是唯一既可作为一线抗癫痫又可作为难治性 SE 持续输注的苯二氮䓬类药物。作用机制是结合突触后 GABA - α 受体,增强 GABA 抑制作用。它的半衰期 1~4 小时,但静脉输注时半衰期延长至 6~50 小时。随着使用时间的延长,咪达唑仑因快速耐受需要递增剂量,尤其是静脉连续输注超过 24~48 小时以上。不良反应包括呼吸抑制、低血压和停药后镇静时间延长。氟马西尼是其唯一的解药。

(4) SRSE(阶段Ⅳ):如果静脉输注麻醉药至少在 24 小时后,难治性 SE 仍不能缓解或复发,患者进入第Ⅳ阶段,超级难治性 SE。这个阶段最常用的治疗方法就是恢复或升级以上所述静脉麻醉药治疗。其他替代药物是戊巴比妥钠和氯胺酮。

1) 戊巴比妥钠(pentobarbital):是最传统的麻醉剂之一。它通过调节 GABA 和拮抗 NMDA 发挥作用。其半衰期为 15~50 小时。初始负荷剂量 5 mg/kg,维持剂量 1~10 mg/(kg·h)。不良反应包括心动过缓、低血压、血管性水肿、肝毒性和呼吸暂停。此外,通过动脉通路使用药物,可导致肢体坏疽。

2) 氯胺酮(ketamine):考虑到 SE 持续发作患者受体的动力学变化,GABA - A 受体的下调和 NMDA 受体的上调,氯胺酮作为一种 NMDA 拮抗剂,是另一种在超难治性 SE 中有良好表现的麻醉剂。氯胺酮在超级难治性 SE 发作后 7 天内使用最有效。氯胺酮通常与普通剂量的苯二氮䓬类药物联合输注(如咪达唑仑)。临床研究表明,氯胺酮联合异丙酚可有效控制超难治性 SE 患者。

癫痫控制 24 小时或以上后,麻醉药可在 12~24 小时的过程中逐步停用。为了防止戒断发作,需要继续再进行 24~48 小时的脑电图监测。当逐步停药失败,尽快恢复到先前剂量的麻醉药静脉注射。

指南推荐联合多种治疗方法控制 SRSE,如在麻醉科医师协助下使用氯胺酮麻醉和吸入性药物麻醉、轻度低温、免疫调节、外科手术和生酮饮食等。联合治疗和手术患者须在神经重症监护病房严密监护。

(5) NORSE:SE 患者如进入此阶段,具有高致残率、高病死率,病死率达到 20%。首选免疫治疗措施包括激素、免疫球蛋白、血浆置换,次选治疗采取细胞免疫,比如用大剂量的他克莫司等(表 3-12-7)。而在 ICU 采用目标体温管理(TTM)治疗的患者在低温或复温期间经常表现为非惊厥或肌阵挛发作。脑电图显示癫痫和其他恶性发作模式,常见于心搏骤停后的患者,伴有或无 TTM 管理,预示预后不良。

表 3-12-7 NORSE 药物治疗

首选治疗方案(起病第 1 周内)	
甲泼尼龙	静脉推注成人 100 mg/d, 3~5 天 儿童 10~30 mg/(kg·d),3~5 天
免疫球蛋白	静脉推注 0.4 g/(kg·d),5 天
血浆置换	3~5 次/2 d
次选治疗方案(首选治疗方案无效情况下)	
利妥昔单抗	静脉推注 375 mg/(m²·qw),分 4 次
环磷酰胺	每个月静脉推注 500~1 000 mg/m²,3~6 个月

其他:阿纳白畅素(anakinra),大麻二酚,生酮饮食

SE 发作阶段Ⅰ、Ⅱ、Ⅲ及Ⅳ与美国癫痫协会定义的治疗阶段是重叠的:SE 发作 0~5 分钟是患者的稳定阶段,SE 发作 5~20 分钟是阶段Ⅰ,早期治疗阶段,20~40 分钟是阶段Ⅱ,确定性 SE 治疗阶段,40~60 分钟是阶段Ⅲ,RSE 治疗阶段,大于 60 分钟是阶段Ⅳ,SRSE 治疗阶段。

2. NCSE 治疗 · NCSE 一线治疗方案主要使用苯二氮䓬类药物。在典型失神状态(ASE)、简单部分性发作状态(SPSE)的患者中,以静脉注射用劳拉西泮为首的苯二氮䓬类药物有非常良好的效果。NCSE 二线治疗主要使用丙戊酸、苯妥英和左乙拉西坦。NCSE 三线治疗主要用于耐药性癫痫持续状态。三线药物如戊巴比妥、咪达唑仑、异丙酚和高剂量苯巴比妥等可诱发医源性昏迷,需要在气管插管和机械通气支持下应用。

对于非惊厥性癫痫持续状态儿童的治疗,主要是保护患者的认知功能,氯硝安定及丙戊酸是治疗的首选。

(三)重症监护病房 SE 患者的治疗 ICU 患者癫痫发作的初始治疗,如癫痫是孤立的和自限性的,仅需支持性治疗。包括畅通气道、保证氧合和纠正低氧和代谢紊乱即可,或者使用单剂量的苯二氮䓬类药物。

已明确诊断癫痫的 SE 患者发作时常有一些触发因素,如睡眠剥夺、AED 处方不当、AED 血浆水平降低(由于呕吐、腹泻、药物之间相互作用等)、毒性代谢紊乱和生理压力。此外,在 ICU 常规使用的药物,如抗生素和精神类药物等会降低癫痫发作的阈值。

如果癫痫频繁发作或脑电图上有明显的癫痫样模式,应考虑维持用药。部分长效延长制剂不能碾碎通过鼻饲给药,必须转化为短效制剂,适当缩短给药间隔。除丙戊酸钠外,所有 AED 从长效到标准配方(短效)的转换剂量为 1∶1。缓释制剂生物利用度较低,因此转换为标准口服剂型需要减少每日总毫克。静脉丙戊酸钠缓释片更易引起胃肠道不适,因此,选择丙戊酸钠静脉制剂可能更好。因苯妥英钠通过鼻饲管吸收会减少,苯妥英钠选择肠外用法是更好的选择。

(四)并发症及处理 SE 的持续发作或反复发作可影响所有器官系统,促进复杂的级联和多器官相互作用。文献报道的 SE 并发症多是由于全身过度的肌肉收缩增加体温和血清钾

水平,并可能干扰呼吸肌的正常工作和协调功能,随后是缺氧和呼吸性酸中毒和脑水肿。血浆儿茶酚胺的增加会导致骨骼肌细胞和心脏功能的衰退,包括应激性心肌病导致系统性器官损伤。

1. 呼吸衰竭和缺氧 · 呼吸衰竭是 GCSE 患者的主要并发症(80%),并且已被证明是死亡的独立预测因子。持续性惊厥和使用苯二氮䓬类药物和麻醉剂控制癫痫发作可能会抑制呼吸。呼吸衰竭需要立即进行气管内插管和机械通气。

2. 血清酸碱失衡 · 大多数 CSE 患者出现全身性酸中毒,与呼吸衰竭和惊厥肌肉活动释放的乳酸相关。其他因素包括治疗药物的影响,如水杨酸盐、阿司匹林、乙二醇、甲醇、戊巴比妥或异丙酚中毒,或既往患者代谢性疾病,如糖尿病酮症酸中毒、尿毒症酸中毒、缺乏氧供的严重贫血或脱水相关。临床上需要积极对因和对症处理,纠正内环境紊乱。

3. 感染和炎症反应 · 23% 的重症 SE 患者有感染,呼吸道感染占 70% 以上,RSE 患者中麻醉药物的昏迷诱导增加了感染的发生率(11%～43%),尤其是呼吸机相关的肺部感染。对于 SE 感染的患者,其急性炎症指标,如 C 反应蛋白和白蛋白的血清水平,以及中性粒细胞明显更高,提示感染进一步增加全身炎症反应(SE 相关 SIRS)。感染引起的癫痫发作和 SIRS 之间的关系表现为循环免疫细胞的增加,细胞因子如 IL - 1β、IL - 2、IL - 6 和肿瘤坏死因子- α 水平的变化。

4. 心脏功能障碍 · CSE 患者相关的应激性心肌病被定义为 SE 发病后 48 小时内左心室射血分数降低 20%。被诊断患有应激性心肌病的患者年龄较大,并且具有较高的 APACH Ⅱ 评分。因此,对入院的 SE 患者应积极做床旁心脏彩超,筛查应激性心肌病。

5. 横纹肌溶解和肾功能不全 · 横纹肌溶解症是 CSE 患者的常见并发症。肌细胞完整性的破坏导致血液中的肌红蛋白增加,随之而来的肌红蛋白尿导致肾衰竭。除了肌红蛋白对肾过滤系统的阻断作用,随着心排血量下降和低血压影响血流动力学,也可能导致肾小管坏死。需要紧急做床旁 CRRT 治疗。

【最新进展】

RSE 的非 AED 治疗

临床上有各种非 AED 治疗手段的尝试,但多见于个案或小样本报道,现罗列于下,为临床提供帮助。一般推荐联合多种治疗方法,需严密监护,权衡利弊。①吸入性麻醉气体(如异氟醚等):易于掌控,但需评估神经毒性等严重不良反应。②非 AED 药物:镁剂、利多卡因、维拉帕米、吡哆醇、大麻酚油、他汀类药物等。③低温治疗:其理论基础是神经保护和减轻脑水肿,治疗方案联用低温(31～35 ℃)与麻醉药物,以控制临床抽搐发作和脑电图痫样放电。需注意诱发心律失常、肺部感染、深静脉血栓、肠麻痹、电解质失衡等不良反应风险。④生酮饮食:其机制包括改变供能方式、增加神经元细胞膜的稳定性、抑制凋亡、调整肠道菌群等。方法是禁食 24 小时后予 4∶1 生酮饮食,并避免摄入葡萄糖。此方法早期应用于儿童发热感染相关性癫痫综合征、结节性硬化合并难治性癫痫、严重婴儿肌阵挛性癫痫等疾病的治疗,后亦有成人病例报道。因遗传基因缺陷有脂肪酸转运和氧化障碍的患者禁用生酮饮食。不与丙泊酚联用。主要不良反应是代谢性酸中毒和高甘油三酯血症,需密切检测血糖、酮体水平。⑤迷走和三叉神经刺激、经颅磁刺激、脑深部刺激、电休克疗法。⑥神经外科手术:药物治疗完全无效,一般是有病灶继发的症状性癫痫,可从手术中获益。⑦立体定向脑电图引导射频热凝毁损

（SEEC RF‐TC）：近年逐步开展，2021 年中国制订专家共识。其 A 类适应证是下丘脑错构瘤和脑室旁结节状灰质异位，B 类适应证是影像学较为局限的局灶皮质发育不良、单侧内侧颞叶癫痫伴海马硬化、致痫区较为局限的岛叶癫痫、致痫区明确且局限的结节性硬化症、累及脑功能区、无法手术切除的患者。禁忌证是全麻禁忌、致痫区为可疑富血供病变、局部感染或解剖结构无条件行植入物手术的患者。对于致痫灶局限的继发性癫痫效果较好，是"微创化"的尝试，可能部分取代传统外科手术治疗。

夏志洁　曹隽　复旦大学附属华山医院

参考文献

[1] Jane G, Boggs. Seizure management in the intensive care unit [J]. Curr Treat Options Neurol，2021,23(11):36.

[2] Emily L. Johnson, Peter W. Kaplan. Status epilepticus: definition, classification pathophysiology, and epidemiology [J]. Semin Neurol, 2020,40(6):647‐651.

[3] Cassandra Kazl, Josiane LaJoie. Emergency seizure management [J]. Curr Probl Pediatr Adolesc Health Care, 2020,50(11):100892.

[4] Assia Meziane-Tani, Brandon Foreman, Moshe A. Mizrahi. Status epilepticus: work-up and management in adults [J]. Semin Neurol 2020,40(6):652‐660.

[5] Eugen Trinka, Hannah Cock, Dale Hesdorffer, et al. A definition and classification of status epilepticus-report of the ILAE task force on classification of status epilepticus [J]. Epilepsia, 2015,56(10):1515‐1523.

第十三节 · 上消化道出血

上消化道出血（upper gastrointestinal bleeding，UGIB）是指屈氏韧带以上的消化道（食管、胃、十二指肠、胰腺、胆道）疾病引起的出血，也包括胃-空肠吻合术后的上段空肠等部位的病变引起的出血。上消化道出血分为静脉曲张性上消化道出血（VUGIB）与非静脉曲张性上消化道出血（NVUGIB）。上消化道大出血一般指在数小时内失血量超过 $1\,000\,\mathrm{mL}$ 或循环血容量的 20% 以上；或一次出血量 $500\,\mathrm{mL}$ 以上，出现直立性头晕，心率 >120 次/分，收缩压 $<90\,\mathrm{mmHg}$，或比原来基础血压低 25% 以上；或 24 小时内需输血 $2\,000\,\mathrm{mL}$ 以上；或 1～2 天内血红蛋白（Hb）$<70\,\mathrm{g/L}$，红细胞计数（RBC）$<3\times10^{12}/\mathrm{L}$，血细胞比容 <0.25。上消化道大出血的临床表现主要是呕血和黑便，常伴血容量减少引起的急性周围循环衰竭。上消化道大出血是上消化道及全身疾病常见严重并发症之一，如不及时诊治，尤其是高龄、有严重伴随疾病的患者易致死亡，病死率为 2%～15%。因此，迅速确定病因、出血部位，准确估计出血量和及时处理，对预后有重要意义。

【病因】

1. **上消化道疾病** · ①食管疾病：如食管癌、食管炎、食管贲门黏膜撕裂综合征（Mallory-Weiss 综合征）、食管裂孔疝、食管器械损伤、食管化学损伤等；②胃、十二指肠疾病：如消化性溃疡、急性糜烂出血性胃炎或十二指肠炎、胃癌、胃血管异常、胃手术后病变、胃黏膜脱垂、胃黏膜平滑肌瘤、淋巴瘤、壶腹周围癌等。

2. **上消化道邻近器官与组织的病变** · ①胆道疾病：如胆道感染、胆囊或胆管癌、胆道受压坏死等；②肝脏疾病：如肝硬化、肝癌、肝脓肿或肝血管瘤、肝外伤等；③胰腺疾病：如急性胰腺炎、胰腺癌等；④其他：如主动脉瘤破入食管、胃或十二指肠、纵隔肿瘤或脓肿破入食管等。

3. **全身性疾病** · ①血液病：如血友病、血小板减少性紫癜、白血病、弥散性血管内凝血；②血管性疾病：如过敏性紫癜、动脉粥样硬化、多种原因引起的血管炎等；③其他：如急性胃黏膜损伤（多因酒精、非甾体抗炎药及严重创伤、烧伤、大手术后、休克等各种应激引起）、尿毒症、结节性多动脉炎、流行性出血热、钩端螺旋体病等。

按照发病率高低，常见急性 UGIB 的病因依次为：消化性溃疡、食管胃底静脉曲张破裂、应激性胃黏膜病变（如糜烂性出血性胃炎）和消化道肿瘤，其中消化性溃疡大约占所有急性 UGIB 的 50%。

【发病机制】

UGIB 的基本病理改变是消化道黏膜、基层，甚或浆膜层的血管因糜烂、坏死、溃疡或破裂而出血。由于病因不同，其出血机制也不尽相同。①消化性溃疡出血多为十二指肠球后溃疡或胃小弯穿透性溃疡侵蚀较大血管所致;②肝硬化引起的 UGIB 主要是食管胃底静脉曲张破裂出血,其次为门脉高压性胃病及肝源性溃疡,均与门脉高压有关。此外,因肝脏合成凝血因子减少或脾功能亢进时血小板减少和毛细血管脆性增加所致的凝血机制异常,直接或间接促进了 UGIB;③急性胃黏膜病变引起的 UGIB,主要是药物及各种应激因素破坏了胃黏膜屏障功能,氢离子逆弥散,侵袭血管,产生多发性糜烂和表浅溃疡所致;④上消化道肿瘤发生缺血性坏死,表面糜烂或溃疡,侵袭血管而出血;⑤其他原因引起的 UGIB 也是因病变侵袭血管或血管破裂或血管功能受损、血小板减少、凝血因子减少而致凝血功能障碍引起。

【诊断思路】

（一）症状与体征 上消化道大出血的临床表现主要取决于病变的性质、部位、出血量和速度。

1. **呕血与黑便** · 呕血与黑便是 UGIB 的特征性表现。不管出血部位在幽门上或下,只要出血量大,就可出现呕血与黑便。大出血时呕出的血液呈鲜红色或暗红色,或兼有血块。如在胃内停留时间长,多为棕褐色或咖啡色,系血液经胃酸作用而形成正铁血红素所致。黑便可呈柏油样,黏稠而发亮,系血红蛋白中的铁经肠内硫化物作用而形成硫化铁所致。出血量很大时,粪便可呈暗红色甚至鲜红色,酷似下消化道出血,大便性状为血量多、粪质少、血与粪便均匀混合。食管胃底静脉曲张破裂出血具有突然起病、出血量大、易反复、难以控制的特点。

2. **其他表现** · 可有上腹部不适、急性上腹部疼痛、反酸、饱胀、恶心、肠鸣音亢进等表现。在休克控制后常伴有低热,一般<38.5 ℃,可持续 3～5 天。发热可能是失血性周围循环衰竭后引起丘脑下部体温调节中枢功能不稳定所致。但其确切发热机制尚不清楚。

（二）并发症

1. **急性周围循环衰竭** · 出血量较大,若在短时间内出血量超过 1 000 mL 以上时,患者常出现周围循环衰竭的症状,除头晕、乏力、心悸外,常伴冷汗、四肢厥冷、脉搏细弱、心跳加速、心音低钝、呼吸气促、血压下降等失血性休克表现。少数患者在出血后有一过性晕厥或意识障碍(系暂时性或一过性脑缺血所致)。部分患者,尤其是老年患者可有烦躁不安的表现,系脑缺氧所致。应特别注意,老年患者因动脉硬化,即使出血量不大,也可出现意识障碍。

2. **失血性贫血** · 大量出血后,因血管及脾脏代偿性收缩,血细胞比容及血红蛋白可暂时无明显改变,随后,组织液渗入血管内,使血液稀释,可出现贫血,一般须经 3～4 小时。

3. **其他** · 肝硬化引起的大出血极易引起水、电解质紊乱、肝性脑病等并发症。

（三）实验室检查及辅助检查

1. **血常规** · 血红蛋白、红细胞计数、血细胞比容降低,呈正细胞、正色素性贫血,可出现晚幼红细胞。出血 24 小时内网织红细胞增高,至出血后 4～7 天可高达 5%～15%,止血后逐渐降至正常。UGIB 后 2～5 小时,白细胞增高,止血后 2～3 天恢复正常,若伴有脾功能亢进者,白细胞计数可不增高。

2. **血尿素氮** · UGIB 后,血液中蛋白分解产物在肠道吸收,致血尿素氮升高,一般在大出血后数小时开始上升,24～48 小时达高峰,大多>14.3 mmol/L,若无明显脱水或肾功能不全的证据,仅血尿素氮升高或持续超过 3～4 天,提示上消化道仍有出血。此外,因血容量不足,肾血流减少,肾小球滤过率下降,氮质潴留,亦可使血尿素氮增高。如无活动性出血的证据,血容量已补足,但尿量少,血尿素氮持续增高,提示肾性氮质血症、肾衰竭。

3. 凝血功能试验、肝功能、肿瘤标志物等检查·可帮助明确病因、判断病情和指导治疗。

4. 内镜检查·内镜检查是病因诊断、确定出血部位和性质的关键,诊断准确率为80%~94%。还可预测再出血的危险性,并能进行镜下止血治疗。一般主张在出血后24小时内进行急诊胃镜检查。检查前先建立静脉通道,纠正休克,充分补充血容量,改善贫血(Hb上升至70 g/L),有备血、监护及相应止血措施下进行。食管胃静脉曲张并非内镜检查禁忌。内镜检查注意事项:可考虑在内镜检查前30~120分钟静脉输注红霉素250 mg以改善内镜视野。在进行内镜检查时应做好气道保护,预防反流误吸,避免发生吸入性肺炎,尤其是透析、有卒中史且手术时间较长的老年患者。

5. 选择性动脉造影检查·对内镜检查无阳性发现或有活动性出血又不适宜进行内镜检查者可选择血管造影,还可同时做栓塞止血治疗。可行选择肠系膜上动脉插管造影检查。多主张在出血的情况下立即行造影检查,其出血的部位或病变的性质多数可获得诊断,如发现造影剂从某破裂的血管处溢出,则该血管处即是出血的部位。当发现异常的病变血管时,可根据该异常血管影做出是否有血管畸形的病因诊断。血管造影属侵袭性检查,有发生严重并发症风险,对严重动脉硬化、碘过敏和老年患者禁用。

6. B型超声波检查·如发现肝硬化、门脉高压的特征性改变,即有利于肝硬化的诊断;如发现局部胃黏膜显著增厚则有利于胃癌的诊断。

7. CT、MRI检查·对诊断肝硬化、胆道病变及胰腺病变有较大的帮助,也有利于中、晚期胃癌的诊断。

8. X线钡餐检查·一般而言,在大出血时不宜行X线钡餐检查,因有可能加重出血或再出血,故多主张钡餐检查在出血停止、病情稍稳定后进行。但此时钡餐检查的诊断阳性率则明显降低,如对急性胃黏膜病变、应激性溃疡等的诊断会发生困难。因为这些病变可在短期内恢复正常。但是钡餐检查对于食管静脉曲张、消化性溃疡或胃癌等病变,仍有重要的诊断价值。

【病情评估】

VUGIB与NVUGIB评分标准并不相同。VUGIB临床常用的评分系统如CCTP评分、MELD、APACHE Ⅱ等在此不做论述,主要介绍NVUGIB的评分标准。

(一) Glasgow-Blatchford 评分标准(GBS)　见表3-13-1。

表3-13-1　Glasgow-Blatchford 评分标准

名称	变量	评分(分)
收缩压(mmHg)	100~109	1
	90~99	2
	<90	3
血尿素氮(mmol/L)	6.5~7.9	2
	8.0~9.9	3
	10.0~24.9	4
	≥25.0	6

（续表）

名称	变量	评分（分）
血红蛋白（g/L）		
男性	120～129	1
	100～119	3
	<100	6
女性	100～119	1
	<100	6
其他表现		
脉搏	≥100 次/分	1
黑便	有	1
晕厥	有	2
肝脏疾病	有	2
心力衰竭	有	2

GBS 包含 8 个变量（心率、血红蛋白、血尿素氮水平、收缩压、黑便、晕厥、肝病或心力衰竭），用于在内镜检查前预判哪些患者需要接受输血、内镜检查或手术等后续干预措施，取值范围 0～23 分。评分≥6 分为中高危，<6 分为低危。在预测干预需求、死亡、输血或再出血方面，GBS 优于 RS，可能因为 GBS 是唯一使用血红蛋白进行计算的评分系统，而且血红蛋白又是加权最大的变量之一，另外，GBS 还根据就诊时呈现的脉搏和血压来考虑休克情况。低危者（GBS 评分 0～1 分），不需要早期急诊内镜检查，后期行选择性内镜检查，也不必要住院。GBS（≥8 分）可能有助于识别容易发生不良事件的患者。

（二）AIMS65 评分标准　见表 3-13-2。

表 3-13-2　AIMS65 评分标准

变量	评分（分）
血浆白蛋白<3 g/dL	0＝是，1＝否
收缩压<90 mmHg	0＝是，1＝否
意识改变（GCS 评分<15 分）*	0＝是，1＝否
国际标准化比值>1.5	0＝是，1＝否
年龄>65 岁	0＝是，1＝否

注：* 格拉斯哥昏迷评分（GCS）主要是对昏迷患者进行评估。评分依据通过观察睁眼反应、语言反应、肢体运动进行评分。GCS 评分满分 15 分，最低 3 分。评分越高，病情越轻；评分越少，病情越重；8 分以下，患者昏迷较重。GCS 评分的判读：15 分，意识清楚；13～14 分，轻度意识障碍（似睡非睡）；9～12 分，中度意识障碍（浅昏迷）；3～8 分，重度意识障碍（昏迷）。

AIMS65 评分标准容易记忆和计算，其目的是增加临床医师对风险分层的依从性并促进早期风险分层和目标导向治疗。包括以下变量：白蛋白水平（A）、国际标准化比值（I）、精神状态改变（M）、收缩压（S）和年龄（65）五个指标，每个变量的相同值均为 1 分，共 5 分。可预测 UGIB 死亡率，当 AIMS65 评分<2 分，被认为低死亡风险；当评分≥2 分时，被认为是高死亡风险。1～5 分对应预测死亡率 1%、3%、9%、15%、25%。

（三）急性上消化道出血 Rockall 评分标准（RS）　见表 3 - 13 - 3。

表 3 - 13 - 3　Rockall 评分标准

名称	变量	评分（分）
年龄（岁）	<60	0
	60～90	1
	>80	2
休克	无休克[a]	0
	心动过速[b]	1
	低血压[c]	2
伴发病	无	0
	心力衰竭、缺血性心脏病或其他重要伴发病	2
	肾衰竭、肝功能衰竭和癌肿播散	3
内镜诊断	无病变，Mallory-Weiss 综合征	0
	溃疡等其他病变	1
	上消化道恶性疾病	2
内镜下出血征象	无或有黑斑	0
	上消化道血液潴留、黏附血凝块、血管显露或喷血	2

注：[a] 收缩压>100 mmHg，心率<100 次/分；[b] 收缩压>100 mmHg，心率>100 次/分；[c] 收缩压<100 mmHg，心率>100 次/分。

1993 年，Rockall 等提出包含年龄、休克、并发症、内镜诊断和近期出血征象（SHR）五个变量，是基于临床和内镜变量最常用的评分系统，旨在预测 UGIB 患者死亡率和再出血风险。分数 0～11 分，评分≥5 分为高危，3～4 分为中危，0～2 分为低危，≤2 分为低风险（再出血率 4.3%，死亡率 0.1%）。RS 评分对再出血的预测能力优于 GBS、AIMS65。RS 在预测再出血方面具有高度敏感性，但特异性较低，临床应用有限。RS 也可以预测低风险患者，<6 分的患者再出血和死亡的风险较低，可通过门诊内镜介入治疗及早出院。RS≥7 是评估内镜下止血后是否选择动脉栓塞（TAE）来预防再出血的可靠指标。

【治疗】

（一）治疗原则　①迅速稳定患者的生命体征：抗休克和迅速补充血容量应放在一切医疗措施的首位；②评估出血的严重程度：评估失血量，判断出血的严重程度；③判断出血部位；④判断出血原因；⑤准备急诊内镜，决定下一步治疗方案。

（二）治疗措施

1. **一般治疗**·患者应绝对卧床休息，保持安静，平卧并将下肢抬高。头偏向一侧、保持呼吸道通畅，避免将血液误吸入气管。吸氧，禁食，密切观察呕血、黑便、尿量、神志、皮肤与甲床色泽、肢体温度、周围静脉，特别是颈静脉充盈情况。定时复查红细胞计数、血红蛋白、血细胞比容与血尿素氮，行心电监护，尽可能进行中心静脉压测定以指导液体输入量。必要时留置胃管，观察出血情况。

2. **补充血容量**

（1）容量复苏：所有疑似消化道出血患者应及时完善血流动力学评估。并根据风险分层进行临床决策。血流动力学不稳定的急性上消化道出血应及时容量复苏,恢复并维持重要器官灌注。容量复苏充分的标志是血压恢复至出血前基线水平,脉搏<100 次/分,尿量>0.5 mL/(kg·h),意识清楚,无显著脱水貌,动脉血乳酸恢复正常等表现。容量复苏液体类型(胶体或晶体)及复苏速度和时机(积极或限制性)的选择仍存在不确定性。对于急性大出血患者,条件允许应行有创血流动力学监测,综合临床表现、超声及实验室检查指导容量复苏,注意预防低体温、酸中毒、凝血病和基础疾病恶化。此外,静脉曲张破裂出血输液需谨慎,过度输液可能加重出血。对于合并心肺肾疾病患者,需警惕输液量过多引起的心力衰竭或肺水肿。

(2) 输血:输血指征为收缩压<90 mmHg、心率>110 次/分、血红蛋白<70 g/L、血细胞比容<25%或出现失血性休克。血容量补足的指征有:四肢末端由湿冷青紫转为温暖、红润;脉搏由快、弱转为正常、有力;收缩压接近正常,脉压>30 mmHg;肛温与皮温差从>3 ℃转为<1 ℃;中心静脉压(5~13 cmH$_2$O)。UGIB 的死亡在很大程度上与年龄和严重并发症的临床表现有关。

一般采用限制性输血策略,推荐 Hb 目标值为 70~90 g/L。静脉曲张出血除肝功能 ChildC 级外,需严格限制输血指征 Hb<70 g/L,否则可能会增加病死率。高龄、有基础心脑血管疾病、血流动力学不稳定或持续大量出血的患者需采取更宽松的输血策略,输血指征可放宽至Hb<90 g/L 或以上,避免由大量失血可能导致的基础疾病恶化。活动性出血且血小板计数<50×10^9/L 时应输注血小板。

对于有凝血功能障碍的患者,需动态观察凝血指标或血栓弹力图变化,从而实时评估凝血功能状态。对于活动性出血者,若凝血酶原时间[或国际标准化比值(INR)]或活化部分凝血活酶时间大于正常 1.5 倍,应输注新鲜冰冻血浆(FFP),如果使用 FFP 后纤维蛋白原(FIB)水平仍低于 1.5 g/L,推荐输注 FIB 或冷沉淀。肝硬化活动性静脉曲张出血,若 FIB<1 g/L,应输注 FFP。

大量输血可导致输血并发症,如低钙血症、凝血功能障碍、低体温、酸中毒和高钾血症等,应对症处理。

3. 药物止血·适用于内镜前、内镜后、无法内镜治疗或止血失败者,或与内镜治疗联合运用。

(1) 抑酸药:抑制胃酸分泌的药物可提高胃内 pH,促进血小板聚集和纤维蛋白凝块的形成,避免血块过早溶解,有利于止血和预防再出血,又可治疗消化性溃疡。常用质子泵抑制剂(PPI)有埃索美拉唑、奥美拉唑、泮托拉唑、兰索拉唑、雷贝拉唑。中国指南的用法:奥美拉唑80 mg 静脉推注,继以 8 mg/h 的速度滴注 72 小时,也可用泮托拉唑等。对于高危患者,高剂量 PPI 之后改为标准剂量 PPI 静脉输注,每日 2 次,3~5 天后口服标准剂量 PPI 直至溃疡愈合。

内镜检查前行 PPI 治疗以降低病灶级别、减少内镜干预,但不应延迟内镜检查。内镜治疗后,基本药物治疗是应用抑酸药,PPI 为目前推荐药物,疗效较为确切,要尽早应用。此外,还可用 H2 受体拮抗剂(H2RA),如雷尼替丁、法莫替丁等。

(2) 止血药:急性上消化道出血应慎用止血药物。止血药物的疗效尚未证实,不推荐作为一线药物使用。可口服凝血酶、云南白药等;也可静脉注射维生素 K$_1$;或用去甲肾上腺素 8 mg加入 100~200 mL 冰生理盐水口服或鼻胃管灌注;或巴曲酶肌注或皮下注射 1 U,严重出血时同时静注 1 U。

(3) 生长抑素及其衍生物：该药主要作用机制是减少内脏血流，降低门静脉阻力；抑制胃酸和胃蛋白酶分泌；抑制胃肠道及胰腺肽类激素分泌。是肝硬化急性食管胃底静脉曲张出血的首选药物之一，亦可用于急性非静脉曲张出血的治疗。其特点：可迅速有效控制急性上消化道出血；预防早期再出血的发生；有效预防内镜治疗后的肝静脉压力梯度（HVPG）升高，从而提高内镜治疗的成功率；可显著降低消化性溃疡出血患者的手术率；对于高危患者，选用高剂量生长抑素在改善患者内脏血流动力学、出血控制率和存活率方面均优于常规剂量。因不伴全身血流动力学的改变，该类药物可安全应用于消化道出血患者，止血率为 80%～90%，无明显不良反应。目前推荐：14 肽的天然（或人工合成）生长抑素（somatostatin，ST）和人工合成的 8 肽生长抑素奥曲肽（octreotide，OT）。生长抑素的用法是静脉给予 250 μg 的负荷剂量后，继之以 250 μg/h 持续静滴，维持 5 天，注意该药在滴注过程中不能中断，如中断超过 5 分钟要重新给予负荷剂量。对高危患者可高剂量输注（500 μg/h）生长抑素在改善患者内脏血流动力学、出血控制率和存活率方面均优于常规剂量，可根据患者病情多次重复 250 μg 冲击剂量快速静脉滴注，最多可达 3 次。奥曲肽的负荷用量为 100 μg，继之以 25～50 μg/h 持续静脉滴注，维持 5 天。尽管生长抑素对非食管胃底曲张静脉出血疗效不确切，由于生长抑素无明显不良反应，美国学者对等待内窥镜检查不明病因 UGIB 患者仍推荐使用。如果生长抑素或奥曲肽控制出血失败，可考虑联合使用特利加压素，但联合用药疗效有待进一步验证。

(4) 血管加压素及其衍生物：该类药物通过收缩内脏血管，减少门脉血流量，降低门脉压，达到止血目的。常用的药物包括垂体后叶素、血管加压素、特利加压素。一般推荐血管升压素 10 U 缓慢静脉推注，之后以 0.2～0.4 U/min 持续静脉滴注 72 小时，根据血压调整剂量。常见不良反应有腹痛、血压升高、心律失常、心绞痛，甚至心肌梗死等（高血压、冠心病者忌用）。但由于其较重的不良反应，限制临床应用，常联用硝酸甘油 10～15 μg/min 静脉滴注，或舌下含服硝酸甘油 0.6 mg，每 30 分钟一次，以减少血管加压素的不良反应及协同降低门静脉压。国内仍可用垂体后叶素替代血管加压素。尽管其衍生物特立加压素已被证实可以提高 UGIB 生存率，在欧洲已广泛应用到临床，但在美国并未被批准应用于治疗上消化道出血。特利加压素用法：起始剂量为 1 mg/4 h 缓慢静脉注射，首剂可加倍，出血停止后可改为 1 mg/12 h。疗程一般为 2～5 天。

(5) 抗生素：美国肝病协会将抗生素应用 7 天作为预防再发食管胃底曲张静脉出血重要手段。肝硬化合并静脉曲张出血的患者（35%～66%）出现细菌感染的症状与非肝硬化住院患者（5%～7%）相比更为常见。在此类患者中，预防细菌感染可降低静脉曲张再出血的风险并且改善生存率。肝硬化合并静脉曲张出血的患者细菌感染的最主要的起因包括自发性腹膜炎、尿道感染和肺炎，常见革兰阴性菌感染。因此，对于肝硬化合并静脉曲张出血的患者应当给予 7 天的抗菌药物。选用喹诺酮类抗生素，对喹诺酮类耐药者也可使用头孢类抗生素。

(6) 抗栓药物的管理：权衡出血与缺血风险，个体化管理抗栓药物。抗栓药物包括抗血小板和抗凝治疗药物。如果药物非必要，如使用阿司匹林作为心血管事件的一级预防，应予以停药，临床需要时再进行评估。而单独使用阿司匹林或双联抗血小板治疗的二级预防应采用个体化策略，可根据内镜下出血征象风险高低给予先停药后恢复、不停药或其他处理。服用华法林者若有活动性出血或血流动力学不稳定应停药，并可使用凝血酶原复合物和维生素 K 逆转抗凝作用。新型口服抗凝药(达比加群、利伐沙班、阿哌沙班)的抗凝作用 1～2 天即可消失,因此一般不需补充凝血酶原复合物。高风险的心血管疾病患者在停用口服抗凝药物期间,可考虑使用肝素或低分子肝素过渡。

4. 内镜止血·内镜是目前上消化道出血进行病因诊断和判断出血部位的首选方法。除明确出血部位和病因诊断外,还可通过内镜进行止血治疗。内镜治疗主要适用于炎症、糜烂、溃疡、食管胃底静脉曲张、血管畸形、损伤、肿瘤等导致的渗血,上消化道手术治疗或内镜治疗出现的局部出血,局部食管等部位出现撕裂而出现的出血及全身性疾病、血液病等发生的出血。《急性非静脉曲张性上消化道出血多学科防治专家共识(2019 版)》(下文简称《共识》)观点是内镜下止血适于 Forrest 分级 Ⅰa 级喷射样出血、Ⅰb 级活动性渗血和Ⅱa 级裸露血管患者。休克患者、不适于内镜插入的患者、内镜治疗无效的患者及经内镜治疗后出现再出血情况严重的患者则不适于勉强进行内镜治疗。

内镜的时机:①危险性急性上消化道出血应在出血后 24 小时内进行内镜检查;②经积极复苏仍有持续血流动力学不稳定应进行紧急内镜检查;③如果血流动力学稳定,可在 24 小时内进行内镜检查。疑似静脉曲张出血应在 12 小时内进行内镜检查。对低危患者早期胃镜检查并不重要。内镜后 24 小时内无须常规复查内镜,对于那些临床证实再出血患者可以再次行内镜下止血,对部分患者可以考虑手术或介入治疗。

内镜下治疗:包括内镜下局部用药法、热凝固法、药物喷洒法等。

(1) 局部用药法:在内镜直视下,经内镜注射针将某种止血或硬化药物注射于出血灶内,达到止血的目的。常用的药物有:无水乙醇、高渗钠-肾上腺素溶液、1∶10 000 肾上腺素注射液、5%鱼肝油酸钠及 1%乙氧硬化醇、1%加四烃基硫酸钠、立止血等。药物可直接注射于出血血管内,也可在出血部位周围 3～4 处注射。这种方法适用于血管显露的活动性出血。有效的数据显示最初有效率可达 95%左右。《共识》强调不应单独注射肾上腺素,因为证据表明使用热凝止血效果明显好于单独注射肾上腺素;如要使用药物,则需联合一种热凝或机械止血方法,这样可以提高热凝或机械止血的效果。

(2) 热凝固法:热凝固法可使局部产生高热,使蛋白凝固、组织水肿、血管收缩并激活血小板,血管内腔变小或闭塞,进一步血栓形成而达到止血效果。现常用的有高频电凝法、Nd-YAG 激光照射法、微波法和热探头法。①微波法:是指通过热能使组织蛋白、血管及组织发生凝固从而达到止血目的。一般采用电极与出血部位接触,反复凝固,拔出电极时为防止组织发生粘连,可采用解离电流通电后再拔出,其有效率可达 92%左右,其优势在于手术时间短、操作简便、定位准确,不损伤肌层,对人体无害、不良反应小等。②激光法:是指采用激光的光凝固作用,使血管内膜发生血栓,从而达到止血的作用。用于内镜下止血的有氩激光及石榴石激光。止血成功率在 80%～90%,对治疗食管静脉曲张出血的疗效尚有争议。激光治疗出血的并发症不多,有报道曾有发生穿孔、气腹及照射后形成溃疡,导致迟发性大出血的病例。但如患者胃积血多,激光法对技术要求及设备要求均较高,疗效与其他凝固法相近,因此没有在临床得到广泛推广。③热探头法:采用热探头的电极达到蛋白质凝固、止血的作用,其止血率可达到 97%左右,对操作技术要求较高,如血管喷血情况,热量易造成分散流失,较为严重的并发症为胃穿孔。热探头法较激光、电凝等方法安全,对组织的损伤少。④高频电凝法:电凝止血必须确定出血的血管方能进行,绝不能盲目操作。因此,要求病灶周围干净。如胃出血,电凝止血前先用冰水洗胃。对出血凶猛的食管静脉曲张出血,电凝并不适宜。首次止血率为88%,第2次应用止血率为94%。这种方法如视野不清可能影响止血效果。且对操作技术要求较高,使用受到一定限制。

（3）药物喷洒法:主要适用于黏膜糜烂渗血、肿瘤破溃渗血、面积较大但出血量不大或球后溃疡不易注射的上消化道出血患者。选用止血疗效显著的药物。一般应首先清除凝血块,暴露出血病灶,再喷药。本法对溃疡病活动性出血或黏膜病变出血效果显著。常用的止血药物:8%去甲肾上腺素、凝血酶、5%～10%孟氏液（碱式硫酸铁溶液）、生物蛋白胶等。这种方法操作简便,可直接作用于出血部位,凝血时间短,无毒副作用。这种方法仅适用于少量出血,如患者止血效果不稳定,血块易脱落并发生再次出血的可能。

（4）机械压迫法:常用于消化性溃疡、贲门撕裂、Dieulafoy病等动脉破裂的活动性出血或血管裸露等。①金属夹法:其原理是将特制的金属钛小夹子经内镜活检孔送入消化管腔,对准出血部位,直接将出血的血管或撕裂的黏膜夹住,起到机械压迫止血及"缝合"作用,伤口愈合后金属夹子会自行脱落,夹子一般在1～3周后自行脱落,随粪便排出体外。该法适用于直径<3 mm的血管破裂出血及局灶性出血,尤其适用于消化道溃疡出血,对小动脉出血的治疗效果更好,也可用于曲张静脉破裂出血。操作时应注意深浅度。这种方法成功率可达100%,且无并发症发生,是一种安全、经济实用的治疗方法。②食管曲张静脉套扎术:除治疗静脉曲张出血外,已成为内镜治疗消化道非静脉曲张出血的一种新方法。本法对杜氏病出血尤其适用。1986年,Stiegmann等首先报道其原理如同内痔吸引套扎法,于内镜前端安置一套叠硬塑圈,内套圈内联结一尼龙线经活检孔送出,外侧部套一橡皮圈,内镜负压吸住曲张静脉,拉紧套圈时即将橡皮圈推出套住曲张静脉,如此反复可全部结扎粗大的曲张静脉,止血率达90%。其优点是不引起注射部位出血,无系统性并发症,近年来受到推崇。缺点是细小突出不显著的曲张静脉无法结扎。③缝合止血法:主要适用于胃肠小动脉出血,如息肉及黏膜下肿瘤摘除术后基底部中央小动脉出血。对溃疡渗血及弥漫性出血不宜应用。

（5）冷冻止血法:采用液氮或液体二氧化碳作为冷冻液,用冷冻杆接触和喷射冷冻气体的方法,能够迅速极度地降温,从而使局部组织坏死凝固达到止血目的。但因操作比较复杂,需要特制的仪器,所以应用并不十分广泛。

（6）超声探头法:是通过内镜活检孔利用超声探头成像指示内镜治疗,利用多普勒超声探头可清楚地发现黏膜下的出血血管,在超声探头的指示下进行硬化剂注射,可达到快速、准确止血的目的。

（7）内镜下不同方法联合治疗:为了提高上消化道出血的内镜治疗效果,国内外不少学者采取不同方法联合治疗,取得了比单一方法治疗更好的效果。主要有局部喷洒药物加注射药物治疗,高频电凝加局部药物注射等。

5. 三腔二囊管压迫止血·气囊压迫止血适用于食管静脉及近贲门部的胃底静脉破裂出血,有确切的近期止血效果。由于患者痛苦大,并发症多（如吸入性肺炎、窒息、食管炎食管黏膜坏死、心律失常等）,且近年来药物治疗和内镜治疗的进步,目前已不推荐气囊压迫止血作为首选措施,其应用限于药物不能控制出血时,作为暂时止血用,以赢得时间去准备更好的止血措施。三腔管压迫时间一般为24小时,若出血不止可适当延长至72小时,但不宜过长。

6. 介入治疗·经药物和内镜治疗无效时,可选择介入治疗。《共识》也强调对内镜止血失败的 ANVUGIB 患者应尽快行 TAE 或手术治疗,对存在复杂合并症的高龄患者或凝血功能障碍等不适合外科手术的高危患者,宜首先考虑行经导管动脉栓塞(TAE)。

(1) 持续动脉注射法和动脉栓塞疗法:上消化道动脉出血的介入治疗包括持续动脉注射法和动脉栓塞疗法。持续动脉注射法是经导管持续灌注血管收缩剂,而动脉栓塞疗法是用栓塞剂阻塞出血动脉。常用的栓塞剂有自体凝血块、吸收性明胶海绵、聚乙烯醇及无水乙醇等。

(2) 部分脾动脉栓塞术:目前普遍认为食管胃底静脉曲张与门静脉压力增高相关,而肝硬化患者门静脉血约 1/3 来自脾静脉,部分脾动脉栓塞术(PSE)通过栓塞脾动脉分支减少了脾脏到门静脉的血流量继而降低门静脉压力。与脾切除相比部分脾动脉栓塞更安全有效,主要表现在手术过程简单快捷,局麻下就可完成。由于保留了部分脾脏功能,从而保存了脾脏。

(3) 经皮经颈静脉肝内门体分流术(TIPS):对于反复出血且应用内镜治疗或药物治疗无效,可以考虑 TIPS,但由于可以引起肝性脑病和置管阻塞,此法不是食管胃底静脉曲张出血首选。

7. 手术治疗·经上述治疗,上消化道大出血仍不能得到有效控制,脉率、血压不稳定,或诊断不明且无禁忌证者,可考虑手术治疗。对于食管胃静脉曲张出血仅在药物和内镜治疗无效、无法进行经颈静脉肝内门体分流术情况下使用。

手术指征是大量出血并穿孔,幽门梗阻或疑有癌变者;年龄在 50 岁以上,有心肾疾病,经治疗 24 小时以上仍出血不止者;短时间内出血量很大,出现休克征象者;急性大出血,经积极应用各种止血方法仍不止血且血压难以维持正常者;近期反复出血,其溃疡长期不愈合;门脉高压反复大出血或出血不止者。

【最新进展】

(一) 急性非静脉曲张性上消化道出血高危患者的药物预防

(1) 对于有胃肠道黏膜损伤和出血风险显著增加的 ICU 危重症患者,长期低剂量服用阿司匹林的消化道出血高危患者、行阿司匹林和 P2Y12 受体拮抗剂双联抗血小板治疗的患者,预防应用 H2 受体阻滞剂(H2RA)或质子泵抑制剂(PPI)可显著降低其出血风险。非甾体抗炎药物(NSAID)相关上消化道出血的预防性治疗应依据其危险分层个体化选择,环氧化酶 2(COX2)抑制剂联合 PPI 使用效果较好。对于上消化道再出血风险高的患者,应尽早使用大剂量 PPI(80 mg 静脉滴注 + 8 mg/h 静脉维持)持续 72 小时,并根据内镜下分型和止血结果及时调整。

(2) 对于消化性溃疡的患者,规范治疗是预防其继发出血的基础。强调特发性消化性溃疡患者应长期使用 H2RA 或 PPI 预防出血和再出血;所有幽门螺杆菌阳性的消化性溃疡患者应行幽门螺杆菌根除治疗。长期应用阿司匹林等 NSAID 的幽门螺杆菌阳性患者应予幽门螺杆菌根除治疗,并根据消化道并发症危险分层同时行 PPI 或 H2RA 预防治疗。

幽门螺杆菌根除治疗:快速尿素酶试验存在 79% 的假阴性率,而快速尿素酶试验联合活检组织检测的灵敏度只有 86%。因此,在上消化道出血的情况下,快速尿素酶试验阴性的所有患者过段时间再检测的推荐是有意义的。推荐根除治疗和持续的抗内分泌治疗,对于预防再出血的疗效,在随机试验的 Meta 分析中的评估中显示:根除治疗组明显降低再出血的风险。因此,凡有幽门螺杆菌感染的消化道溃疡,无论初发或复发、活动或静止、有无并发症,均应予以根除幽门螺杆菌治疗。目前推荐以 PPI 或胶体铋为基础加上两种抗生素的三联治疗方法。治疗失败后的再治疗比较困难,可换用另外两种抗生素,或采用 PPI、胶体铋合用两种抗生素的四联疗法。

（3）也有学者认为，内镜是治疗上消化道血管病变相关出血及预防再出血的主要手段，抑酸药的预防和治疗作用尚不明确。对于不可切除的上消化道肿瘤患者，应去除并发肿瘤出血的危险因素，PPI 治疗不能降低不可切除胃癌患者的出血率。完善围手术期处理，及时纠正凝血功能异常，停用抗凝药物，术中精细操作，彻底有效地止血是有效预防术后早期吻合口出血的重要措施。

（二）急性非静脉曲张性上消化道出血的多学科管理　以往患者就诊因就诊科室不同，往往针对不同病因及病情，单学科诊疗及会诊模式很难及时有效地解决上消化道出血问题，导致未能及时正确诊断治疗，延误病情。多数学者提出采用多学科治疗团队（MDT）模式救治上消化道大出血。MDT 指来自多个学科专家，形成相对固定的专家组，针对消化道出血，通过定期、定时、定址会议，提出诊疗意见的临床治疗模式。目前，国内外医学界越来越重视 MDT 建设，在恶性肿瘤、呼吸内科、脑外科等领域实施 MDT 取得很好疗效，使患者生存率大大提高和非 MDT 组比较，MDT 组患者诊治有效率提高，等待时间缩短，止血时间缩短，平均出血量减少，住院天数减少，住院费用减少，死亡率明显下降。

庞辉群　上海中医药大学附属曙光医院

参考文献

［1］徐军,戴佳原,尹路.急性上消化道出血急诊诊治流程专家共识［J］.中国急救医学,2021,41(01):1－10.

［2］中国中西医结合学会消化内镜学专业委员会非静脉曲张性消化道出血专家委员会.急性非静脉曲张性上消化道出血中西医结合诊治共识(2019 年)［J］.中国中西医结合杂志,2019,39(11):1296－1302.

［3］Barkun A N, Almadi M, Kuipers E J, et al. Management of nonvariceal upper gastrointestinal bleeding: guideline recommendations from the international consensus group［J］. Ann Intern Med, 2019,171(11):805－822.

［4］Jung D H, Ko B S, Kim Y J, et al. Comparison of risk scores and shock index in hemodynamically stable patients presenting to the emergency department with nonvariceal upper gastrointestinal bleeding［J］. Eur J Gastroenterol Hepatol, 2019,31(7):781－785.

［5］中国医师协会内镜医师分会消化内镜专业委员会.急性非静脉曲张性上消化道出血诊治指南(2018 年,杭州)［J］.中华消化内镜杂志,2019,39(02):80－87.

［6］中国医师协会急诊医师分会,中华医学会急诊医学分会,全军急救医学专业委员会,等.急性上消化道出血急诊诊治流程专家共识［J］.中国急救医学,2021,41(01):1－10.

［7］Laine L, Barkun A N, Saltzman J R, et al. ACG clinical guideline: upper gastrointestinal and ulcer bleeding［J］. Am J Gastroenterol, 2021,116(5):899－917.

［8］董丽丽,周荣斌.急性上消化道出血救治研究现状［J］.中国实用内科杂志,2021,41(03):203－208.

［9］李晓迪,丰冬林,黄正亚,等.不同方式内镜下止血应用于非静脉曲张上消化道出血的疗效分析［J］.现代消化及介入诊疗,2019,24(03):282－284.

［10］Shung D L, Au B, Taylor R A, et al. Validation of a machine learning model that outperforms clinical risk scoring systems for upper gastrointestinal bleeding［J］. Gastroenterology, 2020,158(1):160－167.

第十四节·肠 梗 阻

由各种原因导致肠内容物不能顺利向远端运行而产生的一组临床综合征,称为肠梗阻,是常见的急腹症之一。肠梗阻典型的临床表现可概括为"痛、吐、胀、闭",即腹痛、呕吐、腹胀、停止排气排便。肠梗阻除可引起局部的病理改变外,还可导致严重的全身性病理生理改变,如大量体液丧失、中毒性休克及呼吸循环系统衰竭等,进而导致患者死亡。肠梗阻是一个动态变化的病理过程,如不能得到及时的诊断和治疗,可使病情逐渐加重。

【病因】

肠梗阻按梗阻解剖位置可分为小肠梗阻和结肠梗阻。①小肠梗阻:小肠梗阻的常见病因有腹部术后或炎症性导致的粘连、各种类型的腹部疝、恶性肿瘤及其他,其中粘连是其最主要原因,占据约 2/3 的病例。②结肠梗阻:恶性肿瘤是结肠梗阻的主要病因,其次为肠扭转、憩室炎引起的肠腔狭窄等因素。

【分类】

除按梗阻解剖位置分为小肠梗阻和结肠梗阻外,临床上根据有无机械性梗阻分为机械性肠梗阻和动力性肠梗阻;根据梗阻时是否伴有肠管血运障碍分为单纯性肠梗阻和绞窄性肠梗阻;根据梗阻部位分为高位小肠梗阻、低位小肠梗阻和结肠梗阻;根据梗阻程度分为不完全性肠梗阻和完全性肠梗阻;根据发病急缓分为急性肠梗阻和慢性肠梗阻。如果肠管的两端均受压导致的肠梗阻则称为闭袢性肠梗阻,此类肠梗阻肠腔内压力升高明显,肠管高度膨胀,易引起肠壁血运障碍,导致肠管坏死穿孔。

【发病机制】

肠道内液体分泌-吸收平衡破坏是肠梗阻的关键病理生理变化。梗阻导致肠道扩张,扩张的肠道黏膜分泌炎性介质、前列腺素、血管活性肠肽等血管活性物质,后者促使肠道进一步扩张,引起肠道水肿,肠液过度分泌进一步增加肠道异常不协调蠕动,引起临床腹痛等症状,并发生水电解质吸收障碍,从而发生"分泌-扩张-分泌""扩张-分泌-运动"的恶性循环。肠壁水肿增加细胞膜通透性,加剧肠腔内液体积聚,从而使肠壁血管血运受阻,容易发生血栓形成、肠壁坏死甚至穿孔。梗阻的肠管局部肠道屏障损坏,从而肠菌群发生移位、繁殖,细菌毒素入血引起感染、中毒的症状。最终发生水电解质平衡紊乱、酸碱失衡、菌血症、循环血容量减少,从而进一步引起多器官功能衰竭。

【诊断思路】

(一) 症状 肠梗阻的主要临床表现:腹痛、呕吐、腹胀、肛门排气排便停止。这些症状的出现和梗阻发生的急缓、部位的高低、肠腔堵塞的程度有密切关系。

1. 腹痛

（1）单纯性机械性肠梗阻：单纯性机械性肠梗阻一般为阵发性剧烈腹痛，由梗阻以上部位的肠管强烈蠕动所致。这类疼痛可有以下特点：①波浪式的由轻而重，然后又减轻，经过平静期而再次发作；②腹痛发作时可感有气体下降，到某一部位时突然停止，此时腹痛最为剧烈，然后又暂时缓解；③腹痛发作时可出现肠型或肠蠕动，患者自觉似有包块移动；④腹痛时可听到肠鸣音亢进，有时患者自己可以听到。

（2）绞窄性肠梗阻：绞窄性肠梗阻是由于肠管缺血和肠系膜的嵌闭，腹痛往往为持续性伴有阵发性加重，疼痛也较剧烈。有时肠系膜发生严重绞窄时，可引起持续性剧烈腹痛。

（3）麻痹性肠梗阻：麻痹性肠梗阻腹痛往往不明显，阵发性绞痛较为少见。结肠梗阻除非有绞窄，腹痛不如小肠梗阻时明显，一般为胀痛。

2. 呕吐 · 呕吐在梗阻后很快即可发生，在早期为反射性的，呕吐物为食物或胃液。然后即进入一段静止期，再发呕吐时间视梗阻部位而定，如为高位小肠梗阻，静止期短，呕吐较频繁，呕吐物为胃液、十二指肠液和胆汁。如为低位小肠梗阻，静止期可维持1～2天后再呕吐，呕吐物为带臭味的粪汁样物。如为绞窄性梗阻，呕吐物可呈棕褐色或血性。结肠梗阻时呕吐则较为少见。

3. 腹胀 · 一般在梗阻发生一段时间以后开始出现。腹胀程度与梗阻部位有关。高位小肠梗阻时腹胀不明显，低位梗阻则表现为全腹膨胀，常伴有肠型。麻痹性肠梗阻时全腹膨胀显著，但不伴有肠型。闭袢型肠梗阻可以出现局部膨胀，叩诊鼓音。结肠梗阻因回盲瓣关闭可以显示腹部高度膨胀而且往往不对称。

4. 排便、排气停止 · 在完全性梗阻发生后排便、排气即停止。在早期由于肠蠕动增加，梗阻以下部位残留的气体和粪便仍可排出，所以早期少量的排气排便不能排除肠梗阻的诊断。在某些绞窄性肠梗阻如肠套叠、肠系膜血管栓塞或血栓形成，可自肛门排出血性液体或果酱样便。

（二）体征

1. 全身体征 · 单纯性肠梗阻一般无明显的全身症状，但呕吐频繁和腹胀严重者可出现脱水，导致水、电解质平稳紊乱。脱水表现为唇干舌燥，眼窝及两颊内陷，皮肤弹性消失。低钾血症可有疲软、嗜睡、乏力和心律失常等症状。绞窄性肠梗阻的全身症状最为严重，早期即可进入休克状态，表现为脉搏细速、血压下降、面色苍白、眼球凹陷、皮肤弹性减退，四肢冰冷等中毒性休克征象。

2. 腹部体征 · 单纯机械性肠梗阻腹部常可见肠型和蠕动波，有轻度压痛，肠鸣音亢进，呈气过水声或高调金属音。绞窄性肠梗阻，局部可有腹部压痛、反跳痛和肌紧张，少数可触及腹部包块为绞窄坏死肠管。蛔虫性肠梗阻常在腹部中部触及条索状团块。麻痹性肠梗阻腹胀均匀，腹部压痛散在较轻，肠鸣音减弱或消失。低位直肠梗阻时直肠指检可触及肿块，多提示为肿瘤。肠梗阻并发肠坏死、穿孔时腹部出现压痛、反跳痛及肌紧张为主的腹膜刺激征。

（三）实验室检查及辅助检查

1. 实验室检查 · 肠梗阻由于脱水、血液浓缩、感染等，可出现血红蛋白、血细胞比容增高，尿比重增加，白细胞增多伴核左移等表现。晚期由于出现代谢性酸中毒，pH降低，二氧化碳结合力下降，频繁呕吐出现严重低钾血症。

2. 腹部立卧位 X 线平片检查 · 对于重度肠梗阻的诊断,其敏感性与腹部 CT 相似,但对于轻度肠梗阻敏感性较低。由于其使用方便、价格低廉,仍然是初始评估肠梗阻的重要检查手段。肠梗阻时卧位腹平片可见肠管胀气扩张,立位腹平片则可见多个气液平面。若腹腔内渗出较多时,见肠间隙明显增宽。小肠梗阻时可见扩张肠管内空肠黏膜皱襞形成的"鱼骨刺"征,结肠梗阻时可见扩张的结肠袋。

3. 腹部 CT 扫描检查 · 现已表明腹部 CT 检查在诊断肠梗阻上优于腹部平片,其对于区分肠梗阻与非肠梗阻的敏感性可达 83%,85% 的肠梗阻病因可通过腹部 CT 检查明确,对于判断肠缺血或绞窄性肠梗阻的准确率可达 100%。其典型的影像学表现:①梗阻部位近端小肠扩张、远端小肠空虚(移行带);②小肠内见结肠样粪便;③结肠空虚,结肠未见气体及粪便;④肠腔内造影剂无法通过梗阻部位。

肠缺血或绞窄性肠梗阻增强 CT 影像学征象包括:①肠壁强化减弱;②肠壁增厚;③肠系膜静脉充血;④系膜水肿;⑤肠系膜血管缺血,血管水肿呈缆绳状增粗,边缘毛糙,分布呈扇形改变;⑥腹水。

小肠扭转影像学表现为"漩涡"征即系膜及软组织显影减弱,肠曲围绕着肠系膜血管缠绕形成。而麻痹性肠梗阻的典型 CT 影像学表现为成比例的小肠和结肠扩张,肠壁变薄,没有"移行带",并有不同程度的气液平面,但多数以积气为主。

4. 腹部超声检查 · 超声对于诊断肠梗阻有一定的局限性,但超声可明确肠管厚度、肠管扩张程度、肠管的蠕动情况,可初步鉴别麻痹性和机械性肠梗阻。超声检查征象主要有肠管持续明显扩张,肠腔内积气、积液,肠壁水肿增厚及肠管蠕动增强等。由于其简单易行,也是作为诊断的重要手段。

5. 小肠水溶性造影剂(泛影葡胺)造影检查 · 水溶性造影剂由于为高渗、可吸收试剂,不会明显增加肠道负担。造影检查 8 小时后造影剂到达结肠,提示小肠为不完全性肠梗阻,可行保守治疗,反之则需手术治疗。造影检查在非手术治疗的初期不仅可明确诊断梗阻部位,且可作为判断是否需要手术的重要指标。同时,泛影葡胺造影也可促进肠道的蠕动,对粘连性不完全性肠梗阻保守治疗有明显的促进作用。

(四) 诊断　诊断的正确建立对病情的评估、治疗方案的选择具有重大的指导意义。一个完整的肠梗阻的诊断应建立在以下几个方面:①肠梗阻的病因学诊断;②鉴别机械性肠梗阻与动力性肠梗阻;③辨别小肠梗阻与结肠梗阻,区分低位梗阻还是高位梗阻;④鉴别完全性梗阻与不完全性梗阻;⑤判别梗阻肠管是否发生血运性障碍。

(五) 鉴别诊断

1. 鉴别肠梗阻病因 · 判断病因可从年龄、病史、体检、影像学检查等方面的分析着手。如以往有过腹部手术、创伤、感染的病史,应考虑粘连性所致的梗阻;如有肺结核,应考虑肠结核或腹膜结核引起肠梗阻的可能。遇风湿性心瓣膜病伴心房颤动、动脉粥样硬化闭塞性动脉内膜炎者,应考虑肠系膜动脉栓塞;而门脉高压和门脉炎可致门脉栓塞。这些动静脉血流受阻是血管性肠梗阻的常见原因。3 岁以下婴幼儿中原发性肠套叠多见;青、中年患者的常见病因是肠粘连、嵌顿性腹外疝和肠扭转;老年人的常见病因是结肠癌、乙状结肠扭转和粪块堵塞,而结肠梗阻病例的 90% 为癌性梗阻。成人中肠套叠少见,多继发于 Meckel 憩室炎、肠息肉和肿瘤。在腹部检查时,要特别注意腹部手术切口瘢痕和隐蔽的外疝。麻痹性肠梗阻在内、外科临床中都较常见,腹部外科大手术和腹腔感染是常见的原因,其他如全身性脓毒血症、严重肺炎、药物中毒、低钾血症、腹膜后出血、肠出血、输尿管绞痛等均可引起麻痹性肠梗阻,仔细的病史分析和全面检查对诊断十分重要。

2. **鉴别机械性肠梗阻和动力性肠梗阻** 首先要从病史上分析有无机械梗阻因素的存在。动力性肠梗阻包括常见的麻痹性和少见的痉挛性肠梗阻。机械性肠梗阻的特征是阵发性肠绞痛、肠鸣音亢进和非对称性腹胀;而麻痹性肠梗阻的特征为无绞痛、肠鸣音消失和全腹均匀膨胀;痉挛性肠梗阻可有剧烈腹痛突然发作和消失,间歇期不规则,肠鸣音减弱而不消失,但无腹胀。X线腹部平片有助于三者的鉴别:机械性梗阻的肠胀气局限于梗阻部位以上的肠段;麻痹性梗阻时,全部胃、小肠和结肠均有胀气,程度大致相同;痉挛性梗阻时,肠无明显胀气和扩张。每隔5分钟拍摄腹部平片以观察小肠有无运动,常可鉴别机械性肠梗阻与麻痹性肠梗阻。

3. **鉴别小肠梗阻和结肠梗阻** 高位小肠梗阻呕吐频繁而腹胀较轻,低位小肠梗阻则反之。结肠梗阻的临床表现与低位小肠梗阻相似。但X线腹部平片检查则可区别。小肠梗阻是充气之肠袢遍及全腹,液平较多,而结肠则不显示。若为结肠梗阻则在腹部周围可见扩张的结肠和袋形,小肠内积气则不明显。

4. **鉴别完全性肠梗阻和不完全性肠梗阻** 完全性肠梗阻多为急性发作而且症状明显,不完全性肠梗阻则多为慢性梗阻、症状不明显,往往为间歇性发作,伴有少量排气排便。X线平片检查完全性肠梗阻者肠袢充气扩张明显,不完全性肠梗阻则反之。

5. **鉴别单纯性肠梗阻和绞窄性肠梗阻** 绞窄性肠梗阻可发生于单纯性机械性肠梗阻的基础上,单纯性肠梗阻因治疗不善而转变为绞窄性肠梗阻的占15%~43%。一般认为出现下列征象应疑有绞窄性肠梗阻:①急骤发生的剧烈腹痛持续不减,或由阵发性绞痛转变为持续性腹痛,疼痛的部位较为固定。若腹痛涉及背部提示肠系膜受到牵拉,更提示为绞窄性肠梗阻。②腹部有压痛、反跳痛和腹肌强直,腹胀与肠鸣音亢进则不明显。③呕吐物、胃肠减压引流物、腹腔穿刺液含血液,亦可有便血。④全身情况急剧恶化,毒血症表现明显,可出现休克。⑤X线平片检查可见梗阻部位以上肠段扩张,可出现"咖啡豆征",在扩张的肠管间常可见有腹水。⑥典型的绞窄性肠梗阻CT检查影像学表现。

【病情评估】

对于肠梗阻的病情评估暂时没有统一的评估标准,但在对该疾病的不断研究中,有学者对于特定类型的肠梗阻建立了相应的临床评分标准,帮助临床治疗策略的决定。对于绞窄性小肠梗阻,Schwenter等报道了其所建立的临床综合评分标准,其预测敏感性为67.7%,特异性为90.8%,受试者工作特征(ROC)曲线下面积为0.87(95%CI 0.79~0.95),为早期对绞窄性小肠梗阻进行干预提供了临床依据。该评分系统包含腹痛持续时间、腹部体征、白细胞计数、C反应蛋白、腹腔积液及腹部CT影像学表现6个部分,每项计为1分,当总分≥3分时,即提示患者存在绞窄性小肠梗阻,有进一步手术干预指征。

肠梗阻风险评估主要在于鉴别不同类型肠梗阻,明确有无手术治疗指征,以及是否有肠道缺血、坏死、肠道毒素吸收等风险,临床应密切观察病情,积极完善检查明确病因,选择合适治疗方式,防止延误病情。

【治疗】

（一）治疗原则 肠梗阻的治疗取决于梗阻的性质、类型、部位、程度及患者的全身状况,在此基础上明确保守治疗、手术治疗及手术时机的选择。在纠正水、电解质、酸碱平衡紊乱及控制感染的同时，尽快解除梗阻、恢复肠道功能为治疗的主要原则。

（二）非手术治疗　非手术治疗主要适用于无肠绞窄存在的不完全性粘连性肠梗阻和婴幼儿早期肠套叠、麻痹性或痉挛性肠梗阻及蛔虫或粪便等造成的肠堵塞。常用的治疗措施包括禁食、补液、纠正水电解质平衡失调、控制感染及胃肠道减压等。

1. **纠正脱水、电解质和酸碱平衡失调**·脱水、电解质的丢失与病情有关，应根据临床表现与实验室检查予以评估。一般成人症状较轻时按 40 mL/kg 进行补液，有明显呕吐的则需在基础需要量上补充额外丢失量。当尿量正常时，需补给钾盐。低位肠梗阻多因碱性肠液丢失易有酸中毒，而高位肠梗阻则因胃液、胆汁等的丢失易发生低氯、低钠性碱中毒，皆应予以纠正。在绞窄性肠梗阻和机械性肠梗阻的病情进展期，可有血浆和全血的丢失，产生血液浓缩或血容量的不足，故应予以血浆、白蛋白等方能有效地纠正循环障碍。

2. **控制感染**·肠梗阻病程较长或发生肠绞窄时，肠壁和腹腔常发生混合型感染，如大肠埃希菌、梭形芽孢杆菌、链球菌、厌氧菌等，积极地采用以抗革兰阴性杆菌联合抗厌氧菌为主的抗生素治疗十分重要，避免感染进一步的加重，动物实验和临床实践都证实应用抗生素可以显著降低肠梗阻的死亡率。

3. **胃肠减压**·通过胃肠插管减压可引出吞入的气体和滞留的液体，减轻呕吐症状，预防吸入性肺炎的发生。改善由腹胀引起的循环和呼吸窘迫症状，在一定程度上能改善梗阻以上肠管的水肿和血液循环。少数轻型单纯性肠梗阻经有效的胃肠压后肠腔可恢复通畅。同时胃肠减压也可减少后续手术操作困难，增加手术的安全性。减压管一般有两种：较短的一种levin 管可放置在胃或十二指肠内，操作方便，对高位小肠梗阻减压有效；另一种小肠减压管长数米，适用于低位小肠梗阻和麻痹性肠梗阻的减压，但操作烦琐，放置时需要 X 线透视辅助以确定管端的位置。

（三）手术治疗　对于非手术治疗失败的患者、完全性机械性肠梗阻及绞窄性肠梗阻，一旦诊断确立，需尽快行手术治疗。手术范围、术式需根据剖腹探查结果决定。如绞窄性小肠梗阻，需切除缺血坏死肠段，并行小肠一期吻合。如结肠肿瘤所致的梗阻，则可根据肿瘤位置选择相应手术方式。肿瘤位于右半结肠，可行右半结肠切除，一期缝合末端回肠-横结肠；若肿瘤位于左半结肠，患者情况往往较差，如高龄、低蛋白血症、贫血等，则应行左半切除后近端结肠造口，远端关闭，待恢复后根据病情二期关闭结肠造口。总之，手术首要目的是解除梗阻，恢复肠道功能，需根据患者的情况及疾病累及的范围个体化的制订手术方案，做到规范化和精准化的外科治疗。

【最新进展】

（一）肠梗阻导管应用于肠梗阻的治疗　随着导管技术的发展，新型肠梗阻导管的出现使一部分肠梗阻的治疗模式得到了转变，相较于传统鼻肠减压管，它依靠自身的头端重力设计和水囊，通过不同的置入方式内镜或 X 线透视辅助，能够在肠道内前进到达梗阻部位，通过持续减压、冲洗、营养的非手术治疗模式改善梗阻情况，从而使一部分患者避免传统手术治疗。但要注意的是，肠梗阻导管的临床应用仅是对非手术治疗的改进和补充，它仍然无法完全取代传统手术治疗，需要根据实际病情选择使用。

（二）肠道支架在急性肿瘤性结肠梗阻治疗中的应用　对于肿瘤原因引起的急性结肠梗

阻,传统的治疗模式为一期手术切除后根据肿瘤所处的解剖位置考虑是否予以近端结肠造口。它的弊端有:①急诊手术,患者一般情况较差,不具备根治性切除条件,往往达不到肿瘤要求的手术切除范围;②由于肠梗阻的存在,术前无法完善肠道准备,术中肿瘤近端结肠段肠壁水肿明显,血运不佳,一期吻合往往有较高的吻合口漏发生率,为避免这种情况原则上行近端肠造口,术后需二期手术关闭造口,给患者带来更多创伤。内镜下肠道自膨式金属支架置入能够使患者做好充分肠道准备和术前准备,提高手术耐受力,将高风险急诊手术转化为相对安全的限期手术,相当于一座"桥梁",为可根治的结肠癌患者创造了腹腔镜微创治疗的条件,有利于术后快速康复,同时降低造口率,提高一期切除吻合率,提高淋巴结清扫的彻底性,从而更好地达到肿瘤根治的目的,提高患者的生活质量。

梅佳玮 上海交通大学医学院附属新华医院

参考文献

[1] Yeo C T, Merchant S J. Considerations in the management of malignant bowel obstruction [J]. Surg Oncol Clin N Am, 2021,30(3):461 - 474.

[2] Veld J V, Beek K J, Consten E C J, et al. Definition of large bowel obstruction by primary colorectal cancer: A systematic review [J]. Colorectal Dis, 2021,23(4):787 - 804.

[3] Lowe S C, Ream J, Hudesman D, et al. A clinical and radiographic model to predict surgery for acute small bowel obstruction in Crohn's disease [J]. Abdom Radiol (NY), 2020,45(9):2663 - 2668.

[4] Shariff F, Bogach J, Guidolin K, et al. Malignant bowel obstruction management over time: are we doing anything new? A current narrative review [J]. Ann Surg Oncol, 2022,29(3):1995 - 2005.

[5] 黄秋实,何山,沈健,等.肠道支架联合手术在左半结肠癌急性肠梗阻患者的应用及疗效分析[J].中华普通外科杂志, 2021,36(12):910 - 914.

[6] 付俊豪,赵宁,刘博,等.肠梗阻导管防治肠梗阻的临床应用进展[J].中华胃肠外科杂志,2021,24(10):931 - 935.

[7] 田晶,王峰,周竹萍,等.成人急性机械性小肠梗阻患者临床特征及危险因子分析[J].中华全科医师杂志,2021,20(8): 873 - 880.

[8] 阮芳鸣,江长文,宋元,等.结直肠癌性肠梗阻肠道支架置入术治疗相关并发症的研究进展[J].中华消化内镜杂志, 2021,38(1):75 - 79.

第十五节 · 胃、十二指肠溃疡急性穿孔

胃、十二指肠溃疡急性穿孔（gastroduodenal ulcer perforation）是外科的常见急腹症。起病急、病情重、变化快，需要紧急处理，若诊治不当可危及生命，其人群的发病率为 10/10 万。十二指肠溃疡穿孔男性病人较多，胃溃疡穿孔多见于老年女性。绝大多数十二指肠溃疡穿孔发生在球部前壁，胃溃疡穿孔 60% 发生在胃小弯。我国南方发病率高于北方，城市高于农村，可能与饮食、工作环境等因素有关。秋冬、冬春之交是高发季节。

【病因】

1. 劳累及情绪因素 · 过度劳累及精神紧张是消化道溃疡高发的因素，高强度的工作和压力极易导致溃疡的发生。

2. 饮食因素 · 饮食过饱、剧烈呕吐易导致腹内压骤然增高，引发消化道溃疡穿孔。

3. 药物因素 · 非甾体药物、免疫抑制剂等的应用，易形成消化道溃疡。

4. 不良生活习惯 · 主要是吸烟、饮酒、咖啡等饮品易刺激胃酸分泌，增加消化道溃疡发生风险，引发穿孔。

5. 幽门螺杆菌感染 · 幽门螺杆菌感染与胃、十二指肠溃疡形成密切相关。

6. 其他 · 洗胃、胃肠钡餐检查、胃镜检查和腹部撞击等情况下也可发生。

【发病机制】

胃、十二指肠溃疡的病程是一动态过程，是胃、十二指肠黏膜防御机制和损伤因子之间相互作用的结果。溃疡的反复发作与缓解破坏了胃、十二指肠壁的组织结构，并被纤维瘢痕、肉芽组织和坏死组织所代替，最终穿透肌层、浆膜层形成穿孔。

穿孔分为游离性穿孔（前壁）和包裹性穿孔（后壁），后者亦称慢性穿透性溃疡。急性穿孔后，胃液、胆汁、胰液等消化液和食物溢入腹腔，引起化学性腹膜炎，导致激烈的腹痛和大量腹腔渗出液。由于细菌的繁殖，数小时后转变为化脓性腹膜炎。病原菌以大肠埃希菌、链球菌为多见。化学刺激、细胞外液丢失和细菌毒素的吸收等因素可引起休克。

【诊断思路】

（一）症状　既往有溃疡病史、穿孔前数日溃疡病症状加剧。有情绪波动、过度疲劳、刺激性饮食或服用皮质激素类药物等诱发因素。多在夜间空腹或饱食后突然发作，表现为骤起上腹部刀割样剧痛，疼痛难忍，伴有面色苍白、出冷汗、脉搏细速、血压下降，常伴恶心呕吐，疼痛快速波及全腹。当胃内容物沿右结肠旁沟向下流注时，可出现右下腹疼痛，疼痛也可向右肩部放射。当腹腔有大量渗出液而稀释漏出的消化液时，疼痛可略有减轻。由于继发细菌感染而出现化脓性腹膜炎，腹痛可再次加重。偶尔可见溃疡穿孔和溃疡出血同时发生。溃疡穿孔后病情的严重程度与患者的年龄、全身情况、穿孔部位、穿孔的大小和时间及是否空腹穿孔密切

相关。

（二）体征　可出现腹式呼吸消失，全腹压痛、反跳痛等腹膜刺激征明显，腹肌紧张呈"板样腹"，肝浊音界缩小或消失，有腹腔积液可有移动性浊音，听诊肠鸣音消失或明显减弱。部分患者可出现感染性休克。

（三）实验室检查及辅助检查

1. **血常规及生化检查**·可见白细胞计数增加，血清淀粉酶轻度升高。

2. **超声检查**·可在肝前缘与腹壁间的肝前间隙显示气体强回声，其后方常伴有多重反射。坐位检查，通过肝可以在膈肌顶部与肝之间显示气体回声。

3. **X线立位腹部平片检查**·膈下可见半月形的游离气体影。

4. **腹部CT**·CT被认为是诊断穿孔最灵敏的方式，也是发现穿孔最快速有效的方法。CT表现为腹腔游离气体影。

5. **腹腔穿刺或灌洗**·抽出含胆汁或食物残渣的液体时，可作出诊断。

（四）诊断　既往有溃疡史，突发上腹部疼痛并迅速扩展为全腹疼痛伴腹膜刺激征等上消化道穿孔的特征性临床表现；X线、CT检查腹部发现膈下或腹腔游离气体；诊断性腹腔穿刺抽出液含胆汁或食物残渣，通过症状、体征、影像学检查等可明确诊断。

（五）鉴别诊断　既往无典型溃疡病史者，位于十二指肠或幽门后壁的溃疡穿孔，胃后壁溃疡向小网膜腔内穿孔，老年体弱反应差者的溃疡穿孔，空腹时发生的小穿孔等情况下，症状、体征可不典型，较难迅速作出诊断。须与下列疾病鉴别诊断。

1. **急性胆囊炎**·表现为右上腹绞痛或持续性疼痛伴阵发性加剧，疼痛向右肩部放射，伴畏冷发热。右上腹局部压痛、反跳痛，有时可触及肿大的胆囊，Murphy征阳性。胆囊穿孔时有弥漫性腹膜炎表现，但X线检查膈下无游离气体。B超示胆囊炎或胆囊结石。

2. **急性胰腺炎**·其腹痛发作一般不如溃疡穿孔者急骤，腹痛多位于上腹部偏左并向背部放射。腹痛有一个由轻转重的过程，肌紧张程度相对较轻。血清、尿液和腹腔穿刺液淀粉酶明显升高。X线检查膈下无游离气体，CT、B超提示胰腺肿胀、胰腺周围渗出。

3. **急性阑尾炎**·溃疡穿孔后消化液沿右结肠旁沟流到右下腹，引起右下腹痛和腹膜炎体征，可与急性阑尾炎相混。但阑尾炎一般症状比较轻，体征局限于右下腹，无腹壁板样强直，X线检查无膈下游离气体。

【病情评估】

（一）评分标准

1. **Boey评分**·是一种直接用于预测消化性溃疡穿孔死亡率的评分。通过穿孔发生时间（24小时）、术前休克情况（SBP<100 mmHg）和合并严重疾病（心脏疾病、肺部疾病、糖尿病、肾病、肝功能异常）三个危险因素来预测，每项因素各占1分，3项评分相加总分为0分、1分、2分、3分患者的病死率分别为0、10%、45.5%和100%。

2. **qSOFA评分**·由于消化性溃疡穿孔最终导致腹腔感染的脓毒症结局，qSOFA可早期识别脓毒症，达到提早干预的目的。

（二）风险评估　对于怀疑消化性溃疡穿孔的患者，应迅速进行评估，因为发病率和死亡率随时间显著增加。即使由于病史和体格检查而怀疑消化性溃疡穿孔，也应进行诊断性检查以确认诊断并排除其他可能的病因。典型的病情检查包括实验室检查和影像学检查。

【治疗】

（一）治疗原则 预防脓毒症，清除感染源，控制原发病，恢复胃肠道功能。

（二）治疗措施

1. **一般治疗** · 一旦诊断为消化性溃疡穿孔，应放置胃管，行胃肠减压，以减少胃内容物进入腹腔。开通静脉通道，实行液体复苏。

2. **抗感染治疗** · 早期使用抗生素，选用广谱抗生素，覆盖革兰阴性菌和厌氧菌，可以是第三代头孢菌素和甲硝唑联合使用，β-内酰胺/β-内酰胺酶抑制剂联合使用。

3. **镇痛治疗** · 明确诊断，腹痛剧烈、烦躁不安者应进行镇痛治疗，止痛药物推荐使用盐酸哌替啶。

4. **手术治疗** · 手术仍然是消化性溃疡穿孔的标准治疗方法，且应尽早干预。

（1）单纯穿孔修补缝合术：穿孔时间大于 8 小时，腹腔内感染及炎症水肿严重，有大量脓性渗出物；以往无溃疡史或有溃疡病未经正规内科治疗，无上消化道出血、幽门梗阻病史；十二指肠溃疡穿孔；不能耐受急诊彻底性溃疡手术，为单纯穿孔修补缝合术的适应证。

穿孔修补通常采用经腹手术，穿孔以丝线间断横向缝合，再用大网膜覆盖；也可行腹腔镜手术治疗。对于胃溃疡穿孔患者，需做活检或术中快速病理检查，排除胃癌后方可进行修补。单纯穿孔修补缝合术后溃疡病仍需内科治疗，部分患者因溃疡未愈仍需行彻底性溃疡手术。

（2）彻底性溃疡手术：一次手术同时解决了穿孔和溃疡两个问题。由于操作复杂耗时，手术风险增大，对于有休克、严重的化脓性腹膜炎或合并其他严重疾病者不宜手术。如患者一般情况好，溃疡穿孔在 8 小时之内，或超过 8 小时但腹腔污染不严重；慢性溃疡特别是胃溃疡，曾行内科治疗，或治疗期间穿孔；十二指肠溃疡穿孔修补术后再穿孔；有幽门梗阻或出血史者可行彻底性溃疡手术。

除胃大部切除术外，对十二指肠溃疡穿孔可选用穿孔缝合术加高选择性迷走神经切断术或选择性迷走神经切断术加胃窦切除术。

5. **非手术治疗** · 适用于一般情况良好，症状和体征较轻的空腹小穿孔；穿孔超过 24 小时，腹膜炎已局限；不适用于：伴有出血、幽门梗阻、疑有癌变等情况的患者。主要包括：①持续胃肠减压，减少胃内容物外漏，以利于穿孔的闭合和腹膜炎的消退；②维持水、电解质平衡并给予营养支持；③应用抗生素控制感染；④经静脉给予 H2 受体阻断剂或质子泵抑制剂等制酸药物。

非手术治疗期间应密切观察病情变化，治疗后 6～12 小时腹痛减轻或缓解，腹膜炎体征范围缩小是非手术方法治疗有效的表现；若 6～12 小时腹部体征未见好转或加重，应立即给予手术治疗。

（三）并发症处理

1. **脓毒症** · 脓毒症是胃、十二指肠溃疡穿孔主要并发症，易导致多脏器功能衰竭。因此，对脓毒症要做到早预防、早发现、早干预，早期感染源控制是外科干预脓毒症致病因素的有效措施。液体复苏、早期抗生素治疗都有助于降低脓毒症的发生率和病死率。

2. **穿孔复发** · 主要取决于消化性溃疡的控制，很久以前就开始采用切断迷走神经支配的方法抑制胃酸分泌，迷走神经切断术的手术技术历史悠久，在其应用高峰期，联合幽门成形术或联合胃窦切除术一度是消化性溃疡病治疗的金标准。随后的组胺 H2 受体拮抗剂和质子泵抑制剂的发展,以及发现幽门螺杆菌的参与。这些现代非手术治疗的成功降低了需要手术干预的溃疡相关并发症发生率。在21世纪初穿孔的紧急手术中使用选择性迷走神经切断术已被放弃,转而采用PPI药物治疗和根除幽门螺杆菌感染。胃癌穿孔的发生,仅占所有胃、十二指肠穿孔的0.3%~3%,占所有胃穿孔的10%~16%。一般在非手术治疗6周内行内镜检查了解穿孔部位,确认溃疡愈合,胃活检排除恶性肿瘤。手术治疗对于溃疡穿孔周围取病理也可排除恶性肿瘤。

3. 其他·切口感染、切口裂开、腹壁切口疝、消化道瘘、腹腔脓肿、肠腔粘连梗阻是手术相关并发症,手术方式的选择和新型腔镜内镜及器材的使用减少手术并发症值得探索。

【最新进展】

手术的相关问题

(1) 对于穿孔修补术后腹腔放置引流管但没有证据表明引流可以降低腹腔积液的发生率。相反,放置引流可能导致引流部位的感染,增加肠梗阻的风险。

(2) 内镜在穿孔修补中不断探索发展。TTSC内镜夹可用于<10 mm的医源性穿孔。OTSC吻合夹可用于<15 mm消化性溃疡穿孔的修补。自膨胀式金属支架内支撑引流也可作为新型治疗选择。

(3) 腹腔镜可以诊断急腹症又可以治疗急腹症,故对于疑似消化性溃疡穿孔的情况腹腔镜可以作为诊断和治疗的工具。但腹腔镜对于年龄大于70岁,或穿孔持续时间超过24小时具有局限性。在腹腔镜困难的情况下,需即时改行传统开腹手术。

(4) 对于难以耐受大手术治疗的高危患者,在超声或CT引导下经皮穿刺引流,是一种选择。

(5) 消化性溃疡穿孔一经诊断就具有手术指征,除非患者不适合手术。传统开腹手术和穿孔修补仍是金标准。腹腔镜手术必须具备专业知识的前提下考虑应用。术后必须进行幽门螺杆菌根除治疗防止复发。巨大溃疡或恶性溃疡建议行胃切除术以改善预后。

徐兵　上海交通大学医学院附属第九人民医院
施荣　上海中医药大学附属曙光医院

参考文献

[1] 黎然,谢伟,黎良欢,等.腹腔镜下微创修补术对胃穿孔术后胃肠动力的影响分析[J].中国卫生标准管理,2022,13(03):60-63.
[2] 王海波,陈树伟,刘延军,等.不同手术方式对胃、十二指肠溃疡急性穿孔的疗效研究[J].河北医药,2022,44(03):406-408,412.
[3] 张震,林生力,徐晓玥,等.新型可拆卸内镜吻合夹治疗胃穿孔的临床前动物实验研究(含视频)[J].中华消化内镜杂志,2021,38(06):471-474.
[4] 黄文冲,汤间仪.螺旋CT诊断胃、十二指肠溃疡穿孔的价值探讨[J].现代医用影像学,2020,29(10):1896-1898.
[5] Ahmed G. Sealing the hole: endoscopic management of acute gastrointestinal perforations [J]. Frontline Gastroenterol,2020,11(1):55-61.
[6] 吴治国.CT在胃、十二指肠溃疡穿孔早期诊断的征象及临床价值[J].影像研究与医学应用,2020,4(05):117-119.
[7] 贾志勇,刘文科.腹腔镜微创修补术用于胃穿孔患者的临床研究[J].临床医药文献电子杂志,2019,6(95):81.

第十六节 · 重症急性胰腺炎

急性胰腺炎(acute pancreatitis，AP)是胰腺的急性炎症和组织学上腺泡细胞破坏为特征的疾病，并在不同程度上损害邻近组织和其他脏器系统。其临床表现为腹痛、恶心及呕吐，伴有血淀粉酶、脂肪酶升高，或伴有胰腺炎症、水肿或坏死的影像学表现。AP 分为轻症和重症，目前又将重症进一步区分为中度重症急性胰腺炎(MSAP)和重症胰腺炎(SAP)。MSAP 临床转归较好、病死率较低，不同于病死率较高的 SAP。MSAP 发病初期如治疗不及时或不得当可转变为 SAP。MSAP 与 SAP 的主要区别为器官功能衰竭持续时间不同，MSAP 为短暂性(≤48 小时)，SAP 为持续性(>48 小时)。约 20%的患者出现 MSAP 或 SAP，伴有胰腺或胰腺周围组织坏死或器官衰竭，或两者兼有，死亡率高达 20%～40%。

【病因分类】

引起重症急性胰腺炎的病因很多。

1. 分类 · 见表 3-16-1。

表 3-16-1 急性胰腺炎分类

轻症急性胰腺炎
无器官功能衰竭
无局部并发症
中重症急性胰腺炎
局部并发症和(或)
短暂性器官功能衰竭<48 小时
重症急性胰腺炎
持续性器官功能衰竭>48 小时

2. 常见病因 · 胆道疾病、酒精和高脂血症，约占 70%。胆道疾病是 SAP 的主要病因，占 58.7%。高脂血症性胰腺炎(HLP)的发生与血清胆固醇水平无关，而与血清三酰甘油(TG)水平显著升高密切相关，故又称为高血清三酰甘油血症性胰腺炎(HTGP)。近年来，HTGP 发病率呈上升趋势，并往往导致更为严重的临床过程。

3. 其他病因 · 约占 10%，包括自身免疫性、先天性、医源性感染、代谢性坏死性、梗阻性、中毒性、创伤性、血管源性等。

4. 特发性 · 指经各项检查仍不能确定病因者。

【发病机制】

正常情况下，胰腺腺泡细胞内蛋白酶的形成与分泌过程处于与细胞质隔绝状态。胰腺实质与胰管、胰管与十二指肠之间存在压力差,胰液的分泌压大于胆汁分泌压,一般情况下,十二指肠液和胆汁不会反流进入胰腺,激活胰酶。同时,正常胰管具有黏膜屏障作用,可以抵挡少量蛋白酶的消化作用。如胆汁中的细菌等有害因子破坏了胰管的黏膜屏障后,胰腺就有可能因各种自身酶的消化而产生炎症。另外,胰腺有多种机制应对酶原的自体激活,如胰腺分泌小粒中存在胰腺分泌胰蛋白酶抑制剂(PSTI),可与胰蛋白酶的活化位点 1∶1 结合,抑制其活性。一旦造成胰管阻塞,刺激胰酶分泌的作用突然增加,感染的胆汁或十二指肠液侵入腺泡等因素,均可导致胰管内压增加、腺泡破裂,暴发性地释放出所有胰酶,包括蛋白酶、脂肪酶和淀粉酶等,从而造成了胰酶的自身消化。此外,许多酶系统也被激活:①胶原酶可使炎症扩散;②弹性硬蛋白酶可损害血管壁引起出血;③蛋白水解酶复合体可使组织坏死进一步蔓延扩散;④脂肪酶可以使胰周脂肪组织(如肠系膜根部、小网膜囊、腹膜后间隙、肾床、主动脉两侧、盆腔等)形成脂肪坏死区。钙离子和坏死的脂肪结合形成皂化斑,这是血钙下降的原因之一。同时,胰腺本身的坏死组织分解溶化后可产生血管活性物质,如血管舒缓素、激肽及前列腺素等,使周围血管张力降低,加上胰周大量液体渗出、血容量锐减、血压下降均可进一步造成循环功能紊乱及肾脏损害。

胰酶导致炎症介质的激活使血管渗漏、低血容量、多器官功能损害。研究证明,急性胰腺炎受损的胰腺组织作为抗原或炎症刺激物,激活了巨噬细胞而释放出炎症介质,造成细胞因子网络和免疫功能紊乱,很可能就是急性胰腺炎从局部病变迅速发展为全身炎症综合征(SIRS)及多系统器官衰竭的重要原因。

【诊断思路】

(一) 症状

1. **腹部症状**·突然发作腹痛,30 分钟内疼痛达高峰;发病常与饱餐、酗酒有关。腹痛多位于中及左上腹部甚至全腹部,部分患者腹痛向背部放射。腹痛呈钝痛或锐痛,持久而剧烈,腹胀逐渐加重。

2. **伴随症状**·可伴恶心、呕吐、腹胀、黄疸、发热、神志改变。

3. **局部并发症**·依据胰腺周围的液体积聚情况将 AP 分为:①急性胰周液体积聚(APFC):为均匀的没有壁的胰腺周围液体积聚,被正常的解剖平面所限制,通常会自发消退;②胰腺假性囊肿(PPC):是一种周围有清晰壁的液体聚集物,不含固体物质;③急性坏死物积聚(ANC):胰腺和胰腺周围组织急性坏死,无明确的组织壁;④包裹性坏死(WON):ANC 的发病大约 4 周后,囊性边缘出现在脂肪坏死病灶,WON 形状不规则,不仅可延伸至胰周组织和结肠系膜,还可延伸至结肠旁沟。根据局部渗液有无坏死又分为 APFC 和 ANC。

4. **全身并发症**·包括脓毒症、急性呼吸窘迫综合征(ARDS)、器官功能衰竭(organ failure,OF)、腹腔内高压或腹腔间隔室综合征(ACS)、全身感染、胰性脑病。

(二) 体征

(1) 患者通常表现为腹胀伴肠鸣音减弱。可出现肌肉紧张、压痛、反跳痛等腹膜刺激三联征。三联征可局限于左上腹,也可累及整个腹腔。

(2) 部分患者可在上腹部扪及块状肿物,常为急性胰腺假性囊肿或脓肿,一般见于起病 4 周以后。同时部分患者有假性肠梗阻、胸腔积液和腹水的表现。

(3) 重症患者可出现皮下青紫表现,两肋间为 Grey-Tuner 征(由于血性液体从肾旁间隙后渗透至腰方肌后缘,再通过肋腹部筋膜流至皮下);脐部为 Cullen 征(由于后腹膜出血渗入镰状韧带,随后由覆盖于韧带复合体周围的结缔组织进入皮下)。

(三) 实验室检查及辅助检查

1. 血淀粉酶·血清淀粉酶于起病后 2～12 小时开始升高,48 小时开始下降,持续 3～5 天。血清酶活性高低与病情程度无相关性。

2. 脂肪酶·血清脂肪酶于起病后 24～72 小时开始升高,持续 7～10 天,其敏感性和特异性略优于淀粉酶。

3. 血清标志物·C 反应蛋白发病后升高,提示胰腺组织坏死。动态测定 IL-6 水平增高提示预后不良。

4. 血钙·血钙值的明显下降提示胰腺有广泛脂肪坏死,血钙<1.75 mmol/L 提示预后不良。

5. 其他·可见血清胆红素和转氨酶、碱性磷酸酶的水平增高,与胰腺发炎压迫胆总管,或病变严重时伴随非梗阻性胆汁淤积有关;白蛋白从腹膜后炎症区和腹膜表面外渗,可使血中白蛋白水平减低。

6. B 超·重症胰腺炎时,胰腺实质肿胀,失去正常形态,内部回声不规则。可表现为回声减弱或增强,或出现无回声区,回声的改变取决于胰腺坏死和内出血的情况。还可用于判断有无胆道结石和胰腺水肿、坏死。

7. 腹部 CT·能确切显示胰腺解剖,是诊断急性胰腺炎的标准方法,可确定急性胰腺炎是否存在及其严重程度及有无局部并发症,鉴别囊性或实质性病变,判断有无出血坏死,评估炎症浸润的范围,且不受肠道气体的干扰。平扫 CT 对坏死性胰腺炎诊断的敏感性较低,增强 CT 敏感性明显提高。

【病情评估】

(一) 影像评分系统

1. 改良 Balthazar-CTSI 评分·见表 3-16-2。

表 3-16-2　改良 Balthazar-CTSI 评分

胰腺形态		胰腺坏死		胰腺外并发症	
严重程度	评分	严重程度	评分	严重程度	评分
正常胰腺	0分	无	0分	无	0分
胰腺和(或)胰周炎性改变	2分	坏死范围≤30%	2分	胸腔积液、腹水、胃流出道梗阻	2分
单发或多个积液区或者胰周脂肪坏死	1分	坏死范围≥30%	4分	假性囊肿出血　脾静脉或门静脉血栓形成等	
小计		小计		小计	
总分 =					

注:CT 评分≥4 分考虑为 MSAP 或 SAP。

该评分系统可以直观地从影像上评判胰腺局部炎症的范围、胰周液体积聚、胰腺坏死的发生、胰腺脓肿的形成,以决定是否进行外科手术或内镜下干预治疗。若发现胆结石等征象,有助于明确胰腺炎病因。在疾病恶化时,积极复查腹部 CT,能为临床医师提供重要线索。但是,胰腺坏死在发病初期可以不出现,制约了 CTSI 于发病早期对病情严重程度的评估。腹部增强 CT 检查较昂贵,且当患者出现肾衰竭或对比剂过敏时,平扫 CT 对间质与坏死的区别不佳,影响 CTSI 的评分结果。

2. 增强 CT 评分——MCTSI 评分 · 见表 3 - 16 - 3。

表 3 - 16 - 3 MCTSI 评分

胰腺形态	正常胰腺	0 分
	胰腺/胰周炎性改变	2 分
	单发/多个积液区 胰周脂肪坏死	4 分
胰腺坏死	无	0 分
	坏死范围≤30%	2 分
	坏死范围>30%	4 分
胰腺外并发症	无	0 分
	胸/腹水;胃流出道梗阻;假性囊肿出血;门静脉血栓形成	2 分

注:CT 评分≥4 分,考虑 MSAP/SAP。

临床意义:①胰腺增强 CT 检查(胰腺 CT 检查最佳时间为 AP 发病后 48~72 小时)被认为是评价 AP 严重程度、坏死范围、局部并发症及临床预后的金标准,能直观地从影像上评判胰腺局部炎症的范围、胰周液体积聚、胰腺坏死的发生、胰腺脓肿的形成,以决定是否进行外科手术或内镜下干预治疗;②若发现胆结石等征象,有助于明确胰腺炎病因;③疾病恶化时积极复查腹部 CT,能为临床医师提供重要线索。

MCTSI 评分局限性:①胰腺坏死在发病初期可以不出现,制约了 CTSI 于发病早期对病情严重程度的评估;②当患者肾衰竭或造影剂过敏时,无法行胰腺增强 CT 检查,影响 CT 评分的应用和准确性;③由于胰腺坏死不能在 AP 早期出现,因此英国胃肠学协会建议对 SAP 患者在入院后的 3~10 天行动态增强 CT 检查,但此举可能会加重患者的经济负担及病情。

(二) 床旁急性胰腺炎严重度评分(BISAP 评分) 见表 3 - 16 - 4。

表 3 - 16 - 4 BISAP 评分

项 目	指 标	评分(有 = 1 分,无 = 0 分)
B	BUN>25 mg/dL(9 mmol/L)	
I	神志异常(Glasgow 昏迷评分<15 分)	
S	SIRS(至少具备以下两项) 1. T<36℃ 或>38℃ 2. R>20 次/分或 PCO_2<32 mmHg 3. P>90 次/分 4. WBC>12×10^9/L 或<4×10^9/L	
A	年龄>60 岁	
P	胸腔积液	
总分 =		

注:BISAP≥3 分考虑为 MSAP 或 SAP。

床旁急性胰腺炎严重度评分(bedside index for severity in acute pancreatitis，BISAP)是2008 年提出的新的简单易行、准确度高的急性胰腺炎评估标准。通过急性胰腺炎患者的分类和回归树分析，根据住院死亡风险的不同，确定了 5 个预测住院病死率的变量：血尿素氮(BUN)、精神神经状态异常(impaired mental status)、全身炎症反应综合征(SIRS)、年龄(age)、胸腔积液(pleural effusion)，由这 5 个变量首字母的缩写命名为 BISAP 评分，并规定BISAP 评分≥3 分考虑为 MSAP 或为 SAP。BISAP 评分最突出优点是简便易行，仅由易获取的 5 项指标构成，且不需要额外计算。5 项指标中唯一的主观性指标为 Glasgow 昏迷指数，BISAP 将其简化为，只要出现定向力下降或其他精神行为异常即为阳性。其次，可以在病程中多次进行 BISAP 评分，动态监测病情变化。

BISAP 系统可用于住院 48 小时内的任何时间，虽仅有 5 个参数，但对于预后评估的准确性与 Ranson 标准相似。

（三）严重程度评分(Ranson 评分) 见表 3 - 16 - 5。

表 3 - 16 - 5　Ranson 评分

入院时	年龄>55 岁	WBC>16×10^9/L	血糖>10 mmol/L	LDH>350 U/L	AST>250 U/L	总计
入院后 48 小时内	HCT 下降>10%	BE>4	BUN>1.8 mmol/L	液体丢失>6 L	血钙<2 mmol/L	PaO$_2$<60 mmHg	

注：Ranson≥3 分考虑为 MSAP 或 SAP(每点符合计 1 分，入院时及入院后分别累计)。

Ranson 标准是最为人所熟知的重症胰腺炎的评估标准，为第一个急性胰腺炎评分系统，始用于 1974 年，基于 11 项客观指标(5 项为入院前指标，6 项为发病第 48 小时指标)，目前仍是临床大规模应用的评分标准之一，可用于胆源性和非胆源性胰腺炎的评价，预测 SAP 的总敏感性为 57%～85%，特异性为 68%～85%，对胆源性胰腺炎预测率欠佳。随着急性胰腺炎严重程度升高，Ranson 评分随之升高。当<3 分时，急性胰腺炎相关病死率为 0，当>6 分时，病死率>50%，且多伴有坏死性胰腺炎，然而在 3～5 分的评分区间，评分和严重程度的相关性欠佳。其不包含器官衰竭评价，患者入院时伴有器官衰竭者较无器官衰竭者的病死率明显升高。其不足还在于：指标过多，操作复杂，需进行 2 次评估，一些指标受治疗等因素的影响，不能重复应用，缺乏评估的动态性与连续性。

【治疗】

（一）治疗原则　以内科治疗为主，抑制胰腺分泌，镇痛，脏器功能支持治疗等。部分胆源性胰腺炎、坏死性胰腺炎在治疗过程中出现病情进展，可行外科介入治疗。

（二）内科治疗

1. **禁食和胃肠减压**·可减少胰腺分泌，减少胃酸的刺激及减轻胀气和肠麻痹。

2. **液体复苏**·由 SIRS 引起毛细血管渗漏综合征(CLS)，导致液体成分大量渗出造成容量丢失与血液浓缩。早期液体复苏是为了优化组织灌注目标，无须等到血流动力学恶化。由于液体超负荷会产生有害影响，因此应通过频繁重新评估血流动力学的状态来指导液体给药。等渗晶体液是首选。对于需要快速复苏的患者可适量选用代血浆制剂，补液速度控制在250～500 mL/h。

3. 止痛·疼痛是 AP 的主要症状,缓解疼痛是临床首要任务。所有 AP 患者在入院 24 小时内都必须接受某种形式的镇痛治疗。在大多数医院中,对非插管患者,盐酸二氢吗啡酮优于吗啡或芬太尼。对于那些需要长期大剂量阿片类药物治疗的重症和急性危重症胰腺炎患者,可考虑使用硬膜外镇痛。由于仍不能确定首选镇痛剂和最佳给药方法,因此,当前推荐最好按照围手术期最新的急性疼痛管理指南操作。

4. 腹内高压的处理·对于大量输液、SAP 合并肾脏和呼吸系统并发症及 CT 发现大量腹腔积液的患者,建议常规测量腹内压(IAP)。IAP≥12 mmHg 持续或复发时,应及时控制 IAP,包括限制输液、适度镇痛镇静、胃肠减压、引流腹水、改善胃肠道动力、导泻(生大黄、甘油、芒硝、硫酸镁、乳果糖)等促进肠道蠕动,中药外敷减轻肠道水肿,新斯的明足三里穴位注射促进麻痹性肠梗阻患者的肠蠕动;若考虑液体超负荷,可限制液体摄入,利尿或血液超滤,改善腹壁顺应性及循环管理。伴严重器官功能衰竭且保守治疗无效时,可考虑手术减压。

5. 抑制胰腺外分泌及胰酶抑制剂的应用·是否使用生长抑素和胰酶抑制剂,国内外指南存在差异,《中国急性胰腺炎诊治指南》认为生长抑素及其类似物(奥曲肽)可以通过直接抑制胰腺外分泌而发挥作用,对于预防 ERCP 术后胰腺炎也有积极作用。H2 受体拮抗剂或质子泵抑制剂可通过抑制胃酸分泌而间接抑制胰腺分泌,还可以预防应激性溃疡的发生。均主张在 SAP 时应用。蛋白酶抑制剂(乌司他丁、加贝酯)能够广泛抑制与 AP 发展有关胰蛋白酶、弹性蛋白酶、磷脂酶 A 等的释放和活性,还可稳定溶酶体膜,改善胰腺微循环,减少 AP 并发症,主张早期足量应用。由于缺乏多中心大样本临床研究的数据,2013 年 ACG、2013 年 IAP/APA 并未就此给出明确建议。

6. 抗生素·无感染的急性胰腺炎不推荐静脉使用抗生素预防感染,伴有感染的 MSAP 及 SAP 应常规使用抗生素。选择抗生素应注意:①抗菌谱广,因为每一病例都可分离出数种病原菌;②对主要病原菌应有强大的杀灭、抑制作用;③兼顾厌氧菌,推荐方案为碳青霉烯类、第三代头孢菌素联合抗厌氧菌药物、青霉素联合 β-内酰胺酶抑制剂。疗程 14 天,可根据病情延长应用时间。临床上无法用细菌感染来解释发热等表现时,应考虑真菌感染的可能,可经验性应用抗真菌药物,同时进行血液或体液真菌培养。

7. 营养支持·营养支持对保护肠黏膜屏障功能、降低感染等并发症十分重要,应贯穿中度重症急性胰腺炎及重症急性胰腺炎的整个治疗。在血流动力学稳定和胃肠功能恢复情况下,应适时过渡到肠内营养。发生中度重症及重症急性胰腺炎时,炎症反应、肠道菌群失调和肠黏膜上皮细胞过度凋亡等因素可导致肠黏膜损伤,进而发生肠道衰竭,导致细菌及内毒素易位,肠源性细菌形成胰腺及胰腺周围组织继发感染与脓毒症,与多脏器衰竭(MOF)的发生密切相关。因此,肠道衰竭被称为 MOF 的"发动机"、肠内营养是防止肠道衰竭的重要措施,可维持肠道屏障功能,增加肠黏膜血流灌注和促进肠蠕动,避免肠道菌群易位,维持肠道内细菌平衡,改善肠道通透性,限制由肠道介导的全身炎症反应。

8. 糖皮质激素·一般不用,除非出现重要脏器严重并发症,常用甲基泼尼松龙,40～80 mg/d,静脉滴注,每天 1～2 次。

9. 中药·常用大承气汤和生大黄。生大黄对胰蛋白酶、胰脂肪酶、胰淀粉酶有明显的抑制作用,并有止血和降低血管通透性的作用,防止休克发生,并可改善胰腺的血液循环;所含的番泻苷甲可促进肠道排空以减少胰腺分泌。

10. **血浆置换** · 如有严重高脂血症,可用血浆置换法降低血中三酰甘油含量,尽量降至 5.65 mmol/L 以下。对于高脂血症急性胰腺炎,要限用脂肪乳剂,避免应用升高血脂的药物。

11. **其他治疗** · 重症急性胰腺炎患者腹腔积液中含有大量血管活性物质及毒性细胞因子,促发胰腺炎恶化和全身病理生理损伤。可采用腹腔镜下腹腔灌洗。

(三) 外科治疗

1. **内镜治疗** · 对疑有胆源性胰腺炎的患者早期进行 ERCP,可清除胆管结石、恢复胆流,并减少胆汁性胰腺炎的反流,使患者病情迅速改善并减少复发,疗效优于传统常规治疗。急诊 ERCP 的适应证:①急性胆源性胰腺炎(AGP)患者不推荐做常规 ERCP;②AGP 伴胆管炎者推荐做 ERCP;③AGP 伴胆总管梗阻者推荐做 ERCP;④对于预测有进展为重症 AGP,但无胆管炎或胆总管梗阻的患者,目前不推荐急诊 ERCP。没有证据支持所有 AGP 患者应接受常规 ERCP。也没有证据表明患者的最终结果会取决于对 AGP 严重程度的预测。对患有胆管炎的患者,早期常规 ERCP 可显著降低病死率及局部和全身并发症。

2. **手术治疗** · 对胰腺局部并发症继发感染或产生压迫症状,如消化道梗阻、胆道梗阻等,以及胰瘘、消化道瘘、假性动脉瘤破裂出血等需手术治疗。胰腺及胰周无菌性坏死积液无症状者无须手术治疗。外科干预的指征:①因相同指征接受经皮/内镜手术后的进一步治疗;②腹腔间隔室综合征(abdominal compartment syndrome,ACS);③血管内治疗不成功导致的急性进行性出血;④AP 期间肠缺血或急性坏死性胆囊炎;⑤肠瘘蔓延导致胰周积聚。当经皮或内镜方法不能改善患者病情时,应考虑进一步手术。ACS 应首先采用保守方法进行治疗。如果保守方法无效,应考虑剖腹手术减压。如果血管内治疗不成功,SAP 的出血性并发症可能需要手术干预。

目前,国内外学者对 SAP 手术时机已有一定共识:①发生感染坏死的 SAP 患者,若生命体征稳定,应首选非手术治疗;②感染不是手术的绝对指征,在严密的观察下尽量延迟手术时间(4 周),但也应避免错过最佳时机。

【最新进展】

(一) **经皮/内镜引流指征** 临床表现有恶化迹象或强烈怀疑感染坏死性胰腺炎是进行干预(经皮/内镜引流)的指征。发病 4 周后:①进行性器官衰竭,无感染性坏死迹象;②因大块包裹性坏死性物质积聚导致的进行性胃流出道,胆道或肠道梗阻;③胰管离断综合征;④有症状的或增大的假性囊肿。发病 8 周后:进行性的疼痛和(或)不适。

坏死性胰腺炎的干预最好是在坏死已被包裹后进行,通常在疾病发作 4 周后。尽管少数患者仅用抗生素就能痊愈,但有迹象或强烈怀疑感染性坏死的有症状患者,需要干预。当患者病情恶化时,建议从经皮或内镜引流开始升阶梯治疗。当器官功能异常持续 4 周以上时,应考虑采取干预措施。包裹性坏死物积聚或假性囊肿可能导致症状和(或)机械性梗阻,如果炎症消退时症状和梗阻不能消除,就需要采取升阶梯治疗。有症状的胰管断裂可导致胰周积聚,是干预的指征。

(二) **手术策略** 经皮导管引流可作为坏死性胰腺炎的主要治疗方法,将以后可能需要的外科手术推迟到更有利的时机。微创策略(如微创升阶梯疗法、电视辅助腹膜后清创术或内窥镜法)可减少术后新发器官衰竭,但需要干预的次数更多。然而,并没有发现病死率的差异。应注意患者、器官衰竭、坏死的大小和定位存在显著的异质性。而且手术技术和干预指征也不统一。所以建议由多学科专家制订个性化手术策略。

陈怡　上海交通大学医学院附属仁济医院

参考文献

［1］中华医学会外科学分会胰腺外科学组.急性胰腺炎诊治指南(2014)［J］.中国实用外科杂志,2015,35(1):4-7.

［2］Werge M，Novovic S，Schmidt P N，et al. Infection increases mortality in necrotizing pancreatitis：a systematic review and meta-analysis［J］. Pancreatology, 2016,16(5):698-707.

［3］Arvanitakis M，Dumonceau J M，Albert J，et al. Endoscopic management of acute necrotizing pancreatitis：European Society of Gastrointestinal Endoscopy（ESGE）evidence-based multidisciplinary guidelines［J］. Endoscopy，2018,50(5):524-546.

［4］Working Group IAP/APA/APG Acute Pancreatitis Guidelines. IAP/APA evidence-based guidelines for the management of acute pancreatitis［J］. Pancreatology, 2013,13(4):e1-15.

［5］Peery A F，Dellon E S，Lund J，et al. Burden of gastrointestinal disease in the United States：2012 update［J］. Gastroenterology，2012,143(5):1179-1187.

［6］Yadav D，Lowenfels A B. The epidemiology of pancreatitis and pancreatic cancer［J］. Gastroenterology, 2013,144(6):1252-1261.

第十七节 · 急性重症胆管炎

急性重症胆管炎（acute sever cholangitis，ASCT）即急性梗阻性化脓性胆管炎（acute obstructive suppurative cholangitis，AOSC），是一种严重的胆管疾病，常伴有胆管内压升高，本病多因胆管结石、肿瘤、蛔虫、狭窄或胰腺炎继发胆管梗阻和感染所致。临床上以右上腹痛、寒战发热、黄疸、休克和精神异常症状为特征（Reynolds 五联征），可并发脓毒症、内毒素血症及多脏器功能衰竭，本病仍是胆道良性疾病死亡的首要原因。

本病好发于 50～60 岁，具有显著的潜在死亡率和发病率，病死率为 20%～23%，老年人的病死率更高，尤其是在如果不加以治疗的情况下。据报道，非手术病例死亡率可高达 88%。

【病因】

1. **梗阻因素** · ASCT 发病 90% 以上为胆总管和十二指肠乳头部梗阻所致，以肝内外胆管结石、肿瘤、蛔虫，以及硬化型胆管炎远端瘢痕、胰腺炎、壶腹周围癌、乳头部病变致胆管狭窄为常见。

2. **感染因素** · 以大肠埃希菌最为常见，其次以肺炎克雷伯杆菌、产气杆菌、变形杆菌、铜绿假单胞菌、葡萄球菌及粪链球菌等常见。

【发病机制】

本病的病理生理过程是胆管梗阻合并细菌感染，胆道内压增高，达到一定程度时破坏了胆-血屏障，导致细菌和毒素通过胆管-静脉反流进入血液引起脓毒症、内毒素血症和多脏器衰竭（MOF）。此外，还存在肠源性内毒素血症，由于胆管梗阻时胆汁不能正常地进入肠道，肠道内因缺乏胆盐而发生菌群失调，产生内毒素的革兰阴性菌迅速繁殖，大量的内毒素生成并经门静脉与淋巴（胸导管）进入外周血液循环，此即肠源性内毒素血症的形成与发展过程。

【诊断思路】

（一）**症状** 患者既往多有胆道系统相关疾病史，以胆结石多见，常反复发作，此次发病急骤，病情进展快，绝大多数患者具有最典型的表现是夏科（Charcot）三联征，即上腹痛、寒战、高热及黄疸，腹痛性质可因原发病不同而各异，如胆总管结石、胆道蛔虫多为剧烈的绞痛，肝管狭窄、胆道肿瘤梗阻则可能为右上腹、肝区的剧烈胀痛。黄疸程度则与梗阻位置、病程持续时间相关。发热多为高热，一般在 39℃ 以上，甚至达到 40～41℃。

此外，多数人合并血压低或偏低，病情进一步发展时可出现休克及精神症状（烦躁不安、神志淡漠、意识障碍、昏迷等），与夏科三联征合称为雷诺尔德（Reynold）五联征，其出现率为 20%，严重者可出现感染性休克，甚至数小时内发生死亡。

（二）**体征** 查体常有右上腹部或剑突下局限性压痛明显，伴发胆囊炎时则有胆囊肿大及压痛。有时出现右上腹肌紧张、肝大及触痛、Murphy 征阳性。

（三）实验室检查及辅助检查

1. **实验室检查**·白细胞计数显著升高,常高于 $20 \times 10^9/L$,中性粒细胞明显增多,其上升程度常与胆道感染的严重程度成比例。并发脓毒症时,可出现血小板计数降低、酸中毒、低血钾、低血钠、低血氯和低血钙,少部分可有低血镁,血培养、胆汁培养阳性率高。血清胆红素升高且以结合胆红素为主。

2. **B 超检查**·临床操作简单,对胆总管结石的诊断准确性在 64% 左右。可显示肝内外胆管扩张及由胆石形成的光团。

3. **CT 扫描**·可显示肝内、外胆管扩张并对含钙多的结石诊断率达 88%。

4. **内镜下逆行胰胆管造影术(ERCP)和经皮肝穿刺胆管造影(PTC)**·对诊断胆总管结石的准确率高达 90% 以上,可在 B 超检查不能确定胆管结石时进行。ERCP 因其同时可行治疗,目前作为首选检查。

5. **磁共振胰胆管造影(MRCP)**·无创伤,能准确显示胆总管梗阻部位,可诊断出 90% 以上的胆总管结石。

6. **超声内镜**·可显示肝外胆管扩张,对于较小的胆管结石有较高的检出率。

（四）诊断标准

1. 中华外科学会确定的 ASCT 的诊断标准

（1）Reynold 五联征。

（2）无休克者,应满足以下 6 项中的 2 项即可诊断:①精神症状;②脉搏>120 次/分;③白细胞计数>$20 \times 10^9/L$;④体温>39℃或<36℃;⑤胆汁为脓性或伴有胆道压力明显增高;⑥血培养阳性或内毒素升高。

这一诊断标准可以对大多数 ASCT 患者做出诊断,但对一些临床症状不典型的老年患者,此标准对 ASCT 的诊断敏感性会有所下降。

2. 急性重症胆管炎的诊断标准(2018 年,东京)·将急性胆管炎合并>1 个器官功能不全诊断为 ASCT。器官功能不全包括:①心血管功能障碍:低血压需要多巴胺≥5 μg/(kg·min)或使用去甲肾上腺素;②神经系统功能障碍:意识障碍;③呼吸功能障碍:氧合指数(PaO_2/FiO_2)<300 mmHg;④肾功能障碍:少尿,血肌酐>176.8 μmol/L;⑤肝功能不全:凝血酶原时间国际标准化比值>1.5;⑥微循环障碍:血小板<$100 \times 10^9/L$。

【病情评估】

华西医科大学根据对 1 635 例急性梗阻性化脓性胆管炎的分析,将病情分成四级。

（1）Ⅰ级:单纯急性梗阻性化脓性胆管炎。

（2）Ⅱ级:感染性休克。

（3）Ⅲ级:肝脓肿。

（4）Ⅳ级:多脏器功能障碍综合征。

病情分级有利于对病情的判断和在不同组别之间治疗效果的比较。

【治疗】

（一）**治疗原则** 一旦确诊 ASCT,应立即给予抗感染、抗休克、纠正酸碱失衡和水电解质紊乱等对症支持治疗,急诊减压引流是救治该病的最重要,也是最基础的治疗措施,临床上对胆道梗阻进行减压引流的办法多样,应按照病情严重程度,选择最合理的时机及最合适的办法解除胆道梗阻。

(二) 治疗方法

1. 解除胆道梗阻,减压引流

（1）ERCP：首选方法,与外科手术引流及经皮胆管引流相比,ERCP 具有创伤性小、安全性高、并发症少等多种优势,对于重症无法搬运的患者,甚至可以床边进行。主要包括 2 种方案：①经内镜鼻胆管引流（ENBD）：无须麻醉及开腹手术,操作简单、时间短,对患者耐受力要求低,具有早期、微创的特点,能迅速有效地解除胆管梗阻,在急性期度过后,还可以通过导管行胆道造影,以对胆管内病变部位和范围作出相对准确的判断；②内镜下胆管内支架置入：胆管恶性肿瘤所致的 ASCT,可在内镜下放置胆管内支架进行引流,效果与 ENBD 相当,同时由于是内引流,不易引起胆盐丢失,也不易引起电解质紊乱,但其缺点是容易再次发生堵塞,支架有移位风险。

（2）经皮经肝胆管外引流（PTCD）：为迅速有效降低胆管内压力的非手术疗法,多应用于 ERCP 引流失败后,或梗阻部位位于肝门部以上,ERCP 难以引流的。本法常在 B 超、X 线或 CT 引导下进行,操作简单,如引流畅通,有效性不亚于手术引流,还可以对病灶滴注有效抗生素,但其缺点在于该治疗属于创伤性操作,有一定并发症,常见的为出血。

（3）外科手术置"T"形管外引流：是传统疗法,手术创伤大,虽可迅速有效地达到减压目的,但手术风险大及术后并发症多,因此在条件允许的情况下,应尽可能选择 ERCP 或 PTCD。

（4）内镜超声引导下胆道引流（EUS－BD）：最新研究认为,EUS－BD 可作为一种新的技术,其传统术式包括：①内镜超声引导下胆道会师术（EUS－RV）；②内镜超声引导下经腔内胆汁引流,包括肝胃吻合（EUS－HGS）、胆总管十二指肠吻合术（EUS－CDS）、肝肠吻合术（EUS－HDS）；③内镜超声引导下顺行胆汁引流（EUS－AG）；④内镜超声引导下胆道穿刺外引流术。当 ERCP 失败或由于手术解剖改变而无法使用常规方法进行壶腹引流时,可以使用这种方法,在随机对照试验和 Meta 分析的结果中,比较了 EUS－BD 与 PTCD 作为 ERCP 外的另一种引流技术,技术成功率和临床成功率大致相同,为 90%～100%,可作为 ERCP 插管失败后一种有效的挽救生命的内窥镜胆管减压手术,可缩短手术时间并预防 ERCP 术后胰腺炎,特别是在急性梗阻性化脓性胆管炎引起的脓毒症患者中。

2. 控制感染 · ASCT 致病菌多为革兰阴性肠道细菌,以杆菌为主。需氧菌包括大肠埃希菌、变形杆菌及铜绿假单胞菌等,常为需氧菌与厌氧菌混合感染,特别是在病程后期,因此治疗上应予兼顾。抗感染常常是治疗的第一步,对于合并感染性休克的患者,应在入院后 1 小时内进行抗菌治疗,目前以 β-内酰胺酶抑制剂的复合物或碳青霉烯类作为首选,亦可选择第三、四代头孢菌素,静脉滴注甲硝唑对厌氧菌有良好效果。

近年来,由于临床上新型广谱强效抗生素的不断使用,胆道细菌谱可能发生变化,近年许多研究探讨了肠杆菌科的耐药性,特别是产广谱 β-内酰胺酶和碳青霉烯酶的肠杆菌。因此,所有重症胆管炎的患者均应胆汁培养,其革兰阴性杆菌阳性率在 28%～93%,随后依据胆汁培养及药敏鉴定的结果,有针对性地进行调整,静脉注射抗生素的时间一般是 7～10 天,具体时间取决于治疗效果和胆道引流情况。最新研究发现,对于进行有效的胆道引流术后的患者,抗感染治疗时间小于 3 天的,其复发胆管炎的发生率在 0～26.8%,与更长时间抗感染治疗的复发率相当,尤其是胆总管结石引起的胆管炎,在充分胆道引流术后,抗感染时间建议小于3天。

对于重症患者可同时采用血液净化,去除血液中的炎症介质,抑制全身炎症反应综合征,改善微循环,纠正酸碱度,稳定内环境,避免出现多器官功能障碍综合征。

还可选择中药治疗,"清解灵"能清除肠源性内毒素,同时提高单核-吞噬细胞系统吞噬功能。

(三)并发症防治 ASCT 是导致良性胆道疾病患者死亡的最主要原因,死亡率一般在25%左右,早期诊断和采取必要的手术处理的情况下,死亡率有所降低。引起死亡的最常见原因是由胆道感染所致的 MODS,器官衰竭发生频率的顺序常为肝、肾、肺、胃肠道、心血管、凝血系统、中枢神经系统,而死亡率高低与受累器官数成正比。最重要的预防措施是及时掌握手术引流胆道的时机,避免过多地依赖抗生素造成手术时机延误。

【最新进展】

最新研究提出,EUS-BD 可作为一种新的技术,其传统术式包括:①内镜超声引导下胆道会师术(EUS-Rendezvous,EUS-RV),该方法适用于内镜可达十二指肠乳头部而常规ERCP 失败的病例;②内镜超声引导下经腔内胆汁引流,包括肝胃吻合(EUS-hepatogastrostomy,EUS-HGS)、胆总管十二指肠吻合术(EUS-choledochoduodenostomy,EUS-CDS)、肝肠吻合术(EUS-hepatoduodenostomy,EUS-HDS),该方法的适应证为不可切除的恶性梗阻患者;③内镜超声引导下顺行胆汁引流(EUS-antegrade,EUS-AG),该技术适用于外科手术后解剖结构变化或者上消化道梗阻患者,内镜到达该部分患者的胆管开口常较困难;④内镜超声引导下胆道穿刺外引流术。当 ERCP 失败或由于手术解剖改变而无法使用常规方法进行壶腹引流时,可以使用这种方法。

EUS-BD 与 ERCP 相比,优势包括:①ERCP 术后发生医源性胰腺炎是发生最多的不良事件,EUS-BD 术后发生医源性胰腺炎概率较低;②ERCP 植入支架后,更易发生肿瘤长入,而 EUS-BD 支架再干预倾向低;③EUS-BD 术后因胆肠瘘的形成,发生因支架功能障碍引起的胆汁引流障碍可能性更小,部分术式甚至可不予干预。

在随机对照试验和荟萃分析的结果中,比较了 EUS-BD 与 PTCD 作为 ERCP 外的另一种引流技术,技术成功率和临床成功率大致相同,为 90%～100%,可作为 ERCP 插管失败后一种有效的挽救生命的内镜胆管减压手术,可缩短手术时间并预防 ERCP 术后胰腺炎,特别是在急性梗阻性化脓性胆管炎引起的脓毒症患者中。但国内 EUS 尚未大量开展,许多中心技术仍不成熟,高技术难度限制了它们需要在有经验的内镜医师的高级中心使用。

陈怡 上海交通大学医学院附属仁济医院

参考文献

[1] An Z, Braseth A L, Sahar N. Acute cholangitis: causes, diagnosis, and management [J]. Gastroenterol Clin North Am, 2021,50(2):403-414.
[2] Haal S, Wielenga M C B, Fockens P, et al. Antibiotic therapy of 3 days may be sufficient after biliary drainage for acute cholangitis: a systematic review [J]. Dig Dis Sci, 2021,66(12):4128-4139.

［3］ Karkar A，Ronco C. Prescription of CRRT：a pathway to optimize therapy ［J］. Ann Intensive Care，2020,10(1)：32.

［4］ Zuccari S，Damiani E，Domizi R，et al. Changes in cytokines，haemodynamics and microcirculation in patients with sepsis/septic shock undergoing continuous renal replacement therapy and blood purification with cytosorb ［J］. Blood Purif，2020,49(1 - 2)：107 - 113.

［5］ Li D F，Zhou C H，Wang L S，et al. Is ERCP-BD or EUS-BD the preferred decompression modality for malignant distal biliary obstruction? A meta-analysis of randomized controlled trials ［J］. Rev Esp Enferm Dig，2019,111(12)：953 - 960.

第十八节 · 气胸与血胸

任何原因造成胸膜腔内积气状态,称为气胸(pneumothorax)。胸膜腔内积血,称为血胸(hemothorax)。气胸和血胸同时存在称为血气胸(hemopneumothorax)。血胸、血气胸和气胸是穿透性或钝性胸外伤最常见的并发症。

【病因】

胸膜腔由壁层胸膜和脏层胸膜构成,是不含气体的密闭的潜在性腔隙。正常情况下,胸膜腔内没有气体。当脏层胸膜破损(肺大疱破裂)、壁层胸膜破损(胸壁损伤与胸膜腔交通)或胸腔内有产气微生物时,胸膜腔内出现气体,形成气胸。根据引起气胸的原因分类,可以分为自发性气胸、创伤性气胸和医源性气胸。血胸是胸部创伤的严重并发症之一。主要来源于心脏、胸内大血管及其分支(如主动脉及其分支、上、下腔静脉和肺动、静脉)破裂出血、胸壁血管(如胸廓内动、静脉和肋间动、静脉)出血、肺组织破裂、膈肌破裂和心包血管出血。

1. 气胸

(1) 自发性气胸:自发性气胸可分为原发性和继发性两种。原发性气胸无明确病因,多见于青少年,特别是体型瘦长者。发病原因和病理机制尚未完全明确,目前,多数学者认为是胸膜下(多为肺尖部)肺小疱和肺大疱破裂所致。继发自发性气胸的主要病因是原有肺部疾病的基础上形成肺大疱或直接损伤胸膜所致。常在咳嗽、打喷嚏或肺内压增高时,导致肺大疱破裂引起气胸。

(2) 创伤性气胸:主要是胸部外伤造成胸膜腔的破损,引起气胸。常见肋骨骨折、胸部挤压伤、胸部锐器穿透伤,如刀伤、枪弹伤等。

(3) 医源性气胸:医疗操作损伤如胸腔穿刺、穴位针刺、锁骨下静脉穿刺置管、胸膜活检及经皮穿刺肺活检等操作,都会引起胸膜和肺组织的损伤,引起气胸或血气胸。

(4) 其他特殊类型的气胸:①金黄色葡萄球菌性肺炎和先天性肺囊肿继发感染后破裂是儿童自发性气胸的主要原因。②月经期自发性气胸常在月经开始后 48～72 小时内发生,多见于右侧。具体机制未明,可能与胸膜或肺的子宫内膜异位有关。③亦有生育期年轻女性因每次妊娠而发生的气胸,称为妊娠合并气胸。

2. 血胸 · 血胸的主要病因也有 3 种:自发性、医源性和创伤性。胸部外伤是最常见的原因,其次是医源性血胸,自发性血胸最常见的原因是自发性气胸,Patrini 等把自发性血胸分为4 类:凝血障碍性、血管性、肿瘤性和其他。

【发病机制】

1. 气胸 · 根据胸膜腔内压力的变化情况,气胸分为闭合性气胸、开放性气胸和张力性气胸。

（1）闭合性气胸：闭合性气胸又称单纯性气胸，胸膜破裂口较小，气胸发生后破损的脏层胸膜随着肺萎陷而自行封闭。

（2）开放性（交通性）气胸：开放性气胸又称交通性气胸，破裂口较大，胸膜腔与外界大气相通，空气随呼吸自由进出胸膜腔。呼吸时两侧胸膜腔压力不均衡。由于患侧胸膜腔内负压消失，伤侧肺萎陷，吸气时纵隔移位压迫健侧，呼气时伤侧胸膜腔内气体从伤口溢出，纵隔随之向伤侧移动，呈现周期性的变化，称为纵隔扑动。这种随呼吸运动出现的纵隔扑动会影响腔静脉的回心血流，导致心排血量减少，最终可出现循环衰竭。

（3）张力性气胸：破裂口形成单向活瓣或活塞作用，吸气时活瓣张开，空气进入胸膜腔，呼气时活瓣关闭，气体不能排出，导致胸膜腔内压持续增高，伤侧肺脏受压，纵隔向健侧移位，继而压迫健侧肺脏，引起严重的呼吸功能障碍和低氧血症。

2. 血胸·肺组织破裂出血时，因肺动脉压明显低于体循环压，而且血气胸时创伤肺受压萎陷，肺血管通过的循环血量比正常时有明显减少，肺实质破裂出血有短期内自行停止的可能。创伤性血胸往往和气胸同时发生，大量血胸发生后，一方面，因血容量丢失影响循环功能，同时压迫患侧的肺组织，造成有效呼吸单位减少；另一方面，胸腔内大量积血，把纵隔推向对侧，使健侧肺受压，并影响腔静脉回流。当胸腔内迅速积聚大量的血液，超过肺、心包和膈肌运动所起的去纤维化作用时，胸腔内积血发生凝固，形成凝固性血胸。凝血块机化后形成纤维板，限制肺与胸廓活动，形成机化性血胸，进一步影响呼吸循环功能。持续大量的出血所致的胸膜腔积血称为进行性血胸；少数患者因肋骨断端活动刺破肋间血管或血管破裂处血凝块脱落，发生延迟出现的胸腔内积血，称为迟发性血胸。此外，血液是良好的细菌培养基，血液积聚于胸膜腔，易于细菌生长繁殖，特别是穿透伤或有异物存留者，如不及时排除积血，会导致感染而成为感染性血胸即脓胸。

【诊断思路】

（一）症状

1. 气胸·气胸症状的轻重与气胸的类型、肺受压的程度、胸膜腔积气的量和速度及患者年龄和受伤前心肺功能状态有关。气胸量少的原发性气胸可无明显症状，中、大量气胸最常见的症状是胸痛、气短，严重时可见呼吸困难。

（1）开放性气胸：主要表现患者烦躁不安、心慌、呼吸困难、发绀、脉搏细弱、血压下降，严重时甚至会出现休克症状。

（2）张力性气胸：患者表现为重度呼吸困难、烦躁、意识障碍、发绀、大汗淋漓、血压下降，严重时出现休克。

2. 血胸·血胸临床表现与出血量、出血速度和个人体质有关。在成人，血胸量≤500 mL为少量血胸，500～1 000 mL为中量血胸，≥1 000 mL为大量血胸。患者会出现不同程度的面色苍白、脉搏细速、血压下降和末梢血管充盈不良等低血容量休克的表现。

（二）体征

1. 气胸·少量气胸时体征不明显。左侧少量气胸或纵隔气肿时，有时可在左心缘处听到特殊的水泡破裂音，与心搏频率一致，左侧卧位呼气时听得更明显，称Hamman征。气胸量在30%～40%时，可见患侧胸廓饱满、肋间隙增宽、呼吸运动度减弱。触诊患侧触觉语颤减弱或消失，大量气胸时可见气管向健侧移位。患侧胸部叩诊呈鼓音，心脏浊音区不清。听诊患侧呼吸音减弱或消失。少数患侧可见皮下气肿。主要为气体经支气管、气管周围疏松结缔组织或壁层胸膜破损处溢入纵隔或胸壁软组织,形成纵隔气肿或皮下气肿。如果胸壁有开放性创口,呼吸时空气经伤口进出胸膜腔,发出吸吮样声音,有时还可以看到有血液随呼吸自创口涌出,提示同时存在血气胸。

2. 血胸·少量胸腔积血患者无明显症状和体征,中等量血胸患者查体可见患侧呼吸运动减弱,下胸部叩诊为浊音,呼吸音明显减弱。大量血胸患者查体可见患侧呼吸运动明显减弱,肋间隙变平,胸壁饱满,气管移向对侧,叩诊为浊实音,呼吸音明显减弱或消失。

(三)实验室检查及辅助检查

1. 胸部 X 线摄片·是诊断气胸最简单的方法。可以显示肺萎陷的程度、有无纵隔移位及有无胸腔积液。如病情允许,应行直立位 X 线片检查(图 3-18-1A、B)。

大量血胸时胸片可见胸腔积液超过肺门平面甚至全血胸,纵隔明确向健侧移位。大量或张力性气胸时可见纵隔和心脏移向健侧(图 3-18-1C)。

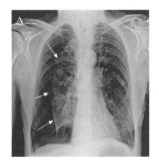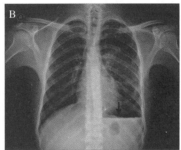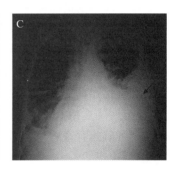

图 3-18-1　X 线摄片
A.气胸(箭头所示肺外缘);B.液气胸(箭头所示液平);C.血胸

2. 胸部 CT·胸部 CT 诊断气胸及血胸敏感性高,能发现少量气胸或包裹性、局限性气胸及少量的胸腔积液。除此之外,还可以观察到肺边缘是否有造成气胸的病变,如肺大疱、胸膜粘连等(图 3-18-2)。

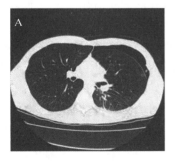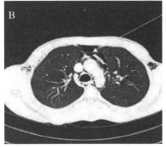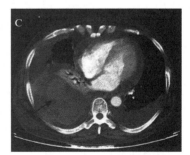

图 3-18-2　胸部 CT
A.左侧气胸;B.纵隔气肿;C.凝固性血胸

【病情评估】

(一)评估标准

1. 气胸·气胸根据胸部 X 线分为:轻度气胸(Ⅰ度):萎陷的肺尖位于锁骨影以上;中度气

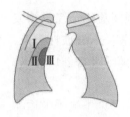

图3-18-3 气胸的影像学分级

胸(Ⅱ度):萎陷程度位于Ⅰ度与Ⅱ度之间;重度气胸(Ⅲ度):肺完全萎陷至肺门(图3-18-3)。

2. 血胸·根据胸腔积血量分为3类:少量血胸,指积血量在0.5L以下,无明显症状和体征,胸片见肋膈角消失,液面不超过膈肌顶;中量血胸,指积血量在0.5～1.0L,胸片上可见积血上缘达肩胛角平面或膈顶上5 cm,达肺门平面;大量血胸指积血量在1.0 L以上,胸片可见胸腔积液超过肺门平面甚至全血胸。

(二)风险评估

1. 持续出血征象的评估·对于早期出血的患者,除了明确血胸的诊断,还必须进一步确定胸腔内出血是否停止或仍在持续出血,有以下情况提示有进行性出血:①持续脉搏加快,血压下降,或虽经补充血容量血压仍不稳定;②闭式胸腔引流量每小时超过200 mL,持续3小时,引流出来的血液颜色鲜红,温度较高;③血红蛋白量、红细胞计数和血细胞比容进行性降低;④胸腔穿刺因血液凝固抽不出血液,但动态观察X线提示胸腔内阴影逐渐增大。

2. 血胸感染征象的评估·血液易引起感染,最终导致脓血胸。血胸发生感染的表现如下:①有畏寒、高热、血白细胞明显增多等感染的全身表现;②将胸腔积血抽出1 mL,加入5 mL蒸馏水,混合后静置3分钟,无感染者呈淡红透明色,如果出现混浊或絮状物,提示可能有感染;③将抽出的血涂片,检查红细胞、白细胞比例,胸腔积血无感染时,红细胞和白细胞计数比例应与周围血相似,即500∶1,如有感染时,白细胞数量明显增加,红细胞、白细胞之比达100∶1,则可确定存在感染性血胸。

【治疗】

(一)治疗原则 血气胸的治疗原则是及时识别创伤风险,评估血流动力学状态,防治休克,对活动性出血及时止血,及早清除胸腔积血,解除对纵隔的压迫,促进肺的完全复张,防治感染及处理血气胸引起的并发症及合并症。

(二)治疗措施

1. 一般保守治疗·保守治疗取决于胸部损伤的整体严重程度和(或)失血的情况。气胸肺压缩少于20%～30%,症状轻微或无明显症状的单纯性气胸可以保守治疗。少量血胸在1～2周内可以完全吸收,无须特殊处理,但需密切观察出血量有否增多。

开放性气胸一经发现,必须立即封闭创口,使开放性气胸变成闭合性气胸,以消除纵隔摆动对循环系统的影响。必要时放置胸腔引流。待有条件时,及时清创并行进一步检查了解有无胸腔内脏器的损伤或进行性出血,必要时开胸探查。张力性气胸并且发展迅猛,如救治不及时,可迅速出现呼吸、循环衰竭而威胁生命。在紧急情况下,可在患侧前胸壁锁骨中线第2肋间隙穿刺排气减压,穿刺针尾连接水封瓶或活瓣针,目的是使气体能够排出却不能进入胸膜腔。有条件后立即行胸腔闭式引流。如胸腔闭式引流有重度漏气,呼吸困难改善不显著,或临床上疑有严重的肺裂伤或支气管断裂时,应及时开胸探查,修补破裂口。

2. 引流疗法·对气胸量大于30%,或气胸量虽不足30%但患者症状明显者,也应给予胸腔穿刺排气或放置胸腔闭式引流,及时缓解症状,加速肺的复张。中等量的血胸应及时胸腔闭式引流,尽可能排净积血或血凝块,促使肺的复张。必要时予以抗生素预防感染。据统计,胸腔闭式引流后残留的积血在4～5周内逐渐吸收,胸管放置好后,要密切观察胸管的引流情况,以判断有无持续性出血的迹象。在拔出胸管前、后均应进行胸片检查,以确保肺完全复张,无明显残留的积血和气胸(图3-18-4)。

（1）胸腔闭式引流的适应证:①中、大量气胸,开放性气胸,张力性气胸;②胸腔穿刺排气治疗下肺仍无法复张者;③需使用机械通气或人工通气的气胸或血气胸者;④拔除胸腔引流管后气胸或血胸复发者;⑤剖胸手术。

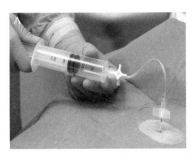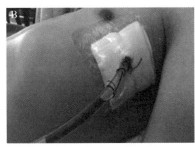

图3-18-4　引流疗法

A.胸腔穿刺排气;B.胸腔闭式引流

（2）引流位置:气胸的引流部位(患者半卧位,引流部位位于患侧锁骨中线第2肋间);排液时的引流部位(患者半坐位,引流部位位于患侧腋中-后线第5～7肋间)见图3-18-4B。

（3）胸腔闭式引流的操作步骤:①根据临床诊断确定插管的部位,气胸引流一般选择在患侧前胸壁锁骨中线第2肋间,血胸或胸腔积液则在腋中线与腋后线第6或第7肋间隙。②取半卧位,消毒后在胸壁全层行局部浸润麻醉,依次切开皮肤、皮下组织、钝性分离肌层直至壁层胸膜,捅破胸膜时可感觉有突破感,有时可以听及胸膜腔内气体溢出的声音。③经肋骨上缘置入带针胸腔引流管,注意引流管的侧孔确切位于胸膜腔内并距离胸壁有2～3 cm的距离。外接闭式引流装置,可见有气体溢出。④缝合固定引流管,伤口敷料保护(图3-18-5)。

术中要注意患者有无不适主诉,术后观察患者的症状和体征的缓解情况,复查胸部X线了解肺复张情况。时刻注意引流管是否通畅及漏气情况。

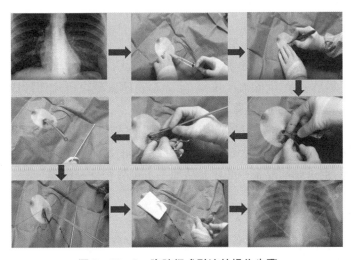

图3-18-5　胸腔闭式引流的操作步骤

3. **外科手术治疗** · 气胸如果经内科保守治疗无效,也可以选择外科手术治疗。术前建议常规行胸部 CT 检查,有利于手术方案的制订。目前临床上主要行胸腔镜下肺大疱切除术,手术时间短、创伤小、术后恢复快。为了防止复发,切除肺大疱和病变组织后还要酌情行胸膜摩擦术。

进行性血胸或大量的血胸应第一时间建立静脉通道,积极输血及输液,防止低血容量性休克,并在腋后线第 8 肋间放置胸腔闭式引流,同时评估患者的全身情况,分析血胸原因,在积极抗休克的同时,立即着手剖胸探查止血,清除血凝块和积血,找到出血点,确切止血。依据不同出血原因进行止血。

4. **胸腔镜治疗** · 部分患者可行胸腔镜治疗,适应证为:①发生气胸,经检查发现合并有明确肺大疱者;②气胸经闭式引流 7 天以上,仍持续漏气致肺不张者;③自发性血气胸;④伴巨型肺大疱者;⑤复发性气胸(同侧第二次发生);⑥双侧性气胸,尤其双侧同时发生者,至少切除一侧的肺大疱;⑦特殊职业者:运动员、飞行员、潜水员等(图 3-18-6)。

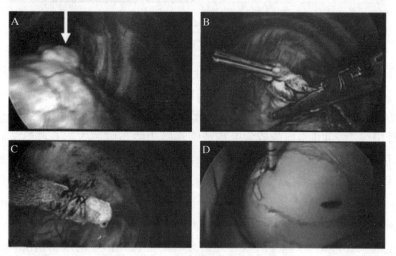

图 3-18-6 胸腔镜下肺大疱切除术

A.胸腔镜下可见肺尖部肺大疱(箭头所指);B.用腔镜下直线切割关闭器完整切除肺大疱和病变组织;C.胸膜摩擦;D.术后放置胸腔闭式引流

5. **对凝固性血胸的治疗** · 少量凝固性血胸可在数月内吸收,无需特殊处理,亦可向胸腔内注入链激酶,24 小时后胸穿抽出积液或放置胸腔闭式引流管。中等量以上的凝固性血胸最好患者情况稳定后尽早手术,清除血凝块,剥除胸膜表面血凝块机化而形成的包膜,术后放置闭式引流,行呼吸功能锻炼,促肺复张。

6. **感染性血胸的治疗** · 若继发感染应及时放置闭式引流,必要时可以多处放置,排净感染性的积血和积脓,同时全身应用大剂量对致病菌敏感的抗生素,避免慢性脓胸的形成。同时鼓励患者呼吸锻炼,促进肺的复张。必要时后期手术剥除脓性纤维膜。

【最新进展】

创伤超声快速评估法(FAST 技术)

胸部创伤的救治强调时效性和精准性。20 世纪 80 年代末,国外提出针对创伤的超声快速评估法,即 FAST(focused assessment with sonography for trauma)技术,目前已成为急重症医师快速床旁评估急性胸腹部闭合性损伤患者病情最重要的工具,是美国、欧洲国家、澳大利亚、日本和大多数其他发达国家目前的治疗标准。已经成为加强创伤生命支持的一部分。

近 10 年,随着技术的发展,FAST 技术从仅针对腹部创伤评估逐步扩展到对心包积液、胸腔积液和气胸的检查,也被称为扩展的创伤超声重点评估(extended FAST,eFAST)。尤其适用于不能马上行胸部平片检查的患者,或外伤伴低血压,不适合外出做 CT 检查的患者。该技术在患者送到医院后短时间内,甚至在院前环境下即可迅速在床边完成。在胸部创伤救治时,eFAST 能快速提示:有无心包积液(血)、有无气胸和血胸,并辅助决定是否做其他进一步的影像学检查,如胸部 X 线检查或 CT 检查。大量气胸和张力性气胸都可通过 eFAST 技术早期及时发现并对症处理。超声波会被胸膜腔内空气反射导致"肺滑动征"和"彗尾征"消失。可表现为肺滑动征消失伴 A 线,其诊断气胸的敏感性、特异性分别为 95% 和 94%。M 型超声下可见条码征。肺点为局灶性气胸的特异性征象,其敏感性为 79%,特异性可达 100%。

eFAST 对于诊断胸腔积液的敏感性和特异性与 X 线检查相当,通过膈肌或肝脾窗,在膈肌上方检测是否存在液性暗区,最少可以检出 20 mL 积液。eFAST 是最合适的快速检测胸腔积液的方法,还可辅助指导放置胸腔闭式引流管等操作。

林之枫　上海交通大学医学院附属第一人民医院

参考文献

[1] Jacob Zeiler, Steven Idell, Scott Norwood, et al. Hemothorax: a review of the literature [J]. Clin Pulm Med, 2020,27(1):1-12.
[2] Moore C L, Copel J A. Current concepts: point-of-care ultrasonography [J]. N Engl J Med, 2011,364(8): 749-757.
[3] Gleeson T, Blehar D. Point-of-care ultrasound in trauma [J]. Semin Ultrasound CT MR, 2018,39(4):374-383.
[4] Samjhana Basnet, Sanu Krishna Shrestha, Alok Pradhan, et al. Diagnostic performance of the extended focused assessment with sonography for trauma (EFAST) patients in a tertiary care hospital of Nepal [J]. Trauma Surg Acute Care Open, 2020,5(1):e000438.
[5] Samantha Shwe, Lauren Witchey, Shadi Lahham, et al. Retrospective analysis of eFAST ultrasounds performed on trauma activations at an academic level-1 trauma center [J]. World J Emerg Med, 2020,11(1):12-17.
[6] Rein Ketelaars, Gabby Reijnders, Geert-Jan van Geffen, et al. ABCDE of prehospital ultrasonography: a narrative review [J]. Crit Ultrasound J, 2018,10(1):17.

第十九节·挤压综合征

挤压伤(crush injury)是指人体四肢及躯干等部位受力压迫后,受累部位出现的肌肉肿胀及软组织损伤。由挤压伤导致的以肢体肿胀坏死、肌红蛋白尿、高钾血症、急性肾衰竭为特点的一系列临床综合征,称为挤压综合征(crush syndrome)。挤压伤造成的受压部位肌肉肿胀坏死,会进一步引起全身性的病理生理改变,导致多器官功能障碍,其中以急性肾衰竭最为常见,挤压综合征既是挤压伤引起的全身病变的表现,也是急性肾衰竭的一种特殊类型。

【病因】

1. **外力压迫**·常见于各种自然灾害或事故,如地震、热带风暴、山体滑坡、泥石流等自然灾害,以及工程事故、交通事故、战争时期等,多成批出现。

2. **自身重力压迫**·长时间处于被动体位,如昏迷、醉酒、冻僵、药物中毒、手术与肢体瘫痪长期卧床的患者,因长时间固定单一体位导致自身重力压迫,造成局部肌肉的挤压伤,重者可引起挤压综合征。

【发病机制】

挤压综合征的发病机制包括因受到长时间机械压迫,造成的受压部位尤其是肌肉组织的直接损伤,以及压迫解除后的缺血再灌注损伤,进而导致的一系列病理生理改变。

1. **机械压迫损伤**·长时间机械压迫导致机体受压部位微血管损伤,肌细胞容积调节水平降低或丧失,导致肌细胞水肿,组织内压力升高,升高的压力由于受到骨筋膜间隔室的限制而无法释放,组织内压力不断升高,造成血管进一步损伤,血液循环被阻断,组织的血流量减少,低灌注使得局部组织缺血缺氧加重,甚至出现坏死。

2. **缺血再灌注损伤**·压迫解除后,缺血的肌肉组织会发生再灌注损伤,组胺、超氧阴离子及有害介质大量释放,导致毛细血管扩张,通透性增强,血浆外渗,使肌肉水肿,肌肉鞘和骨筋膜间隔内压力迅速升高,进一步加重肌肉组织肿胀,缺血缺氧及渗出增加,进而发生骨筋膜室综合征。大量组织液外渗,导致有效循环血容量减少,发生低血容量性休克。肌肉组织严重缺血缺氧,致使其代谢失衡,钠钾泵功能丧失,细胞膜失去完整性,肌细胞破裂,肌酸激酶、肌红蛋白、乳酸、钾、磷及炎症因子等释放入血。

3. **肾损伤**·代谢失衡可导致代谢性酸中毒、电解质紊乱。大量肌红蛋白释放入血,通过肾小球滤过而进入肾小管,由于机体内酸性代谢产物的大量释放,使肌红蛋白在酸性的环境下快速形成结晶和管型,沉积在肾小管中,造成肾小管梗阻,损伤肾小管上皮细胞。

4. **应激反应**·同时,由于创伤引起机体应激反应,下丘脑-垂体-肾上腺轴系统被激活,释放大量儿茶酚胺类物质,导致肾血管收缩,加之低血容量休克的发生,肾脏灌注进一步减少,肾小管坏死,引起急性肾衰竭,导致挤压综合征的发生。

【诊断思路】

（一）症状　受压部位常有皮肤损伤，可出现瘀斑，伴有疼痛、感觉异常，受压部位及受累部分远端肢体渐进性肿胀，局部皮肤张力增高，发亮、变硬，可出现水疱。受累肌肉组织可出现淤血、水肿，压痛明显，肌肉肌力降低、牵拉疼痛。随着病情进展，受压部位组织灌注障碍加重，可出现皮肤苍白、肤温下降、感觉功能障碍、脉搏消失等组织缺血坏死的表现，坏死肌肉呈白黄色、质脆易碎、感觉减退，深层肌肉的坏死较浅层肌肉更为严重。

全身表现为口渴、烦躁不安，尿液可出现深褐色或红棕色，合并急性肾损伤者出现少尿或无尿；合并其他脏器功能损伤如 ARDS、肝功能障碍等，亦有相应的临床表现。

（二）体征　受压部位出现感觉障碍，可出现心率增快，合并低血容量性休克的患者尚有脉搏细数微弱、血压下降、神志淡漠甚至昏迷的表现。合并高钾血症者出现心动过缓、心律失常等。

（三）实验室检查及辅助检查

1. **尿液检查**·早期尿量减少，尿比重大于 1.020，尿钠少于 60 mmol/L，尿素多于 0.333 mmol/L。少尿或无尿期，尿比重 1.010 左右，尿肌红蛋白阳性，尿潜血阳性，可见色素管型，尿钠多于 60 mmol/L，尿素少于 0.1665 mmol/L。多尿期及恢复期，尿比重正常或偏低，尿常规可逐渐恢复正常。

2. **血常规**·红细胞计数、血红蛋白、血细胞比容均下降。

3. **凝血功能**·血小板减少，凝血时间延长。

4. **血生化检查**·肌酸磷酸激酶（CPK）和血钾的升高是挤压综合征最重要的实验室指标异常。在挤压综合征中，CPK、谷草转氨酶（GOT）明显升高，往往超过正常值 5 倍以上，血肌红蛋白、乳酸脱氢酶、血肌酐、尿素氮、尿酸均升高；血钾、血磷升高，血钙降低，二氧化碳结合力降低。

5. **血气分析**·碱剩余、碳酸氢根降低，pH、二氧化碳分压可偏低，呈代谢性酸中毒表现。

【病情评估】

（一）临床分级　按伤情的轻重、肌群受累的容量及化验检查结果，可分为三级。

1. **一级**·肌红蛋白尿试验阳性，CPK＞10000 U/L，无急性肾衰竭等全身反应。若伤后早期不做筋膜切开减张，则可能发生全身反应。

2. **二级**·肌红蛋白尿试验阳性，CPK＞20 000 U/L，血肌酐和尿素氮增高而无少尿，但有明显血浆渗入组织间，有效循环血容量丢失，出现低血压。

3. **三级**·肌红蛋白尿试验阳性，CPK 明显增高，少尿或无尿，休克，代谢性酸中毒及高血钾者。

（二）风险评估　对于挤压伤患者，需判断有无骨筋膜室综合征（OCS）和急性肾损伤（AKI）。

1. **骨筋膜室综合征**·外伤引起四肢骨筋膜室内压力增高，导致肌肉、神经缺血、坏死，临床表现为剧烈疼痛、相应肌肉功能丧失的一种骨科严重并发症。诊断标准：①外伤后肢体肿胀严重，剧烈疼痛；②被动牵拉试验阳性；③血管搏动减弱或消失；④测压时骨筋膜室内压明显升高。

2. **急性肾损伤**·不超过 3 个月的肾脏功能或结构方面的异常，包括血、尿、组织检测或影像学提示的肾损伤标志物的异常。诊断标准：①48 小时内血肌酐（Scr）升高绝对值≥26.4 mmol/L(0.3 mg/dL)；②7 天内 Scr 较基础值升高≥50%；③尿量<0.5 mL/(kg·h)，持续 6 小时以上。以上 3 条符合任意一条，即可诊断为 AKI。

AKI 可分为 3 期：①一期：Scr 升高绝对值≥26.4 mmol/L 或较基础值升高≥50%，或尿量<0.5 mL/(kg·h)，持续 6 小时以上；②二期：Scr 升高≥200%～300%，或尿量<0.5 mL/(kg·h)，持续 12 小时以上；③三期：Scr 升高≥300%，或尿量<0.3 mL/(kg·h)，持续 24 小时以上，或持续无尿 12 小时以上。

【治疗】

(一) 治疗原则　早期治疗，合理补液、支持治疗，及时妥善处理局部创伤，对严重创伤患者首先要抗休克、抗感染、纠正酸中毒及高钾血症。休克平稳后，尽早清除坏死组织，必要时行截肢术，保护肾功能，防止急性肾衰竭及并发症的发生。

(二) 治疗措施

1. 补液治疗

(1) 尽早实施补液治疗，应于营救开始之前即在患者任一肢体上开通静脉通路，开始输液，如不能静脉输液，则应予口服补液。

(2) 补液应优先选用等渗生理盐水静脉滴注，初始速度 1 000 mL/h，儿童的输液速度为 15～20 mL/(kg·h)。2 小时后输液速度需减半，并根据患者的年龄、体重、基础疾病、受伤程度、血流动力学和容量负荷状态、环境温度、尿量等情况进行调整。

(3) 须给予患者碱性饮料，如不能进食，可予 5% 碳酸氢钠 150 mL 静脉滴注，以碱化尿液，避免肌红蛋白在肾小管沉积。

(4) 对于休克患者，应早期进行液体复苏，优先输注生理盐水，避免使用含钾的液体进行液体复苏，条件许可时可以适当补充胶体，优先选用新鲜血浆，不宜大量输注库存血。

2. 伤肢处理

(1) 及早解除重物压迫，若伤肢受挤压时间较长，应先扎止血带再解除压迫，以免肌肉坏死分解后产生的有害物质进入血液循环，并间隔放松止血带，以维持伤肢血供。

(2) 伤肢制动，可予凉水降温，禁止按摩或热敷。伤肢不应抬高，以免影响血供。

(3) 伤肢有开放性伤口或活动性出血者应予以止血包扎，但需注意伤肢血供，避免应用加压包扎和止血带。

(4) 早期切开减张，可降低筋膜间隔内的组织压力，防止或减轻挤压综合征的发生，也可防止坏死组织释放的有害物质进入血流，同时清除失去活力的组织，减少发生感染的机会。早期切开减张的适应证：①有明显挤压伤史；②有 1 个以上筋膜间隔区受累，局部张力高，明显肿胀，有水疱及相应的运动感觉障碍；③尿肌红蛋白试验阳性（包括无血尿时潜血阳性）。

(5) 对于有明确截肢指征的患者应尽快实施截肢手术。截肢适应证：①患肢无血运或严重血运障碍，估计保留后无功能者；②全身中毒症状严重，经切开减张等处理后症状未见缓解，且危及患者生命者；③伤肢并发特异性感染，如气性坏疽等。

3. 保护肾功能

(1) 补液及纠正酸中毒：早期充分补液以保证足够的血容量，尤其合并低血容量性休克患者，应尽快液体复苏，改善肾血流，纠正低血容量。血容量纠正的患者维持水化以保持充足的尿量,有助于肌红蛋白、代谢产物和毒素的排出。若液体复苏后尿量超过 30 mL/h,可给予 20%甘露醇溶液 1～2 g/(kg·d)缓慢静脉滴注以渗透性利尿,也可选用呋塞米等药物。成人可每日输入 5%碳酸氢钠溶液 200～800 mL 以纠正代谢性酸中毒,降低血清钾,并碱化尿液,减轻肌红蛋白在肾小管的沉积。避免和去除引起急性肾损伤的因素,如肾毒性药物、尿路梗阻、感染、低血压、高血压、心力衰竭、出血和贫血等。监测液体出入量、血电解质、血气分析,维持水、电解质和酸碱平衡。

(2) 肾脏替代治疗:肾脏替代治疗是挤压综合征极为重要的治疗手段,当患者出现液体、电解质和酸碱失衡时,应尽早给予肾脏替代治疗。

挤压综合征的肾脏替代治疗模式主要有腹膜透析、间歇性血液透析治疗和连续性肾脏替代治疗(CRRT)三种,可依据患者病情,辅以血浆置换、内毒素吸附等技术。对于无多脏器损伤、呼吸和循环状态稳定的患者,可以采用间歇性血液透析或腹膜透析。对于合并有多脏器损伤或功能不全、血流动力学不稳定、高分解代谢状态、严重感染或脓毒症,以及难以控制的水、电解质、酸碱平衡紊乱的重症患者,则应尽早进行连续性肾脏替代治疗(CRRT)。

停止肾脏替代治疗的时机应根据患者的临床状态综合判断,达到以下标准时可以考虑停止肾脏替代治疗:①生命体征和病情稳定;②血清肌红蛋白、肌酸激酶水平基本恢复正常;③水、电解质和酸碱平衡紊乱得到纠正;④尿量>1500 mL/d 或肾功能基本恢复正常。达到标准①～③,可停止 CRRT,改为间歇性血液透析;有条件者可继续予 CRRT,直至患者肾功能恢复正常。对于肾功能始终不能恢复正常的患者,可予长期间歇性血液透析或腹膜透析维持治疗。

4. **营养支持**·挤压综合征患者分解代谢旺盛,因此营养支持治疗非常重要。应首选肠内营养,若患者不能耐受或有禁忌证时可选用肠外营养。在病情的不同阶段,往往需要肠内营养与肠外营养联合应用。每日能量供给为 20～30 kcal/kg,糖类与脂肪的供能比保持在(6∶4)～(5∶5),热氮比以 150 kcal∶1 g 为宜,对于危重患者,可适当增加氮量,推荐补充谷氨酰胺,以促进正氮平衡,保护胃肠道功能。

(三) 并发症处理

1. **低血容量性休克**·可参照相关章节内容。

2. **感染**·伤口污染、肌肉坏死时极易继发感染,因此需要对伤口局部进行适当处理,并及早应用足量有效的抗生素以积极防治感染,后续可根据创面、痰液、血液的细菌学检查和药敏试验结果及时调整抗生素方案。应注意预防破伤风和气性坏疽等特殊感染。

3. **水、电解质及酸碱平衡紊乱**·监测电解质、心电图,若明确高钾血症,应立即处理,可给予静脉钙剂、碳酸氢钠、葡萄糖加胰岛素治疗,有尿者可予呋塞米;口服可予聚磺苯乙烯,严重者予血液透析治疗。注意高磷、低钙、低钠或高钠等情况,按相应内科处理原则治疗。代谢性酸中毒可予碳酸氢钠、乳酸钠等纠正。注意监测患者有效循环血容量负荷及水负荷。患者由于长时间不进食、出血等伤情易出现脱水、低蛋白血症、贫血,而治疗早期大量晶体液的输注容易造成患者有效循环血容量不足和全身水负荷过重,可予补充血浆、白蛋白等胶体及超滤治疗;治疗后期,由于有效循环血容量增加,存在发生或加重肺水肿的危险,因此当以"宁干勿湿"为原则,尽可能地减轻患者水负荷。

【最新进展】

（一）抗氧化和抗炎药物 近年来，一些抗氧化和抗炎药物在挤压综合征动物模型实验中显示出良好的治疗效果，有望成为治疗挤压综合征的新靶点。

Gois 等的研究表明别嘌醇可通过减少氧化应激、抑制细胞凋亡、减少炎症细胞浸润和增加细胞增殖等机制减轻横纹肌溶解相关的急性肾功能损害。Yu 等对山莨菪碱的研究显示，山莨菪碱可以通过激活 α7 烟碱型乙酰胆碱受体（α7nAChR），升高血清雌二醇水平，并进而增强由雌二醇介导的胰岛素的敏感性，从而降低挤压综合征小鼠模型的血清钾水平和现场死亡率。Teksen 等发现，应用外源性硫化氢（NaHS）治疗挤压综合征大鼠模型可以有效降低肾损伤分子 - 1（KIM - 1）、中性粒细胞明胶酶相关脂蛋白、肿瘤坏死因子 - α、转化生长因子 - β 的水平，提高肾脏抗氧化能力，降低血尿素氮、肌酐水平、肌酸激酶的水平，减轻肾损害和细胞凋亡。这项研究的结果提示外源性硫化氢（NaHS）可通过抗炎、抗氧化、抗凋亡作用来减轻挤压导致的急性肾损伤。Yang 等发现乌司他丁可以显著降低挤压综合征模型大鼠血清中尿素氮、肌酐、肌酸激酶、肌红蛋白和钾离子的水平，抑制炎症细胞的浸润，减少肌纤维的断裂，减轻肾小球的充血水肿，减少肾组织中肌红蛋白的含量；同时，乌司他丁可以上调调节性 T 细胞（Treg）的比例，下调 IL - 17 的表达。这提示乌司他丁可能通过调节 Th17 和 Treg 细胞之间的平衡而起到肾脏保护作用。

（二）中医药 某些中成药与中药有效成分对挤压综合征急性肾损伤也具有一定的改善作用。中药制剂脉络宁注射液可抑制 Wnt/β - catenin 和 Notch 通路，缓解炎症和血管损伤，并可能通过 PINK1/Parkin 通路激活线粒体自噬，从而改善挤压综合征的病理症状。姜黄素可以抑制肾组织 JNK 信号通路活化，有效减轻挤压综合征大鼠的肾损伤。

Murata 等的研究则显示黄芪中的有效成分黄芪甲苷可通过与一氧化氮保护机制相关的肌肉线粒体功能正常化来预防挤压综合征大鼠的急性肾损伤和炎症。

（三）生物制剂与细胞疗法 生物制剂在挤压综合征的治疗中也展现出一定的前景。研究显示，重组人红细胞生成素（rhEPO）具有免疫调节作用，它能通过调节巨噬细胞中 TLR4/NF - κB 信号通路对挤压综合征起到治疗作用。又如抗 RAGE 抗体可以降低炎症反应，阻止病情往多脏衰（MOF）发展；抗 HMGB1 抗体、抗 TNF - α 抗体能减少肾皮质细胞凋亡等。

间充质干细胞（MSCs）、富含一氧化碳的红细胞（CO - RBC）等细胞疗法虽然也显示出一定的应用前景，但仍需进行大量的基础研究。

张涛　上海中医药大学附属曙光医院

参考文献

［1］挤压综合征急性肾损伤诊治协助组,陈香美,孙雪峰,等.挤压综合征急性肾损伤诊治的专家共识[J].中华医学杂志,2013(17):1297 - 1300.

［2］刘洪霞,唐娜,兰林,等.地震导致挤压伤/挤压综合征的临床诊治进展[J].创伤外科杂志,2021,23(11):871 - 874.

［3］Yu J G, Fan B S, Guo J M, et al. Anisodamine ameliorates hyperkalemia during crush syndrome through estradiol-induced enhancement of insulin sensitivity [J]. Front Pharmacol, 2019,10:1444.

［4］Teksen Y, Kadioglu E, Kocak C, et al. Effect of hydrogen sulfide on kidney injury in rat model of crush syndrome

［J］. J Surg Res, 2019,235:470 - 478.

［5］ Yang X Y, Song J, Hou S K, et al. Ulinastatin ameliorates acute kidney injury induced by crush syndrome inflammation by modulating Th17/Treg cells［J］. Int Immunopharmacol, 2020,81:106265.

［6］ 陈天贵,高磊,李天博,等.脉络宁局部灌注对挤压伤综合征模型猪 Wnt/β - catenin 和 Notch 信号通路的影响［J］.中国病理生理杂志,2020,36(12):2220 - 2226.

［7］ 陈天贵,高磊,李天博,等.脉络宁注射液干预挤压伤综合征模型猪线粒体自噬及 PINK1/Parkin 通路的变化［J］.中国组织工程研究,2021,25(17):2676 - 2680.

［8］ Zhou J, Bai Y, Jiang Y, et al. Immunomodulatory role of recombinant human erythropoietin in acute kidney injury induced by crush syndrome via inhibition of the TLR4/NF-kappaB signaling pathway in macrophages［J］. Immunopharmacol Immunotoxicol, 2020,42(1):37 - 47.

［9］ Murata I, Imanari M, Komiya M, et al. Icing treatment in rats with crush syndrome can improve survival through reduction of potassium concentration and mitochondrial function disorder effect［J］. Exp Ther Med, 2019,19(1): 777 - 785.

［10］ Mauricio Wanderley Moral Sgarbi, Bomfim Alves Silva Júnior, Daniel de Almeida Pires, et al. Comparison of the effects of volemic reposition with 7. 5% NaCl or blood in an experimental model of muscular compression and hemorrhagic shock［J］. Revista Brasileira de Ortopedia, 2018,53(5):614 - 621.

第四章

急性中毒及物理因素疾病

第一节·急 性 中 毒

中毒是指有毒物质进入人体,而产生的一系列病理生理改变和相应临床表现、造成机体损害甚至危及生命的一种全身性疾病。毒物的范围很广,如工业性毒物、农业性毒物、药物过量中毒、动物性毒物、食物性毒物、植物性毒物及其他如强酸强碱、一氧化碳、化妆品、洗涤剂等。一些毒物对人体有剧烈毒性,如氰化物、有机磷、百草枯等。另一些毒物则在一定条件下才具备毒性,如食物、药物、维生素、氧等在平时不具备毒物特性,而在储存不当、过量应用或与其他物质作用后才产生毒性。中毒可分为急性和慢性中毒两大类。摄入毒物后短时间内(一般认为数分钟到数天内)出现中毒表现者称为急性中毒。急性中毒病情复杂、进展迅速、变化多端,对患者的危害较大,严重者可出现多器官功能障碍或衰竭甚至危及患者生命。属于急症与危重症医学范畴,所以应引起更大的重视。

我国目前尚缺乏有关全国性的急性中毒流行病学资料,有研究者对 2012—2016 年发表的急性中毒流行病学文献进行分析,经过剔除后入选 26 篇文献,共 114 658 例,研究年限跨度为 2003—2015 年。研究表明,急性中毒患者的高发年龄为 21～50 岁,中青年是急性中毒的主要人群,占急性中毒的 68.71%,在性别方面,女性略高于男性,男女比例为 0.99∶1。在急性中毒人群中酒精中毒位居第 1 位,占 38.81%,尽管急性酒精中毒(血液或者呼出气体乙醇浓度大于 11 mmol/L)发病率高,但病死率不高。农药中毒居急性中毒的第 2 位,占 20.74%,而在三级医院,农药中毒排首位,占 30.67%。另有数据显示急性有机磷中毒居农药中毒的首位,也是急性中毒研究的重点。药物中毒是急性中毒的第 3 位,占 17.78%,在三级医院排第 2 位,占 26.84%。镇静安眠药及抗精神病药分别占药物中毒的前两位。在中毒原因方面,意外(61.23%)是中毒的主要原因,其次是自杀(32.87%)。在职业分类中,居前 3 位的分别是农民、学生、工人。在转归方面,病死率为 0.78%～9.40%,总病死率为 6.24%。

急性中毒是急症与危重病学的一个重要组成部分,在发达国家,急性中毒和临床毒理学已形成一个独立的医学专业,有专门的课程和专科临床毒理医师。在我国,关于急性中毒的专门研究起步较晚,但也于 1993 年在北京成立了中国毒理学会,于 1995 年在郑州成立了中华医学会急诊医学会急性中毒防治专业组。对急性中毒的研究和诊治起到了积极的促进作用。

【病因】

急性中毒的病因分类有多种,按中毒者主观意愿,可分为有意接触毒物和无意接触毒物。中毒的途径主要为消化道、呼吸道、皮肤黏膜等。

1. 有意接触毒物

(1)自杀:是最常见的中毒原因,其中毒方式和毒物种类十分多样。

(2)生产性中毒:在生产活动中,设备的跑、冒、滴、漏或其他意外事故,导致生产工人在短时间内接触较高浓度毒物引起急性中毒。也有因无个人防护用品;个人防护用品性能不佳、不使用或使用不当;缺乏安全知识、安全意识淡薄;接触毒物时间过长、过度疲劳或其他不良身体状态等。

（3）服食过量或加工不当:此类患者对已知服用物品毒性有一定认识,少量服用或适当加工时可无中毒反应,但当大量服用或加工不当时则导致急性中毒。许多药物(包括中药)过量均可导致中毒,如地高辛、抗癫痫药、解热镇痛药、麻醉镇静药、抗心律失常药等。食用时加工不当导致中毒常见的有河豚、野蕈类、乌头、白果等。

2. 无意接触毒物

（1）投毒及谋杀:自人类有史以来,毒药就用途广泛,通常可以作为武器。易溶解于水或酒精且无色无味的毒药常被用于投毒或谋杀。

（2）各种污染:①生活性污染:如农药污染蔬菜、水果,浸泡农药的种子加工后作为粮食;用甲醇兑入酒中冒充饮用酒,导致饮用者中毒。在食品加工过程中,因不严格遵守食品加工法规和操作规程,以致造成污染等。②环境污染:环境污染引起的急性中毒多为群发性。如氯气、氨气等有害气体在贮存、运输过程中不按操作规程操作,导致大量泄漏,造成集体中毒事故。也有环境污染导致非群体性的中毒事件,如一氧化碳中毒,建筑装饰材料中苯、甲醛等有毒物质中毒等。③医源性污染:医疗事故或差错导致患者接触的物品或使用的药品受到有毒物质的污染。

（3）虫蛇类咬伤:此类患者部分也可属于生产性中毒。

【发病机制】

毒物经呼吸道、消化道、皮肤黏膜等吸收后,致毒的作用机制多种多样,十分复杂。有的机制已经清楚,有的尚未明确。

1. 局部的刺激腐蚀作用 · 部分毒物如强酸、强碱、酚类等,与接触的组织易发生化学反应而引起直接损伤。出现这种反应的主要器官为皮肤、眼结膜、鼻、喉、气管、支气管、消化道等。

2. 对酶系统的影响 · 人体正常生理代谢主要依靠酶的参与和催化。毒物进入体内可通过不同的途径干扰酶系统引起毒性作用。

（1）酶活性的抑制:部分毒物其结构与酶的底物十分相似,与毒物结合后的酶无法与底物起作用而失去活性。这种结合有的是可逆的,有的则是不可逆的。如有机磷中毒,当有机磷进入人体后,磷酰基与酶的活性部分紧密结合,形成磷酰化胆碱酯酶而丧失分解乙酰胆碱的能力,以致体内乙酰胆碱大量蓄积,并抑制仅有的乙酰胆碱酯酶活力,使中枢神经系统及胆碱能神经过度兴奋,最后转入抑制和衰竭。

（2）作用于酶的辅基:肼类、酰肼类、铅类中毒时常通过此途径发生毒性反应。

（3）作用于酶的激活剂:氰化物中毒时,氰离子与镁形成复合物,使需要镁激活的三磷酸腺苷酶的作用受到限制。

（4）与酶的底物结合:氟乙酰胺进入人体后,经脱胺生成氟乙酸,氟乙酸与草酰乙酸作用生成氟柠檬酸,氟柠檬酸抑制顺乌头酸酶,破坏三羧酸循环,使糖代谢发生障碍。

3. 对细胞生理功能的干扰 · 四氯化碳在内质网经羟化酶作用,产生自由基,发生脂质过氧化,使内质网改变,溶酶体破裂和线粒体损伤及钙离子通透变化,引起细胞坏死。河鲀毒素可阻断钠离子通道,阻碍神经传导。已禁用的 DDT(二氯二苯基三氯乙烷的简称)可利用细胞生物膜脂溶性特征,与膜的脂质相溶或结合,改变膜的通透性。

4. 阻碍氧的吸收、输送和利用

(1)氧吸收障碍:刺激性气体,如光气、二氧化氮、氨、氯、甲醛、臭氧、溴甲烷等,可使肺泡Ⅰ型细胞坏死,Ⅱ型细胞受损,肺泡活性物质减少,肺泡通透性增强,导致肺水肿,影响氧的吸收。

(2)氧运输障碍:一氧化碳极易与血红蛋白结合,形成碳氧血红蛋白,使血红蛋白丧失携氧的能力和作用,造成组织缺氧。亚硝酸盐、芳香族硝基等与血红蛋白作用,使正常的二价铁被氧化成三价铁,形成高铁血红蛋白。高铁血红蛋白能抑制正常的血红蛋白携带氧和释放氧的功能,使组织缺氧。

(3)氧利用障碍:氰化物进入体内后,可迅速分解出游离的氰,通过与各种细胞内呼吸酶中的铁、铜等金属离子结合,导致酶失去催化氧化还原反应的能力,致使细胞不能利用氧。

5. 影响蛋白质的合成·有些毒物能影响核酸的生物合成,破坏DNA或阻碍RNA合成。如依托泊苷能作用于DNA拓扑异构酶Ⅱ,形成药物-酶-DNA稳定的可逆性复合物,阻碍DNA修复。三尖杉酯碱能抑制蛋白质合成的起步阶段,并使核蛋白体分解。长春新碱能使微管蛋白变性,细胞有丝分裂停止于中期。

6. 作用于免疫系统·抗肿瘤类药物大多能使白细胞、免疫球蛋白减少,使机体的免疫功能下降。毒物如脂类、苯及其衍生物等,进入体内后可作为半抗原引起变态反应和自身免疫反应。部分毒物还可以直接引起免疫器官的损害。

【诊断思路】

(一) 症状

1. 胆碱样综合征·包括毒蕈碱样综合征和烟碱样综合征。毒蕈碱样综合征表现为心动过缓、流涎、流泪、多汗、瞳孔缩小、支气管分泌液过多、呕吐、腹泻、多尿,严重时可导致肺水肿。主要见于有机磷酸盐、毛果芸香碱和某些毒蘑菇等中毒。烟碱样综合征表现为心动过速、血压升高、肌束颤动、肌无力等。主要见于烟碱样杀虫剂中毒、烟碱中毒、黑寡妇蜘蛛中毒等。

2. 抗胆碱综合征·主要表现为心动过速、体温升高、瞳孔散大、吞咽困难、皮肤干热、口渴、尿潴留、肠鸣音减弱甚至肠梗阻,严重时甚至出现谵妄、幻觉、呼吸衰竭等。主要见于颠茄、阿托品、曼陀罗、某些毒蘑菇、抗组胺类药物、三环类抗抑郁药等中毒。

3. 交感神经样中毒综合征·主要表现为中枢神经系统兴奋,抽搐、血压升高、心动过速、体温升高、多汗、瞳孔散大;考虑与体内儿茶酚胺升高有关,主要见于氨茶碱、咖啡因、苯环己哌啶、安非他命、可卡因、苯丙醇胺、麦角酰二乙胺等中毒。

4. 麻醉样综合征·主要表现为中枢神经系统抑制,呼吸抑制、血压下降,瞳孔缩小、心动过缓、肠蠕动减弱,体温降低,严重时昏迷。主要见于可待因、海洛因、复方苯乙哌啶(止泻宁)、丙氧酚中毒等。

5. 阿片综合征·主要表现同麻醉样综合征。见于阿片类,严重乙醇及镇静催眠药等中毒。

6. 戒断综合征·主要表现为心动过速、血压升高、瞳孔扩大、多汗、中枢神经系统兴奋、定向障碍、抽搐、反射亢进、竖毛、哈欠、幻觉。主要见于停用以下饮品或药物:乙醇(各种酒类)、镇静催眠药、阿片类、肌松剂(氯苯胺丁酸)、5-羟色胺再摄取抑制剂(SSRIs)及三环类抗抑郁药物等。

7. 其他特殊中毒特征·常见特殊中毒特征见表4-1-1。

表4-1-1 常见特殊中毒特征

特殊中毒表现	常见毒物	特殊中毒表现	常见毒物
阵挛性惊厥、癫痫发作	农药：毒鼠强、有机氯杀虫剂、有机氟农药、拟除虫菊酯、二甲四氯、烟碱	皮肤颜色异常	
	医用药物：异烟肼、中枢兴奋剂、氨茶碱、阿托品和乙胺嘧啶	化学性发绀	高铁血红蛋白血症、胺碘酮
		樱红色	一氧化碳
	植物毒物：马钱子、白果、马桑和莽草子	黄染	米帕林(阿地平)、损肝毒物及溶血毒物引起的黄疸(磷、四氯化碳、蛇毒、毒蕈、苯的氨基或硝基衍生物、蚕豆病及氯丙嗪引起的黄疸)
呕吐物或洗胃液颜色异常			
紫红色	高锰酸钾	红色	硼酸、双硫仑反应、万古霉素
蓝绿色	铜盐、镍盐	紫癜	抗凝血灭鼠剂(敌鼠钠盐和溴敌隆)、氯吡格雷、糖皮质激素、肝素、华法林、水杨酸制剂
粉红色	钴盐		
黄色	硝酸盐、苦味酸		
亮红色	红汞、硝酸	特殊气味	
咖啡色	硝酸、硫酸及草酸	水果味	乙醇、盐酸碳氢化合物、氯仿、丙酮、酮酸中毒
棕褐色	盐酸		
暗处发光	黄磷	枯草味	光气
无色或白色	碱类	苦杏仁味	氰化物、苦杏仁苷
尿色异常		大蒜味	砷、二甲基亚砜、铊、硒酸、有机磷
蓝色	亚甲蓝		
棕褐-黑色	苯胺染料、萘、苯酚、亚硝酸盐	臭鸡蛋味	硫化氢、硫醇
		冬青油味	甲基水杨酸盐
樱桃红-棕红色	安替匹林、锌可芬、可以引起血尿及溶血的毒物	芳香味	苯类芳香烃、有机氯农药毒杀芬
橘黄色	氟乐灵	鞋油味	硝基苯
绿色	麝香草酚	皮肤、黏膜出血	敌鼠钠盐杀鼠剂、肝素、水杨酸、华法林等
黄色	引起黄疸的毒物、呋喃类		

（二）实验室检查及辅助检查   在急性中毒的抢救中，可根据病情和救治的需要，进行必要的辅助检查。这些检查包括特异性检查、非特异性检查和毒物鉴定。常见毒物实验室检测取样标本：①人体的体液，如胃内容物、血液、尿液等；②人体组织，如头发、皮肤等；③患者所接触的可疑中毒物质，如水源、食物、药物等。

1. 特异性检查

（1）有机磷杀虫药中毒：血胆碱酯酶活力是诊断有机磷中毒的特异性实验指标，对判断中毒程度，指导治疗极为重要。

（2）一氧化碳中毒：测定血中碳氧血红蛋白含量可作为一氧化碳中毒诊断指标。

（3）亚硝酸盐中毒：血液高铁血红蛋白含量的测定可作为亚硝酸盐中毒的诊断和治疗指标。

2. 非特异性检查·对患者进行及时的尿常规、血常规、血气分析、血生化、放射学、心电图、脑电图等检查，对进一步明确诊断，全面掌握患者病情等具有重要意义。临床医师应根据患者病情，积极完善相关辅助检查，指导患者的急救与治疗。

3. 毒物鉴定·通常毒物鉴定及毒物代谢物的鉴定比较复杂，可分为体外检测和体内检测。体外检测是指那些未经过体内吸收、分布、代谢等过程，如现场遗留的食物、药物等进行检测。体内检测主要指对取自生物活体样本进行检测,如尿、呕吐物、粪、组织等。毒物鉴定并非一般医院均能全部进行,必要时应将标本及时送交毒物检测中心进行鉴定,必要时可做动物试验加以验证和分析,但所需时间较长。

（三）诊断　急性中毒的诊断主要依据毒物接触史、体格检查和实验室检查。

1. 病史·病史是确定诊断极有价值的资料,病史可从患者及其同事、家属、亲友、现场目睹者做调查。如患者精神状态,身边有无药瓶,药袋等,必要时深入发病现场,寻找接触毒物的证据。职业中毒应询问职业史,如工种、工龄、接触毒物的种类和时间及防护条件等。重点了解毒物种类或名称,进入的剂量、途径、时间,出现中毒症状的时间或发现患者的时间及经过等。疑为食物中毒者,应调查同餐进食者有无同样症状发生;对可疑 CO 气体中毒者,应了解室内炉火、烟囱及同室其他人的情况等。

2. 临床特点及体格检查·急性中毒的临床表现多种多样,同一毒物中毒所引起的临床表现亦不尽相同,临床上除注意典型的临床表现外,对不典型的临床表现也应引起重视,应进一步观察。体格检查要重点进行,首先应观察患者意识状态、血压、呼吸、脉搏等,给予紧急处理;病情允许情况下应做全面体格检查,为进一步寻找中毒原因提供线索。

3. 实验室检查·采集含毒物标本如呕吐物、胃内容物、血、尿、便等进行毒物分析。部分中毒可根据生物标志物的检测结果提供诊断论据。据病情需要做血液生化、血气分析、肝、肾功能、X 线、心电图、脑电图等检查。

4. 急性中毒诊断时应考虑以下原则

（1）毒物暴露:患者毒物接触史明确或有毒物进入机体的明确证据而无临床中毒的相关表现,患者可能处于急性中毒的潜伏期或接触剂量不足以引起中毒。

（2）临床诊断:毒物接触史明确,同时伴有相应毒物中毒的临床表现,并排除有相似临床表现的其他疾病,即可作出急性中毒的临床诊断;有相关中毒的临床表现,且高度怀疑的毒物有特异性拮抗药物,使用后中毒症状明显缓解,并能解释其疾病演变规律者也可作出临床诊断。

（3）临床确诊:在临床诊断的基础上有确凿的毒检证据,即可靠的毒检方法在人体胃肠道或血液或尿液或其他体液或相关组织中检测到相关毒物或特异性的代谢成分;即便缺乏毒物接触史,仍然可以确诊。

（4）疑似诊断:具有某种毒物急性中毒的相关特征性临床表现,缺乏毒物接触史与毒检证据,其他疾病难以解释的临床表现,可作为疑似诊断。

（5）急性毒物接触反应:患者有明确毒物接触的环境或明确的毒物接触史,伴有相应的临床表现,常以心理精神症状为主,尤其群体性接触有毒气体者,在脱离环境后症状很快消失,实验室检查无器官功能损害证据时,应考虑急性毒物接触反应。

（6）以下情况要考虑急性中毒:急性中毒具有不可预测性和突发性,除少数有临床特征外,多数临床表现不具备特异性,缺乏特异性的临床诊断指标,以下情况要考虑急性中毒:①不明原因突然出现恶心、呕吐、头昏,随后出现惊厥、抽搐、呼吸困难、发绀、昏迷、休克甚至呼吸、心搏骤停等一项或多项表现者;②不明原因的多部位出血;③难以解释的精神、意识改变,尤其精神、心理疾病患者,突然出现意识障碍;④在相同地域内的同一时段内突现类似临床表现的多例患者;⑤不明原因的代谢性酸中毒;⑥发病突然,出现急性器官功能不全,用常见疾病难以解释;⑦原因不明的贫血、白细胞减少、血小板减少、周围神经麻痹;⑧原因不明的皮肤和黏膜、呼出气体及其他排泄物出现特殊改变(颜色、气味)。

【治疗】

(一) 治疗原则 ①迅速脱离中毒环境并清除未被吸收的毒物;②迅速判断患者的生命体征,及时处理威胁生命的情况;③促进吸收入血毒物清除;④解毒药物应用;⑤对症治疗与并发症处理;⑥器官功能支持与重症管理。

(二) 院前急救

1. **防护措施** · 参与现场救援的人员必须采取符合要求的个体防护措施,确保自身安全。医护人员应按照现场分区和警示标识,在冷区救治患者(危害源周围核心区域为热区,用红色警示线隔离;红色警示线外设立温区,用黄色警示线隔离;黄色警示线外设立冷区,用绿色警示线隔离)。

2. **脱离染毒环境** · 切断毒源,使中毒患者迅速脱离染毒环境是到达中毒现场的首要救护措施。如现场中毒为有毒气体,应迅速将患者移离中毒现场至上风向的空气新鲜场所。

3. **群体中毒救治** · 群体中毒救治,尤其是在医疗资源不足的群体中毒事件现场,应对事件中的毒物接触人员进行现场检伤。现场检伤时一般将中毒患者分为四类,分别用红、黄、绿、黑4种颜色表示。红色:必须紧急处理的危重症患者,优先处置;黄色:可延迟处理的重症患者,次优先处置;绿色:轻症患者或可能受到伤害的人群,现场可不处置;黑色:濒死或死亡患者,暂不处置。

4. **现场急救** · 脱离染毒环境后,迅速判断患者的生命体征,对于心搏骤停患者,立即进行现场心肺复苏术;对于存在呼吸道梗阻的患者,立即清理呼吸道,开放气道,必要时建立人工气道通气。有衣服被污染者应立即脱去已污染的衣服,用清水洗净皮肤,对于可能经皮肤吸收中毒或引起化学性烧伤的毒物更要充分冲洗,并可考虑选择适当中和剂中和处理。若毒物遇水能发生反应,应先用干布抹去沾染的毒物后再用清水冲洗,冲洗过程尽量避免热水以免增加毒物的吸收。对于眼部的毒物,要优先彻底冲洗,首次应用温水冲洗至少10~15分钟,必要时反复冲洗;在冲洗过程中要求患者做眨眼动作,有助于充分去除有毒物质。消化道途径中毒如无禁忌证,现场可考虑催吐。尽快明确接触毒物的名称、理化性质和状态、接触时间、吸收量和方式。现场救治有条件时,应根据中毒的类型,尽早给予相应的特效解毒剂。积极的对症支持治疗,保持呼吸、循环的稳定,必要时气管插管减少误吸风险。

5. **患者转运** · 经过必要的现场处理后,将患者转运至相应医院。转运过程中,医护人员必须密切观察患者病情变化,随时给予相应治疗。转入医院后,应做好患者交接。

(三) 院内救治

1. **清除未被吸收的毒物方法** · 根据毒物进入途径不同,采用相应的清除方法。如皮肤直接接触中毒,主要清除身体所接触的毒物,若患者现场未行相应毒物清除措施或清除效果不满意,院内应进行毒物清除,具体方法同现场急救。

2. **清除经口消化道未被吸收的毒物方法**

(1)催吐:对于清醒的口服毒物中毒患者,催吐仍可考虑作为清除毒物方法之一,尤其是小儿中毒患者,但对大多数中毒患者来说,目前不建议使用催吐。催吐前需注意严格把握禁忌证,包括:①昏迷(有吸入气管的危险);②惊厥(有加重病情的危险);③食入腐蚀性毒物(有消化道穿孔、出血的危险);④休克、严重心脏病、肺水肿、主动脉瘤;⑤最近有上消化道出血或食管胃底静脉曲张病史;⑥孕妇。

(2) 洗胃:洗胃为清除经消化道摄入毒物中毒的方法之一,在我国广泛使用。但洗胃可导致较多并发症(包括吸入性肺炎、心律失常、胃肠道穿孔等)。一般建议在服毒后 1 小时内洗胃,但对某些毒物或有胃排空障碍的中毒患者也可延长至 6 小时;对无特效解毒治疗的急性重度中毒,如患者就诊时即已超过 6 小时,酌情仍可考虑洗胃;对于农药中毒,如有机磷、百草枯等要积极;而对于药物过量,洗胃则要趋向于保守。①适应证:经口服中毒,尤其是中、重度中毒;无洗胃禁忌证。②禁忌证:口服强酸、强碱及其他腐蚀剂者;食管与胃出血、穿孔者,如食管静脉曲张、近期胃肠外科手术等。③并发症:吸入性肺炎是较为常见的并发症,主要是洗胃时呕吐误吸所致。此外,还可能导致急性胃扩张、胃穿孔、上消化道出血、窒息、急性水中毒、呼吸心搏骤停、虚脱及寒冷反应、中毒加剧等。④结束洗胃应满足下述条件之一:洗胃的胃液已转为清亮;患者的生命体征出现明显异常变化。

(3) 吸附剂:活性炭是一种安全有效、能够减少毒物从胃肠道吸收入血的清除剂,肠梗阻是活性炭治疗的禁忌证,建议当患者在短时间吞服了有潜在毒性、过量的药物或毒物后,立即活性炭口服(成人 50 g),儿童 1 g/kg 对于腐蚀性毒物及部分重金属,可口服鸡蛋清保护胃黏膜,减少或延缓毒物吸收。

(4) 导泻:导泻也为目前常用清除毒物的方法之一。不推荐单独使用导泻药物清除急性中毒患者的肠道。常用导泻药有甘露醇、山梨醇、硫酸镁、复方聚乙二醇电解质散等。适应证:口服中毒患者;在洗胃或(和)灌入吸附剂后使用导泻药物。禁忌证:小肠梗阻或穿孔;近期肠道手术;低血容量性低血压;腐蚀性物质中毒。

(5) 全肠灌洗(WBI):WBI 是一种相对较新的胃肠道毒物清除方法;尤其用于口服重金属中毒、缓释药物、肠溶药物中毒及消化道藏毒品者。经口或胃管快速注入大量聚乙二醇溶液,从而产生液性粪便。可多次注入直至粪便流出物变清为止。聚乙二醇不被吸收也不会造成患者水和电解质的紊乱。

(6) 灌肠:经导泻或 WBI 仍无排便,可以灌肠。视患者病情及是否排便,可予多次灌肠。

3. 毒物吸收入血液后促进毒物排泄的主要方法

(1) 强化利尿:强化利尿通过扩充血容量、增加尿量,达到促进毒物排泄目的,主要用于以原形从肾脏排出的毒物中毒。心、肺、肾功能不全者慎用。

(2) 改变尿液酸碱度:①碱化尿液:弱酸性化合物,如水杨酸、苯巴比妥等中毒时,用碳酸氢钠静脉滴注,尿液 pH 达 8.0 能加速毒物排出;②酸化尿液:弱碱性毒物如苯丙胺、士的宁、苯环己哌啶等中毒时,尿液 pH<5.0 能加速毒物排出,可应用维生素 C 4~8 g/d 静脉输注,急性肾衰竭患者不宜应用强化利尿法;③碱化尿液和高尿流量(约 600 mL/h)的治疗方案可考虑治疗某些重度中毒;④低血钾症是最常见的并发症,但可以通过补钾来校正。偶尔会发生碱中毒手足搐搦症,但低钙血症是罕见的。

(3) 血液净化:是指把患者血液引出体外并通过一种净化装置,清除某些致病物或毒物,达到治疗目的的一种医疗技术,常用方法有血液透析(HD)、血液滤过、血液灌流(HP)、血浆置换(PE)。

适应证：①毒（药）物或其代谢产物能被 HD、血液滤过、HP、PE 排出体外者；②中毒剂量大，毒（药）物毒性强；③摄入未知成分和数量的药物或毒物，病情迅速进展，危及生命；④中毒后合并内环境紊乱或急性肾功能障碍或多个器官功能不全或衰竭；⑤毒物进入体内有延迟效应，较长时间滞留体内引起损伤。

相对禁忌证：①严重心功能不全者；②严重贫血或出血者；③高血压患者收缩压＞220 mmHg；④血管活性药物难以纠正的严重休克。

4. **氧气疗法** · 各种情况导致氧饱和度下降，均可成为氧疗指征，但个别毒物中毒除外，如百草枯中毒常规吸氧会加重病情，除非出现严重呼吸衰竭或急性呼吸窘迫综合征（ARDS）。

5. **高压氧疗法** · 通过提高血氧含量及张力，增加血氧含量，使组织内氧含量和储氧量相应增加，增加血氧弥散及组织内氧的有效弥散距离，有效改善机体缺氧状态。

适应证：各种原因所致全身或局部缺血缺氧性疾病及其相关病损，如 CO 中毒绝对适应证。

禁忌证：未经控制内出血（尤其颅内出血）、严重休克、气胸、严重肺气肿、精神失常等。

6. **一些中毒的特殊解毒药物** · 特效解毒药指能排除或中和毒物，对抗毒性作用，减弱毒性反应，解除或减轻中毒症状，降低中毒死亡，以治疗中毒为目的的药物。很多毒物均有其特效解毒方法或拮抗药物，常用特效解毒药见表 4-1-2。

表 4-1-2   常用特效解毒药

类别	解毒剂名称	适应证	用量和用法	副作用及注意事项
氰化物中毒	亚硝酸异戊酯	急性氰化物中毒	立即压碎 1～2 支（0.2～0.4 mL），吸入 15～30 秒，必要时几分钟后重复一次	注意血压下降
	亚硝酸钠	氰氢酸及氰化物中毒	静脉注射，3% 溶液 10～20 mL（6～12 mg/kg）缓慢静脉注射，（按 2 mL/min 的速度推入）	静脉注射过快，可引起血压骤降
	硫代硫酸钠	氰化物	25%～50% 溶液 25～50 mL 缓慢静注	静注不要过快
	亚甲蓝（美蓝）	氰化物	1% 亚甲蓝溶液 50～100 mL 缓慢静脉注射，可在 30～60 分钟后重复 1 次	静脉注射过量时可引起恶心、腹痛、眩晕、头痛及神志不清等反应
苯胺、硝基苯类中毒解毒药	亚甲蓝（美蓝）	治疗苯胺、硝基苯、三硝基甲苯、亚硝酸钠、硝酸甘油、硝酸根、苯醌及间苯二酚等引起的高铁血红蛋白血症	静脉注射，1% 亚甲蓝溶液 5～10 mL，用 25% 葡萄糖液 20～40 mL 稀释后缓慢注射，如效果不显著，可在 30～60 分钟后重复 1 次	静脉注射过量时可引起恶心、腹痛、眩晕、头痛及神志不清等反应
有机磷农药中毒解毒药	阿托品	治疗有机磷农业杀虫剂中毒。对抗乙酰胆碱的毒蕈碱样作用	皮下注射，1～2 mg，每 1～2 小时 1 次，静脉注射，重度中毒用 2～10 mg，立即静脉注射，以后 1～5 mg 静脉注射，每 10～30 分钟 1 次	与胆碱酯酶复能剂合用，有协用效果

（续表）

类别	解毒剂名称	适应证	用量和用法	副作用及注意事项
	碘解磷定	对内吸磷、对硫磷、三硫磷、特普的解毒效果好，对敌敌畏、乐果、敌百虫、马拉硫磷的效果差或无效	静脉注射或静脉滴注，根据不同的中毒程度，以0.5～2.0 g用葡萄糖液或生理盐水稀释后使用。必要时2～6小时重复2～3次，以静脉滴注给药维持	注射过速有眩晕、视力模糊、恶心、呕吐、心动过缓，严重者有阵挛性抽搐及呼吸抑制，有时有咽痛及腮腺肿大
	氯磷定	同解磷定	肌内注射或静脉注射按中毒程度不同，肌注0.25～0.75 g，必要时2小时后重复1次，重度中毒静脉注射，0.75～1.0 g，半小时后可重复	毒性较解磷定低。针剂溶液较稳定
	长托宁	治疗有机磷农业杀虫剂中毒	轻、中、重度分别予2 mg、4 mg、6 mg肌注，隔0.5～12小时后予首剂1/4～1/2量	如用量过大，可出现头晕、尿潴留、谵妄和体温升高等
金属与类金属中毒解毒药	依地酸二钠钙	对铅中毒有特效，对钴、铜、铬、镉、锰、镍也有效，用于放射性核素（如镭、铀、钍等）反应也有效	静脉滴注，1 g/d。肌内注射，0.25～0.5 g/次，2次/日，3～4日为一疗程，间隔3～4日可重复应用	短暂头晕、恶心、关节酸痛及乏力反应，大剂量有肾小管损害，个别有过敏反应
	二巯丙醇	对急性砷、汞中毒有显效，对金、铋、铬、镍、镉、铜、铀中毒也有效	肌内注射，第1日，2.5～3 mg/kg，每4～6小时1次；第2～3日，每6～12小时1次，以后每12小时1次，共10～14日	有血压升高、心悸、恶心、呕吐、腹痛、视力模糊、手麻等不良反应，对肝、肾功能有损害
	二巯丁二酸钠	对铅中毒疗效与依地酸钙钠同	急性中毒首次2 g以注射用水10～20 mL稀释后静脉注射，以后每次1 g，每4～8小时一次，共3～5天	可有口臭、头痛、恶心、乏力、肢体酸痛等
	二巯基丙磺酸钠	对砷、铬、铋中毒也有效	5%溶液2～3 mL肌内注射，以后每次1～2.5 mL，每4～6小时1次，1～2日后2.5 mL/次，1～2次/日，共1周左右	可有恶心、心动过速、头晕等，很快消失，个别有过敏反应
其他解毒药	解氟灵（乙酰胺）	治疗氟乙酰胺中毒	肌内注射，2.5～5.0 g/次，2～4次/日，或0.1～0.3 g/(kg·d)，分2～4次注射，一般连续注射5～7日	局部注射有疼痛，本品与解痉药及半胱胺酸合用，效果更好
	纳洛酮	阿片类、乙醇中毒	肌内注射和静脉注射，0.4～0.8 mg/次，必要时2～3分钟后可重复1次	血压升高，心率增快，心律失常等
	维生素K1	治疗"敌鼠"等中毒引起的出血	静注或肌注，每次10～20 mg，一日1～2次	应缓慢注射
	氟马西尼	苯二氮䓬类	1 mg(10 mL)以等量生理盐水稀释，分6次静脉注射	有恶心、呕吐、颜面潮红，也可出现头昏、激越、精神错乱；对癫痫患者有可能引起发作

7. **对症支持治疗**·很多急性中毒并无特殊解毒疗法。对症支持治疗很重要,可帮助危重患者渡过难关,重要的在于保护重要脏器,使其恢复功能。应密切注意观察患者的神志、呼吸、循环等情况,给予相应处理。低血压者积极纠正,治疗休克。呼吸困难者应保持呼吸道通畅,给予吸氧。维持水盐电解质及酸碱平衡。烦躁不安者可予地西泮或苯巴比妥适当处理。惊厥者可用地西泮或丙戊酸钠缓慢静脉滴注。腹痛腹泻者可用阿托品、654‑Ⅱ等解痉。呕吐剧烈者予甲氧氯普胺肌内注射止呕。

尽管在所有急性中毒里面急性酒精中毒占第一位,但病死率不高。而在三级医院,农药中毒排首位,且有机磷中毒居农药中毒的首位;药物中毒占急性中毒的第3位,而镇静安眠药占药物中毒里的第一位,且苯二氮䓬类药物是最常用的镇静安眠药。所以本章节重点介绍苯二氮䓬类药物中毒和有机磷农药中毒。

闫国良　上海中医药大学附属市中医医院

第二节 · 苯二氮䓬类药物中毒

苯二氮䓬（BDZ）类药物中毒是因为过量服用此类药物导致的中枢神经系统受抑制的中毒性疾病。苯二氮䓬类药物是目前广泛应用的镇静催眠类药物。临床上主要用于焦虑症、睡眠障碍、抽搐、酒精依赖戒断症状（AWS）及在内外科和精神科的联合用药。根据药物的半衰期分别为短效（半衰期＜12 小时）、中效（半衰期 12～20 小时）、长效（半衰期 20～50 小时）三类。药物主要包括三唑仑、艾司唑仑、阿普唑仑、安定、氯羟安定、硝基安定、氟硝安定等。长期服食产生的习惯性及成瘾性等不良反应比传统镇静催眠药苯巴比妥类和水合氯醛轻，但大剂量服用也可引起昏迷，若与酒精或几种镇静催眠药混合服用发生协同作用，更易产生中毒现象。

【病因】

突然大剂量服用或长期服用导致蓄积；误服、他人投喂或自杀；与其他镇静剂联合应用产生协调作用，酒精可增加本类药物的中枢抑制作用。

【发病机制】

苯二氮䓬类药物脂溶性大，口服及注射后吸收快，容易在体内聚集，1～4 小时血药浓度达峰值，吸收后部分与血浆蛋白结合，透过血脑屏障，进入大脑而发挥作用，另一部分经肝脏代谢，代谢物大多仍具有与原型药相似的药理活性，然后由肾脏排出。

苯二氮䓬类药物为中枢神经系统抑制剂，其中枢神经抑制作用与增强 γ 氨基丁酸（GABA）能神经的功能有关。在神经突触后膜表面存在由苯二氮䓬类受体、GABA 受体和氯离子通道组成的大分子复合物，此类药物通过升高抑制性神经递质 GABA 与受体的亲和力从而完成与大脑 γ 氨基丁酸 A 受体（GABA_A 受体）的特异性结合，而非直接激活受体，GABA 与 GABA_A 受体亲和力增加，促进与 GABA 受体偶联的氯离子通道开放，从而增强 GABA 的中枢抑制效应，因此，若一次性大剂量使用可直接抑制延脑呼吸中枢和血管运动中枢，导致呼吸抑制，并使周围血管扩张，血压下降，严重时发生休克。

【诊断思路】

（一）临床表现

1. 急性中毒·一次服用大剂量苯二氮䓬类，会引起中枢神经系统抑制，抑制作用较巴比妥类药物中毒轻。急性中毒时症状严重程度与服用的剂量有关，主要症状是嗜睡、头晕、言语含糊、意识模糊和共济失调，很少会出现严重症状诸如长时间深度昏迷和呼吸抑制等，重度中毒者多为同时服用其他中枢抑制药物或乙醇。

2. 慢性中毒·长期滥用大量催眠药的患者可发生慢性中毒，除有轻度中毒症状外，常伴有精神症状，主要有以下三点：①患者会出现一时性躁动不安或意识蒙眬状态。另伴有轻躁狂状态，言语兴奋、欣快、易疲乏，伴有震颤、咬字不清和步态不稳等。②伴有智能障碍，记忆力、计算力和理解力均有明显下降,工作学习能力减退。③患者人格出现变化,丧失进取心,对家庭和社会失去责任感。

(二)**体征** 轻度中毒者查体可见嗜睡、反应迟钝、共济失调、言语含糊等。随着中毒的加重表现为意识模糊或呈浅昏迷,甚至深昏迷,呼吸、心率减慢,血压下降,瞳孔缩小,对光反射消失。

(三)**实验室检查及辅助检查**

1. 血、尿及胃液药物浓度测定·对诊断有参考意义。因苯二氮䓬类活性代谢物半衰期及个人药物排出速度不同,血清药物浓度对判断其中毒严重程度有限。

2. 血液生化检查·如血糖、尿素氮、肌酐和电解质等。

3. 动脉血气分析·判断呼吸衰竭是否存在、类型和程度。

【病情评估】

(一)评分标准

1. 用于评价患者镇静质量和深度的评分·常用的有两种,RASS 评分(表 4 - 2 - 1)和 Ramsay 评分(表 4 - 2 - 2)。两种评分表均是评价躁动、镇静的程度。RASS 评分负数绝对值越大,镇静程度越深。Ramsay 评分分数越高,镇静程度越深。

表 4 - 2 - 1 RASS 躁动镇静评分

分数	程度	症状、体征
4	有攻击性	有暴力行为
3	非常躁动	试着拔出呼吸管,胃管或静脉点滴
2	躁动焦虑	身体激烈移动,无法配合呼吸机
1	不安焦虑	焦虑紧张但身体只有轻微的移动
0	清醒平静	清醒自然状态
-1	昏昏欲睡	没有完全清醒,但可保持清醒超过 10 秒
-2	轻度镇静	无法维持清醒超过 10 秒
-3	中度镇静	对声音有反应
-4	重度镇静	对身体刺激有反应

表 4 - 2 - 2 Ramsay 评分

分数	描述
1	患者焦虑、躁动不安
2	患者配合,有定向力、安静
3	患者对指令有反应
4	嗜睡,对轻叩眉间或大声听觉刺激反应敏捷
5	嗜睡,对轻叩眉间或大声听觉刺激反应迟钝
6	嗜睡,无任何反应

2. 用于评价患者昏迷程度的评分(GCS)·通过对患者睁眼反应、语言反应和肢体反应情况制订的评分指数,三项反应得分相加表示患者意识状态。

3. 中毒程度判断

(1)轻度中毒:患者意识清醒或嗜睡状态,伴有头痛、眩晕、反应迟钝、共济失调、言语含糊,脉搏、血压、呼吸、瞳孔均匀无明显变化。

（2）中度中毒：意识模糊或呈浅昏迷、呼吸稍浅慢,血压正常或偏低,瞳孔直径 $2\sim3\,mm$,对光反应迟钝,腱反射消失,角膜反射存在。

（3）重度中毒：患者处于深昏迷状态,呼吸减慢,心率慢,血压下降,四肢发绀,瞳孔缩小,对光反射消失。

（二）风险评估　①根据患者年龄,有否基础疾病及服用药物剂量和时间长短初步进行风险评估。②入院后根据症状、体征,结合镇静评分和昏迷评分进行综合评判。如出现呼吸衰竭、显著通气不足或气管痉挛、重度昏迷、对疼痛无明显反应、严重窦性心动过缓或窦性心动过速、心肌梗死、休克等预后不良。

【治疗】

（一）治疗原则　维持昏迷患者的生命功能,清除毒物,药物应用,防治并发症。

（二）治疗措施

1. 急性中毒的治疗

（1）维持生命体征：谨防误吸,特别是呕吐物误吸,应始终将患者头斜向一侧。深昏迷患者应予气管插管保护气道,保持气道通畅,保证吸入足够的氧和排出二氧化碳。急性中毒患者出现低血压多由于血管扩张所致,应输液补充血容量,维持血压,如无效,可考虑给予适量多巴胺,$10\sim20\,\mu g/(kg\cdot min)$作为参考剂量。病因未明的急性意识障碍患者,可考虑给予葡萄糖、B 族维生素和纳洛酮,促进意识恢复。必要时予心电图监护,如出现心律失常,酌情给予抗心律失常药。

（2）迅速清除毒物,促进毒物排除：昏迷患者不宜催吐,应在服毒后 6 小时内洗胃,即使超过 6 小时有可能胃内仍然有部分药物,仍然有必要洗胃,洗胃过程中要防止拔管时胃管内液体进入气管内,造成吸入性肺炎。利尿、补液促进已吸收的药物排泄,可静脉输注 $5\%\sim10\%$ 葡萄糖及生理盐水溶液,每日 $2\,000\sim3\,000\,mL$,并用呋塞米 $20\sim40\,mg$ 静注。血液净化治疗可促进苯巴比安和吩噻嗪类药物清除,但对苯二氮䓬类中毒作用有限。

（3）特效解毒剂的应用：氟马西尼是苯二氮䓬类药物受体特异性拮抗剂,能逆转或减轻苯二氮䓬类药物的中枢抑制、呼吸抑制及对心脏抑制作用。用法：$0.2\sim0.3\,mg$ 静注,继之每分钟 $0.2\,mg$,总量最大可达 $2\,mg$,静脉滴注速度控制在 $0.1\sim0.4\,mg/h$,并根据病情调节用量,直至患者完全清醒。在以下情况应慎用或禁用：①同服易诱发抽搐的药物（特别是抗抑郁药）；②安定用于控制抽搐；③有脑外伤、脑出血的患者。

2. 慢性中毒的治疗原则·①逐步减少药量,直至停用；②必要时请精神科专科会诊,进行心理治疗。

（三）并发症处理

1. 吸入性肺炎的防治·预防吸入性肺炎是十分重要的措施,一旦发生吸入性肺炎,应在使用抗生素前送检标本,进行药敏试验,经验性用药可以应用青霉素和甲硝唑抗感染,并根据药敏试验结果及时调整抗感染策略。

2. 防止肢体压迫引起的皮肤大疱,及时纠正低血压、休克,防止出现急性肾衰竭·有呼吸抑制的患者应给予呼吸机,人工通气治疗。

【最新进展】

氟马西尼应用进展

氟马西尼可竞争性阻断苯二氮䓬受体,逆转 GABA 释放带来的中枢抑制作用,拮抗苯二氮䓬的中枢神经效应。在临床上除了用于治疗 BDZ 类药物过量、酒精中毒,在麻醉促醒等方面也开展了临床应用。现简单介绍如下。

1. BDZ 类药物过量的解毒药·如前所述,氟马西尼作为 BDZ 受体拮抗剂能有效结合 GABA 受体,从而减少 BDZ 类药物与 GABA 受体的结合,从而减少 GABA 的释放,在中枢层面减轻中毒症状。研究显示,本药与纳洛酮、醒脑静联合解救地西泮中毒,能明显缩短昏迷时间,减轻中毒症状。

2. 拮抗非 BDZ 类药物的不良反应·随着镇静催眠药物的需求增加,BDZ 类药物的成瘾性大,新一代非 BDZ 类的镇静催眠药应运而生。非 BDZ 类药物包括唑吡坦、左匹克隆、扎来普隆等,作用机制是选择性作用于 $GABA_A$,以增强 GABA 的释放,进而抑制中枢神经,具有抗焦虑、镇静催眠、麻醉的作用。但由于此类药物如唑吡坦在激活 $GABA_A$、抑制中枢神经的同时存在共济失调的危险,而且发生共济失调的概率与药物的剂量存在依赖性。氟马西尼能高效抑制 GABA 受体,低剂量的氟马西尼能部分拮抗激活 $GABA_A$ 的作用,从而在保证疗效的同时能减轻副作用。

3. 作为术后麻醉催醒剂·全麻患者术中主要以镇静、镇痛、肌肉松弛药物维持麻醉。镇静类药物主要作用于中枢神经系统的皮质、中脑、边缘系统、$GABA_A$ 受体等,产生中枢抑制作用。镇痛类药物主要作用于脑和脊髓的阿片受体。全麻药物在产生镇静镇痛作用的同时也会产生呼吸抑制、恶心呕吐、皮肤瘙痒等不良反应。如果全麻术毕停止应用麻醉药物后 90 分钟患者仍未恢复意识,则考虑为延迟苏醒。而氟马西尼通过作用于 $GABA_A$ - BDZ 受体- Cl 通道大分子复合物,具有起到解除中枢抑制,达到催醒的作用。氟马西尼在全凭静脉麻醉术后中的催醒效果确切,与未使用氟马西尼催醒者相比,可明显缩短睁眼时间和拔管时间,在一定程度上改善患者术后认知功能。

4. 治疗肝性脑病(HE)·肝性脑病也称为肝性昏迷,是严重肝病引起的以代谢紊乱为基础的中枢神经系统功能障碍的综合,属于代谢性脑病。近年来,研究发现内源性 BDZ 增多,过度的 GABA 递质介导抑制神经传导是肝性脑病的主要诱因之一。实验表明,氟马西尼是 BDZ 的竞争性抑制剂,竞争 GABA - BDZ 受体复合物上的识别位点,可用于急、慢性 HE 的治疗。临床研究发现,与安慰剂相比,氟马西尼可在短期内明显改善患者的神经系统评分和脑电图表现,对 HE 的神经系统表现有一定的改善作用,尤其是之前有苯二氮䓬类药物用药史的 HE 患者。氟马西尼可能通过能减少体内的 BDZ,进而缓解肝性脑病的相应症状,但氟马西尼对神经系统的改善作用是短期内的,对于患者长期的获益或生存改善并未观察到显著效应。

闫国良　上海中医药大学附属市中医医院

参考文献

[1] 张朝辉,贾福军,郭万军,等.苯二氮䓬类药物的临床使用[J].中国药物滥用防治杂志,2017,23(03):132-138.

[2] 刘飞,陆峥.苯二氮䓬类药物临床使用专家共识要点解读[J].世界临床药物,2018,39(10):716-720.

[3] Razavizadeh A S, Zamani N, Ziaeefar P, et al. Protective efficacy of flumazenil infusion in severe benzodiazepine toxicity: a pilot randomized trial [J]. Eur J Clin Pharmacol, 2021,77(4):555-556.

[4] Masciullo M, Pichiorri F, Scivoletto G, et al. High-dose benzodiazepines positively modulate GABA-A receptors via a flumazenil-insensitive mechanism [J]. J Med Case Rep, 2021,9;15(1):242.

[5] Koo Y H, Choi G J, Kang H, et al. Effect of flumazenil on emergence agitation after orthognathic surgery: a randomized controlled trial [J]. J Pers Med, 2022,12(3):416.

[6] 侯成,卢光照,李文清,等.氟马西尼的药理、药效和剂型应用进展[J].药学实践杂志,2017,35(6):485-489.

[7] Fontaneca, Campojv, Phillipsgs, et al. Benzodiazepine use and risk of mortality among patients with schizophrenia: a retro-spective longitudinal study [J]. J Clin Psychiatry, 2016,77(5):661-667.

[8] Justin P Reinert, Kevin Burnham. Non-Lactulose medication therapies for the management of hepatic encephalopathy: a literature review [J]. J Pharm Pract, 2021,34(6):922-933.

第三节·急性有机磷农药中毒

有机磷农药(organophosphorus pesticides，OP)是全球使用最广泛、用量最大的杀虫剂之一，急性有机磷农药中毒(acute organophosphorus pesticide poisoning，AOPP)是指有机磷农药短时间、大量进入人体后造成的以神经系统损害为主的一系列伤害，属于比较常见的危急重症之一。临床表现通常根据发病顺序分为胆碱能危象(acute cholinergic crisis，AcC)、中间综合征(intermediate syndrome，IMS)、迟发性多发性周围神经病变(organophosphateinduced delayed polyneuropathy，OPIDP)，也有学者将急性或慢性接触 OP 后出现的神经精神异常作为其中的表现之一，而在急诊医学科，更多关注的是 AcC 和 IMS。

每年全球有数百万人发生 AOPP，其中 20 万～30 万人死亡，且大多数发生在发展中国家。我国每年发生的中毒病例中 AOPP 占 20%～50%，病死率 30%～40%。AOPP 起病急、进展快，及时、规范的干预及救治可明显降低 AOPP 的死亡率。OP 目前品种已达 100多种，是我国使用最广泛、用量最大的杀虫剂之一。OP 属于有机磷酸酯或硫化磷酸酯类化合物，根据基本化学结构上的取代基不同，OP 分为磷酸酯、硫代磷酸酯、二硫代磷酸酯、膦酸酯、氟磷酸酯、酰胺基磷酸酯与二酰胺基磷酸酯、焦磷酸酯等七类，化学结构的差异使其理化性质不完全一致。主要包括敌敌畏、乐果、敌百虫、马拉硫磷(4049)等。按毒性强弱可分为剧毒类，如对硫磷(1605)、甲拌磷(3911)、内吸磷(1059)；高毒类，如甲基对硫磷、甲胺磷、氧乐果、敌敌畏等；中毒类，如乐果、乙硫磷、敌百虫、二嗪农、毒死蜱等；低毒类，如马拉硫磷、辛硫磷、氯硫磷等。

【病因】

1. 生活中毒·主要由于故意吞服或误服有机磷农药，或饮用、食入被有机磷农药污染的水源、食品，误用有机磷农药治疗皮肤病、滥用驱虫等而引起中毒。

2. 使用中毒·在使用过程中，施药人员配药时皮肤沾染原液可引起中毒，另外，喷洒过程中，药液污染皮肤或湿透衣服由皮肤吸收，或吸入空气中有机磷农药也可以造成中毒。

3. 生产中毒·在有机磷农药精制、出料和包装过程中防护不到位，手套、衣服破损或口罩污染等，或因生产设备密闭不严造成化学物泄漏，或在事故抢修过程中有机磷农药污染手、皮肤、吸入呼吸道引起的中毒。

【发病机制】

有机磷农药易挥发，脂溶性高，主要经胃肠道、呼吸道，甚至没有破损的皮肤、黏膜吸收，吸收后迅速分布于全身各脏器和组织，其中在肝脏中的浓度最高，肾、肺、脾脏次之，AOPP 患者脂肪组织内有机磷浓度是血液中的 50 倍左右，脑和肌肉中最少。有机磷农药一般先经氧化反应使毒性增强，而后经水解降低毒性，比如敌百虫在肝内侧链脱去氧化氢转化为毒性更强的敌敌畏,而经水解、脱氨、脱烷基等降解后失去毒性。

有机磷农药能抑制许多酶,但对人畜毒性主要表现在抑制乙酰胆碱酯酶(AChE)。有机磷农药进入人体后,其磷原子与ChE酯解部位丝氨酸氧原子共价键形成难以逆转性结合,形成化学性质稳定的磷酰化胆碱酯酶,丧失活性,失去水解乙酰胆碱能力,导致乙酰胆碱大量蓄积于神经末梢,胆碱能神经持续冲动,产生先过度兴奋后抑制的一系列毒蕈碱样症状(M样症状)、烟碱样症状(N样症状)及中枢神经系统症状,严重者可因呼吸衰竭而导致死亡。长期接触有机磷农药时,胆碱酯酶活力虽明显而持久地下降,但临床症状较轻,可能因人体对积聚的乙酰胆碱耐受性增强,对人体的损害主要以氧化应激和神经细胞凋亡为主,机制尚不完全明确。

需要注意的是,胆碱酯酶活性变化并不能完全解释AOPP的所有症状,其高低也并不完全与病情严重程度相平行。中间综合征又称为中间期肌无力综合征,其发病机制与神经肌肉接头传递功能障碍、突触后膜上骨骼肌型烟碱样乙酰胆碱受体(nAChR)失活有关,其发生受多种因素影响,可能与OP排出延迟、再吸收或解毒剂用量不足有关。迟发性多发性神经病(OPIDP)则与OP对胆碱酯酶的抑制效应无关,可能与神经靶酯酶的抑制、老化及轴突发生变性等有关。

【诊断思路】

(一) 临床表现 AOPP发病时间与毒物种类、剂量、侵入途径及机体状态(如空腹或进餐)等密切相关。口服中毒在10分钟至2小时发病,吸入者在数分钟至半小时内发病,皮肤吸收者2～6小时发病。各种有机磷农药中毒一般都共有的症状包括:呼出气呈大蒜味、瞳孔缩小(针尖样瞳孔)、大汗、流涎、气道分泌物增多、肌纤维颤动等,中毒严重者均可导致意识障碍。具体可出现以下临床表现。

1. 胆碱能危象

(1)毒蕈碱样症状:毒蕈碱样症状出现最早,主要是副交感神经末梢过度兴奋,表现为平滑肌痉挛和腺体分泌增加。平滑肌痉挛表现:瞳孔缩小、胸闷、气短、呼吸困难、恶心、呕吐、腹痛、腹泻;括约肌松弛表现:大小便失禁;腺体分泌增加表现:大汗、流泪和流涎;气道分泌物明显增多:表现咳嗽、气促,双肺有干或湿啰音,严重者发生肺水肿。

(2)烟碱样症状:主要由乙酰胆碱在横纹肌神经肌肉接头处蓄积过多所致,主要表现为肌纤维颤动(面、眼睑、舌、四肢和全身骨骼肌肌束震颤),甚至全身肌肉强直性痉挛,也可出现肌力减退或瘫痪,严重者因呼吸肌麻痹可引起呼吸衰竭。交感神经节后交感神经纤维末梢释放儿茶酚胺,可表现为血压增高和心律失常。

(3)中枢神经系统症状:早期可表现出头晕、头痛、疲乏、无力等症状,继后出现烦躁不安、谵妄、运动失调、言语不清、惊厥、抽搐,严重者可出现昏迷、中枢性呼吸循环功能衰竭。

2. 中间综合征·在AOPP后1～4天,个别7天后出现的以曲颈肌、四肢近端肌肉、第3～7对和第9～12对脑神经所支配的部分肌肉及呼吸肌麻痹为特征性临床表现的综合征。表现为转颈、耸肩、抬头、咀嚼无力,睁眼、张口、四肢抬举困难,腱反射减弱或消失,不伴感觉障碍。严重者出现呼吸肌麻痹,表现为胸闷、气短、呼吸困难,迅速出现呼吸衰竭,如无呼吸支持很快死亡。

3. 迟发性多发性周围神经病变·少数患者在急性中毒症状消失后 1 个月左右出现感觉及运动型多发神经病,主要累及肢体末端,出现进行性肢体麻木、无力,呈迟缓性麻痹,表现为肢体末端烧灼、疼痛、麻木及下肢无力,严重者呈足下垂及腕下垂,四肢肌肉萎缩。

4. 反跳·反跳是指 AOPP 患者经积极抢救治疗,临床症状好转后数天至一周病情突然急剧恶化,再次出现 AOPP 症状。其原因可能与皮肤、毛发、胃肠道或误吸入气道内残留的有机磷毒物继续被吸收或解毒剂减量、停用过早有关。

5. 局部损害·部分患者有机磷农药接触皮肤后发生过敏性皮炎、皮肤水疱或剥脱性皮炎,污染眼部时,出现结膜充血和瞳孔缩小。

6. 多脏器损害·AOPP 可直接或间接对肺、心、肝、肾、脾、脑等脏器造成损伤,易并发多脏器功能衰竭。肺损伤表现为肺水肿乃至急性呼吸衰竭;OP 及其代谢产物可使肝细胞水肿、变性、坏死;少数患者有一过性肾功能损害,主要以血尿、蛋白尿为主;心脏损害缺氧、干扰心肌细胞膜离子通道、血流动力学异常、炎症等作用相关,表现为心动过速、传导阻滞、QT 间期延长等;急性有机磷中毒可导致脑水肿。也可引起胰腺损伤,表现为淀粉酶增高。此外,AOPP 时毒蕈碱样症状引起的腺体活动增强而引起胰腺的损害而导致血淀粉酶升高;通过炎症介质的引起脾脏损害、血管内皮的损伤等。

(二)实验室检查及辅助检查

1. 全血胆碱酯酶(ChE)活力·全血 ChE 活力是 AOPP 诊断的特异性指标之一,可作为 AOPP 诊断、分级及病情判断的重要指标,反映 OP 对血液中 ChE 活力的破坏及中毒严重程度。动态观察全血 ChE 活力恢复情况,对于指导治疗具有重要意义。

2. 毒物检测·血、尿、粪便或胃内容物中可检测到 OP 或其特异性代谢产物成分,OP 的动态血药浓度检测有助于 AOPP 的病情评估及治疗。群体中毒、民事或刑事案件等特殊事件,必要时应行毒物检测以明确。

3. 心电图·患者可单独或联合存在窦性心动过速或过缓、ST-T 段改变、室性或室上性期前收缩、QT 间期延长、扭转性室性心动过速等。

(三)诊断

(1)有机磷杀虫药的接触史。有机磷杀虫药接触史是确诊有机磷杀虫药中毒的主要依据,特别是对无典型中毒症状或体征者更为重要。

(2)呼气、呕吐物或体表有蒜臭味(敌百虫、敌敌畏等少数几种除外)。

(3)典型的胆碱能神经兴奋的临床表现,特别是瞳孔针尖样缩小,大汗淋漓,腺体分泌增多,肌纤维颤动,肺水肿,呼吸困难或昏迷,血压上升等具有特征性意义。

(4)全血 ChE 活力降低。

(5)阿托品诊断性治疗。对少数诊断有困难者,可试验性静脉注射阿托品 2 mg,有机磷中毒者对阿托品有耐受性,注射后不会出现阿托品化表现,反之,如注射后出现阿托品化表现者有机磷中毒的可能性很小。

(四)鉴别诊断 M 样症状明显时应与哮喘、慢性阻塞性肺疾病急性期、心源性肺水肿和急性胃肠炎鉴别。N 样症状应与其他原因的交感神经兴奋性增高疾病鉴别。阿片类、安眠药中毒时也可见瞳孔缩小和昏迷,但其他临床表现、血与尿药检结果不同,血 ChE 活力正常。昏迷者应与全身性疾病致昏迷相鉴别,如肝昏迷、糖尿病昏迷、尿毒症昏迷、急性脑血管意外等,其相应的临床表现、理化检查均不相同。呼出气蒜臭味,血 ChE 活力异常可与其他类农药中毒相鉴别。

【病情评估】

(一) 评分标准 AOPP 评分标准目前临床上主要应用中毒严重度评分系统(PSS)(表 4-3-1)及急性生理学及慢性健康状况评分Ⅱ(APACHEⅡ)。

表 4-3-1 PSS 评分

器官与系统	无症状(0分)	轻度(1分)	中度(2分)	重度(3分)	死亡(4分)
	没有症状或体征	轻度,一过性,自限性症状或体征	明显、持续性症状或体征;器官功能障碍	严重威胁生命的症状或体征;器官功能严重障碍	
消化系统		• 呕吐、腹泻、腹痛 • 激惹、口腔小溃疡、Ⅰ度烧伤 • 内镜下可见红斑或水肿	• 明显或持续性的呕吐、腹泻、梗阻、腹痛 • 重要部位的Ⅰ度烧伤或局限部位的Ⅱ度或Ⅲ度烧伤 • 吞咽困难,呃逆 • 内镜下可见黏膜溃疡	• 大出血、穿孔 • 大范围的Ⅱ度或Ⅲ度烧伤 • 严重的吞咽困难,呃逆 • 内镜下可见透壁性溃疡,伴周围黏膜病变	
呼吸系统		• 咳嗽,轻度支气管痉挛 • 胸部 X 线片轻度或无异常	• 持续性咳嗽,支气管痉挛 • 胸部 X 线片出现异常伴有中度症状	• 明显呼吸功能障碍,低氧需要持续供氧(如严重支气管痉挛、呼吸道阻塞、声门水肿、肺水肿、急性呼吸窘迫综合征、肺炎、气胸) • 胸部 X 线片出现异常伴有重度症状	
神经系统		• 头昏,头痛,眩晕,耳鸣,烦乱不安 • 轻度锥体束外系症状 • 轻度胆碱能或抗胆碱能症状 • 感觉异常 • 轻度的视觉和听力障碍	• 嗜睡,对疼痛反应正常 • 兴奋,幻觉,谵妄中度锥体束外系症状 • 中度胆碱能或抗胆碱能症状 • 局部麻痹但不影响重要功能 • 明显视觉和听力障碍	• 意识丧失 • 呼吸抑制或功能障碍 • 极度兴奋 • 癫痫持续状态 • 瘫痪 • 失明、耳聋	
心血管系统		• 偶发期前收缩 • 轻度或一过性血压过高或过低 • 窦性心动过缓心率:成人 50～60 次/分,儿童 70～90 次/分婴儿 90～100 次/分 • 窦性心动过速心率:成人 100～140 次/分	• 窦性心动过缓心率:成人 40～50 次/分,儿童 60～80 次/分,婴儿 80～90 次/分 • 窦性心动过速心率:成人 140～150 次/分 • 持续性期前收缩,房颤房扑,Ⅰ度、Ⅱ度房室传导阻滞,QRS 和 QT 间期延长,心肌缺血,明显高或低血压	• 窦性心动过缓心率:成人<40 次/分,儿童<60 次/分,婴儿<80 次/分 • 心动过速心率:成人>180 次/分 • 致命性室性心律失常,Ⅲ度房室传导阻滞,心肌梗死,急性心功能不全,休克,高血压危象	

（续表）

器官与系统	无症状(0分)	轻度(1分)	中度(2分)	重度(3分)	死亡(4分)
	没有症状或体征	轻度，一过性，自限性症状或体征	明显、持续性症状或体征；器官功能障碍	严重威胁生命的症状或体征；器官功能严重障碍	
代谢系统		• 轻度酸碱平衡紊乱碳酸氢根 15～20 mmol/L 或 30～40 mmol/L，pH 7.25～7.32 或 7.50～7.59 • 轻度水电解质紊乱钾 3.0～3.4 mmol/L 或 5.2～5.9 mmol/L • 轻度低血糖 成人 2.8～3.9 mmol/L 或 50～70 mg/dL • 一过性高热	• 酸碱平衡紊乱明显碳酸氢根 10～14 mmol/L 或 >40 mmol/L，pH 7.15～7.20 或 7.60～7.69 • 水电解质紊乱明显钾 2.5 mmol/L 或 6.0～6.9 mmol/L • 低血糖明显 成人 1.7～2.8 mmol/L 或 30～50 mg/dL • 持续性高热	• 严重酸碱平衡紊乱碳酸氢根 <10 mmol/L，pH<7.15 或 >7.70 • 严重水电解质紊乱钾 <2.5 mmol/L 或 >7.0 mmol/L • 严重低血糖 成人 <1.7 mmol/L 或 <30 mg/dL • 致命性高热或低热	
肝脏		• 轻度血清酶升高 AST、ALT 2～5 倍正常值	• 中度血清酶升高(AST、ALT 5～50 倍正常值)，无其他生化异常(如血氨、凝血异常)或严重肝功能障碍的临床证据	• 重度血清酶升高(AST、ALT >50 倍正常值)，其他生化异常(如血氨、凝血异常)或肝衰竭的临床证据	
肾脏		• 轻度蛋白尿/血尿	• 大量的蛋白尿/血尿 • 肾功能障碍 少尿多尿，血清肌酐 200～500 μmol/L	• 肾衰竭 无尿，血清肌酐 >500 μmol/L	
血液系统		• 轻度溶血 • 轻度高铁血红蛋白血症(10%～30%)	• 溶血 • 明显高铁血红蛋白血症(30%～50%) • 凝血异常，但无活动性出血 • 中度贫血，白细胞减少，血小板减少症	• 重度溶血 • 重度高铁血红蛋白血症(>50%) • 凝血异常并伴活动性出血 • 重度贫血，白细胞减少，血小板减少症	
肌肉系统		• 肌肉疼，压痛 • 肌酸磷酸激酶 250～1 500 U/L	• 僵硬，痉挛肌束震颤 • 横纹肌溶解：肌酸磷酸激酶 1 500～10 000 U/L	• 严重肌疼、僵硬、痉挛、肌束震颤 • 横纹肌溶解症 • 肌酸磷酸激酶 >10 000 U/L • 骨筋膜间室综合征	
局部皮肤		• 不适，Ⅰ度烧伤(发红)或小于体表面积 10% 的Ⅱ度烧伤	• 占体表面积 10%～50% 的Ⅱ度烧伤(儿童 10%～30%)或Ⅲ度烧伤小于体表面积 2%	• 占体表面积 >50% 的Ⅱ度烧伤(儿童 >30%)或Ⅲ度烧伤大于体表面积 2%	
眼部		• 不适，发红，流泪，轻度眼睑水肿	• 剧烈不适、角膜擦伤 • 轻度角膜溃疡	• 角膜溃疡或穿孔，永久性的损伤	
叮咬处局部反应		• 局部瘙痒，肿胀 • 轻微疼痛	• 明显水肿，局部坏死，疼痛明显	• 明显水肿，接连部位水肿，广泛坏死 • 重要部位水肿阻碍气道 • 剧烈疼痛	

1. PSS 评分·由欧洲中毒中心和毒理学家协会 EAPCCT 于 1990 年提出,可被广泛应用于入院时 AOPP 患者的病情评估,作为中毒严重度的分级依据,分为 0(正常)、1(轻度)、2(中度)、3(重度)、4(死亡)。适用于各类毒物引起的中毒。

2. APACHEⅡ·近年来,逐渐有学者将 APACHEⅡ系统应用于 AOPP 情危重程度和死亡风险评估,评分细则参见相关章节。

（二）风险评估 病情分级:①轻度中毒:以 M 样症状为主,全血 ChE 活力在正常值 50%～70%;②中度中毒:除 M 样症状加重外,出现 N 样症状,全血 ChE 活力在正常值 30%～50%;③重度中毒:除 M 样症状及 N 样症状外,出现肺水肿、呼吸衰竭、昏迷、脑水肿等重要脏器功能衰竭的临床表现,全血 ChE 活力在正常值 30% 以下。

中、重度 AOPP 及有潜在恶化风险的轻度中毒患者要常规监测血压、心电、血氧饱和度,并尽早收住 EICU 治疗;治疗过程中应密切观察患者呼吸及循环情况,及时建立高级气道并实施机械通气;动态监测血常规、肝功能、肾功能、胆碱酯酶、血气分析及心电图等检查的变化情况,动态评估患者病情;注意严密观察患者并发症发生情况,一旦出现抬头无力,转颈、耸肩困难、四肢近端肌力减弱等肌力减退现象,需警惕 IMS 的发生。

【治疗】

（一）治疗原则 及时、彻底清除毒物;个体化应用特效解毒药;积极防治并发症。

（二）治疗措施

1. 现场急救·现场救治时应注意评估患者生命体征,维持生命体征稳定,迅速清除毒物,有条件时尽早给予解毒剂治疗并尽快转运至有救治条件的医疗机构。

2. 阻止毒物吸收·被 OP 污染的皮肤、毛发等尚未清洗或清洗不彻底者,应彻底清洗,以终止与毒物的接触,避免毒物继续经皮肤黏膜吸收。眼部接触者应立即用清水或生理盐水冲洗。经消化道接触者,应尽快予以洗胃、吸附等肠道去污措施。

（1）洗胃与催吐:洗胃应在中毒后尽早进行,早期、彻底的洗胃是抢救成功的关键。而催吐仅在不具备洗胃条件时进行,不主张药物催吐。对明确 AOPP 中毒的患者宜用温清水、2% 碳酸氢钠(敌百虫中毒者禁用)或 1∶5 000 高锰酸钾溶液(对硫磷中毒者禁用)洗胃。

（2）吸附剂:活性炭是一种安全有效、能够降低胃肠道毒物吸收入血的清除剂,洗胃后可予以活性炭增强肠道毒物清除效果,每次 50～100 g,肠梗阻患者禁用。

（3）导泻:一般在催吐或洗胃后,常用导泻药物有硫酸钠(15～30 g)、硫酸镁(20～30 g)、20% 甘露醇(250 mL)或复方聚乙二醇电解质散,可口服或经胃管注入。

3. 解毒剂·解毒剂的用药原则:肟类复能剂和抗胆碱能药物是目前 AOPP 的主要特效解毒剂,解毒剂的应用遵循早期、联合、足量、重复,中毒早期即联合应用,以复能剂为主,抗胆碱能药为辅的原则。

（1）ChE 复能剂:常用的药物有氯磷定(PAM‑C1)、碘解磷定(PAM)、双复磷(DM04)、双解磷(TMB4)和甲磺磷定(P4S)等。氯磷定具有使用简单、安全、高效(是碘解磷定的 1.5 倍)等优点,一般宜肌内注射,也可静脉缓慢注射,首次剂量:轻度中毒 0.5～1.0 g,中度中毒 1.0～2.0 g,重度中毒 1.5～3.0 g,随后以 0.5～1.0 g 每 2 小时 1 次肌内注射,随后根据病情酌情延长用药间隔时间,疗程一般 3～5 天,严重病例可适当延长用药时间。氯磷定作为解救 AOPP 的首选复能剂,如无法获得氯磷定可选用碘解磷定。

（2）抗胆碱能药：使用原则为早期、适量、反复、个体化。

1）阿托品：静脉注射 1～4 分钟即可发挥作用，8 分钟效果达峰值，全身性作用可维持 2～3 小时，首剂用量：轻度中毒 2～4 mg，中度中毒 4～10 mg，重度中毒 10～20 mg，一般首次给药 10 分钟未见症状缓解即可重复给药，严重患者每 5 分钟即可重复给药。重复剂量多采用中度、轻度量，达"阿托品化"后给予维持量。维持量：轻度中毒 0.5 mg 每 4～6 小时 1 次，中度中毒 0.5～1 mg 每 2～4 小时 1 次，重度中毒 0.5～1 mg 每 1～2 小时 1 次；中毒情况好转后逐步减量至停用。

阿托品化指标：口干、皮肤黏膜干燥、颜面潮红、肺部啰音显著减少或消失、瞳孔较前扩大、心率 90～100 次/分等。

阿托品中毒：表现为瞳孔明显扩大、颜面绯红、皮肤干燥，原意识清楚的患者出现神志模糊、谵妄、幻觉、狂躁不安、抽搐或昏迷、体温升高、心动过速、尿潴留等。严重者可直接呈现中枢抑制而出现中枢性呼吸、循环功能衰竭。

2）长托宁：对心率影响小，用药剂量小，作用时间长，生物半衰期长，重复用药次数少。用药达标的指征为（"长托宁"化）：口干、皮肤干燥、肺部啰音减少或消失，心率和瞳孔不作为其判断指标。一般首剂用量首剂用量：轻度中毒 1～2 mg，中度中毒 2～4 mg，重度中毒 4～6 mg，维持剂量一般轻度中毒 1 mg 每 12 小时 1 次，中度～重度中毒 1～2 mg 每 8～12 小时 1 次。由于戊乙奎醚较其他抗胆碱能药物具有不良反应小、治疗效果好、使用方便等特点，近年应用较多。

（三）并发症处理

1. 中间综合征·目前尚无特效治疗方法，早期识别，正确、及时的高级生命支持（监测、机械通气等）是救治成功的关键。

2. 迟发周围神经病变·尚无特效的治疗方法，早期、及时应用糖皮质激素、B 族维生素及神经生长因子，中药调理，并配合针灸、理疗及肢体功能训练，可有助于神经功能恢复。

3. 反跳·调整或增加解毒剂用量，可重新按胆碱能危象予以解毒剂治疗，同时予以对症支持治疗。如考虑为肠道毒物再吸收，尽早予以通便治疗；如提示吸入性肺炎，可行纤维支气管镜肺泡灌洗，因此，及时寻找可能的诱因，阻断 OP 再吸收的途径为治疗的关键。

（四）全身及脏器功能支持治疗

1. 氧疗·AOPP 可导致低氧血症和呼吸衰竭，因此建议 AOPP 患者常规吸氧，中毒性脑病是高压氧的指征。

2. 呼吸功能支持·呼吸衰竭为 AOPP 常见的致死原因之一，无论是胆碱能危象还是 IMS 导致的呼吸衰竭，均应及时识别并予以呼吸功能支持（包括高级气道的建立及机械通气）。

3. 营养支持·胃肠功能良好的患者鼓励尽早进食，开始可为流食，病情好转后逐步过渡至正常饮食。合并消化道出血或胰腺炎的患者要禁食，肠内外营养治疗需遵循相关共识和指南。

4. 防治感染·AOPP 患者一般无须抗感染治疗，在存在感染相关证据时，根据感染部位、轻重、病原菌合理抗感染治疗。

5. 脏器功能支持·AOPP 常合并肝功能、肾功能损害，部分患者可能会出现 MODS，因此，在救治过程中应严密监测患者脏器功能情况，同时予以对症治疗。

【最新进展】

对急性有机磷农药中毒患者的治疗进展

1. 血液净化。截至目前,血液净化在 AOPP 的治疗中尚存争议,有很多文献报道血液净化治疗对 AOPP 有效,但因试验设计、样本量等方面的问题和缺陷,循证医学证据不足,得出的结论不能被业界完全认可。另外,血液灌流、血液透析及 CRRT 等在清除毒物的同时,也会不同程度地吸附、清除血液中的解毒药物,降低这些药物的疗效,有潜在的诱发中毒症状反跳的风险。尽管如此,国内大量血液净化治疗 AOPP 的病例经验提示,血液净化治疗 AOPP 效果明显。因此,专家组建议,对重度 AOPP 患者可在解毒剂及综合治疗的同时尽早给予血液净化治疗。在实施血液净化治疗前要严格把握血液净化治疗的指征,在实施期间要密切观察患者中毒症状,及时调整解毒剂用量。血液净化方式首选血液灌流,应在中毒后 24 小时内进行。一般 2~3 次即可,具体需根据患者病情及毒物浓度监测结果来决定。对于合并肾功能不全、MODS 等情况时,应考虑联合血液透析或 CRRT 治疗。

2. 硫普罗宁。是甘氨酸衍生物,其游离巯基可与自由基可逆性结合,发挥组织保护及解毒作用,并能提高肝细胞内 ATP 含量,改善肝细胞功能与结构,抑制过氧化脂质体形成,能促进机体内形成一个再循环氧系统,从而提高抗氧化能力,并增加外周血对氧磷酶 1(PON1)表达,增强机体内清除有机磷的功能,起到保护肝细胞的作用,对 AOPP 引起的肝损伤有治疗作用。

3. 依达拉奉。有研究表明 AOPP 患者伴有呼吸衰竭的比率占整个 AOPP 患者的 62% 左右,严重威胁患者生命安全。依达拉奉可有效抑制迟发性神经元细胞凋亡及神经细胞的氧化损伤,改善患者中枢神经细胞功能,还能抑制炎性反应,重新恢复机体抗氧化和氧化平衡,防止肺损伤。在常规治疗的基础上应用可协同性的改善患者的呼吸衰竭症状及中枢神经细胞功能,提高治疗效果。依达拉奉抗氧化应激反应作用显著,可有效避免患者体内的氧化应激反应对组织器官的损伤,在 AOPP 并发呼吸衰竭的治疗中,可以进一步提高治疗效果。

4. 纳洛酮。β 内啡肽(β-EP)为内源性阿片肽,在调节心血管、神经内分泌等生理功能活动中有重要作用。有机磷类毒物中毒可促进 β-EP 的释放,直接抑制心血管系统,增强通气反应,导致中枢抑制,加重组织器官缺血、缺氧,形成恶性循环。纳洛酮属羟二氢吗啡酮的衍生物,和 β-EP 的亲和力较高,可竞争性阻止 β-EP 与受体的结合,从而解除 β-EP 对呼吸、心血管和中枢系统的抑制作用,纠正机体症状。此外,纳洛酮可抑制溶酶体酶和氧自由基的释放,抑制钙离子内流,保护 ChE 生成,且对中毒 ChE 有一定的重活化效应,从而提高有机磷农药中毒等等救治的效果。

5. 输血治疗。输注新鲜血浆和全血理论上可中和血液中游离有机磷,有助于提升血浆胆碱酯酶活力,但临床上同样缺乏循证医学证据,尚不成熟。

6. 脂肪乳剂。AOPP 可以引起机体的炎症反应,肺组织 LPS/TLR4 明显升高,同时 NF-α、NF-κB 蛋白表达也明显增加,并且 LPS/TLR4 升降与炎症细胞因子 TNF-α、IL-6 是一致的;脂肪乳具有结合细菌脂多糖(LPS)的特性,进而可抑制巨噬细胞的激活。脂肪乳中的磷脂和高密度脂蛋白,在体内和体外结合 LPS 并可起到中和作用,LPS 诱导的细胞因子反应会减弱。脂肪乳与 LPS 作用后,LPS 即失去了结合能力,从而抑制 TNF-α、IL-6 的释放,减轻 AOPP 对肺组织的损伤。脂肪乳剂可减轻多种亲脂类物质的毒性,从而起到辅助解毒作用。如治疗抗心室颤动药物中毒、β 受体阻滞剂中毒、抗精神病药物中毒、抗癫痫药物中毒及农药除草剂中毒等。动物实验发现,脂肪乳联合碘解磷定和阿托品治疗 AOPP,可以减轻急性有机磷中毒导致的肺损伤、预防外周型呼吸肌麻痹、保护肾脏、减轻有机磷中毒所致的肝损伤。

闫国良　上海中医药大学附属市中医医院

参考文献

［1］王剑桥.硫普罗宁联合杂合式血液净化治疗急性有机磷中毒的临床疗效［J］.蒙古医学杂志,2022,54(1):43-44,47.
［2］张保金,高德军.纳洛酮联合盐酸戊乙奎醚注射液治疗急性有机磷类毒物中毒的疗效及对血清生化及预后的影响［J］.世界临床药物,2020,44(11):891-896,909.
［3］林慧.依达拉奉结合常规治疗在急性有机磷中毒合并呼吸衰竭中的应用［J］.实用药物与临床,2017,20(2):192-195.
［4］丛生金.分析合并呼吸衰竭急性有机磷农药中毒患者急诊抢救效果当代医学［J］.当代医学,2022,28(8):161-163.
［5］刘圣娣,何斌,张劲松,等.我国2012—2016年急性中毒流行病学概况分析［J］.临床急诊杂志,2018,19(8):528-532.
［6］杨立山,卢中秋,田英平,等.急性有机磷农药中毒诊治临床专家共识［J］.中国急救医学,2016,36(12):1057-1064.

第四节 · 中 暑

中暑是指人体暴露在高温(高湿)环境和(或)剧烈运动、劳动一定时间后,吸热-产热-散热过程的热平衡被破坏,使机体全身或局部热蓄积超过体温调节代偿能力而发生的一组疾病,可表现为从轻到重的连续过程。中暑早在《黄帝内经》中便已有记载。目前国际上将热相关疾病分为热皮疹、热水肿、热晕厥、热痉挛、热衰竭、热射病等,中暑一般仅指热射病。我国目前通常将中暑分为中暑先兆、热痉挛、热衰竭、热射病。

中暑有广义与狭义之分。广义的中暑可以用来描述从轻微症状到致命性热射病等一系列广泛的疾病,即热相关疾病。狭义的中暑包括热衰竭和热射病,以机体体温调节失代偿后导致核心温度升高为主要特征。根据致热因素的不同,又可分为"经典型(非劳力型)"和"劳力型"两种。经典型(非劳力型)中暑或热射病是指致热因素主要来自环境的外源性热源,在没有体力活动的情况下发生。而劳力型中暑或热射病,致热原因主要来自机体的内源性热。与经典型比较,劳力型更容易并发严重的横纹肌溶解、肾功能损害和弥散性血管内凝血。

我国各地中暑病例报告不一,和地理环境和生活水平有一定相关性。2009—2017年武汉市共报告中暑病例2 688例,其中死亡74例。中暑患者男性发病率高于女性,40～59岁和≥70岁年龄组发病率较高。2013—2017年,上海重症中暑共1 152例,其中死亡115例,病死率为9.98%,男性843例(73.18%)。对2013—2016年上海市93例中暑死亡病例进行分析,平均年龄61.5岁,男女性别比为1.8∶1,以郊区发病为主(80.65%)。近一半病例(45.16%)中暑地点为住所,31.18%发生在工作场所。50.54%的死亡病例有基础性疾病。全部死亡病例住所内均无空调或未使用空调。

【病因】

1. 环境因素·居住、生产或生活于高温(湿)、通风不足、强烈太阳辐射的环境是中暑发生的主要环境因素。

2. 个体因素

(1) 户外劳作或训练:在高温(湿)环境下长时间的劳动或训练是导致中暑的常见原因。

(2) 防暑意识不足:①对居住环境因多种原因不进行降温、通风措施;②劳动及训练后不及时补充水分,休息周期不合理等;③不恰当地在高温(湿)环境进行长时间的滞留,如泡温泉或蒸桑拿等。

(3) 基础疾病:患有严重皮肤疾病、甲状腺功能亢进症、帕金森病、少汗症等基础疾病者,更容易发生中暑。

(4) 特殊人群:孕产妇、生活不能自理者、老年人、婴幼儿、肥胖或低体重者等,因适应环境能力不足,以上人群也是患中暑的高危因素。

（5）药物影响：部分药物会影响人体体温调节，如抗胆碱类药物、抗精神病类药物等，服用以上药物在高温（湿）环境下易发生中暑。

【发病机制】

人体保持正常温度需要产热与散热之间的平衡。中暑的发生就是体温调节从代偿（散热多于产热）到失代偿（产热多于散热），病情从轻到重连续变化的过程。随着产热与散热之间的平衡被打乱，造成人体伤害的主要表现在两个方面，也称"双通道机制"，即一方面核心温度的升高直接对各器官系统的损害；另一方面热暴露后引起的热应激、内毒素血症等导致全身炎性反应综合征（SIRS）反应，并由此引起多器官功能障碍综合征（MODS）。

1. 免疫系统·免疫功能异常贯穿中暑终末。当人体核心温度超过 $39\,℃$ 时即出现循环白细胞数量升高，以中性粒细胞为主，其机制可能与血浆中儿茶酚胺及皮质醇分泌增加有关。热应激可激活抗原呈递细胞中的病原体识别受体，上调多种 Toll 受体复合物在巨噬细胞上的表达，增加多种炎症因子的释放。增加的细胞因子机制一方面与炎症细胞激活有关，一方面与肠道损伤相关。免疫功能紊乱参与热射病引起的 SIRS，肠道屏障受损引起的肠源性内毒素血症是热射病相关 SIRS 的关键环节，是重症中暑造成 MODS 的核心病理生理。

2. 中枢神经系统·热射病患者早期即会出现脑水肿，损伤区域主要位于下丘脑、小脑和海马。受损区可见神经细胞凋亡、坏死、细胞因子（IL-1、IL-6、TNF-α）和过氧化物（ROS）释放增加。

3. 消化系统·高温直接引起胃肠道上皮细胞损伤、凋亡增加；上皮细胞间紧密连接蛋白破坏，增加通透性。损伤使生物屏障、机械屏障及化学屏障等功能障碍，引起肠腔内的革兰阴性菌及内毒素易位入血，发生肠源性内毒素血症或脓毒症。肝脏的损伤与热直接损伤肝细胞和炎症反应间接导致肝细胞功能障碍有关，严重者发生肝衰竭，主要表现为肝细胞坏死和胆汁淤积，并发凝血功能障碍。

4. 呼吸系统·呼吸系统损伤机制主要为热损伤导致肺血管内皮损伤及失控的 SIRS 引起大量细胞因子在肺部聚集，微血栓形成，最终诱发急性呼吸窘迫综合征。

5. 心血管系统·中暑早期，心脏通过增加心脏收缩力、加快心率来增加心排血量，提高外周循环血量以满足排汗散热需要。随着核心温度的升高直接引起心肌细胞变性、坏死，凋亡增加。

6. 肾脏·重症中暑常合并急性肾损伤（AKI）。热射病动物模型可见肾组织发生肾小球及间质充血，肾小管变性和坏死。

7. 骨骼肌系统·劳力型中暑常伴有骨骼肌溶解。其主要原因为热打击对骨骼肌细胞的直接毒性效应，使蛋白变性，细胞膜完整性受到破坏。同时，过度的运动、脱水等也共同导致骨骼肌溶解。

8. 血管内皮细胞及凝血功能·在中暑进程中，血管内皮细胞（VEC）是受损的重要靶器官和效应细胞，热应激通过直接热损伤效应、炎症反应、氧化应激、细胞凋亡、焦亡等机制均会对 VEC 造成损伤，损伤的 VEC 继发释放多种炎症介质，进一步放大炎症反应，参与 MODS 的病理生理。VEC 损伤与凝血功能障碍也有密切相关。损伤的 VEC 一方面释放组织因子和 von Willebrand 因子，激活外源性凝血途径。其次，受损 VEC 从抗凝特性转为促凝特质。同时，肝损伤等多种因素都可以导致凝血系统紊乱甚至诱发弥散性血管内凝血（DIC）。

【诊断思路】

（一）症状 2019版《职业性中暑的诊断》对中暑相关概念进行了完善,将"先兆中暑"更名为"中暑先兆",规定中暑先兆不属于中暑诊断范畴,取消了严重程度分级,删除了"轻症中暑"和"重症中暑"的诊断,将中暑的诊断直接分为热痉挛、热衰竭和热射病。

1. 中暑先兆·指在高温环境劳动、训练、生活等一段时间后出现的头昏、头痛、多汗、口渴、全身疲乏、心悸、动作不协调、注意力不集中等症状,体温正常或略有升高。

2. 热痉挛·主要表现为明显的全身肌痉挛,同时伴有收缩痛。好发于四肢肌肉及腹肌等,尤以腓肠肌明显。多呈对称性,疼痛时加重,时而缓解。患者意识清楚,体温一般正常。

3. 热衰竭·热衰竭起病多迅速,老年人、儿童和慢性病患者常见。主要临床表现为头昏、头痛、多汗、口渴、恶心、呕吐,继而皮肤湿冷、血压下降、心律失常、脱水,体温升高,一般不超过40℃,可伴有眩晕、晕厥。多由体液和钠丢失过多引起循环血容量不足所致。

4. 热射病·在高温环境中突然发病,体温多高达40℃以上,疾病早期大量出汗,继之"无汗",伴皮肤灼热,不同程度的意识障碍,如谵妄、惊厥、昏迷等,同时伴多器官损伤的严重临床综合征。

5. 并发症·多在热射病时出现,表现为多器官功能障碍。

（1）中枢神经系统:表现为谵妄、嗜睡、癫痫发作、昏迷等;还可出现其他神经系统异常表现,包括行为怪异、幻觉、角弓反张、去大脑强直等。部分患者后期可遗留长期的中枢神经系统损害,主要表现为注意力不集中、记忆力减退、认知障碍、语言障碍、共济失调等。

（2）消化系统:表现为腹痛、恶心、呕吐、腹泻、排水样便,严重者可出现消化道出血、穿孔、腹膜炎等。

（3）呼吸系统:表现为呼吸急促、口唇发绀等,严重者可发展为ARDS。

（4）心血管系统:表现心动过速、低血压、休克等为主,极少数表现为窦性心动过缓。

（5）肾脏:表现为少尿、无尿,尿色呈浓茶色或酱油色。

（6）骨骼肌系统:表现为肌肉酸痛、肌无力、僵硬,后期可出现肌肿胀和骨筋膜室综合征。

（7）血管内皮细胞及凝血功能:表现为皮肤瘀点、瘀斑、穿刺点出血,多部位出血,如黑便、血便、咯血、血尿、颅内出血、结膜出血等。

（二）体征 中暑先兆可见心率增快,全身汗出明显;热痉挛典型阳性体征为全身肌张力增高;热衰竭体征为皮肤湿冷,血压降低;热射病可见神志异常,角弓反张、去大脑强直,呼吸频率快,心律失常,全身肌肉压痛,多部位出血等。

（三）实验室检查及辅助检查

1. 血常规·因脱水致血液浓缩表现为血红蛋白(Hb)升高、红细胞比积(HCT)增加。血小板(PLT)发病初期正常,继而迅速下降,尤以发病后1～3天为甚,最低可小于$10 \times 10^9/L$。病情进一步加重可出现白细胞数量的升高,以中性粒细胞升高为主,合并感染者升高更明显。

2. 感染指标·C反应蛋白(CRP)、降钙素原(PCT)、白细胞介素-6(IL-6)升高。

3. 血液生化·电解质紊乱明显,早期因脱水等呈低钾、低钠、低氯等,病情进一步进展,伴有骨骼肌溶解者可表现为高钾、低钙、高磷血症等。合并脱水及并发肾损伤者出现血肌酐(Cr)、尿素氮(BUN)、尿酸(UC)不同程度升高。早期肝功能可正常,热射病并发肝损时肝功能谷草转氨酶(AST)、谷丙转氨酶(ALT)出现升高,最高可达5 000 U/L以上,总胆红素

(TBil)在24～72小时后开始升高,最高可达300μmol/L以上,可伴有低蛋白血症。横纹肌损伤或溶解出现肌酸激酶(CK)升高,最高可达300 000～400 000 U/L,当CK>5 000 U/L表明肌肉损伤严重,CK>16 000 U/L提示与急性肾衰竭相关。肌红蛋白(Mb)最高可达70 000～80 000 ng/mL或更高;尿Mb>500 ng/mL,最高可达50 000 ng/mL或更高。

4. 凝血功能・热射病早期即伴随凝血功能障碍表现为PLT<100×10⁹/L并进行性下降;纤维蛋白原(Fib)<1.5 g/L或进行性下降;D-二聚体升高,纤维蛋白原降解产物(FDP)>20 mg/L,或3P试验阳性;凝血酶原时间(PT)延长3秒以上,部分活化凝血活酶时间(APTT)延长10秒以上。发病早期应每4～6小时复查凝血功能。如有条件可行血栓弹力图(TEG)、凝血和血小板功能检查。

5. 动脉血气分析・常提示代谢性酸中毒和呼吸性碱中毒、高乳酸血症、低氧血症等。

6. 心电图・多表现为快速型心律失常。一般为窦性心动过速,或合并室性、房性期前收缩。极少数表现为心动过缓。心肌缺血者可伴有T波及ST段异常。

7. 头颅CT和MRI・病情轻者头颅CT多无阳性发现,热射病者可见脑实质弥漫性水肿,凝血功能差者可出现蛛网膜下腔出血。热射病后期MRI表现为基底节、双侧内囊、苍白球、壳核和小脑缺血、软化灶。部分患者MRI显示双侧小脑、尾状核、皮质下白质异常和海马区均匀增强。严重者会出现小脑的缺血坏死甚至脑萎缩。

8. 脑电图・持续脑电监测可有助于早期发现意识障碍者异常波形,热射病的脑电图改变往往能够随病情缓解而完全恢复,这与原发性神经系统疾病的异常脑电图在预后方面有着明显区别。

(四)诊断　具有暴露于高温(高湿)环境和(或)剧烈运动、劳动一定时间后,以体温升高、肌痉挛、晕厥、低血压、少尿、意识障碍为主的临床表现,结合辅助检查结果,综合分析并排除其他原因引起的类似疾病,可诊断中暑。

符合中暑诊断标准后,即可从临床表现、意识状态、核心温度等特点进行分类(表4-4-1)。

表4-4-1　中暑诊断标准

类别	诊断标准		
	临床表现	意识状态	核心温度
热痉挛	大量出汗后出现短暂、间歇发作的肌痉挛,伴有收缩痛,多见于四肢肌肉、腹肌,尤以腓肠肌为著,呈对称性	清楚	轻度升高或正常
热衰竭	多汗、皮肤湿冷、头晕、面色苍白、恶心、心率增加、低血压、少尿。理化检查可见血细胞比容增高、高钠血症、氮质血症	可伴有眩晕、晕厥	体温升高但不超过40℃
热射病	皮肤干热,无汗,谵妄、昏迷等;可伴有全身性癫痫样发作、横纹肌溶解、多器官功能障碍综合征	意识障碍	体温高达40℃及以上

诊断应注意的问题:①中暑是一个连续进展的过程,中暑较轻时,体内热量继续蓄积,处理无效或不及时,病情可进一步进展。②因体表温度与核心温度(如直肠温度)可能相差较大,临床实践中常不能在第一时间进行核心温度的测量,或者未能测到核心温度的最高值(如已实施降温治疗),所以核心温度不是诊断中暑类别的必要条件。

中暑应与甲状腺危象、下丘脑出血、脑炎、脑膜炎、癫痫、伤寒、抗胆碱能药中毒、恶性高热等多种疾病相鉴别。

【病情评估】

（一）评分标准 中暑尚没有公认的评分标准，但当出现意识障碍及 MODS 时，应及时进行格拉斯哥昏迷评分（GCS）、急性生理学和慢性健康评估Ⅱ（APACHEⅡ）评分、序贯器官衰竭估计评分（SOFA）。

（二）风险评估 应重点进行气道梗阻风险、循环状态、意识水平、器官功能及转运风险的评估。

1. 气道梗阻风险的评估· 对于意识不清患者，应禁止喂水；已发生呕吐或口腔内有异物者，应尽快清理口腔异物或分泌物。昏迷患者应将头偏向一侧，保持呼吸道通畅，及时清除气道内分泌物或呕吐物，防止误吸。对于需要气道保护的患者，应尽早建立人工气道，进行气管插管；如果现场无插管条件时，应手法维持气道开放或置入口咽/鼻咽通气道，及时呼叫专业救援团队。同时持续监测动脉血氧饱和度（如 SpO_2），维持 $SpO_2 \geqslant 90\%$，根据情况选择不同吸氧方式及时进行氧疗。

2. 循环状态的评估· 及时评估循环状态，脱水严重、出现低血压者应及时、快速建立静脉通路进行液体复苏。无低血糖者输注液体首选含钠液体（如生理盐水或林格液），避免早期大量输注葡萄糖注射液，防止血钠进一步下降，加重神经损伤。及时进行心电监测，处理心律失常。

3. 意识水平的评估· 患者意识不清并伴有抽搐、躁动时，因干扰治疗且抽搐、躁动会使产热和耗氧量进一步增加，加剧神经系统损伤，此类患者应及时给予镇静药物处理，使患者保持镇静，并防止舌咬伤等意外。

4. 转运风险的评估· 当患者需要进行转运时，在完成气道梗阻风险、循环状态、意识水平等评估并进行有效干预后，转运中也应进行快速、有效、持续的降温，即便转运后送，也应在转运过程中做到有效持续的降温。

5. 器官功能的评估· 中暑是一个连续进展的过程，病理生理复杂，常并发多脏器功能损伤，治疗过程中应加强重要脏器功能监测，进行重要脏器维护，严重者及时进行肺、肾、肝、心等重要脏器的替代治疗。

【治疗】

（一）治疗原则 积极降温，维持生命体征稳定，维护重要脏器功能，评估病情，必要时多学科诊疗。

（二）治疗措施

1. 现场急救· 应迅速将患者脱离高温、高湿环境，停止劳动、训练等，转移至通风阴凉处，除去患者全身衣物以加强散热。有条件者最好将患者转移至室温为 16～20 ℃ 的空调房间。现场应快速测量核心温度（直肠温度）而非体表温度，快速准确地测量体温是实现有效降温治疗的前提。需注意的是体表温度仅能作为参考，不能作为诊断的主要依据。

2. 降温治疗· 体温管理目标是维持直肠温度在 37.0～38.5 ℃。病死率与体温过高及持续时间密切相关。快速、有效、持续降温是首要治疗措施。降温方法的选择应因地制宜，根据现场条件灵活选择，亦可多种降温方法联用。由于中暑患者多存在体温调节中枢功能障碍，不建议使用药物降温,包括非甾体药物及人工冬眠合剂。

(1)蒸发降温:用15~30℃水喷洒或向皮肤喷洒水雾并配合持续扇风可以实现有效降温。但要注意维持皮肤温度在30~33℃以防止血管收缩,降低降温作用。也可用薄纱布覆盖患者尽可能多的皮肤,间断地向纱布喷洒室温水,同时持续扇风;抑或用湿毛巾擦拭全身,或用稀释的酒精擦拭全身,并持续扇风。在大多数情况下,蒸发降温可能是现场最容易实现的方法。

(2)冰敷降温:将患者头戴冰帽或头枕冰袋;将冰袋进行简单包裹后置于颈部、腹股沟(注意保护阴囊)、腋下等血管较丰富的部位进行降温。应注意每次放置不多于30分钟。冰敷时需注意避免冻伤。为防止冰敷对血管的收缩,降低降温作用,冰敷同时应对皮肤进行按摩。

(3)冷水浸泡:这种方法主要应用于热射病患者。用大型容器(如浴桶、油布、水池)将患者颈部以下浸泡在冷水(2~20℃)中可以达到快速降温的目的;冷水浸泡降温的不良反应主要是寒战、躁动等,由寒战引起的外周血管收缩可能会减弱传导降温的效果。

(4)体内降温:适用于热射病患者。选用4~10℃生理盐水进行胃管灌洗(1分钟内经胃管快速注入,总量10 mL/kg,放置1分钟后吸出,可反复多次);或直肠灌洗(深度不小于6 cm,以15~20 mL/min的速度注入总量200~500 mL,放置1~2分钟后放出,可反复多次),灌肠时注意灌入速度不宜过快。建议在60分钟内灌洗25 mL/kg或总量1 000~1 500 mL的4℃生理盐水。该方法的关键是保持较快的输注速度,否则达不到降温效果。

(5)控温毯:将控温毯的启动温度设定为38.5℃、停机温度37.5℃、毯面温度4℃,配合冰帽或冰枕,可实现快速降温。

(6)连续性血液净化治疗(continuous blood purification,CBP):血液净化不仅是热射病脏器支持的重要手段,同时也可以实现血管内降温作用。通过控制体外加温装置及病房温度,可实现较快速的降温。

3. 液体复苏 · 应在现场快速建立静脉通路,输注液体首选生理盐水或林格液,避免早期大量输注葡萄糖注射液引起血钠内快速下降,加重神经损伤。

加强液体复苏及循环监测,积极评估循环状态和组织灌注情况。若存在循环不稳定或组织低灌注表现,应进一步评估心功能(建议床旁超声)和液体反应性(补液试验或被动抬腿试验)。根据液体反应性结果决定是否继续进行液体复苏。有条件者予有创血流动力学监测,同时通过尿量、乳酸水平等,动态观察组织低灌注表现。做到既要充分液体复苏,又要避免液体过负荷。将平均动脉压(MAP)65 mmHg作为初始复苏目标。液体复苏不理想者,应尽早使用血管活性药物,首选去甲肾上腺素,治疗后仍不达标者可联合使用肾上腺素;多巴胺主要使用在快速性心律失常风险低或心动过缓患者。充分液体复苏及血管活性药物治疗血流动力学仍未达标者,可静脉使用氢化可的松,剂量为200 mg/d。

4. 氧疗及气道保护 · 神志不清、呕吐及抽搐患者,及时保持呼吸道通畅,清除气道内分泌物及呕吐物,防止误吸。根据实际情况,条件允许的情况下,必要时建立人工气道,或用手法维持气道开放及置入口咽/鼻咽通气道,保证气道通畅。合理氧疗,使用鼻导管或面罩等维持动脉血氧饱和度(SpO_2)≥90%。

保持患者气道通畅十分重要。抬高床头、侧卧位以防止误吸,通过口咽通气道或鼻咽通气道保持气道通畅,必要时进行气管插管。根据患者的病情选择氧疗方式,未插管的患者可选择鼻导管吸氧或面罩吸氧;面罩吸氧不能改善时,可选用经鼻高流量氧疗或无创正压通气支持。无创正压通气的患者须具备以下基本条件:①意识清醒,能够配合治疗;②血流动力学稳定;③无误吸、严重消化道出血,无气道分泌物过多且排痰不利等情况,无需气管插管进行气道保护;④无面部创伤影响使用鼻/面罩;⑤能够耐受鼻/面罩。

当存在以下情况时,应积极进行气管插管,主要指征包括:①伴意识障碍,谵妄且躁动不安、全身肌肉震颤、抽搐样发作等症状者;②为配合治疗,行深度镇静状态;③气道分泌物多,存在排痰障碍;④误吸风险高或已发生误吸;⑤呼吸衰竭,且氧合状况有进行性恶化趋势;⑥血流动力学不稳定,对液体及血管活性药物治疗反应欠佳。

合并严重的凝血功能障碍者,不建议早期行气管切开术。氧合目标:SpO_2 目标值 90% ～99%,动脉氧分压(PaO_2)目标值为 60～100 mmHg,动脉二氧化碳分压($PaCO_2$)维持在 35～45 mmHg 或基础水平。

5. 镇静· 如果患者抽搐或躁动不宁,不能配合治疗,现场应积极镇静,控制抽搐、躁动。可用地西泮 10～20 mg 静脉注射或肌内注射,静脉注射在 2～3 分钟内推完。首次用药后不能控制者,则在 20 分钟后再静脉注射 10 mg, 24 小时总量不超过 50 mg。如果抽搐控制不理想时,可在地西泮的基础上加用苯巴比妥 5～8 mg/kg,肌内注射。

6. 维持内环境平衡· 及时进行血生化及动脉血气分析检查,根据检查结果及时纠正酸碱失衡及电解质紊乱,必要时进行血液净化治疗,有效维持内环境稳定。

7. 抗感染治疗· 中暑患者常规无须抗感染治疗。当存在合并误吸或存在其他部位感染证据时,可根据病情选择抗生素治疗,治疗前应留取血液或体液标本进行培养,误吸者应常规覆盖厌氧菌。

(三) 并发症处理

1. 凝血功能障碍· 加强凝血功能监测,存在凝血功能障碍者应积极进行治疗,具体措施参见相关章节。

2. 脑保护· 积极的目标体温管理可有效实现脑保护作用,其他脑保护措施如下。

(1) 镇痛镇静:合并躁动、抽搐者,选用作用快、效力强、不良反应少的镇静药,如丙泊酚、苯二氮䓬类药物;对于难以控制的抽搐早期可联合使用神经肌肉松弛剂。对于存在谵妄合并疼痛者,应用右美托咪定。

(2) 脱水:存在脑水肿的患者,在保证脑灌注的前提下可以使用甘露醇 125 mL, 2～3次/日。

(3) 高压氧治疗:脑功能受损严重的患者,病情允许的条件下可行高压氧治疗。对后期遗留中枢神经系统功能障碍患者,高压氧治疗可改善神经功能。

3. 横纹肌溶解的治疗· 液体治疗及碱化尿液,为了防止继发性肾损伤,补液是横纹肌溶解治疗的基础。一经确诊甚至疑诊横纹肌溶解,即应迅速开始液体治疗。输注 5% $NaHCO_3$注射液以维持尿液 pH 在 6.5 以上,但动脉血气 pH 不应＞7.5。充分补液后,可酌情使用利尿剂。病情严重者,如 CK＞5 000 U/L,或上升速度超过 1 倍/12 小时,出现 AKI 表现等,积极行血液净化治疗。

4. 胃肠功能保护及治疗· 早期积极有效的降温和液体复苏是减轻或防止胃肠损伤的重要措施;在胃肠功能保护方面,临床上的主要措施是根据病情早期进行肠内营养。早期(72 小时内)以及血流动力学不稳定者不主张进行肠内营养及补充益生菌。72小时后,如患者血流动力学及内环境稳定且无消化道出血和麻痹性肠梗阻,应尽早给予肠内营养。意识清醒无吞咽功能障碍的患者,可以少量温开水再逐渐过渡到流质饮食、半流质饮食直至正常饮食。经口进食障碍者应选择管饲途径(鼻胃管或鼻空肠管),鼻饲时需保持床头抬高30~45°,防止吸入性肺炎的发生。

【最新进展】

(一)评分系统 有学者制订了劳累性中暑评分(exertional heat stroke score,EHSS)旨在通过评分来判断病情,指导治疗。通过收集2005—2016年中国52家医院的170例劳累性中暑患者的数据。选择12个指标作为EHSS评分参数(表4-4-2)。正常为0分,最高分为47分,通过分析发现,EHSS<20分时,患者存活率类100%,当EHSS>35时,患者死亡率为100%。在后期的研究中发现,EHSS评分在特异性方面优于经典的SOFA评分和APACHEⅡ评分。虽然此评分系统目前尚未纳入国内相关指南和共识,其临床价值值得进一步研究。

表4-4-2 EHSS评分

参数	0分	1分	2分	3分	4分
T(℃)	39~39.9	40~40.9	41~41.5	41.6~41.9	≥42
GCS	15	10~14	7~9	5~6	<5
pH	≥7.35	7.30~7.34	7.25~7.29	7.20~7.24	<7.20
Lac(mmol/L)	≤2.0	2.1~4.0	4.1~8.0	8.1~10.0	>10
PLT($\times10^9$/L)	≥100	50~99	40~49	30~39	<30
PT(s)	<13	13~18	18.1~45	45.1~60	>60
Fib(g/L)	>2.00	1.50~2.00	1.00~1.49	0.50~0.99	<0.50
TnI(ng/mL)	≤0.10	0.11~0.59	0.60~1.00	1.01~1.49	≥1.5
AST(U/L)	≤200	201~1 000	1 001~2 000	2 001~3 000	>3 000
TBIL(μmol/L)	<20	20~50	51~100	101~150	>150
Cr(μmol/L)	<80	80~160	161~250	251~400	>400
AGI		Ⅰ		Ⅱ、Ⅲ、Ⅳ	

注:GCS,格拉斯哥昏迷评分;Lac,乳酸;PLT,血小板;PT,凝血酶原时间;Fib,纤维蛋白原;TnI,肌钙蛋白Ⅰ;AST,谷草转氨酶;TBIL,总胆红素;AGI,急性胃肠损伤。

(二)关于治疗及预后 降温是中暑的首要治疗措施,但是否降温对不同病情的中暑患者都能明显改善预后呢?日本于2010—2019年开展了多中心研究,结果显示,轻度至中度中暑患者,主动降温与较低的住院死亡率无关,积极降温仅在重症组与较低的住院死亡率相关。

美国对2008—2014年美国军人劳累型中暑(EHS)患者进行回顾性分析,共纳入2 529例EHS患者,研究发现,血清电解质紊乱和异常尿液分析在损伤当天最为普遍,通过治疗,通常在24~48小时内恢复正常,肌肉损伤和肝功能相关标志物在损伤后0~4天达到峰值,并持续2~16天后恢复正常。

严重中暑90天预后的危险因素,需要降温的时间越长,入院时心率越快,SOFA评分越高,90天存活率越低。这三个指标可以结合起来预测重度中暑患者90天的死亡率和不良预后。另一项统计于2012年1月1日至2019年12月31日中国11个三级医疗中心中暑死亡数据，发现体温升高(大于 38℃)的持续时间和发病后 72 小时内器官受损的数量是死亡相关的独立危险因素和预测因素。

施荣　上海中医药大学附属曙光医院

参考文献

［1］刘树元，宋景春，毛汉丁，等.中国热射病诊断与治疗专家共识［J］.解放军医学杂志，2019，44(03)：181-196.
［2］全军热射病防治专家组，热射病急诊诊断与治疗专家共识组.热射病急诊诊断与治疗专家共识(2021 版)［J］.中华急诊医学杂志，2021，30(11)：1290-1299.
［3］Liu S Y，Song J C，Mao H D，et al. Expert consensus on the diagnosis and treatment of heat stroke in China［J］. Mil Med Res，2020，7(1)：1.
［4］Yang M M，Wang L，Zhang Y，et al. Establishment and effectiveness evaluation of a scoring system for exertional heat stroke by retrospective analysis［J］. Mil Med Res，2020，7(1)：40.
［5］Xue L，Guo W，Li L，et al. Metabolomic profiling identifies a novel mechanism for heat stroke-related acute kidney injury［J］. Mol Med Rep，2021，23(4)：241.
［6］Kanda J，Nakahara S，Nakamura S，et al. Association between active cooling and lower mortality among patients with heat stroke and heat exhaustion［J］. PLoS One，2021，16(11)：e0259441.
［7］Ward M D，King M A，Gabrial C，et al. Biochemical recovery from exertional heat stroke follows a 16-day time course［J］. PLoS One，2020，15(3)：e0229616.
［8］Liu S，Xing L，Wang Q，et al. Association between early stage-related factors and mortality in patients with exertional heat stroke：a retrospective study of 214 cases［J］. Int J Gen Med，2021，14：4629-4638.